Contents

必須問題集Ⅱ

薬　理

PHARMACIST

I　薬の作用と体の変化

Ⓐ薬の作用機序

《用量と作用》

☐(1) 薬物の作用が持続して機能が停止し不可逆的に近い状態となることを表す用語として、正しいのはどれか。1つ選べ。

1　副作用　　2　毒性　　3　麻痺　　4　依存性　　5　禁忌

☐(2) 50%の動物個体を死にいたらしめる薬の用量を表す用語として、正しいのはどれか。1つ選べ。

1　ED_{50}　　2　TD_{50}　　3　$t_{1/2}$　　4　IC_{50}　　5　LD_{50}

☐(3) 薬物の安全域の計算式はどれか。1つ選べ。 **97-26**

1　$LD_{50} - ED_{50}$　　2　$ED_{50} - LD_{50}$　　3　$LD_{50} \times ED_{50}$
4　$ED_{50} \div LD_{50}$　　5　$LD_{50} \div ED_{50}$

☐(4) ある受容体の完全刺激薬である化合物Aに化学修飾を加え、受容体への親和性がより高い化合物Bを得た。化合物Aの摘出腸管標本における収縮の濃度－反応曲線がa（破線）であるとき、化合物Bの濃度－反応曲線b（実線）が正しく示されている図はどれか。1つ選べ。ただし、化学修飾により受容体への選択性や内活性には変化がなかったものとする。 **106-26**

1
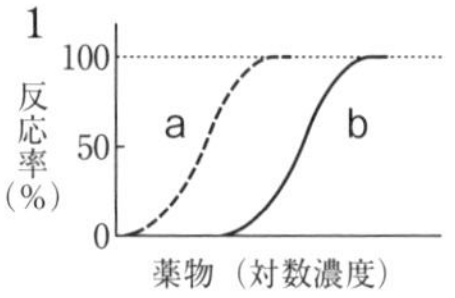

2
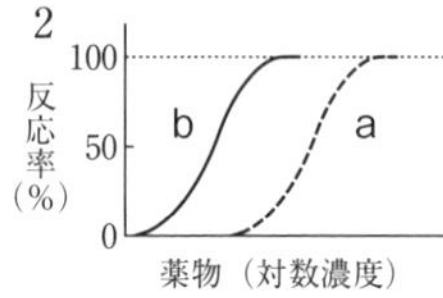

3
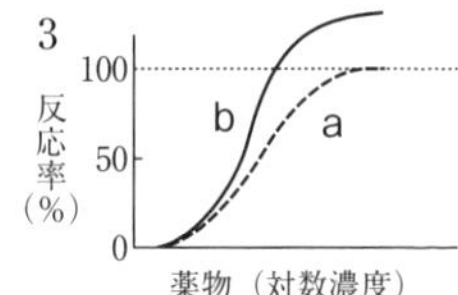

4
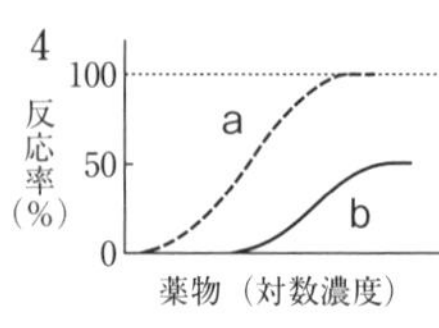

5
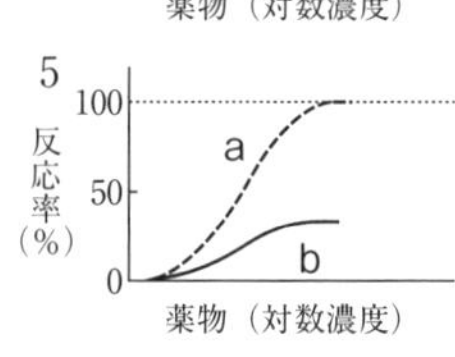

☐(5) 競合的アンタゴニストを加えることによりアゴニストの用量－反応曲線が矢印のように変化した。正しいのはどれか。1つ選べ。 **97-27**

1
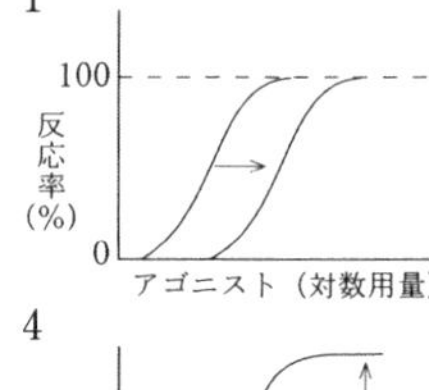

2
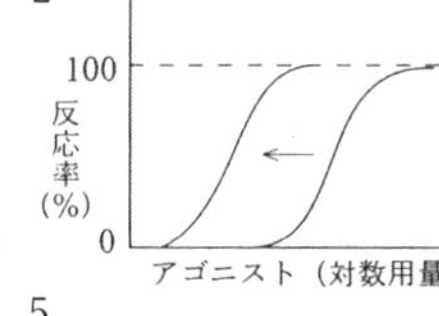

3
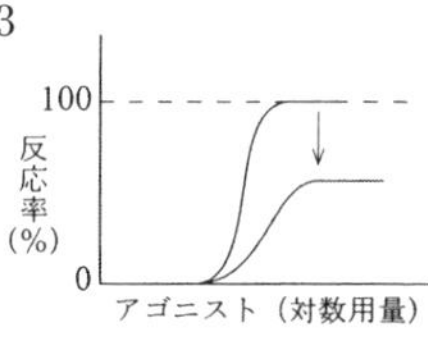

4
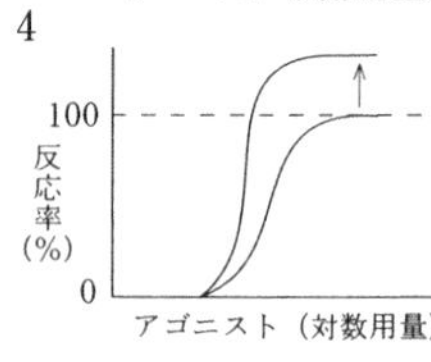

5
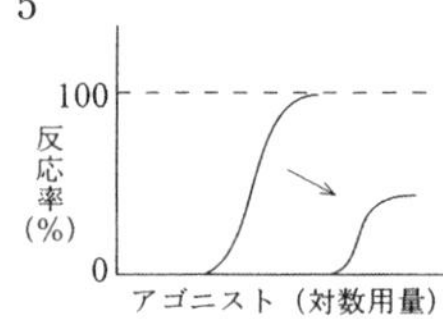

(1) 3

麻痺の例として、フグ毒テトロドトキシンの運動神経麻痺による骨格筋麻痺や、局所麻酔薬による知覚神経の麻痺などがある。

(2) 5

LD_{50} は 50% lethal dose、50%致死量である。ED_{50} は 50%有効量、TD_{50} は 50%毒性用量、$t_{1/2}$ は半減期、IC_{50} は 50%抑制濃度である。

(3) 5

安全域は、$LD_{50} \div ED_{50}$ と定義され、治療係数ともいわれる。LD_{50} はある薬物を多数の動物に与えたときその50%が死亡すると推計される量で、安全性の指標となる。ED_{50} はある薬物を多数の動物に与えたときその50%に有効と推計される量で、有効性の指標となる。その比である安全域が大きい薬物ほど、毒性のあらわれる危険性が少ないとみなせる。

(4) 2

完全刺激薬である化合物Aは、薬物の濃度を十分に増やすと100%の最大反応を示す。Aを化学修飾して合成された化合物Bは、受容体への親和性がAよりも高いので、Aよりも低濃度から生体反応を生じる。また、受容体選択性および内活性は不変なので、最大反応は100%のままである。よって、濃度－反応曲線bは、濃度反応曲線aより左(低濃度)側に位置する。

(5) 1

2種の薬物の作用点が同一で、一方がアゴニスト(作動薬)、もう一方がアンタゴニスト(拮抗薬)であるときに、競合的拮抗が起こる。競合的拮抗では、競合的アンタゴニストの共存によってアゴニストの用量－反応曲線が高濃度側(右側)に平行移動し、最大反応は変わらない。

□(6) 受容体刺激薬（アゴニスト）の結合部位に不可逆的に結合する遮断薬（アンタゴニスト）を加えることにより、アゴニストの用量－反応曲線が点線Aから実線Bのように変化した。正しいのはどれか。1つ選べ。ただし、余剰受容体はないものとする。 **102-26**

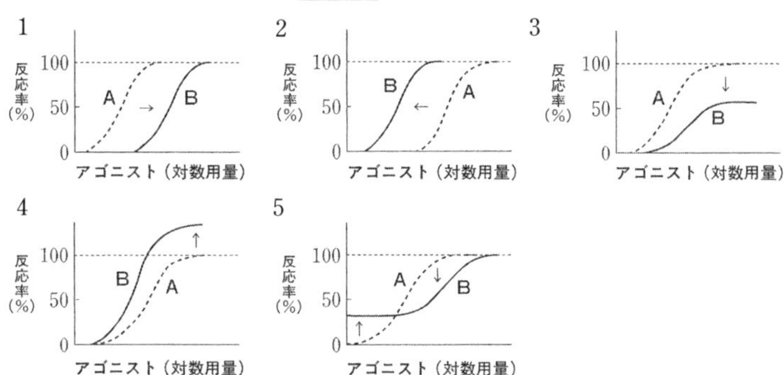

□(7) アゴニストの用量―反応曲線が低用量側にあるほど値が大きいのはどれか。1つ選べ。 **104-26**

1 ED_{50}　2 LD_{50}　3 K_D　4 pA_2　5 pD_2

《薬物の標的分子》

□(8) シクロオキシゲナーゼを直接阻害して薬理作用を発現する薬物はどれか。1つ選べ。

1 カプトプリル　2 パパベリン　3 プラバスタチン
4 アスピリン　5 モルヒネ

□(9) 洞房結節細胞に過分極を起こす薬物はどれか。1つ選べ。

1 アセチルコリン　2 ノルアドレナリン　3 イソプレナリン
4 ドパミン　5 アミノフィリン

□(10) Ca^{2+}に対して高い透過性を示すイオンチャネル内蔵型受容体はどれか。1つ選べ。 **101-26**

1 セロトニン 5-HT_2 受容体　2 グルタミン酸 NMDA 受容体
3 アセチルコリン N_M 受容体　4 $GABA_A$ 受容体
5 グリシン受容体(ストリキニーネ感受性)

□(11) Cl^-チャネル内蔵型受容体はどれか。1つ選べ。 **107-26**

1 アセチルコリン N_M 受容体
2 γ-アミノ酪酸 $GABA_A$ 受容体
3 セロトニン 5-HT_3 受容体
4 グルタミン酸 NMDA 受容体
5 ATP P2X 受容体

(6) 3

アンタゴニストは非競合的拮抗作用を示す場合、アゴニスト単独の用量－反応曲線における最大反応が小さくなる(頭打ち)。

(7) 5

有効性が認められる薬物の用量と反応の関係を示した用量－反応曲線において、最大反応の50%の反応を示す用量をED_{50} (50%有効量)といい、用いた個体数の50%が死に至る用量をLD_{50} (50%致死量)という。対象薬物の用量－反応曲線が低用量側にあるほど、ED_{50}とLD_{50}は小さくなる。*in vitro* 試験で、pD_2は、EC_{50} (モル濃度)の負の対数値(－log EC_{50})として計算され、アゴニストの濃度－反応曲線が低濃度側にあるほど大きくなる。pA_2は競合的アンタゴニストの効力の強さを示す指標である。K_Dは薬物と受容体の解離定数で、数値が小さいほど、リガンドの結合力は大きい。

(8) 4

カプトプリルは変換酵素阻害、パパベリンはホスホジエステラーゼ阻害、プラバスタチンはHMG－CoA還元酵素阻害。アスピリンはシクロオキシゲナーゼを阻害してプロスタグランジンなどの生合成を阻害。その結果、アスピリンは解熱、鎮痛、抗炎症、抗血小板作用を発現する。

(9) 1

アセチルコリンは、右心房にある洞房結節細胞のM_2受容体に作用してGiタンパク質を活性化し、K^+チャネルを開口して細胞の過分極を起こし、心拍数を減少させる。ほかの4つの薬物は洞房結節細胞の脱分極を起こして、心拍数を増加させる。

(10) 2

イオンチャネル内蔵型の受容体は2～5だが、Ca^{2+}に対して高い透過性を示すのはグルタミン酸NMDA受容体である。アセチルコリンN_M受容体はNa^+、$GABA_A$とグリシンの受容体はCl^-を通す。セロトニン5−HT_2はGqタンパク共役型。

(11) 2

γ−アミノ酪酸$GABA_A$受容体はCl^-チャネル内蔵型であり、開口により細胞内Cl^-流入が起こる。アセチルコリンN_M受容体およびセロトニン5−HT_3受容体はNa^+チャネル内蔵型であり、開口により細胞内Na^+流入が起こる。グルタミン酸NMDA受容体およびATP P2X受容体は陽イオンチャネル内蔵型であり、開口により細胞内へNa^+やCa^{2+}が流入する。

《受容体》

□(12) 部分受容体刺激薬に関する記述として正しいのはどれか。1つ選べ。
99-27

1 受容体の立体構造を変化させる力は、完全受容体刺激薬と同等である。
2 完全受容体刺激薬の存在下で相乗作用を示す。
3 固有活性によって最大作用が決まる。
4 内因性受容体刺激物質の作用を変化させない。
5 濃度を上げれば受容体を最大限に活性化する。

□(13) セロトニン 5-HT_3 受容体の遮断薬はどれか。1つ選べ。

1 ナロキソン　2 アテノロール　3 プラゾシン
4 オンダンセトロン　5 ラニチジン

□(14) ある受容体への競合的遮断薬 A、B、C の pA_2 値がそれぞれ、9.3、7.9、8.2 である場合、拮抗作用の強い順番として正しいのはどれか。1つ選べ。
101-27

1 A＞B＞C　2 A＞C＞B　3 B＞A＞C
4 B＞C＞A　5 C＞A＞B

□(15) アドレナリン β_2 受容体刺激薬の薬理作用はどれか。1つ選べ。103-28

1 心拍数低下
2 瞳孔散大筋収縮
3 膀胱括約筋(内尿道括約筋)収縮
4 気管支平滑筋弛緩
5 グリコーゲン分解抑制

□(16) ムスカリン性アセチルコリン受容体を選択的に刺激することで、消化管や膀胱の運動を亢進するのはどれか。1つ選べ。104-27

1 ベタネコール　2 オキシブチニン　3 チオトロピウム
4 ネオスチグミン　5 ピレンゼピン

□(17) アゴニストの作用点に結合するが、受容体の恒常的活性を減弱させるのはどれか。1つ選べ。105-26

1 非受容体アンタゴニスト　2 部分アゴニスト　3 逆アゴニスト
4 競合的アンタゴニスト　5 非競合的アンタゴニスト

(12) 3

受容体刺激薬は、受容体の立体構造を変化させて活性化すると考えられている。この時、完全受容体刺激薬は受容体に結合して、最大効果を発揮する（内活性＝1）が、部分受容体活性薬はより小さい効果しか発揮できない（0＜内活性＜1）ので、濃度を上げても受容体を最大限に活性化することはできない。部分受容体刺激薬の存在下では、完全受容体刺激薬や内因性受容体刺激薬による反応は抑制される。

(13) 4

オンダンセトロンは、求心性迷走神経終末、CTZおよび孤束核のセロトニン5-HT_3受容体を遮断し、抗がん薬による嘔吐などを抑制する。ナロキソンはオピオイドμ受容体、アテノロールはβ_1受容体、プラゾシンはα_1受容体、ラニチジンはヒスタミンH_2受容体の遮断薬である。

(14) 2

競合的遮断薬の効力を示す指標としてpA_2値が用いられる。pA_2は、「刺激薬を単独で投与したときの濃度反応曲線を2倍だけ高濃度側に平行移動させるのに必要な競合的遮断薬のモル濃度のnegative logarithm（－log値）」として定義される。したがって、pA_2が大きいほど拮抗作用が強い。

(15) 4

心臓にはβ_1受容体が分布しており、刺激されると心拍数は増加する。瞳孔散大筋にはα_1受容体が分布しており、刺激されると収縮し、散瞳が起こる。膀胱括約筋にはα_1受容体が分布しており、刺激されると膀胱括約筋が収縮する。気管支平滑筋にはβ_2受容体が分布しており、刺激されると気管支平滑筋が弛緩する。肝臓および骨格筋にはβ_2受容体が分布しており、刺激されるとグリコーゲン分解が促進される。

(16) 1

ベタネコールは合成コリンエステル類で、ムスカリン受容体を直接刺激して消化管や膀胱の運動を亢進し、腸管麻痺や膀胱の緊張性低下による排尿困難を改善する。オキシブチニンは合成アトロピン様薬物で、ムスカリン受容体を遮断する。チオトロピウムは長時間作用型のムスカリン受容体遮断薬である。ネオスチグミンは、アセチルコリンエステラーゼを可逆的に阻害し、アセチルコリン濃度を増加させてムスカリン受容体を刺激する。ピレンゼピンはムスカリンM_1受容体を選択的に遮断して胃酸分泌を抑制する。

(17) 3

リガンドが存在しない状態においても、一部の受容体は活性型と不活性型との間で平衡状態にある。逆アゴニストはアゴニストと同じ部位に結合し、受容体の活性型と不活性型の平衡を不活性型優位へとシフトさせることにより、受容体の恒常的活性を減弱させる。非受容体アンタゴニストは、受容体に作用せず、細胞内シグナル分子など（キナーゼなど）を直接阻害し、アゴニストの作用を抑制する。

☐(18) 腎臓の傍糸球体細胞で、レニン分泌を抑制する機序はどれか。1つ選べ。
105-28
1 アドレナリンα_1受容体刺激
2 アドレナリンα_1受容体遮断
3 アドレナリンα_2受容体遮断
4 アドレナリンβ_1受容体刺激
5 アドレナリンβ_1受容体遮断

《受容体と情報伝達系》

☐(19) アドレナリンα_1受容体が属する受容体分類はどれか。1つ選べ。
1 Gタンパク共役型受容体　2 イオンチャネル内蔵型受容体
3 酵素活性内蔵型受容体　4 細胞質内受容体　5 核内受容体

☐(20) Gqタンパク質が活性化されてイノシトール三リン酸が増加すると、筋小胞体から遊離されるイオンはどれか。1つ選べ。
1 Naイオン　2 Kイオン　3 Clイオン　4 Mgイオン
5 Caイオン

☐(21) インスリン受容体はどれに分類されるか。1つ選べ。**98-26**
1 Gqタンパク質共役型受容体　2 Giタンパク質共役型受容体
3 イオンチャネル内蔵型受容体　4 酵素内蔵型受容体
5 核内受容体

☐(22) 次の伝達物質のうち、Gタンパク質と共役する受容体がないのはどれか。1つ選べ。**99-26**
1 グリシン　2 ドパミン　3 グルタミン酸
4 γ-アミノ酪酸(GABA)　5 セロトニン

☐(23) Gタンパク質共役型受容体はどれか。1つ選べ。**102-27**
1 心房性ナトリウム利尿ペプチド(ANP)受容体
2 ストリキニーネ感受性グリシン受容体
3 ニコチン性アセチルコリン受容体
4 ヒスタミンH_2受容体
5 インスリン受容体

☐(24) Gqタンパク質と共役してホスホリパーゼCを活性化する受容体はどれか。1つ選べ。**103-26**
1 アドレナリンβ_1受容体
2 ドパミンD_2受容体
3 オピオイドμ受容体
4 アセチルコリンM_2受容体
5 ヒスタミンH_1受容体

(18) 5

腎臓の傍糸球体細胞にはアドレナリンβ_1受容体が分布しており、β_1受容体が刺激されるとレニン分泌が促進される。よって、β_1受容体の遮断はレニン分泌抑制を引き起こす。

(19) 1

アドレナリンα_1受容体は、Gタンパク質のうちGqタンパク質と共役し、PI代謝回転を促進する。

(20) 5

細胞質内にイノシトール三リン酸(IP_3)が増えると、IP_3が細胞質内の小胞体に作用して小胞体からCaイオンを遊離する。

(21) 4

インスリン受容体は、チロシンキナーゼ内蔵型受容体で、受容体タンパク質のα鎖にインスリンが結合するとβ鎖のチロシンキナーゼが活性化される。

(22) 1

ドパミンのD_1受容体はGsタンパク共役型、D_2受容体はGiタンパク共役型で、グルタミン酸の代謝型受容体はGqまたはGiと共役する。γ-アミノ酪酸の$GABA_B$受容体はGiタンパク共役型で、セロトニンの5-HT_1受容体はGiタンパク共役型、5-HT_2受容体はGqタンパク共役型、5-HT_4受容体はGsタンパク共役型である。グリシン受容体はクロライドチャネルと共役している。

(23) 4

ヒスタミンH_2受容体はGsタンパク質共役型受容体。1の心房性ナトリウム利尿ペプチド（ANP）受容体は細胞内領域にグアニル酸シクラーゼを有している膜1回貫通型の酵素内蔵型受容体、2のストリキニーネ感受性グリシン受容体はCl^-チャネル内蔵型受容体、3のニコチン性アセチルコリン受容体はイオンチャネル内蔵型受容体、5のインスリン受容体は酵素内蔵型受容体である。

(24) 5

ヒスタミンH_1受容体はGqタンパク質共役型で、刺激されるとホスホリパーゼC活性化が起こる。ホスホリパーゼC活性化はイノシトール三リン酸を産生させて細胞内Ca^{2+}を増加させるとともに、ジアシルグリセロールも産生させてプロテインキナーゼCを活性化させる。

なお、アドレナリンβ_1受容体はGsタンパク質と共役してアデニル酸シクラーゼを活性化する。ドパミンD_2受容体、オピオイドμ受容体、アセチルコリンM_2受容体はGiタンパク質と共役してアデニル酸シクラーゼを抑制する。

《薬効に影響を及ぼす要因》

□(25) 妊婦に禁忌なのはどれか。1つ選べ。

1　アンピシリン　　2　アテノロール
3　アセトアミノフェン　　4　アラセプリル
5　アセチルシステイン

《薬物相互作用》

□(26) モルモット回腸のアセチルコリン収縮反応に対して競合的拮抗を示す薬物はどれか。1つ選べ。

1　ツボクラリン　　2　アトロピン　　3　ヘキサメトニウム
4　ネオスチグミン　　5　ニフェジピン

□(27) 抗凝血薬ワルファリンと抗糖尿病薬グリベンクラミドを併用すると相互に作用が増強される。その一義的な作用機序はどれか。1つ選べ。

1　吸収促進　　2　排泄阻害　　3　代謝阻害　　4　代謝誘導
5　薬力学的相互作用

□(28) ムスカリン性アセチルコリン受容体には直接作用せず、アセチルコリンによる平滑筋収縮を増強する薬物はどれか。1つ選べ。 **100-26**

1　ネオスチグミン　　2　ベタネコール　　3　イソプレナリン
4　スコポラミン　　5　フロプロピオン

□(29) シルデナフィルと硝酸薬の併用により増加し、血圧降下の主因となる物質はどれか。1つ選べ。 **102-28**

1　サイクリックAMP　　2　サイクリックGMP　　3　一酸化窒素(NO)
4　イノシトール三リン酸(IP_3)　　5　ジアシルグリセロール

□(30) 麻酔下の動物に、アドレナリンを静脈注射すると急速な血圧上昇とそれに続く下降が認められた。しかし、ある薬物を前処置後に先と同量のアドレナリンを静脈注射すると血圧下降のみが認められた。前処置した薬物はどれか。1つ選べ。 **99-29**

1　スコポラミン　　2　フェントラミン　　3　イソプレナリン
4　プロプラノロール　　5　クロニジン

(25) 4

アラセプリルはアンジオテンシン変換酵素阻害薬で、妊娠中期や末期に投与した場合、羊水過少症、胎児の死亡、新生児の低血圧、腎不全、高カリウム血症などを引き起こすおそれがあるので禁忌である。

(26) 2

アトロピンは回腸平滑筋細胞の M_3 受容体を遮断して、アセチルコリンに拮抗する。ツボクラリンは骨格筋細胞の N_M 受容体、ヘキサメトニウムは神経節の N_N 受容体のそれぞれ遮断薬であり、アセチルコリンに拮抗する。

(27) 3

ワルファリン作用本体の *S*-ワルファリンは CYP2C9 で、グリベンクラミドは CYP2C9、CYP3A4 で代謝されるため、お互いに代謝阻害が起き、出血しやすくなったり、低血糖をきたしたりすることが報告されている。

(28) 1

ネオスチグミンは可逆的にコリンエステラーゼを阻害し、アセチルコリンの分解を抑制することにより間接的にアセチルコリンによる平滑筋収縮を増強する。ベタネコールはムスカリン受容体に直接作用して刺激し、平滑筋を収縮させる。イソプレナリンは β 受容体刺激薬で平滑筋を弛緩させる。スコポラミンはムスカリン受容体遮断薬である。フロプロピオンは COMT を阻害して、アドレナリンおよびノルアドレナリン様作用を発現する。

(29) 2

ニトログリセリンなどの硝酸薬は、血管平滑筋細胞内で SH 基と反応して NO ラジカルを生成する。NO ラジカルは、細胞内で可溶性グアニル酸シクラーゼを活性化してサイクリック GMP（cGMP）量を増加させることにより、血管拡張作用を発揮する。一方、シルデナフィルは、cGMP を分解するホスホジエステラーゼ 5 を阻害する。よって、両薬を併用した場合には、硝酸薬の作用によって細胞内で生成された cGMP が、シルデナフィルの作用によって分解されにくくなり、cGMP 量が著しく高まる。

(30) 2

静脈注射されたアドレナリンは、全身の血管に作用し、α_1 受容体が多く分布する腹部内臓の血管では収縮反応を、β_2 受容体が多く分布する骨格筋などの血管では拡張反応を起こす。α 受容体遮断薬であるフェントラミンの前処置によって、β_2 受容体を介した血管拡張だけが起こり、血圧下降のみが認められる。

☐ (31) 麻酔したラットにおいてフェントラミン処置後にアドレナリンを静脈内投与すると、アドレナリンの昇圧作用は認められず、降圧作用のみが見られた。この現象を生じさせたフェントラミンの機序はどれか。1つ選べ。

107-27

1 アドレナリン α_1 受容体刺激
2 アドレナリン α_1 受容体遮断
3 アドレナリン β_1 受容体刺激
4 アドレナリン β_1 受容体遮断
5 アドレナリン β_2 受容体遮断

《薬理学実験》

☐ (32) アスピリンの鎮痛作用を評価する正しい試験法はどれか。1つ選べ。

1 カラゲニン足蹠浮腫法　2 酢酸ライジング法
3 ハフナー法　4 マグヌス法　5 ランゲンドルフ法

Ⓑ医薬品の安全性

《薬物依存性・耐性》

☐ (1) 依存性の最も少ない薬物はどれか。1つ選べ。 **107-62**

1 ペンタゾシン　2 メチルフェニデート　3 グアンファシン
4 メタンフェタミン　5 ペモリン

☐ (2) 抗悪性腫瘍薬の耐性発現に関する記述のうち、<u>誤っている</u>のはどれか。1つ選べ。

1 抗悪性腫瘍薬が標的とする酵素の性質や発現量の変化が原因となる。
2 悪性腫瘍薬による細胞障害に対する修復機構の誘導が原因となる。
3 腫瘍細胞における薬物代謝酵素の発現増加が原因となる。
4 腫瘍細胞の増殖過程における変異が原因となる。
5 ベラパミルやジルチアゼムは、P糖タンパクを誘導する。

☐ (3) タキフィラキシーに関する記述として、正しいのはどれか。1つ選べ。

108-26

1 短時間の反復投与による薬物に対する反応性の増強
2 短時間の反復投与による薬物に対する反応性の減弱
3 長期間の反復投与による薬物に対する反応性の増強
4 長期間の反復投与による薬物に対する依存性の獲得
5 長期薬物投与後の休薬による薬物に対する反応性の増強

(31) 2

麻酔ラットにアドレナリンを静脈内投与すると、急速な血圧上昇とそれに続く血圧下降が認められる。これは、アドレナリンが血管平滑筋のアドレナリンα_1受容体を刺激することで血管収縮(血圧上昇)を起こすとともに、血管平滑筋のアドレナリンβ_2受容体を刺激して血管拡張(血圧下降)を起こすためである。フェントラミンは非選択的α受容体遮断薬であり、α_1およびα_2受容体を遮断するが、アドレナリンによる血圧上昇を抑制させる機序は、α_1受容体遮断である。

(32) 2

非ステロイド性抗炎症薬(NSAIDs)のような薬物の鎮痛作用の評価には酢酸ライジング法が用いられる。ハフナー法は、麻薬性鎮痛薬のように強力な鎮痛作用を有する薬物の評価に用いられ、NSAIDsのような薬物の鎮痛効果は評価できない。

---

(1) 3

グアンファシンは、注意欠陥/多動性障害（ADHD）に用いる選択的α_{2A}受容体刺激薬で、ドパミン系には作用しないため依存性は認められない。メチルフェニデート、メタンフェタミンおよびペモリンは、ナルコレプシーに用いるドパミン刺激薬であり、依存性には要注意である。ペンタゾシンは非麻薬性の麻薬拮抗性鎮痛薬であり、依存性は起こりにくいとされているが、がん性疼痛患者以外で使用する場合は依存性に注意が必要である。

(2) 5

ベラパミルやジルチアゼムは、P糖タンパクの活性（細胞外への薬物排出）を阻害するので、抗悪性腫瘍薬の耐性発現を抑制する。

(3) 2

薬物を短時間あるいは持続的に頻回投与すると、薬物に対する生体応答が急激に低下することがある。これを脱感作または急性耐性という。タキフィラキシーは急性耐性の1つで、とくに短時間の頻回投与によって起こる。

《副作用と毒性》

☐ (4) 有機リン剤中毒の解毒薬はどれか。1つ選べ。

1 アセチルシステイン　2 ホリナートカルシウム
3 チオ硫酸ナトリウム　4 プラリドキシム　5 ジメルカプロール

☐ (5) 副作用として聴覚障害を起こす薬物はどれか。1つ選べ。

1 エタンブトール　2 シクロスポリン　3 クロラムフェニコール
4 アスピリン　5 ストレプトマイシン

☐ (6) ナロキソン投与によって退薬症候がみられた。どの薬物に薬物依存性を起こしていたか。1つ選べ。

1 コカイン　2 モルヒネ　3 メタンフェタミン
4 マリファナ　5 ロラゼパム

☐ (7) 長期連用により精神的依存を起こすが、身体的依存は生じにくいのはどれか。1つ選べ。 **103-27**

1 メタンフェタミン　2 モルヒネ　3 アルコール(エタノール)
4 エチゾラム　5 フェノバルビタール

《副作用と有害事象》

☐ (8) 次の記述のうちで、有害事象を示すのはどれか。1つ選べ。

1 薬物の作用のうち、治療目的の作用以外の作用
2 薬物治療を受けた患者に生じたあらゆる好ましくない症状と兆候
3 薬物としての効果を持たないプラセボを服用して得られる効果
4 薬物の治療上、不要または有害となる作用
5 薬剤が原因で生じたあらゆる好ましくない症状、兆候

(4) 4

アセチルシステインはアセトアミノフェン中毒の、ホリナートカルシウムはメトトレキサート中毒の、チオ硫酸ナトリウムはシアン化合物の、ジメルカプロールはヒ素や水銀などの中毒のそれぞれ解毒薬である。

(5) 5

エタンブトールは視神経障害、シクロスポリンは腎障害、クロラムフェニコールは再生不良性貧血や末梢神経障害、アスピリンはライ症候群、アスピリンぜん息や胃出血を副作用として起こすことがよく知られている。

(6) 2

ナロキソンはオピオイドμ受容体遮断薬である。モルヒネやコデインなどによる薬物依存時に投与されると、退薬症候が発現する。

(7) 1

一般に、モルヒネを含む麻薬性鎮痛薬、アルコール、バルビツレート系薬物のような中枢抑制薬は、精神的依存だけでなく、身体的依存を生じやすい。一方、覚醒剤(メタンフェタミンやアンフェタミン)のような中枢興奮薬による薬物依存は、精神的依存が主で、身体的依存は少ない。

(8) 2

薬物との因果関係がはっきりしないものを含め、薬物を投与された患者に生じたあらゆる好ましくない、あるいは意図しない徴候、症状、または病気を有害事象という。病気の予防、診断、治療に通常用いられる用量で起こる好ましくない反応であり、薬物との因果関係があるものを有害反応(adverse reaction)という(選択肢 5)。副作用は主作用以外の作用で選択肢 1 と 4 が該当する。選択肢 3 はプラセボ効果の説明である。偽薬によって望まない有害作用が現れることをノセボ効果という。

II　薬の効き方

Ⓐ神経系に作用する薬

《自律神経系に作用する薬》

(1) 交感神経興奮薬のうち混合型（中間型）に属する薬物はどれか。1つ選べ。
1　エフェドリン　2　アドレナリン　3　フェニレフリン
4　チラミン　5　イソプレナリン

(2) 選択的α_2受容体作動薬はどれか。1つ選べ。
1　フェニレフリン　2　ナファゾリン　3　ドブタミン
4　サルブタモール　5　クロニジン

(3) プラゾシンの薬理作用でないのはどれか。1つ選べ。
1　血圧下降　2　α_1受容体遮断　3　起立性低血圧発現
4　前立腺肥大に伴う排尿障害の改善　5　気管支拡張

(4) プロプラノロールは、気管支ぜん息患者において気管支狭窄を起こすことがある。この作用機序はどれか。1つ選べ。 **98-27**
1　ムスカリン性アセチルコリン受容体遮断
2　アドレナリンα_1受容体遮断　3　アドレナリンβ_2受容体遮断
4　ヒスタミンH_1受容体遮断　5　ロイコトリエン受容体遮断

(5) ナファゾリンの充血除去作用の機序はどれか。1つ選べ。 **102-29**
1　アドレナリンα_1受容体刺激
2　アドレナリンα_2受容体遮断
3　アドレナリンβ_1受容体刺激
4　アドレナリンβ_2受容体遮断
5　アドレナリンβ_3受容体刺激

(6) リトドリンの子宮収縮抑制作用機序はどれか。1つ選べ。 **101-28**
1　アドレナリンα_1受容体遮断　2　アドレナリンα_2受容体刺激
3　アドレナリンβ_1受容体遮断　4　アドレナリンβ_2受容体刺激
5　アドレナリンβ_3受容体遮断

(7) アドレナリンα_1、α_2及びβ_1受容体に作用し、β_2受容体及びドパミンD_1受容体にはほとんど作用しないのはどれか。1つ選べ。 **105-37**

1　HO, HO, $CH_2CHCOOH$, NH_2

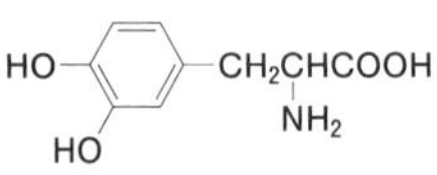

2　HO, HO, $CH_2CH_2NH_2$

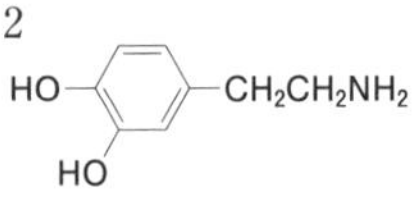

3　HO, HO, $CHCH_2NH_2$, OH

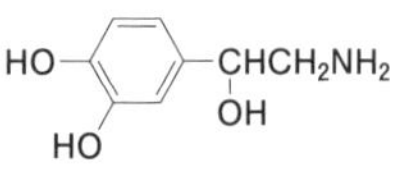

4　HO, HO, $CHCH_2NHCH_3$, OH

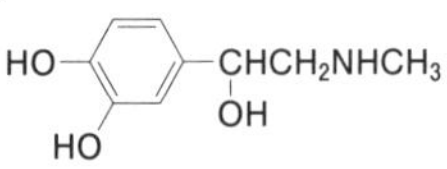

5　HO, HO, $CHCH_2NHCH$, OH, CH_3, CH_3

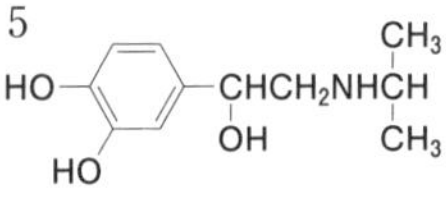

(1) 1

エフェドリンは、効果器の受容体に直接作用する要素と、交感神経節後線維末端のシナプス小胞からノルアドレナリンを遊離する間接作用の要素とをもつ。チラミンは間接型、他の3つは直接型。

(2) 5

フェニレフリンは選択的α_1受容体作動薬、ナファゾリンはα受容体作動薬、ドブタミンはドパミンと類似した構造をもつβ_1受容体作動薬、サルブタモールは選択的β_2受容体作動薬。

(3) 5

プラゾシンは選択的α_1受容体遮断薬である。高血圧治療薬として使用されるほか、前立腺や尿道平滑筋のα_1受容体を遮断するため、前立腺肥大に伴う排尿障害の改善にも用いられる。

(4) 3

プロプラノロールは代表的な非選択的アドレナリンβ受容体遮断薬で、心臓のβ_1受容体遮断により心抑制作用を示すので頻脈性不整脈、狭心症、高血圧症などに用いられるが、気管支平滑筋のβ_2受容体遮断により気管支拡張を抑制するので気管支ぜん息患者には禁忌である。

(5) 1

ナファゾリンは、血管平滑筋におけるアドレナリンα_1受容体ならびにα_2受容体を刺激して血管を収縮させる。局所粘膜の充血を除去するため、点眼や点鼻で用いられる。

なお、古い教科書や参考書では、ナファゾリンは選択的α_1受容体刺激薬と解説されているが、これは誤りである。現在は、ナファゾリンの血管収縮作用はα_1とα_2両受容体に対する刺激作用によるものと考えられている。

(6) 4

リトドリンは子宮平滑筋におけるβ_2受容体を刺激する。β_2受容体はGsタンパク質に共役しており、細胞内サイクリックAMP（cAMP）を増加させて子宮平滑筋を弛緩させる。

(7) 3

ノルアドレナリン（選択肢3）は、α_1、α_2、β_1受容体を刺激する作用を有するが、β_2、D_1受容体に対する刺激作用は非常に弱い。アドレナリン（選択肢4）は、α_1、α_2、β_1、β_2受容体を同程度に刺激する。イソプレナリン（選択肢5）は、α_1、α_2受容体を刺激せず、β_1、β_2受容体を同程度に刺激する。ドパミン（構造式2）は、D_1、D_2受容体を刺激する他、α、β受容体も刺激する（とくにβ_1受容体刺激作用が強い）。なお、選択肢1はL-ドパの構造である。

☐ (8) ピロカルピンの薬理作用でないのはどれか。1つ選べ。

1 緑内障改善　2 唾液分泌促進　3 血圧下降　4 縮瞳
5 蠕動運動抑制

☐ (9) 副交感神経終末から遊離された神経伝達物質の分解を抑制するのはどれか。1つ選べ。 **103-29**

1 ベタネコール　2 スコポラミン　3 ジスチグミン
4 プラリドキシム　5 イプラトロピウム

☐ (10) コリンエステラーゼを可逆的に阻害するのはどれか。1つ選べ。 **98-28**

1 アトロピン　2 カルバコール　3 エドロホニウム
4 ブチルスコポラミン　5 プラリドキシム(PAM)

☐ (11) アトロピンが禁忌である疾患はどれか。1つ選べ。

1 徐脈性不整脈　2 緑内障　3 気管支ぜん息
4 消化性潰瘍　5 胆管結石

☐ (12) アトロピンの薬理作用として、正しいのはどれか。1つ選べ。 **97-28**

1 瞳孔括約筋収縮　2 唾液分泌抑制　3 消化管運動促進
4 胃酸分泌促進　5 子宮平滑筋収縮

☐ (13) ムスカリン性アセチルコリン受容体を遮断する頻尿治療薬はどれか。1つ選べ。 **99-28**

1 オキシブチニン　2 ナフトピジル　3 クレンブテロール
4 ベタネコール　5 ネオスチグミン

☐ (14) ヘキサメトニウムの薬理作用でないのはどれか。1つ選べ。

1 錯乱　2 血圧下降　3 尿貯留　4 口渇　5 蠕動運動抑制

(8) 5

ピロカルピンはヤボランジ薬に含まれるコリン作動効果を有する薬物である。ムスカリン受容体に作用する。消化管平滑筋の活動を高めるため、蠕動運動を亢進する。

(9) 3

副交感神経終末から遊離される神経伝達物質はアセチルコリンで、その分解を担うのはコリンエステラーゼである。選択肢中でコリンエステラーゼ阻害作用を有するのは、ジスチグミンである。ベタネコールは合成コリンエステル類、スコポラミンとイプラトロピウムはムスカリン受容体遮断薬、プラリドキシムは有機リン化合物により失活したコリンエステラーゼを再賦活させる薬物である。

(10) 3

エドロホニウムは、コリンエステラーゼの活性中心のアニオン部位に結合し、アセチルコリンとコリンエステラーゼの結合を可逆的に阻害する。カルバコールは合成コリンエステル類、アトロピンとブチルスコポラミンはムスカリン受容体遮断薬(抗コリン薬)である。プラリドキシムは、有機リン化合物によりリン酸化されたコリンエステラーゼからリン酸基をはずし、酵素活性を復活させることができる(コリンエステラーゼ再賦活化薬)。

(11) 2

アトロピンは眼内毛様体平滑筋のムスカリン受容体を遮断して弛緩を起こす。また虹彩括約筋の同受容体を遮断して散瞳を起こす。この2つの作用はいずれも隅角を狭くして、房水の排出を阻害し眼圧を上昇させる。

(12) 2

副交感神経興奮により、瞳孔括約筋収縮、唾液分泌促進、消化管運動促進、胃酸分泌促進、子宮平滑筋収縮などが起こる。アトロピンは抗コリン薬(ムスカリン受容体遮断薬)で、副交感神経興奮により生じるこれら生体反応とは逆の作用を示す。

(13) 1

ナフトピジルはα_1受容体遮断薬で前立腺肥大症による排尿障害に用いる。クレンブテロールはβ_2受容体刺激薬で、気管支拡張薬・腹圧性尿失禁治療薬である。ベタネコールはムスカリン様作用が強く、消化管機能低下や尿閉に用いられる。ネオスチグミンはコリンエステラーゼ阻害薬で、手術後や分娩後の排尿困難や重症筋無力症に用いる。

(14) 1

ヘキサメトニウムは自律神経節遮断薬である。交感神経節も副交感神経節も遮断する。ふだん優位な神経系の遮断効果が表に現れる。四級アンモニウム化合物であるため、血液脳関門を通過せず、中枢作用は発現させない。

(15) 自律神経節において節前線維から節後線維への神経伝達を行う受容体はどれか。1つ選べ。 **100-27**

1　グルタミン酸 NMDA 受容体　　2　セロトニン $5\text{-}HT_3$ 受容体
3　ニコチン性アセチルコリン受容体　　4　γ-アミノ酪酸 $GABA_A$ 受容体
5　グリシン受容体

(16) 自律神経節を遮断した時、交感神経節後線維の神経終末からのアセチルコリンの遊離が低下する効果器として、最も適切なのはどれか。1つ選べ。
104-28

1　心臓　　2　汗腺　　3　毛様体　　4　消化管　　5　瞳孔

(17) 図は自律神経節における節後線維の細胞体の膜電位変化を示す。速い興奮性シナプス後電位に関わるのはどれか。1つ選べ。 **105-29**

1　ムスカリン性アセチルコリン受容体
2　ニコチン性アセチルコリン受容体
3　電位依存性 Ca^{2+} チャネル
4　電位依存性 K^+ チャネル
5　電位依存性 Na^+ チャネル

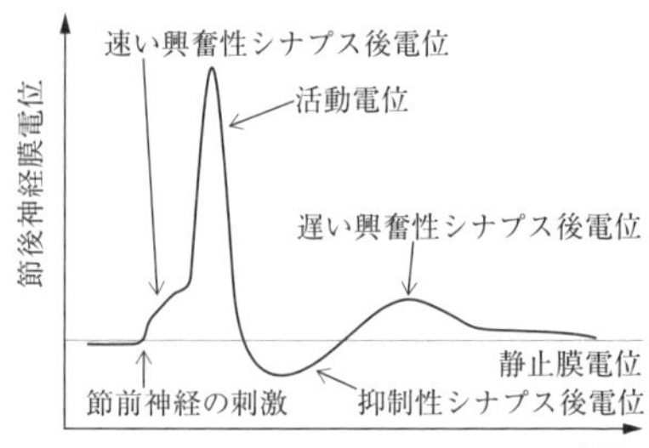

(18) 麻酔下のラットに低用量のアセチルコリン（5 μg/kg）を静脈内投与すると、急速に血圧が下降したが、アトロピン（1 mg/kg）を静脈内投与後に高用量のアセチルコリン（500 μg/kg）を静脈内投与すると、血圧が上昇した。アトロピン投与後の高用量のアセチルコリンによる血圧上昇に関係するのはどれか。1つ選べ。 **108-27**

1　アセチルコリン M_1 受容体　　2　アセチルコリン M_2 受容体
3　アセチルコリン M_3 受容体　　4　アセチルコリン N_N 受容体
5　アセチルコリン N_M 受容体

《体性神経系に作用する薬・運動神経系及び骨格筋に作用する薬》

(19) 次の局所麻酔薬のうち、抗不整脈薬としても使用されるのはどれか。1つ選べ。

1　コカイン　　2　プロカイン　　3　リドカイン
4　ジブカイン　　5　アミノ安息香酸エチル

(20) リドカインの局所麻酔作用発現に関わる作用点はどれか。1つ選べ。
98-29

1　ヒスタミン H_1 受容体　　2　セロトニン $5\text{-}HT_3$ 受容体
3　電位依存性 Na^+ チャネル　　4　アデニル酸シクラーゼ
5　$GABA_B$ 受容体

(15) 3

自律神経節における神経伝達物質はアセチルコリンで、節前線維から節後線維への速い神経伝達を担うのは、ニコチン受容体の N_N 受容体である。

(16) 2

自律神経は交感神経と副交感神経からなり、一般には1つの臓器に交感神経と副交感神経が二重支配をしているが、例外的な臓器もある。汗腺はその1つで、副交感神経の支配はほとんどなく、交感神経に支配されている。また、ほとんどの交感神経節後線維はアドレナリン作動性神経であるが、汗腺に投射する交感神経節後線維はコリン作動性である（アセチルコリンを伝達物質として遊離する）。よって、自律神経節が遮断されたとき、交感神経節後線維の神経終末からアセチルコリン遊離が低下するのは、汗腺である。

(17) 2

自律神経節の節前線維が刺激されると、神経終末から神経伝達物質アセチルコリン（ACh）が放出される。ACh は節後線維に存在するニコチン性 N_N 受容体と結合して受容体を開口させる。N_N 受容体開口は細胞内に Na^+ を流入させ、脱分極を生じる。これが、図の「速い興奮性シナプス後電位」である。脱分極が進み、細胞内電位が閾値を超えると、電位依存性 Na^+ チャネル（選択肢5）も開口し、活動電位が発生する。

(18) 4

ムスカリン受容体遮断薬であるアトロピンを十分量投与した後、ACh を投与すると、ムスカリン様作用は抑制され、ACh によるニコチン様作用が観察される。つまり、交感神経節に存在する N_N 受容体刺激の結果、節後線維終末からのノルアドレナリン（NA）遊離が増大するとともに、副腎髄質のクロム親和性細胞の N_N 受容体刺激により、アドレナリン（Adr）が血中に放出される。その結果、Adr や NA が血管平滑筋の α_1 受容体を刺激して血管を収縮させる。なお、副交感神経節にも N_N 受容体が存在しており、刺激によって節後線維終末からの ACh 遊離も増大するが、アトロピン存在下では、ムスカリン様作用は観察されない。

(19) 3

リドカインは、局所麻酔薬として硬膜外麻酔、伝達麻酔、浸潤麻酔、表面麻酔、脊椎麻酔に広汎に使用されている。一方、静注や点滴で種々の頻脈性不整脈の治療に使用される。

(20) 3

リドカインをはじめとする局所麻酔薬は電位依存性 Na^+ チャネルを遮断する。電位依存性 Na^+ チャネル開口による Na^+ 流入は神経線維の活動電位発生に必要であり、その遮断は神経インパルスの発生及び伝導の阻止につながる。

☐(21) テトラカインの局所麻酔作用の機序はどれか。1つ選べ。 **100-28**

1 K^+チャネル活性化　2 K^+チャネル遮断　3 Na^+チャネル活性化
4 Na^+チャネル遮断　5 Ca^{2+}チャネル活性化

☐(22) メピバカインの局所麻酔作用の機序はどれか。1つ選べ。 **107-28**

1 ATP感受性K^+チャネルの刺激
2 アセチルコリンN_M受容体の遮断
3 電位依存性Na^+チャネルの遮断
4 セロトニン5−HT_{1A}受容体の遮断
5 電位依存性T型Ca^{2+}チャネルの遮断

☐(23) 強酸性下でも活性を示すため、胃炎や消化性潰瘍に用いられる局所麻酔薬はどれか。1つ選べ。 **105-27**

1 オキセサゼイン　2 プロカイン　3 メピバカイン
4 ブピバカイン　5 レボブピバカイン

☐(24) ツボクラリンの作用点はどこか。1つ選べ。

1 運動神経末端シナプス前部　2 終板N_M受容体
3 筋小胞体　4 運動神経軸索　5 大脳皮質運動野

☐(25) 終板の持続的脱分極により骨格筋弛緩作用を示すのはどれか。1つ選べ。 **97-29**

1 パンクロニウム　2 ベクロニウム　3 ダントロレン
4 スキサメトニウム　5 A型ボツリヌス毒素

☐(26) ダントロレンの筋弛緩作用の機序はどれか。1つ選べ。 **103-30**

1 筋小胞体からのCa^{2+}の遊離抑制
2 神経筋接合部の神経終末からのアセチルコリンの遊離抑制
3 神経筋接合部のニコチン性アセチルコリン受容体の競合的遮断
4 神経筋接合部のニコチン性アセチルコリン受容体の不可逆的遮断
5 脊髄のγ−アミノ酪酸$GABA_B$受容体刺激

☐(27) 運動神経終末からのアセチルコリンの遊離を非可逆的に阻害して骨格筋弛緩作用を示すのはどれか。1つ選べ。 **106-28**

1 ロクロニウム　2 スキサメトニウム　3 ダントロレン
4 A型ボツリヌス毒素　5 チザニジン

(21) 4

テトラカインをはじめとする局所麻酔薬は、神経細胞膜内面から電位依存性 Na^+ チャネルに結合して遮断し、細胞内への Na^+ 流入を妨げて、活動電位の発生と伝播を抑制する。

(22) 3

メピバカインは非イオン型で知覚神経軸索の細胞膜を通過し、細胞内でイオン型となって、神経軸策の内側から電位依存性 Na^+ チャネルを遮断する。

(23) 1

局所麻酔薬(アミノ安息香酸エチルを除く)は、非イオン型で知覚神経軸索の細胞膜を通過し、細胞内でイオン型となって、神経軸索の内側から電位依存性 Na^+ チャネルを遮断する。ほとんどの局所麻酔薬は、細胞外液が酸性となるとイオン型が増加するため効力が低下するが、オキセサゼインは強酸性下でも細胞膜を通過して局所麻酔作用を発揮する。また、ガストリン遊離抑制作用も示すため、胃炎や消化性潰瘍に有効である。

(24) 2

ツボクラリンは、運動神経－骨格筋接合部のシナプス後部、すなわち骨格筋細胞終板にあるニコチン性アセチルコリン受容体(N_M 型)を遮断する。

(25) 4

選択肢はすべて末梢性筋弛緩薬である。スキサメトニウムは脱分極型筋弛緩薬で、N_M 受容体を刺激して終板の持続的脱分極を起こし神経伝達を遮断する。パンクロニウムとベクロニウムは競合型遮断薬で、終板の N_M 受容体でアセチルコリンと競合拮抗する。ダントロレンは骨格筋の興奮－収縮連関を直接抑制する。A 型ボツリヌス毒素は運動神経終末からのアセチルコリン放出を抑制する。

(26) 1

ダントロレンは、興奮収縮連関の T 管系から筋小胞体に興奮が伝えられる過程を遮断することにより、筋小胞体からの Ca^{2+} 遊離を抑制する。選択肢 2 は A 型ボツリヌス毒素による筋弛緩作用の機序、3 はツボクラリン、パンクロニウム、ベクロニウムの機序、5 はバクロフェンの機序である。

(27) 4

A 型ボツリヌス毒素は、コリン作動性神経終末に存在するシナプス小胞関連タンパク質 SNAP-25 を切断することにより、アセチルコリンの遊離を不可逆的に阻害する。ロクロニウムは、終板の N_M 受容体を競合的に遮断して、スキサメトニウムは、終板の N_M 受容体に結合して持続的な脱分極を起こして、神経伝達を遮断する。ダントロレンは筋小胞体のリアノジン受容体を遮断して筋小胞体からの Ca^{2+} 遊離を抑制する。チザニジンは、青斑核から脊髄に投射する下降性ノルアドレナリン作動性神経の α_2 受容体を刺激し、ノルアドレナリン遊離を抑制して、脊髄反射による骨格筋に緊張を抑制する。

《中枢神経系に作用する薬》

☐ (28) 麻酔薬の吸入によって全身麻酔が段階的に進むとき、次の中枢神経領域のうち、最後に麻痺が及ぶのはどれか。1つ選べ。
1 大脳　2 中脳　3 小脳　4 延髄　5 脊髄

☐ (29) 次の吸入麻酔薬のうち、麻酔効力が最も弱く、酸素欠乏を生じやすいのはどれか。1つ選べ。
1 ハロタン　2 亜酸化窒素　3 イソフルラン　4 エーテル
5 エンフルラン

☐ (30) 次の静脈麻酔に用いられる薬物のうち、NMDA 受容体拮抗薬はどれか。1つ選べ。
1 プロポフォール　2 チオペンタール　3 ミダゾラム
4 ケタミン　5 チアミラール

☐ (31) 全身麻酔の導入時に、前投与薬（麻酔前投薬）として使用されない薬物はどれか。1つ選べ。 **103-31**
1 ベクロニウム　2 ジアゼパム　3 レミフェンタニル
4 ピロカルピン　5 ドロペリドール

☐ (32) モルヒネの薬理作用として正しいのはどれか。1つ選べ。
1 痛覚伝達を促進する。　2 咳中枢を刺激する。
3 呼吸中枢を興奮させる。　4 化学受容器引金帯を抑制する。
5 消化管運動を抑制する。

☐ (33) モルヒネの作用機序として正しいのはどれか。1つ選べ。
1 下行性の痛覚抑制系を活性化する。
2 上行性の痛覚伝導路を活性化する。
3 κ受容体を選択的に刺激する。
4 侵害受容器の興奮閾値を上昇させる。
5 第一次知覚神経の伝導を阻害する。

☐ (34) アヘンアルカロイドではない薬物はどれか。1つ選べ。
1 コデイン　2 ノスカピン　3 モルヒネ　4 エフェドリン
5 パパベリン

☐ (35) 催眠作用を有する次の薬物のうち、通常の治療量で与えたときに作用持続時間が最も長いのはどれか。1つ選べ。
1 フルラゼパム　2 ブロムワレリル尿素　3 トリアゾラム
4 ペントバルビタール　5 ブロチゾラム

(28) 4

全身麻酔薬は不規則性下行性麻痺を起こす。延髄には呼吸中枢や心臓中枢などがあるため、延髄を麻痺させにくい薬物が全身麻酔に適する。

(29) 2

一般に吸入麻酔薬の麻酔効力は最小肺胞濃度(MAC)で評価される。亜酸化窒素は麻酔効力が弱く、高濃度を使用しないと効果がないので、酸素欠乏を招きやすい。通常20%酸素を混合して用いる。

(30) 4

ケタミンはNMDA受容体を遮断し痛覚情報伝達を抑える。他の薬物は$GABA_A$受容体複合体に作用する。

(31) 4

全身麻酔を行う際には、筋弛緩薬（ベクロニウムなど）は骨格筋を弛緩する目的で、ベンゾジアゼピン系薬物(ジアゼパムなど)や鎮静薬(ドロペリドールなど）は抗不安・鎮静の目的で、麻薬性鎮痛薬（モルヒネやレミフェンタニル）などは痛みを和らげる目的で併用される。また、麻酔時の気道分泌亢進や反射性徐脈を抑える目的で、抗コリン薬（アトロピンやスコポラミンなど）が用いられる。ピロカルピンはムスカリン受容体刺激薬で、気道分泌や徐脈を誘導するので用いられない。

(32) 5

モルヒネは、鎮痛作用、鎮咳作用、呼吸抑制作用、催吐作用、消化管運動抑制(便秘)作用などを有する。

(33) 1

2は活性化ではなく「抑制する」、3は「μ受容体を比較的、選択的に刺激する」であれば正しい。4はNSAIDsの作用機序で、5は局所麻酔薬の作用機序である。

(34) 4

コデインとモルヒネはフェナントレン型のアヘンアルカロイドで麻薬である。ノスカピンはベンジルイソキノリン型のアヘンアルカロイドであり、麻薬性はない。パパベリンはイソキノリン系アヘンアルカロイドだが、鎮痛作用と鎮咳作用を持っていない。

(35) 1

フルラゼパムは長時間作用型のベンゾジアゼピン系薬物。他の催眠薬は、作用発現が速く持続時間が短い。

□(36) バルビツール酸系催眠薬によって$GABA_A$受容体複合体のイオンチャネルが開口したときに透過するイオンは、次のうちどれか。1つ選べ。

1 Na^+　2 K^+　3 Ca^{2+}　4 Cl^-　5 HCO_3^-

□(37) 次の催眠薬のうち、通常の治療量で使用したときにレム睡眠の短縮を起こしやすいのはどれか。1つ選べ。

1 ゾルピデム　2 アモバルビタール　3 フルニトラゼパム
4 クアゼパム　5 ゾピクロン

□(38) ブロチゾラムの催眠作用の発現に関わる受容体はどれか。1つ選べ。
99-30

1 アデノシン受容体　2 ヒスタミンH_1受容体
3 ムスカリン性アセチルコリン受容体　4 ベンゾジアゼピン受容体
5 カンナビノイド受容体

□(39) ベンゾジアゼピン骨格を有し、筋弛緩作用に基づく転倒などの副作用が少ない催眠薬はどれか。1つ選べ。**105-31**

1 クアゼパム　2 ゾルピデム　3 ゾピクロン
4 リルマザホン　5 トリアゾラム

□(40) フェンタニルの鎮痛作用発現に関わる作用点はどれか。1つ選べ。
97-30

1 $GABA_A$受容体　2 グルタミン酸NMDA受容体
3 オピオイドμ受容体　4 ドパミンD_2受容体
5 電位依存性Na^+チャネル

□(41) 麻薬拮抗性鎮痛薬はどれか。1つ選べ。**100-29**

1 フェンタニル　2 モルヒネ　3 ペンタゾシン
4 ペチジン　5 オキシコドン

薬理

薬剤

病態・薬治

法・制・倫

実務

(36) 4

バルビツール酸系薬物は、$GABA_A$ 受容体複合体に作用し、GABA による Cl^- チャネル開口を促進するとともに、単独で Cl^- チャネルを開口する作用も有する。

(37) 2

ベンゾジアゼピン系薬物(フルニトラゼパム、クアゼパムなど)や非ジアゼピン系薬物(ゾルピデム、ゾピクロンなど)に比べて、バルビツール酸系薬物(アモバルビタールなど)はレム睡眠の短縮を生じやすいという欠点を有する。

(38) 4

ベンゾジアゼピン受容体にはサブタイプがあり、催眠・鎮静作用に関わる ω_1 受容体と、抗不安・筋弛緩作用に関わる ω_2 受容体が知られている。ブロチゾラムは、短時間作用型のチエノジアゼピン系薬物で、ω_1 受容体に対して選択性が高く、運動失調を起こしにくい催眠薬である。

(39) 1

$GABA_A$ 受容体を構成する α サブユニットのうち、ベンゾジアゼピン系薬物が作用するのは、α_1、α_2、α_3、α_5 であり、このうち筋弛緩作用に関わるのが α_2、α_3、α_5 である。α_1 に対する親和性が高く、他の α サブユニットへの親和性が低い薬物は、筋弛緩作用が弱く、クアゼパムとゾルピデムが該当する。クアゼパムはベンゾジアゼピン骨格をもつが、ゾルピデムはベンゾジアゼピン骨格をもたない。ゾピクロン、トリアゾラム、リルマザホンは、脳内で α_1 以外の α サブユニットに対する作用も発揮して、筋弛緩作用を示す。

(40) 3

フェンタニルは、合成麻薬性鎮痛薬で、オピオイド μ 受容体を刺激して、モルヒネより強力な鎮痛作用を示す。貼付剤としてがん性疼痛に用いられる。

(41) 3

麻薬拮抗性鎮痛薬とは、単独で用いると鎮痛作用を発揮するが、モルヒネなどの麻薬性鎮痛薬と併用すると麻薬性鎮痛薬の作用と拮抗してしまう薬物で、ペンタゾシンやブプレノルフィンがある。フェンタニルは合成麻薬性鎮痛薬で、オピオイド μ 受容体を選択的に刺激することにより上行性痛覚伝導系を抑制して下行性痛覚抑制系を賦活する。麻薬性鎮痛薬であるモルヒネは、μ 受容体刺激により鎮痛作用を示す。ペチジンは合成麻薬性鎮痛薬で、μ 受容体を刺激して鎮痛作用を示す。オキシコドンは半合成オピオイドの1つ(麻薬)で、μ 受容体刺激による鎮痛作用を示す。

(42) メラトニン受容体を刺激することで不眠症における入眠困難を改善するのはどれか。1つ選べ。 **104-29**

1 ブロモバレリル尿素　2 ゾルピデム　3 スボレキサント
4 リルマザホン　5 ラメルテオン

(43) 次の統合失調症治療薬のうち、ドパミン D_2 受容体とセロトニン 5-HT_2 受容体を遮断し、錐体外路障害を生じにくいのはどれか。1つ選べ。

1 クロルプロマジン　2 スルピリド　3 フルフェナジン
4 ハロペリドール　5 リスペリドン

(44) ペロスピロンが統合失調症の陽性症状を改善する機序はどれか。1つ選べ。 **99-31**

1 アドレナリン α_2 受容体刺激　2 セロトニン 5-HT_2 受容体遮断
3 セロトニン 5-HT_4 受容体刺激　4 ドパミン D_1 受容体遮断
5 ドパミン D_2 受容体遮断

(45) ドパミン D_2 受容体の部分刺激薬で、統合失調症の陽性症状と陰性症状を改善するのはどれか。1つ選べ。 **101-30**

1 ブロモクリプチン　2 スピペロン　3 ハロペリドール
4 スルピリド　5 アリピプラゾール

(46) 抗不安作用とともに、ヒスタミン H_1 受容体の遮断による抗アレルギー作用を併せもつのはどれか。1つ選べ。 **105-32**

1 エチゾラム　2 ヒドロキシジン　3 エスシタロプラム
4 タンドスピロン　5 クロルジアゼポキシド

(42) 5

ラメルテオンは、視交叉上核のメラトニン受容体(MT_1/MT_2 受容体)を特異的に刺激し、催眠と覚醒のリズムを正常化することにより、不眠症における入眠困難を改善する。ブロモバレリル尿素は主に大脳皮質の機能を抑制して催眠作用を発揮する。ゾルピデムは $GABA_A$ 受容体のベンゾジアゼピン結合部位に結合し、GABA の $GABA_A$ 受容体への結合を促進する。リルマザホンはプロドラッグで、ベンゾジアゼピン系化合物となり、$GABA_A$ 受容体のベンゾジアゼピン結合部位に結合する。スボレキサントはオレキシン受容体(OX1/OX2 受容体)を遮断し、覚醒神経核を抑制する。

(43) 5

フェノチアジン誘導体(クロルプロマジン、フルフェナジンなど)、ブチロフェノン誘導体(ハロペリドールなど)、スルピリドは D_2 受容体遮断により抗精神病作用を示すが、錐体外路障害を生じやすい。リスペリドンは 5−HT_2 受容体遮断作用を併せもち、黒質−線条体系のドパミン作動性神経を活性化し、錐体外路障害を生じにくい。

(44) 5

ペロスピロンは、セロトニン・ドパミン遮断薬(SDA)である。統合失調症の陽性症状は、中脳−辺縁系のドパミン作動性神経の機能亢進が原因とされるため、SDA の D_2 受容体遮断作用が陽性症状(とくに幻覚や妄想)の改善に寄与すると考えられる。SDA は統合失調症の陰性症状にも有効で、5−HT_2 受容体遮断による前頭皮質の D_1 受容体機能亢進が関係すると考えられている。

(45) 5

アリピプラゾールは非定型抗精神病薬で D_2 受容体の部分刺激作用とセロトニン 5−HT_{2A} 受容体遮断作用を有する。ドパミンの神経伝達が過剰となっている中脳−辺縁系においては、ドパミンの作用と拮抗して陽性症状を改善する。一方、中脳−皮質系においては、5−HT_{2A} 受容体遮断作用により、ドパミンの遊離を促進するため、陰性症状にも有効である(D_2 受容体の部分刺激作用も関与する)。スピペロン、ハロペリドール、スルピリドは定型抗精神病薬であり、D_2 受容体遮断作用により陽性症状に有効であるが、5−HT_{2A} 受容体遮断作用をもたないため、陰性症状には無効である。また、ブロモクリプチンはパーキンソン症候群の治療に用いられる D_2 受容体刺激薬である。

(46) 2

ヒドロキシジンは第 1 世代抗ヒスタミン薬で、H_1 受容体を遮断して鎮痒効果を発揮する。中枢の H_1 受容体も遮断するので、鎮静・催眠作用を示す。抗セロトニン作用も有し、不安・緊張・抑うつにも効果がある。エチゾラムとクロルジアゼポキシドは、ベンゾジアゼピン系抗不安薬、タンドスピロンは、セロトニン 5−HT_{1A} 受容体作動性の抗不安薬、エスシタロプラムは、セロトニントランスポーターを選択的に阻害する抗うつ薬である。

☐(47) 次の抗うつ薬のうち、ノルアドレナリントランスポーターもセロトニントランスポーターも阻害しないのはどれか。1つ選べ。

1 ミアンセリン　2 ノルトリプチリン　3 マプロチリン
4 フルボキサミン　5 ミルナシプラン

☐(48) 選択的セロトニン・ノルアドレナリン再取込み阻害により抗うつ作用を示すのはどれか。1つ選べ。 **98-31**

1 パロキセチン　2 ミアンセリン　3 アモキサピン
4 トラゾドン　5 ミルナシプラン

☐(49) ミルタザピンがシナプス間隙のセロトニン及びノルアドレナリンを増加させる機序はどれか。1つ選べ。 **107-29**

1 アドレナリン α_2 受容体遮断
2 セロトニン 5-HT_{2A} 受容体刺激
3 セロトニン 5-HT_3 受容体刺激
4 モノアミン酸化酵素阻害
5 セロトニン及びノルアドレナリンの再取り込み阻害

☐(50) 抗うつ薬デュロキセチンの作用機序はどれか。1つ選べ。 **108-28**

1 セロトニン 5-HT_{1A} 受容体遮断
2 セロトニン 5-HT_{2A} 受容体遮断
3 アドレナリン α_2 受容体遮断
4 セロトニン及びグルタミン酸の再取り込み阻害
5 セロトニン及びノルアドレナリンの再取り込み阻害

☐(51) 三環系抗うつ薬が有する次の薬理作用のうち、便秘や眼内圧上昇を生じる原因となる作用はどれか。1つ選べ。

1 ノルアドレナリン再取込み阻害作用
2 セロトニン再取込み阻害作用　3 抗コリン作用
4 アドレナリン α_1 受容体遮断作用　5 ヒスタミン H_1 受容体遮断作用

☐(52) セロトニン 5-HT_{1A} 受容体を選択的に刺激することで抗不安作用を示すのはどれか。1つ選べ。 **103-33**

1 ジアゼパム　2 スマトリプタン　3 タンドスピロン
4 スピペロン　5 オキサゾラム

(47) 1

ミアンセリンはα_2受容体を遮断してノルアドレナリンの放出を促進する。マプロチリンはノルアドレナリントランスポーターを、フルボキサミンはセロトニントランスポーターを阻害する。ノルトリプチリンとミルナシプランは両トランスポーターを阻害する。

(48) 5

選択肢はすべて抗うつ薬。神経終末におけるセロトニン及びノルアドレナリンの再取り込みを選択的に阻害するのは、ミルナシプラン。パロキセチンは選択的セロトニン再取り込み阻害薬(SSRI)。ミアンセリンはα_2受容体遮断によりノルアドレナリン放出を促進する四環系抗うつ薬。アモキサピンは、セロトニン及びノルアドレナリンの再取り込みを阻害する第II世代の三環系抗うつ薬で、比較的弱いが抗コリン作用も有し、D_2受容体遮断作用もある。トラゾドンは、セロトニン再取り込みを阻害する。

(49) 1

ミルタザピンは、ノルアドレナリン作動性神経のシナプス前終末に存在するアドレナリンα_2受容体(自己受容体)を遮断して、ノルアドレナリンの放出を増加させる。さらに、セロトニン作動性神経のシナプス前終末に存在するα_2受容体(ヘテロ受容体)も遮断して、セロトニンの放出も促進する。また、セロトニン5-HT_2受容体と5-HT_3受容体を遮断する作用ももつが、セロトニンおよびノルアドレナリンを増加させる作用とは無関係である。

(50) 5

デュロキセチンはセロトニン(5-HT)トランスポーター及びノルアドレナリン(NA)トランスポーターを特異的に阻害することにより、5-HTとNAの神経終末への再取り込みを抑え、シナプス間隙の5-HTとNAの濃度を増加させて、抗うつ作用を発揮する。

5-HT_{2A}受容体遮断作用を有するのはミルタザピンである。アドレナリンα_2受容体遮断作用を有するのはミルタザピンやミアンセリンなどである。

(51) 3

三環系抗うつ薬が引き起こす口渇、便秘、頻脈、眼内圧上昇などの副作用は、抗コリン作用によるものである。

(52) 3

タンドスピロンはセロトニン5-HT_{1A}受容体を選択的に刺激することにより、海馬や縫線核などの神経活動を抑制する。ジアゼパムやオキサゾラムは$GABA_A$受容体複合体のベンゾジアゼピン結合部位を刺激してGABAの効果を増強する。スマトリプタンはセロトニン5-$HT_{1B/1D}$受容体を刺激して片頭痛時に拡張している脳血管を収縮する。スピペロンはドパミンD_2受容体を遮断して中脳－辺縁系のドパミンの働きを抑え、統合失調症の陽性症状を抑制する。

☐ (53) GABAトランスアミナーゼ阻害作用を有する抗てんかん薬はどれか。1つ選べ。 **97-31**

1 カルバマゼピン　2 フェニトイン　3 ジアゼパム
4 エトスクシミド　5 バルプロ酸

☐ (54) GABAトランスアミナーゼを阻害し、抗てんかん作用を示すのはどれか。1つ選べ。 **102-30**

1 ガバペンチン　2 エトスクシミド　3 ジアゼパム
4 ゾニサミド　5 バルプロ酸

☐ (55) T型Ca^{2+}チャネルを遮断することで抗てんかん作用を示すのはどれか。1つ選べ。 **103-32**

1 カルバマゼピン　2 レベチラセタム　3 ガバペンチン
4 フェニトイン　5 エトスクシミド

☐ (56) 抗てんかん薬ガバペンチンの作用点はどれか。1つ選べ。 **107-30**

1 電位依存性Ca^{2+}チャネル
2 電位依存性Na^{+}チャネル
3 シナプス小胞タンパク質SV2A
4 γ-アミノ酪酸$GABA_A$受容体
5 グルタミン酸AMPA受容体

☐ (57) 主に電位依存性Na^{+}チャネルを遮断することで抗てんかん作用を示すのはどれか。1つ選べ。 **104-30**

1 エトスクシミド　2 ジアゼパム　3 ラモトリギン
4 ガバペンチン　5 フェノバルビタール

☐ (58) 次のパーキンソン病治療薬のうち、脳内でドパミンに変換されてパーキンソン病の諸症状を改善するのはどれか。1つ選べ。

1 カルビドパ　2 ペルゴリド　3 レボドパ
4 ドロキシドパ　5 タリペキソール

☐ (59) 次の受容体のうち、パーキンソン病治療薬のトリヘキシフェニジルが結合して遮断するのはどれか。1つ選べ。

1 グルタミン酸受容体　2 アセチルコリン受容体　3 GABA受容体
4 ヒスタミン受容体　5 インスリン受容体

(53) 5

選択肢はすべて抗てんかん薬である。バルプロ酸は、① Na^+ 流入の抑制、② GABAトランスアミナーゼ阻害によるGABA濃度の上昇、③ T型 Ca^{2+} チャネルの抑制、という3つの作用により神経の異常発火を抑え、混合型てんかんの第一選択薬である。カルバマゼピンとフェニトインは神経細胞膜を介する Na^+ 流入を抑制する。ジアゼパムはベンゾジアゼピン受容体に結合して $GABA_A$ 受容体機能を高める。エトスクシミドはT型 Ca^{2+} チャネルを抑制する。

(54) 5

選択肢はすべて抗てんかん薬である。ガバペンチンは、電位依存性 Ca^{2+} チャネルの $\alpha_2\delta$ サブユニットに結合して前シナプスで Ca^{2+} の流入を抑制し、興奮性神経伝達物質の遊離を抑制する他、GABAトランスポーターを活性化して、抑制性神経伝達物質GABAの遊離を増大させる。ゾニサミドは、T型 Ca^{2+} チャネルや Na^+ チャネルに対する遮断作用が報告されている。

選択肢2、3、5は前問の解説を参照。

(55) 5

エトスクシミドやトリメタジオンは、T型 Ca^{2+} チャネルを遮断して神経細胞の過剰興奮を抑える。

カルバマゼピンやフェニトインは、電位依存性 Na^+ チャネルを遮断する。レベチラセタムは、神経終末のシナプス小胞タンパク質2A（SV2A）と結合することにより、神経伝達物質の放出を調節する。ガバペンチンは前問の解説も参照。

(56) 1

(54)の解説を参照。また、ガバペンチンはGABA誘導体だが、GABA受容体およびベンゾジアゼピン受容体には作用しない。

(57) 3

ラモトリギンは電位依存性 Na^+ チャネルを抑制し、グルタミン酸などの興奮性神経伝達物質の遊離を遮断することにより、抗てんかん効果を示すと考えられている。フェノバルビタールは $GABA_A$ 受容体のバルビツール酸結合部位に作用してGABAの抑制作用を増強する。選択肢1と2は(53)、選択肢4は(54)の解説を参照。

(58) 3

レボドパはドパミンの前駆体である。カルビドパは芳香族L-アミノ酸脱炭酸酵素阻害薬、ペルゴリドとタリペキソールは D_2 受容体刺激薬である。ドロキシドパは脳内でノルアドレナリンに変換される。

(59) 2

トリヘキシフェニジルは中枢性抗コリン薬で、パーキンソン症候群において放出量が増加しているアセチルコリンの作用を抑える。

(60) レボドパ含有製剤で治療中のパーキンソン病における wearing-off 現象を改善させるアデノシン A_{2A} 受容体遮断薬はどれか。1つ選べ。 **106-30**

1 アポモルヒネ　2 アマンタジン　3 ブロモクリプチン
4 イストラデフィリン　5 ロチゴチン

(61) ムスカリン性アセチルコリン受容体遮断により、抗パーキンソン病作用を示すのはどれか。1つ選べ。 **98-30**

1 アマンタジン　2 トリヘキシフェニジル　3 セレギリン
4 エンタカポン　5 ブロモクリプチン

(62) 次の酵素のうち、アルツハイマー型認知症治療薬のドネペジルによって選択的に阻害されるのはどれか。1つ選べ。

1 チロシン水酸化酵素　2 モノアミン酸化酵素
3 コリンアセチルトランスフェラーゼ
4 アセチルコリンエステラーゼ　5 芳香族 L-アミノ酸脱炭酸酵素

(63) 脳梗塞の際に産生されるフリーラジカルを消去し、脳保護作用を示す薬物はどれか。1つ選べ。 **101-29**

1 ファスジル　2 オザグレル　3 アルガトロバン
4 ウロキナーゼ　5 エダラボン

(64) Rho キナーゼを阻害して血管平滑筋を弛緩させるのはどれか。1つ選べ。 **105-33**

1 ニコランジル　2 タダラフィル　3 ファスジル
4 ロメリジン　5 リオシグアト

(65) セロトニン 5-$HT_{1B/1D}$ 受容体を刺激する片頭痛治療薬はどれか。1つ選べ。 **105-30**

1 ロメリジン　2 チザニジン　3 スマトリプタン
4 バクロフェン　5 デュロキセチン

(60) 4

イストラデフィリンは、線条体と淡蒼球のアデノシン A_{2A} 受容体を遮断することにより、ドパミン作動性神経系の変性・脱落によって生じたGABA作動性神経系の過剰興奮を抑制し、運動機能障害を改善する。wearing-off現象の改善に有効である。

アポモルヒネ、ブロモクリプチン、ロチゴチンは線条体のドパミン D_2 受容体を刺激する。アマンタジンは黒質-線条体系のドパミンの放出を促進する。

(61) 2

選択肢はすべてパーキンソン症候群治療薬。中枢性抗コリン作用によりコリン作動性神経の相対的機能亢進を抑制するのは、トリヘキシフェニジル。アマンタジンはドパミン放出促進薬、セレギリンは MAO_B 阻害薬、ブロモクリプチンはドパミン D_2 受容体刺激薬である。エンタカポンは、COMT阻害薬で、COMTによるレボドパの代謝を阻害することによりレボドパの血中濃度を保ちレボドパの脳内移行を増加させるので、レボドパ・カルビドパ合剤などと併用される。

(62) 4

ドネペジルは中枢のアセチルコリンエステラーゼを選択的に阻害することにより、コリン作動性神経伝達を増強する。

(63) 5

エダラボンはフリーラジカル消去能をもち、酸化ストレスによって誘導される神経細胞死を抑制して脳保護作用を示す。ファスジルはRhoキナーゼ阻害薬、オザグレルはトロンボキサン A_2 合成酵素阻害薬、アルガトロバンはトロンビン(第IIa因子)阻害薬、ウロキナーゼは尿中のプラスミノーゲン活性化因子である。

(64) 3

Rhoキナーゼ活性化は、ミオシンホスファターゼを抑制することにより、ミオシン軽鎖のリン酸化を促進し、脳血管の異常収縮(攣縮)を起こして脳虚血を引き起こす。ファスジルはRhoキナーゼを阻害することにより、脳血管の攣縮を改善する。ニコランジルは、NO遊離作用とATP感受性 K^+ チャネル開口作用により、血管を拡張させる。タダラフィルは、ホスホジエステラーゼ5選択的阻害薬、ロメリジンは、Ca^{2+} チャネル遮断薬、リオシグアトは、可溶性グアニル酸シクラーゼ活性化薬である。

(65) 3

スマトリプタンはセロトニン $5\text{-}HT_{1B/1D}$ 受容体作動薬で、脳動脈に発現する $5\text{-}HT_{1B}$ 受容体を刺激して片頭痛時に拡張した血管を収縮させるとともに、三叉神経に発現する $5\text{-}HT_{1D}$ 受容体を刺激して痛みに関わる神経ペプチドの遊離も抑制させ、頭痛を緩和する。ロメリジンは Ca^{2+} チャネルを遮断して脳血管の収縮を抑制することにより、片頭痛の発症を抑える。

Ⓑ免疫・炎症・アレルギー及び骨・関節に作用する薬

《抗炎症薬》

☐(1) シクロオキシゲナーゼ-1（COX-1）と比較してCOX-2に対する選択性が高く、胃腸障害が少ない非ステロイド性抗炎症薬はどれか。1つ選べ。 **106-31**

1 エトドラク　2 ジクロフェナク　3 ロキソプロフェン
4 スリンダク　5 オキサプロジン

☐(2) シクロオキシゲナーゼをアセチル化し、不可逆的に酵素活性を阻害する非ステロイド性抗炎症薬はどれか。1つ選べ。 **101-38**

1 アスピリン　2 ピロキシカム　3 エトドラク
4 ジクロフェナク　5 チアラミド

☐(3) シクロオキシゲナーゼを不可逆的に阻害する抗炎症薬はどれか。1つ選べ。 **108-29**

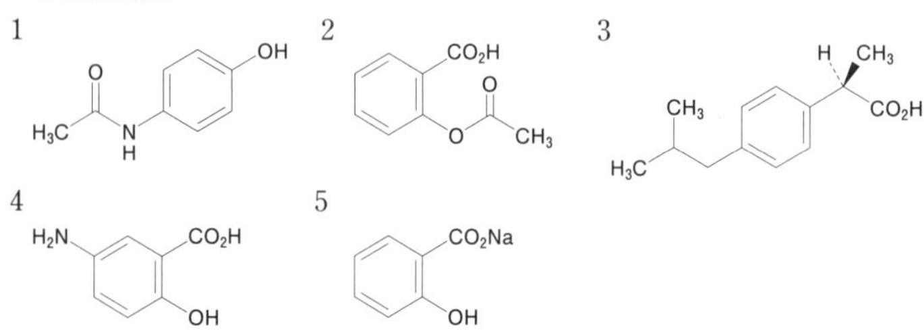

《免疫・アレルギーに作用する薬》

☐(4) ヒスタミンH_1受容体遮断作用はなく、肥満細胞からのヒスタミンやロイコトリエン遊離を抑制し、アレルギー性鼻炎の予防に用いられる薬物はどれか。1つ選べ。

1 アゼラスチン　2 ケトチフェン　3 セラトロダスト
4 トラニラスト　5 プランルカスト

☐(5) 抗アレルギー薬エピナスチンの作用機序はどれか。1つ選べ。 **102-38**

1 ヒスタミンH_1受容体遮断　2 トロンボキサンA_2合成阻害
3 プロスタノイドTP受容体遮断　4 プロスタグランジンE_2合成阻害
5 プロスタノイドEP受容体遮断

☐(6) ロイコトリエン受容体を選択的に遮断し、アレルギー性鼻炎による鼻閉を寛解する薬物はどれか。1つ選べ。

1 オザグレル塩酸塩　2 クロルフェニラミン
3 セラトロダスト　4 フェキソフェナジン　5 モンテルカスト

(1) 1

胃粘膜保護に関わるプロスタノイドの産生にはシクロオキシゲナーゼ-1(COX-1)、炎症に関わるプロスタノイドの産生にはCOX-2が重要と考えられている。エトドラクは、COX-2を選択的に阻害して炎症に関わるプロスタノイドの産生を抑制するが、COX-1阻害作用は弱いため、胃粘膜保護に関わるプロスタノイド産生を抑制しにくい。

ジクロフェナク、ロキソプロフェン、スリンダク、オキサプロジンもNSAIDsであるが、COX-2選択性はなく、COX-1も阻害する。

(2) 1

アスピリンはCOX阻害薬で、COX-1およびCOX-2タンパク質のセリン残基をアセチル化して、非可逆的に阻害する。ほかの多くのCOX阻害薬は可逆的阻害である。低用量のアスピリンを投与することにより、タンパク質新規合成能がない血小板のCOXを比較的選択的に阻害して血小板凝集抑制作用を示すので、抗血栓薬としても用いられる。

(3) 2

アスピリン(アセチルサリチル酸)は、シクロオキシゲナーゼ(COX)の活性部位にあるセリンをアセチル化することにより、不可逆的にCOXを阻害する。サリチル酸がアセチル化された構造である。

選択肢1はアセトアミノフェンで、COX阻害作用はない。選択肢3のイブプロフェンと選択肢5のサリチル酸ナトリウムは可逆的COX阻害作用を持ち、選択肢4は5-アミノサリチル酸で弱い可逆的COX阻害作用も持つ。

(4) 4

トラニラストは肥満細胞膜安定化薬で、肥満細胞の脱分極を阻害して肥満細胞からの各種メディエーターの遊離を抑制する。アレルギー性鼻炎や気管支ぜん息発作などのアレルギー疾患の予防に用いられる。ヒスタミンなど化学伝達物質への直接的な拮抗作用はない。

(5) 1

第二世代の抗ヒスタミン薬であるエピナスチンは、ヒスタミンH_1受容体遮断作用に加えて、ケミカルメディエーター（ヒスタミンやロイコトリエンなど）遊離抑制作用も示して、抗アレルギー効果を発揮する。類薬のアゼラスチンは抗ロイコトリエン作用も示す。

(6) 5

モンテルカストはロイコトリエン受容体拮抗薬であり、ロイコトリエン受容体刺激による鼻粘膜血管拡張や血管透過性亢進による鼻閉を寛解する。気管支ぜん息にも用いられる。

□(7) トロンボキサンA_2（TXA_2）受容体を遮断し、アレルギー性鼻炎の症状を改善する薬物はどれか。1つ選べ。

1　オザグレル塩酸塩　　2　ケトチフェン　　3　スプラタスト
4　フルチカゾン　　5　ラマトロバン

□(8) スプラタストの抗アレルギー作用の機序はどれか。1つ選べ。**108-30**

1　ヒスタミンH_1受容体遮断　　2　Th2サイトカイン産生抑制
3　トロンボキサン合成酵素阻害　　4　5-リポキシゲナーゼ阻害
5　プロスタノイドTP受容体遮断

□(9) ヘルパーT細胞からのIL-2の産生と遊離を抑制して、肥満細胞からのヒスタミン遊離を強く抑制することにより、アトピー性皮膚炎に奏功する薬物はどれか。1つ選べ。

1　タクロリムス　　2　ザフィルルカスト　　3　スプラタスト
4　セラトロダスト　　5　エピナスチン

□(10) ヒスタミンH_1受容体遮断作用を<u>持たない</u>ケミカルメディエーター遊離抑制薬はどれか。1つ選べ。**97-38**

1　クロルフェニラミン　　2　プロメタジン　　3　クロモグリク酸
4　ジフェンヒドラミン　　5　ケトチフェン

□(11) ヒスタミンH_1受容体遮断作用を有する抗アレルギー薬はどれか。1つ選べ。**99-38**

1　ザフィルルカスト　　2　トラニラスト　　3　フェキソフェナジン
4　セラトロダスト　　5　ラマトロバン

□(12) セラトロダストの抗アレルギー作用の機序はどれか。1つ選べ。**98-38**

1　ロイコトリエン受容体遮断　　2　トロンボキサンA_2受容体遮断
3　シクロオキシゲナーゼ-2阻害　　4　5-リポキシゲナーゼ阻害
5　ホスホリパーゼA_2阻害

□(13) モンテルカストの抗アレルギー作用の機序はどれか。1つ選べ。
100-39

1　トロンボキサンA_2受容体（プロスタノイドTP受容体）遮断
2　トロンボキサン合成酵素阻害　　3　ヒスタミンH_1受容体遮断
4　5-リポキシゲナーゼ阻害　　5　ロイコトリエン受容体遮断

□(14) クロルフェニラミンマレイン酸塩を含有する一般用医薬品の添付文書に記載されている、「突然の高熱、さむけ、のどの痛み等があらわれる。」に該当する重篤な副作用はどれか。1つ選べ。**100-58**

1　無顆粒球症　　2　肝機能障害　　3　間質性肺炎
4　うっ血性心不全　　5　ショック（アナフィラキシー）

(7) 5

ラマトロバンはトロンボキサン A_2（TXA_2）受容体拮抗薬であり、アレルギー性鼻炎発症に関与していると考えられている TXA_2 の作用に拮抗する。

(8) 2

Th2 サイトカインとは、主として 2 型ヘルパー T（Th2）細胞が産生するサイトカインであるインターロイキン(IL)-4 や IL-5 などの総称である。スプラタストは Th2 サイトカイン産生を抑制することにより、抗アレルギー作用を示す。

(9) 1

タクロリムスはヘルパー T 細胞(Th1)からの IL-2 の産生、さらに IL-3、IL-4、IL-5、インターフェロン γ、GM-CSF 等のサイトカインの産生も抑制して、肥満細胞の脱顆粒を抑制する。ステロイドで効果不十分な難治性のアトピー性皮膚炎に外用で用いられる。

(10) 3

選択肢はすべてアレルギー性疾患の治療に用いられる薬物である。クロルフェニラミン、プロメタジン、ジフェンヒドラミンは第一世代抗ヒスタミン薬で、ヒスタミン H_1 受容体を遮断する。ケトチフェンは第二世代抗ヒスタミン薬で、H_1 遮断作用に加えてケミカルメディエーター遊離抑制作用をもつ。

(11) 3

フェキソフェナジンは第二世代抗ヒスタミン薬である。ザフィルルカストはロイコトリエン受容体拮抗薬、トラニラストは肥満細胞からのケミカルメディエーター遊離抑制薬、セラトロダスト、ラマトロバンは、トロンボキサン A_2 受容体拮抗薬である。

(12) 2

トロンボキサン A_2 は、気道や肺で産生され、気道過敏性や気管支収縮に関与する。セラトロダストは、トロンボキサン A_2 受容体遮断薬で、気管支ぜん息に用いられる。

(13) 5

モンテルカストは、ロイコトリエン受容体のうち $CysLT_1$ 受容体を選択的に遮断して、抗アレルギー作用を示す。

(14) 1

クロルフェニラミンの重篤な副作用には無顆粒球症、再生不良性貧血がある。無顆粒球症では白血球が著しく減少し、細菌に対する抵抗性が弱くなるため、突然の高熱、悪寒、咽頭痛、全身の違和感などが生じる。

☐(15) プロスタノイドTP受容体を遮断することで、抗アレルギー作用を示すのはどれか。1つ選べ。**104-38**
1 プランルカスト　2 オザグレル　3 セラトロダスト
4 クロモグリク酸　5 メキタジン

☐(16) インターロイキン-2（IL-2）受容体に対するモノクローナル抗体で、腎移植後の急性拒絶反応を抑制する分子標的薬はどれか。1つ選べ。
1 イマチニブ　2 ゲフィチニブ　3 バシリキシマブ
4 トラスツズマブ　5 リツキシマブ

☐(17) IL-6（インターロイキン-6）受容体に対するモノクローナル抗体はどれか。1つ選べ。**105-34**
1 アダリムマブ　2 バシリキシマブ　3 インフリキシマブ
4 トシリズマブ　5 ゴリムマブ

☐(18) シクロスポリンの免疫抑制作用の機序はどれか。1つ選べ。**98-37**
1 カルシニューリンの阻害　2 ジヒドロ葉酸還元酵素の阻害
3 ピリミジン合成経路の阻害　4 プリン合成経路の阻害
5 インターロイキン-6（IL-6）受容体の遮断

☐(19) T細胞のカルシニューリンを阻害する免疫抑制薬はどれか。1つ選べ。
107-31
1 シクロホスファミド　2 アザチオプリン　3 レフルノミド
4 バシリキシマブ　5 シクロスポリン

☐(20) 次の関節リウマチ治療薬のうち、葉酸に拮抗して抗リウマチ作用を発現する薬物はどれか。1つ選べ。
1 アダリムマブ　2 エタネルセプト　3 金チオリンゴ酸
4 ペニシラミン　5 メトトレキサート

☐(21) 次の関節リウマチ治療薬のうち、その分子内に遊離SH基を持ち、リウマトイド因子などのジスルフィド結合(S-S)を切断する薬物はどれか。1つ選べ。
1 ロベンザリット　2 レフルノミド　3 インフリキシマブ
4 トシリズマブ　5 ブシラミン

(15) 3

セラトロダストは、プロスタノイドTP受容体を遮断することにより、気道過敏性の発現や気管支収縮に関与するトロンボキサンA_2の作用を抑制し、抗アレルギー効果を発揮する。プランルカストはロイコトリエン受容体遮断薬で、オザグレルはトロンボキサン合成酵素阻害薬である。クロモグリク酸は肥満細胞の細胞膜を安定化させてヒスタミンやロイコトリエン類の遊離を抑制する。メキタジンは第二世代の抗ヒスタミン薬である。

(16) 3

キラーT細胞とNK細胞は、移植片を非自己と認識して攻撃する細胞である。これらの細胞は、ヘルパーT細胞が産生するIL-2により活性化する。バシリキシマブはIL-2受容体に対するモノクローナル抗体なので、腎移植後の急性拒絶反応の抑制に適応される。

(17) 4

トシリズマブはヒト化抗ヒトIL-6受容体モノクローナル抗体で、可溶型および膜結合型IL-6受容体に特異的に結合することにより、IL-6とIL-6受容体との結合を阻害する。アダリムマブ、インフリキシマブ、ゴリムマブは抗ヒトTNF αモノクローナル抗体、バシリキシマブは抗CD25モノクローナル抗体である。

(18) 1

シクロスポリンは、ヘルパーT細胞内でシクロフィリンと結合してカルシニューリンを阻害する。T細胞機能を抑制することで免疫抑制作用を示す。

(19) 5

シクロスポリンはT細胞内に存在するシクロフィリンと結合して複合体を形成し、カルシニューリンを阻害する。その結果、T細胞のサイトカイン発現に関与する転写因子NFATの核内移行が抑制され、T細胞増殖因子であるインターロイキン(IL)-2などの産生が低下し、免疫抑制作用が発現する。

(20) 5

メトトレキサートは、葉酸に拮抗してリンパ球や滑膜細胞の増殖や活性化を抑制し、抗リウマチ作用を発現する。

(21) 5

ブシラミンは、D-ペニシラミンとほぼ同様の薬理作用を示し、原因抗体と考えられるリウマトイド因子(リウマチ因子)や免疫複合体分子内に存在するS-S結合を開裂させて作用を発現するDMARDである。また、サプレッサーT細胞の活性化、B細胞の抑制などの免疫調節作用も併せもつ。

□(22) TNF−α（腫瘍壊死因子−α）の作用を阻害するヒト型可溶性 TNF 受容体−Fc 融合タンパク質の生物学的製剤はどれか。1つ選べ。**103-40**

1　シクロスポリン　2　オーラノフィン　3　インフリキシマブ
4　エタネルセプト　5　アバタセプト

□(23) 次の関節リウマチ治療薬のうち、体内で活性代謝物となり、ピリミジン生合成を阻害する薬物はどれか。1つ選べ。

1　イグラチモド　2　タクロリムス　3　アクタリット
4　メトトレキサート　5　レフルノミド

□(24) 次の関節リウマチ治療薬のうち、胸腺におけるサプレッサーT細胞の分化誘導を促進する薬物はどれか。1つ選べ。

1　アバタセプト　2　サラゾスルファピリジン
3　トシリズマブ　4　メトトレキサート　5　ロベンザリット

□(25) 腫瘍壊死因子−α（TNF−α）と結合し、その作用を抑制するのはどれか。1つ選べ。**101-39**

1　シクロスポリン　2　オーラノフィン　3　ブシラミン
4　エタネルセプト　5　アバタセプト

□(26) TNF−αに特異的に結合することで、TNF−αとその受容体の結合を阻害するのはどれか。1つ選べ。**104-37**

1　インフリキシマブ　2　プレドニゾロン　3　トシリズマブ
4　アバタセプト　5　トファシチニブ

《骨・カルシウム代謝に作用する薬》

□(27) ラロキシフェンに関する記述として、正しいのはどれか。1つ選べ。

1　閉経後骨粗しょう症には使用できない。
2　エストロゲンの合成を促進する。
3　破骨細胞のエストロゲン受容体を刺激し、骨吸収を抑制する。
4　細胞質のビタミンD受容体に結合し、Caの吸収を促進する。
5　カルシトニン分泌を抑制する。

(22) 4

エタネルセプトはヒトIgG1のFc領域と、ヒトTNF Ⅱ型受容体の細胞外ドメイン二量体を融合させた遺伝子組み換えタンパク質で、TNF-αおよびTNF-βと結合してそれらの作用を妨げる。インフリキシマブは抗TNF-α抗体で、TNF-αの作用を妨げる。アバタセプトはヒトCTLA-4の細胞外ドメインと、ヒトIgG1のFcドメインを融合させた遺伝子組換えタンパク質で、抗原提示細胞表面のCD80/CD86に結合して抗原提示細胞によるT細胞活性化を抑制する。シクロスポリンは免疫抑制薬、オーラノフィンは免疫是正作用を示す有機金化合物で、抗リウマチ薬として用いられる。

(23) 5

レフルノミドは体内で代謝されて活性体となり、*de novo* ピリミジン生合成に関与するジヒドロオロテートデヒドロゲナーゼ(DHODH)を阻害し、リンパ球の増殖を抑制することによって免疫系の異常を改善して、抗リウマチ効果を示す。

(24) 5

ロベンザリット二ナトリウムは、アクタリットと同様、胸腺におけるサプレッサーT細胞の分化誘導を促進することにより、自己抗体産生抑制作用を示すDMARDである。サプレッサーT細胞を活性化し、関節リウマチの関節破壊に深く関与しているⅢ型およびⅣ型アレルギー反応を抑制する。

(25) 4

エタネルセプトは、遺伝子組換え型完全ヒト型可溶性TNF-α/LT-α受容体タンパク質製剤である。関節内で過剰に産生されたTNF-αを捕獲してTNF-αの作用を抑制し、抗リウマチ効果を発揮する。

(26) 1

インフリキシマブは抗ヒトTNF-αモノクローナル抗体で、TNF-αと特異的に結合して捕捉することにより、TNF-αと受容体との結合を阻害する。プレドニゾロンは合成糖質コルチコイド製剤で、抗炎症・免疫抑制作用等をもつ。トシリズマブは遺伝子組換え型の抗ヒトIL-6受容体モノクローナル抗体である。アバタセプトはヒトCTLA-4（細胞傷害性Tリンパ球抗原4)の細胞外ドメインと、ヒトIgG1のFcドメインを融合させた遺伝子組換えタンパク質で、抗原提示細胞によるT細胞の活性化を抑制する。トファシチニブはJAK（ヤヌスキナーゼ)を強力に阻害する。

(27) 3

ラロキシフェンは閉経後骨粗しょう症の第一選択薬。ラロキシフェンは選択的エストロゲン受容体モジュレーター（SERM)であり、骨組織ではエストロゲン受容体作動薬として骨吸収を抑制する。一方、子宮内膜、乳房組織にはアンタゴニストとして作用するので、発がんのリスクを回避できると期待される。カルシトニン分泌を促進。

(28) 骨粗しょう症治療薬のエルカトニンの作用機序はどれか。1つ選べ。 103-39

1 破骨細胞の活性抑制による骨吸収抑制
2 骨芽細胞の分化促進
3 カルシウムの腸管での吸収及び腎臓での再吸収の促進
4 骨組織のエストロゲン受容体の活性化
5 副甲状腺ホルモンの分泌抑制

(29) 骨粗しょう症治療薬テリパラチドの作用点はどれか。1つ選べ。 107-32

1 ヒドロキシアパタイト
2 オステオカルシン
3 カルシトニン受容体
4 副甲状腺ホルモン受容体
5 エストロゲン受容体

(30) カルシトニンに関する記述として、正しいのはどれか。1つ選べ。

1 上皮小体から分泌される。
2 破骨細胞に作用し、骨吸収を促進する。
3 血清 Ca^{2+} 濃度を上昇させる。
4 尿中へのリン排泄を減少させる。
5 鎮痛作用を有する。

(31) RANKL（NF−κB 活性化受容体リガンド）に特異的に結合し、破骨細胞による骨吸収を抑制するのはどれか。1つ選べ。 105-39

1 メナテトレノン　2 デノスマブ　3 エルカトニン
4 テリパラチド　5 エルデカルシトール

(32) カルシトリオールのカルシウム代謝調節作用に関わる機序はどれか。1つ選べ。 106-32

1 カルシトニン受容体の刺激
2 副甲状腺ホルモンの分泌の促進
3 腎臓におけるカルシウム再吸収の抑制
4 腸管からのカルシウム吸収の促進
5 オステオカルシンのカルボキシ化の抑制

(28) 1

エルカトニンの薬理作用として、カルシトニン受容体を介した破骨細胞の活性低下による骨吸収抑制が知られているが、実際の臨床効果における寄与は少ないといわれている。エルカトニンは中枢性の鎮痛作用を併せ持ち、骨粗しょう症に用いる主な目的は鎮痛である。

選択肢2の骨芽細胞の分化促進、3のカルシウムの腸管での吸収及び腎臓での再吸収の促進、5の副甲状腺ホルモンの分泌抑制の作用を持つ薬物には、カルシトリオールなどがある。また、4の骨組織のエストロゲン受容体の活性化に作用を示すのはラロキシフェンである。

(29) 4

テリパラチドはアミノ酸84個からなる内因性ヒト副甲状腺ホルモンの活性本体(1−34)で、副甲状腺ホルモン受容体を刺激する。

ピロリン酸のP−O−P結合に類似したP−C−P結合をもち、骨表面のヒドロキシアパタイトに強い親和性を示すのはリセドロン酸などである。骨基質タンパク質であるオステオカルシンのカルボキシル化の補酵素として作用するのはメナテトレノン(ビタミンK_2)である。破骨細胞のカルシトニン受容体を刺激するのはエルカトニンなどである。破骨細胞のエストロゲン受容体を刺激するのはラロキシフェンなどである。

(30) 5

カルシトニンは甲状腺の傍ろ胞細胞(C細胞)から分泌されるポリペプチドで鎮痛作用がある。カルシトニンは骨から血中へのCa^{2+}動員(骨吸収)を抑制するので血清Ca^{2+}濃度を低下させる。尿中へのリン排泄を増加させるので血清リン濃度も低下する。カルシトニン製剤であるエルカトニンは骨粗しょう症治療薬として使用されているが、骨粗しょう症に伴う疼痛にも有効である。

(31) 2

デノスマブはヒト型抗RANKLモノクローナル抗体で、膜結合型または可溶型として存在するRANKLに特異的に結合することにより、破骨細胞の表面に存在するRANKL受容体(RANK)とRANKLとの結合を阻害する。その結果、RANK活性化による破骨細胞の骨吸収が抑制される。メナテトレノンはビタミンK_2製剤、エルデカルシトールは活性型ビタミンD_3製剤、エルカトニンはカルシトニン受容体刺激薬、テリパラチドはヒト副甲状腺ホルモンの活性本体(1−34)である。

(32) 4

カルシトリオールは活性型ビタミンD_3製剤で、腸管からのCa^{2+}吸収を促進するとともに、腎臓でのCa^{2+}再吸収を促進し、血清Ca^{2+}濃度を上昇させる。なお、その結果、フィードバック機構により副甲状腺ホルモンの分泌は抑制される。選択肢1にはエルカトニンなどが該当する。オステオカルシンのカルボキシ化が抑制されると骨形成が抑えられる。オステオカルシンのカルボキシ化を促進する薬物としてビタミンK_2製剤であるメナテトレノンがある。

Ⓒ循環器系・血液系・造血器系・泌尿器系・生殖器系に作用する薬

《循環器系に作用する薬》

(1) K^+チャネル遮断により抗不整脈作用を発現する薬物はどれか。1つ選べ。

1　キニジン　2　メキシレチン　3　プロプラノロール
4　ニフェカラント　5　イソプレナリン

(2) 心室細動に効能・効果をもつ薬物はどれか。1つ選べ。

1　デスラノシド　2　プロカインアミド
3　メトプロロール　4　アミオダロン　5　ジルチアゼム

(3) 心臓に対する選択性が高く、頻脈性不整脈に用いられるCa^{2+}チャネル遮断薬はどれか。1つ選べ。**99-32**

1　アゼルニジピン　2　エホニジピン　3　シルニジピン
4　ベラパミル　5　マニジピン

(4) 心室筋の活動電位持続時間を延長させる可能性が最も高い抗不整脈薬はどれか。1つ選べ。**108-31**

1　ジソピラミド　2　リドカイン　3　メキシレチン
4　ピルシカイニド　5　プロパフェノン

(5) Ca^{2+}チャネル遮断作用により効果を示す抗不整脈薬はどれか。1つ選べ。
102-31

1　ソタロール　2　ベラパミル　3　リドカイン
4　ニフェカラント　5　ピルシカイニド

(6) 心室筋の活動電位を下図の実線から破線へ変化させるのはどれか。1つ選べ。**100-31**

1　プロパフェノン
2　メキシレチン
3　プロカインアミド
4　シベンゾリン
5　アミオダロン

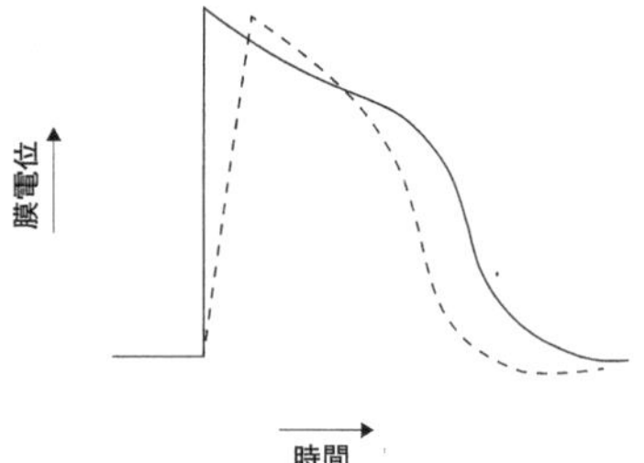

(7) Ca^{2+}チャネルを遮断することで抗不整脈作用を示すのはどれか。1つ選べ。
104-31

1　アテノロール　2　フレカイニド　3　リドカイン
4　ソタロール　5　ベラパミル

(1) 4

キニジンとメキシレチンはNa^+チャネル遮断、プロプラノロールはβ_1受容体遮断により頻脈性不整脈を改善。イソプレナリンはβ_1受容体刺激により、徐脈性不整脈を改善。

(2) 4

究極の不整脈である心室細動に適応をもつ抗不整脈薬はアミオダロンなどといったクラスⅢタイプ(K^+チャネル遮断薬)の抗不整脈薬である。

(3) 4

Ca^{2+}チャネル遮断薬は、フェニルアルキルアミン系(ベラパミル)、ベンゾチアゼピン系(ジルチアゼム)、ジヒドロピリジン系(ニフェジピンなど)の3つに分類され、最も心臓に対する選択性が高いのはベラパミルである。ベラパミルは、房室結節の細胞膜上の電位依存性L型Ca^{2+}チャネルを遮断して房室伝導を抑えるため、上室性頻脈性不整脈の治療に有効である。

アゼルニジピン、エホニジピン、シルニジピン、マニジピンは、すべてジヒドロピリジン系薬物であり、心臓選択性は低い。

(4) 1

ジソピラミドはNa^+チャネルを抑制することで心筋の活動電位を抑え、頻脈を改善する。K^+チャネルも抑制するため、心筋の再分極を抑え、心室筋の活動電位持続時間を延長する。リドカインとメキシレチンは、Na^+チャネルを抑制するとともにK^+チャネルを開口させるため、心筋の再分極が早まり、心室筋の活動電位持続時間は短縮される。ピルシカイニドとプロパフェノンは選択的にNa^+チャネルを抑制し、K^+チャネルにはほとんど作用しないため、心室筋の活動電位持続時間は延長しにくい。

(5) 2

ベラパミル、リドカイン、ピルシカイニドは(3)、(4)の解説を参照。

ソタロールは、心筋の刺激伝導系細胞膜上において電位依存性K^+チャネルを遮断する。ニフェカラントは、刺激伝導系細胞膜上の電位依存性K^+チャネルを遮断して活動電位持続時間を延長させる。

(6) 2

心室筋の活動電位を破線のように変化させる薬物は、Na^+チャネル遮断作用とK^+チャネル開口作用を併せもつメキシレチンのようなクラスIb抗不整脈薬である。プロパフェノンはクラスIc、プロカインアミドとシベンゾリンはクラスIa、アミオダロンはクラスⅢの抗不整脈薬である。

(7) 5

アテノロールはアドレナリンβ_1受容体を選択的に遮断して抗不整脈効果を示す。フレカイニドは活性化Na^+チャネルを遮断する。選択肢3～5は(3)、(4)の解説を参照。

□ (8) メチルジゴキシンの薬理作用でないのはどれか。1つ選べ。
1 Na^+,K^+–ATPase 阻害　2 正の変力作用　3 負の変伝導作用
4 抗不整脈作用　5 ホスホジエステラーゼ阻害

□ (9) ジゴキシンが直接阻害するのはどれか。1つ選べ。 **101-31** **98-32**(類)
1 Na^+–Ca^{2+}交換体　2 Na^+, K^+–ATPase
3 アデニル酸シクラーゼ　4 ホスホジエステラーゼ
5 プロテインキナーゼA

□ (10) ドブタミンの強心作用発現に関わる作用点はどれか。1つ選べ。 **97-32**
1 アドレナリンβ_1受容体　2 アセチルコリンM_2受容体
3 アデニル酸シクラーゼ　4 プロテインキナーゼA
5 ホスホジエステラーゼ

□ (11) 心筋のトロポニンのCa^{2+}感受性を高めて、強心作用を示すのはどれか。1つ選べ。 **100-30**
1 コルホルシンダロパート　2 ミルリノン　3 ジゴキシン
4 ピモベンダン　5 デノパミン

□ (12) 心房性ナトリウム利尿ペプチド受容体を刺激する心不全治療薬はどれか。1つ選べ。 **108-32**
1 コルホルシンダロパート　2 ピモベンダン　3 カルペリチド
4 ミルリノン　5 イバブラジン

□ (13) ニトログリセリンの薬理作用でないのはどれか。1つ選べ。
1 冠動脈拡張　2 末梢静脈拡張　3 NOラジカルに変化
4 サイクリックGMP増加　5 緑内障改善

□ (14) ニトログリセリンの抗狭心症作用に関わる機序はどれか。1つ選べ。 **106-33**
1 アデニル酸シクラーゼの活性化
2 膜結合型グアニル酸シクラーゼの阻害
3 可溶性グアニル酸シクラーゼの活性化
4 ホスホジエステラーゼⅢの阻害
5 ホスホジエステラーゼⅤの活性化

(8) 5

メチルジゴキシンは強心配糖体で、心不全や頻脈性上室性不整脈に使用される。ホスホジエステラーゼ阻害作用はない。ホスホジエステラーゼを阻害して強心作用を起こす薬物にはミルリノンがある。

(9) 2

ジゴキシンは心筋細胞膜のNa^+, K^+–ATPaseを直接阻害する。その結果、細胞内Na^+が上昇すると、Na^+–Ca^{2+}交換系が働いて細胞外へNa^+を流出させる。このときにNa^+と交換で細胞内へCa^{2+}が流入することが、心筋収縮力の増加(強心作用)につながる。

(10) 1

ドブタミンは選択的アドレナリンβ_1受容体刺激薬で、アドレナリンβ_1受容体を刺激して心筋収縮力を増大させる。

(11) 4

この5つの薬物はいずれも強心薬として使用されるが、それぞれ作用機序が異なる(コルホルシンダロパート：アデニル酸シクラーゼ活性化、ミルリノン：PDE Ⅲ阻害薬、デノパミン：β_1刺激薬)。ピモベンダンは心筋収縮調節タンパク質であるトロポニンのCa^{2+}感受性を高める。また、弱いPDE Ⅲ阻害作用も併せもつ。

(12) 3

カルペリチドは遺伝子組み換え型の心房性ナトリウム利尿ペプチド(ANP)製剤で、ANP受容体を刺激し、膜結合型グアニル酸シクラーゼを活性化することで細胞内サイクリックGMP (cGMP)を増大させる。その結果、血管拡張作用と利尿作用を発揮する。

(13) 5

ニトログリセリンは、血管平滑筋細胞内でNOラジカルに変化し、可溶性グアニル酸シクラーゼを活性化する。その結果、サイクリックGMPが増加し、血管拡張を起こす。冠動脈拡張だけでなく、末梢血管、特に静脈系の拡張を強く起こし、心臓の前負荷と後負荷を低下して心筋O_2消費も減少する。緑内障は悪化する方向。

(14) 3

前問の解説を参照。1にはコルホルシンダロパート、3はニトログリセリンなど、4はミルリノンなどが該当し、いずれも血管を弛緩(拡張)させる。2、5によってはcGMPが低下し、血管の弛緩が抑制されるため、血管拡張薬の機序とはなりえない。なお、心房性ナトリウム利尿ペプチド受容体を刺激し、膜結合型グアニル酸シクラーゼを活性化する薬物にはカルペリチドがあり、ホスホジエステラーゼⅤを阻害する薬物にはシルデナフィルなどがある。

☐ (15) 心筋収縮力及び心拍数を低下させ、労作性狭心症発作を予防するのはどれか。1つ選べ。 107-33

1　硝酸イソソルビド　　2　チクロピジン　　3　ピモベンダン
4　アテノロール　　5　デノパミン

☐ (16) 組織プラスミノーゲン活性化因子であって心筋梗塞の治療に使用される薬物はどれか。1つ選べ。

1　ニトログリセリン　　2　ワルファリン　　3　リドカイン
4　モンテプラーゼ　　5　シロスタゾール

☐ (17) L型 Ca^{2+} チャネルを遮断することにより冠動脈拡張作用を示すのはどれか。1つ選べ。 97-33

1　ニトログリセリン　　2　ジピリダモール　　3　アルプレノロール
4　ジルチアゼム　　5　硝酸イソソルビド

☐ (18) K^{+} チャネル開口作用と分子内からの一酸化窒素（NO）遊離作用を併せもつ狭心症治療薬はどれか。1つ選べ。 102-32

1　ニコランジル　　2　ベプリジル　　3　ミノキシジル
4　グリベンクラミド　　5　硝酸イソソルビド

☐ (19) 変換酵素阻害作用により高血圧改善効果を発現する薬物はどれか。1つ選べ。

1　クロニジン　　2　ブナゾシン　　3　エナラプリル
4　カンデサルタン　　5　ニフェジピン

☐ (20) 交感神経系関連の受容体を直接抑制して抗高血圧作用を発現する薬物はどれか。1つ選べ。

1　バルサルタン　　2　フロセミド　　3　アムロジピン
4　ドキサゾシン　　5　スピロノラクトン

(15) 4

アテノロールは、アドレナリンβ_1受容体を選択的に遮断して心抑制を起こすことで、労作時の心筋酸素消費を低下させる。

硝酸イソソルビドは血管平滑筋細胞内でNOラジカルを生成し、可溶性グアニル酸シクラーゼを活性化させる。その結果、冠動脈、末梢動脈および末梢静脈を拡張させる。チクロピジンは生体内で活性代謝物となった後、血小板のADP受容体($P2Y_{12}$受容体)を遮断して血小板凝集を抑制する。ピモベンダンはトロポニンCのCa^{2+}感受性を高めることで、心筋収縮力を増大させる。デノパミンはβ_1受容体を刺激することで、心筋収縮力を増大させる。

(16) 4

モンテプラーゼは、組織プラスミノーゲン活性化因子(t−PA)であり、冠動脈内の血栓溶解作用により心筋梗塞の治療に用いられる。ワルファリンは抗凝血薬、リドカインは抗不整脈薬、シロスタゾールは抗血小板薬であり、ニトログリセリンを含めてすべてが心筋梗塞に使用される。

(17) 4

選択肢はすべて狭心症治療薬。ジルチアゼムはベンゾチアゼピン系Ca拮抗薬で、心筋と血管平滑筋のL型Ca^{2+}チャネルを遮断し、心機能を抑制するとともに、冠動脈を含む血管を拡張させる。ニトログリセリンと硝酸イソソルビドは、NOラジカルを生成して血管拡張を起こす。アルプレノロールはβ受容体遮断薬で心抑制を起こす。ジピリダモールは冠動脈に対する直接作用とアデノシンA_2受容体を介した作用などにより冠血流量を増加させる。

(18) 1

ニコランジルは分子内にNOを持ち、NO遊離による血管拡張作用を発揮するほか、ATP感受性K^+チャネル開口による血管拡張作用も示す。

ベプリジルは、①電位依存性L型Ca^{2+}チャネル遮断作用、②電位依存性Na^+チャネル遮断作用、③電位依存性K^+チャネル遮断作用を併せもつ。ミノキシジルは、ATP感受性K^+チャネルを開口させて、血管を拡張させる。グリベンクラミドは、膵β細胞のスルホニル尿素(SU)受容体と結合してATP感受性K^+チャネルを阻害することにより、細胞を脱分極させてインスリンの開口分泌を促進する。硝酸イソソルビドは、分子内からのNO遊離作用をもつ。

(19) 3

エナラプリルは変換酵素を阻害して、アンジオテンシンⅠからアンジオテンシンⅡへの変換を抑制し、血圧を下降する。カンデサルタンはアンジオテンシンⅡ受容体(AT_1受容体)の遮断作用により血圧を下降する。

(20) 4

ドキサゾシンはプラゾシン同様、動脈平滑筋のアドレナリン作動性α_1受容体を選択的に遮断して動脈拡張を起こし、血圧を下降する。バルサルタンはアンジオテンシンⅡ受容体遮断薬である。

□(21) 血管平滑筋のアドレナリン α_1 受容体の選択的遮断により、降圧作用を示すのはどれか。1つ選べ。 98-33

1 ベタキソロール　2 ロサルタン　3 フェントラミン
4 プラゾシン　5 クロニジン

□(22) ラベタロールが反射性頻脈の発生を抑える機序はどれか。1つ選べ。 106-27

1 アドレナリン α_1 受容体遮断
2 アドレナリン β_1 受容体遮断
3 アドレナリン β_2 受容体遮断
4 アドレナリン α_2 受容体刺激
5 アドレナリン β_2 受容体刺激

□(23) 高血圧症治療薬の作用機序でないのはどれか。1つ選べ。 101-32

1 レニン阻害　2 アンジオテンシン変換酵素阻害
3 アルドステロン受容体遮断　4 アドレナリン α_1 受容体刺激
5 アドレナリン α_2 受容体刺激

□(24) 血管平滑筋細胞においてサイクリック AMP (cAMP) を増やすことで血管拡張作用を示すのはどれか。1つ選べ。 103-34

1 カンデサルタン　2 カルペリチド　3 ボセンタン
4 ベラプロスト　5 プラゾシン

□(25) 交感神経終末へのノルアドレナリンの再取り込みを阻害することで、透析時の血圧低下を改善する薬物はどれか。1つ選べ。 99-33

1 アメジニウム　2 デノパミン　3 エチレフリン
4 フェニレフリン　5 ミドドリン

□(26) 本態性低血圧に使用される薬物はどれか。1つ選べ。

1 エチレフリン　2 エフェドリン　3 サルブタモール
4 チラミン　5 ナファゾリン

(21) 4

選択肢はすべて血圧降下薬。選択的α_1受容体遮断により血管収縮を抑制して降圧作用を示すのは、プラゾシンである。ベタキソロールは選択的β_1受容体遮断薬で、心抑制やレニン産生抑制などにより血圧を下げる。ロサルタンはアンジオテンシンAT_1受容体拮抗薬。フェントラミンは、非選択的α受容体遮断薬で、α_1受容体遮断により血圧を下げるが、α_2受容体遮断により頻脈を生じるので、高血圧治療には用いられない。クロニジンは、α_2受容体刺激により交感神経活性を抑制する中枢性降圧薬。

(22) 2

ラベタロールはアドレナリンα_1受容体遮断作用とβ受容体遮断作用を併せ持ち、血管平滑筋のα_1受容体を遮断して血管を拡張させるとともに、心臓のβ_1受容体を遮断して心抑制作用を発揮し、両作用により降圧効果を発揮する。α_1受容体遮断薬は強力な血管拡張作用を示すため、反射性頻脈を起こしやすいが、ラベタロールはβ_1受容体遮断による心抑制作用を有するため、反射性頻脈を起こしにくい。

(23) 4

アドレナリンα_1受容体刺激以外はすべて高血圧症治療薬の作用機序である。血管平滑筋のα_1受容体を刺激する薬物は、血管を収縮させて血圧上昇を導く。α_1受容体を遮断して血管を拡張させる薬物には、プラゾシンなどがある。レニン阻害薬にはアリスキレンがある。

(24) 4

ベラプロストはプロスタノイドIP受容体を刺激して血管拡張作用を示す。IP受容体はGsタンパク質と共役してアデニル酸シクラーゼを活性化し、細胞内cAMPが増大する。カンデサルタンが遮断する受容体（AT_1受容体）、ボセンタンが遮断する受容体（ET_AおよびET_B受容体）、プラゾシンが遮断する受容体（α_1受容体）は、いずれもGqタンパク質と共役している。カルペリチドは、α型ヒト心房性ナトリウム利尿ペプチド受容体を刺激して膜結合型グアニル酸シクラーゼを活性化し、細胞内cGMPを増大させる。

(25) 1

デノパミンはβ_1受容体刺激薬で、心原性ショックによる急性腎不全に用いられる。エチレフリンは、$\alpha\beta$受容体刺激薬で、本態性・症候性・起立性低血圧に用いられる。フェニレフリンはα_1受容体刺激薬で血管収縮薬・散瞳薬として用いられる。ミドドリンは生体内で脱グリシン化されて活性型のα_1受容体刺激薬になる。本態性・起立性低血圧に用いる。

(26) 1

エチレフリンはα_1受容体を刺激して血管収縮を起こす一方、β_1受容体を刺激して心筋収縮力を増強する。その結果、血圧上昇を起こし低血圧を改善する。エフェドリン、チラミン、ナファゾリンも直接あるいは間接的にα_1受容体を刺激するが、低血圧には使用されない。

《血液・造血器系に作用する薬》

☐(27) 肝臓におけるプロトロンビン生合成を促進する薬物はどれか。1つ選べ。
1 トロンビン　2 メナテトレノン　3 アスコルビン酸
4 ピリドキシン　5 シアノコバラミン

☐(28) 遺伝子組換え活性型血液凝固第Ⅷ因子製剤はどれか。1つ選べ。
1 オクトコグアルファ　2 インターフェロンアルファ
3 エポエチンアルファ　4 ダルベポエチンアルファ
5 アルプロスタジル アルファデクス

☐(29) 重大な副作用として、脳浮腫等を伴う重篤な水中毒が現れることのある薬物はどれか。1つ選べ。
1 デスモプレシン　2 メナテトレノン　3 トロンビン
4 クロピドグレル　5 オクトコグアルファ

☐(30) トラネキサム酸の止血作用の機序はどれか。1つ選べ。**98-36**
1 トロンビン阻害　2 アンチトロンビンⅢ阻害　3 組織因子阻害
4 第Xa因子阻害　5 プラスミン阻害

☐(31) プラスミンによるフィブリン溶解を抑制することで、止血作用を示すのはどれか。1つ選べ。**107-34**
1 トラネキサム酸　2 アルテプラーゼ　3 カルバゾクロム
4 プロタミン　5 フィトナジオン

☐(32) ビタミンKの作用に拮抗してその効果を発現する薬物はどれか。1つ選べ。
1 オザグレルナトリウム　2 ガベキサート　3 ダナパロイド
4 クロピドグレル　5 ワルファリン

☐(33) トロンボキサンA_2（TXA_2）産生を抑制して、血小板凝集を阻害する薬物はどれか。1つ選べ。
1 アスピリン　2 アルガトロバン　3 ジピリダモール
4 ダルテパリン　5 モンテプラーゼ

(27) 2

メナテトレノン(ビタミンK_2)は、血液凝固因子のうちⅡ(プロトロンビン)、Ⅶ、ⅨおよびⅩの生合成過程で、グルタミン酸残基のカルボキシル化反応に関与する。その結果、メナテトレノンは正常プロトロンビン等の肝臓での合成を促進し、止血機構を活性化して止血作用を発現する。

(28) 1

オクトコグアルファは遺伝子組換え活性型血液凝固第Ⅷ因子製剤で、血液凝固第Ⅷ因子に対するインヒビターを保有する血友病A患者の出血抑制に用いられる。

(29) 1

デスモプレシンは、血管内皮細胞等にプールされている第Ⅷ因子およびvon Willebrand因子を放出させる作用を有し、血液凝固を促進する。一方、腎集合管のバソプレシンV_2受容体にも作用して水再取込みを促進し、水中毒が現れることがある。

(30) 5

トラネキサム酸は、プラスミンやプラスミノーゲンのフィブリン結合部位に結合してプラスミノーゲンの活性化及びプラスミンの線溶作用を抑制する。

(31) 1

トラネキサム酸は、プラスミンやプラスミノーゲンがリジン残基を介してフィブリンと結合するのを抑制する。その結果、プラスミンによる線溶作用が抑えられ、止血作用を発揮する。アルテプラーゼは天然型の組織プラスミノーゲン活性化因子で、プラスミンを生成する。カルバゾクロムは血管透過性の亢進を抑制することで止血効果を示す。プロタミンは、ヘパリンの抗凝固作用を阻害する。フィトナジオンはビタミンK_1製剤で、肝におけるビタミンK依存性の凝固因子(Ⅱ、Ⅶ、Ⅸ、Ⅹ)の合成を促進し、止血作用を示す。

(32) 5

ワルファリンは、血液凝固因子生成に必要なビタミンKの作用に拮抗し、肝臓におけるビタミンK依存性血液凝固因子であるプロトロンビン(Ⅱ)、Ⅶ、ⅨおよびⅩ因子の生合成を抑制することにより、抗凝血効果および抗血栓効果を発揮する。

(33) 1

アスピリンは、血小板のシクロオキシゲナーゼ(COX)を不可逆的に阻害して、血小板のトロンボキサンA_2(TXA_2)産生を抑制することにより血小板凝集を抑制し、血小板血栓の形成を阻害する。

□(34) アンチトロンビンⅢ欠損患者ではその効果が期待できない薬物はどれか。1つ選べ。

1　ガベキサート　2　ジピリダモール　3　クロピドグレル
4　ヘパリン　5　ベラプロスト

□(35) 血小板のcAMP量を増加させて、その効果を発現する薬物はどれか。1つ選べ。

1　ダナパロイド　2　オザグレルナトリウム　3　ガベキサート
4　クロピドグレル　5　サルポグレラート

□(36) 副作用として血栓性血小板減少性紫斑病（TTP）が発現するおそれのある薬物はどれか。1つ選べ。

1　ワルファリン　2　アンチトロンビンIII　3　チクロピジン
4　サルポグレラート　5　ベラプロスト

□(37) 血小板のプロスタノイドIP受容体を刺激して、血小板凝集を抑制するのはどれか。1つ選べ。**101-36**

1　ナファモスタット　2　チクロピジン　3　ダルテパリン
4　ベラプロスト　5　シロスタゾール

□(38) シロスタゾールの血小板凝集抑制作用の機序はどれか。1つ選べ。
102-37

1　プロスタノイドIP受容体刺激
2　セロトニン5-HT_2受容体遮断
3　シクロオキシゲナーゼ阻害
4　ホスホジエステラーゼⅢ阻害
5　トロンボキサン合成酵素阻害

□(39) 血小板のADP $P2Y_{12}$受容体の遮断により、血小板凝集抑制作用を示すのはどれか。1つ選べ。**108-33**

1　シロスタゾール　2　サルポグレラート　3　チカグレロル
4　オザグレル　5　ベラプロスト

(34) 4

ヘパリンはアンチトロンビンIIIと複合体を形成し、アンチトロンビンIIIの抗トロンビン活性を増強することにより抗凝固活性を発現する。したがって、アンチトロンビンIII欠損患者では無効である。

(35) 4

血小板のADP受容体にADPが結合すると、Giタンパク質の活性化を介してcAMP産生が低下する。クロピドグレルの活性代謝物は、このADP受容体を不可逆的に阻害し、cAMP産生を高めることにより血小板機能を抑制する。

(36) 3

チクロピジンはADP受容体拮抗薬で、血小板のcAMP産生を高めることにより血小板機能を抑制する。重大な副作用として血栓性血小板減少性紫斑病(TTP)が挙げられ、添付文書「警告」欄に記載されている。

(37) 4

ベラプロストはプロスタグランジンI_2誘導体で、プロスタノイドIP受容体を刺激して血小板凝集を阻害する。ナファモスタットはセリンプロテアーゼ阻害作用、ダルテパリンはアンチトロンビン依存的に第Xa因子/トロンビン(第IIa因子)を阻害(阻害作用:第Xa因子＞トロンビン)することによって血液凝固系を抑制する。チクロピジンはADP受容体の$P2Y_{12}$受容体遮断作用、シロスタゾールはPDE IIIを阻害作用によって血小板凝集を抑制する。

(38) 4

シロスタゾールは、血小板のホスホジエステラーゼIIIを阻害し、細胞内cAMP濃度を増加させて血小板凝集を抑制する。

血小板のプロスタノイドIP受容体を刺激することで血小板の凝集を抑制する薬物はベラプロストである。血小板のセロトニン$5\text{-}HT_2$受容体を遮断して血小板凝集抑制作用を発揮する薬物にはサルポグレラートがある。

低用量投与で血小板におけるシクロオキシゲナーゼ阻害作用を示し、血小板凝集抑制作用を示すのはアスピリンである。血小板のトロンボキサンA_2(TXA_2)合成酵素を阻害して薬効を発揮するものにオザグレルがある。

(39) 3

チカグレロルは、ADP $P2Y_{12}$受容体のADP結合部位とは異なる部位に結合することにより、選択的かつ可逆的に血小板凝集を抑制する。

シロスタゾールはホスホジエステラーゼIIIを阻害する。サルポグレラートはセロトニン$5\text{-}HT_2$受容体を遮断する。オザグレルはトロンボキサン合成酵素を阻害する。ベラプロストはプロスタノイドIP受容体を刺激することにより、抗血栓作用を発揮する。

(40) アンチトロンビン非依存的にトロンビンを直接阻害する薬物はどれか。1つ選べ。 99-37

1 フォンダパリヌクス　2 アルガトロバン　3 ダルテパリン
4 ダナパロイド　5 パルナパリン

(41) ダルテパリンの凝固因子阻害活性について正しいのはどれか。1つ選べ。
100-38

1 トロンビン(第 IIa 因子)のみを阻害する。
2 第 Xa 因子よりも第 IIa 因子を強く阻害する。
3 第 IIa 因子と第 Xa 因子を同等に阻害する。
4 第 IIa 因子よりも第 Xa 因子を強く阻害する。
5 第 Xa 因子のみを阻害する。

(42) サルポグレラートによる血小板凝集抑制の作用機序はどれか。1つ選べ。
104-36

1 プロスタノイド IP 受容体刺激
2 セロトニン 5-HT_2 受容体遮断
3 シクロオキシゲナーゼ阻害
4 ホスホジエステラーゼⅢ阻害
5 トロンボキサン合成酵素阻害

(43) 鉄欠乏性貧血の治療に用いられる薬物はどれか。1つ選べ。

1 エポエチンアルファ　2 メコバラミン　3 シデフェロン
4 メテノロン　5 フィルグラスチム

(44) 巨赤芽球性貧血の治療に用いられる薬物はどれか。1つ選べ。

1 エポエチンベータ　2 シアノコバラミン　3 デフェラシロクス
4 ピリドキシン　5 ホリナートカルシウム

(45) 腎性貧血の治療に用いられる薬物はどれか。1つ選べ。

1 シクロスポリン　2 ダルベポエチンアルファ
3 ナルトグラスチム　4 メコバラミン　5 葉酸

(46) 前立腺がんの患者に禁忌である薬物はどれか。1つ選べ。

1 メチルプレドニゾロン　2 シクロスポリン　3 メテノロン
4 レノグラスチム　5 ミリモスチム

(40) 2

ダルテパリン、ダナパロイド、パルナパリン、フォンダパリヌクスは、アンチトロンビン依存的なXa因子阻害により抗血栓作用を示す。フォンダパリヌクスはトロンビンを阻害しないので出血の副作用が少ない。アルガトロバンはタンパク分解酵素阻害薬で、アンチトロンビンに関係なくトロンビン活性を直接阻害し、抗凝固作用を示す。

(41) 4

ヘパリンは高分子の酸性ムコ多糖であり、アンチトロンビンに結合して複合体を形成し、アンチトロンビンのトロンビン(IIa因子)阻害作用とXa因子阻害作用を増強することによって抗凝固効果を示す。しかし、IIa因子とXa因子の両方を阻害することが出血の副作用につながる。ダルテパリン、パルナパリンは、ヘパリンを化学分解した低分子ヘパリン製剤で、IIa因子阻害作用が弱いため、出血の少ない抗凝固薬として用いられている。

(42) 2

サルポグレラートは、血小板に存在するセロトニン5-HT_2受容体を遮断することにより、血小板凝集を抑制する。血小板に存在するプロスタノイドIP受容体を刺激する薬物には、プロスタグランジンI_2誘導体のベラプロストがある。血小板のシクロオキシゲナーゼを阻害する薬物には、アスピリンがある。ホスホジエステラーゼⅢを阻害する薬物には、シロスタゾールなどがある。トロンボキサン合成酵素を阻害する薬物には、オザグレルがある。

(43) 3

シデフェロンはデキストリンおよびクエン酸が配位した水酸化第二鉄の高分子錯体で、鉄欠乏性貧血の治療に静脈内投与で用いられる。

(44) 2

巨赤芽球性貧血は、DNA合成に関与するビタミンB_{12}や葉酸の欠乏による核酸合成障害にともない、前赤芽球から赤芽球への分化がブロックされ、核が未熟な大型細胞(巨赤芽球)に変性して貧血をきたす疾患群である。治療にはシアノコバラミンなどのビタミンB_{12}製剤や葉酸が用いられる。

(45) 2

エリスロポエチンは、赤芽球前駆細胞から赤血球への分化を促進する。腎機能低下により腎で産生され、腎性貧血が引き起こされる。ダルベポエチンアルファは、エリスロポエチンの5カ所のアミノ酸残基に変異を加えて持続性をもたせたリコンビナント体で、腎性貧血の治療に用いられる。

(46) 3

メテノロンはタンパク同化ステロイド剤であり、男性ホルモン(アンドロゲン)のタンパク同化作用を強め、赤血球産生増大作用を示す。前立腺がんなどのアンドロゲン依存性腫瘍を悪化させるおそれがあるため、禁忌となる。

☐ (47) 好中球前駆細胞の分化･増殖を促進する顆粒球コロニー刺激因子(G−CSF)製剤はどれか。1つ選べ。 101-37

1 ピリドキシン　2 ダルベポエチンアルファ
3 フィルグラスチム　4 エルトロンボパグ　5 メコバラミン

《泌尿器系・生殖器系に作用する薬》

☐ (48) Na^+−K^+−$2Cl^-$交換系を抑制して利尿作用を発揮する薬物はどれか。1つ選べ。

1 アミノフィリン　2 トラセミド　3 トリクロルメチアジド
4 カンレノ酸カリウム　5 D−マンニトール

☐ (49) 鉱質コルチコイド受容体を選択的に遮断し、腎でのNa^+再吸収を抑制する薬物はどれか。1つ選べ。

1 トリアムテレン　2 アゾセミド　3 ブメタニド
4 イソソルビド　5 エプレレノン

☐ (50) バソプレシンV_2受容体を遮断する利尿薬はどれか。1つ選べ。 103-35

1 スピロノラクトン　2 ヒドロクロロチアジド　3 アゾセミド
4 トリアムテレン　5 トルバプタン

☐ (51) Na^+−K^+−$2Cl^-$共輸送系の抑制により利尿作用を示すのはどれか。1つ選べ。 97-34

1 チアジド系利尿薬　2 ループ利尿薬　3 カリウム保持性利尿薬
4 浸透圧利尿薬　5 炭酸脱水酵素阻害薬

☐ (52) カリウム保持性利尿薬はどれか。1つ選べ。 100-32

1 スピロノラクトン　2 ブメタニド　3 アセタゾラミド
4 D−マンニトール　5 メフルシド

(47) 3

フィルグラスチムは遺伝子組換えのヒト G-CSF 製剤で、好中球前駆細胞から成熟好中球までの細胞に存在する G-CSF 受容体に特異的に結合し、好中球前駆細胞の分化・増殖を促進する。ピリドキシンはビタミン B_6 製剤、ダルベポエチンアルファは遺伝子組換え型のヒトエリスロポエチン製剤、エルトロンボパグはトロンボポエチン受容体作動薬、メコバラミンはビタミン B_{12} 製剤である。

(48) 2

トラセミドはループ利尿薬に分類され、ヘンレ・ループ上行脚の Na^+-K^+-$2Cl^-$ 共輸送体を阻害する一方、抗アルドステロン作用も有する。

(49) 5

エプレレノンはカリウム保持性利尿薬に分類される。遠位尿細管後半部から集合管において鉱質コルチコイド受容体を選択的に遮断し、アルドステロンの作用を競合的に拮抗することにより、Na^+再吸収を抑制して水の受動輸送を抑制し利尿作用を示す。スピロノラクトンより性関連の副作用が少ない。

(50) 5

トルバプタンはバソプレシン V_2 受容体を遮断することにより、集合管でのバソプレシンによる水の再吸収を抑制する。スピロノラクトンは遠位尿細管後半部ならびに集合管の鉱質コルチコイド受容体において、アルドステロンと競合的に拮抗する。トリアムテレンは遠位尿細管後半部ならびに集合管において上皮性 Na^+チャネル(ENaC)を遮断する。アゾセミドなどのループ利尿薬は、ヘンレ係蹄上行脚で Na^+-K^+-$2Cl^-$ 共輸送系を阻害する。ヒドロクロロチアジドなどのチアジド系利尿薬は遠位尿細管における Na^+-Cl^- 共輸送系を阻害する。

(51) 2

チアジド系利尿薬(ヒドロクロロチアジドなど)は遠位尿細管前半部において Na^+-Cl^- 共輸送系を抑制する。ループ利尿薬(フロセミド、ブメタニドなど)はヘンレ係蹄上行脚において Na^+-K^+-$2Cl^-$ 共輸送系を抑制する。カリウム保持性利尿薬(スピロノラクトンなど)は遠位尿細管後半部と集合管における Na^+ 再吸収を抑制する。炭酸脱水酵素阻害薬(アセタゾラミドなど)は近位尿細管において炭酸脱水酵素を阻害して Na^+ 再吸収を抑制する。浸透圧利尿薬(D-マンニトールなど)は糸球体ろ過量の増加と尿細管における水の再吸収を抑制する。

(52) 1

スピロノラクトンは、アルドステロンの鉱質コルチコイド受容体への結合を競合的に遮断して Na^+ /K^+ 交換系を阻害し、Na^+再吸収と K^+ 排泄を阻害する。その結果、体内に K^+ が保持される。メフルシドはチアジド系類似利尿薬である。

□(53) 利尿薬の作用機序でないのはどれか。1つ選べ。 **107-35**

1 バソプレシン V_2 受容体遮断
2 心房性ナトリウム利尿ペプチド(ANP)受容体刺激
3 アルドステロン受容体刺激
4 炭酸脱水酵素阻害
5 Na^+–K^+–$2Cl^-$ 共輸送系阻害

□(54) トリクロルメチアジドにより血中濃度が低下するのはどれか。1つ選べ。 **102-33**

1 Ca^{2+}　2 Na^+　3 低密度リポタンパク質コレステロール(LDL−C)
4 尿酸　5 グルコース

□(55) アドレナリン α_{1A} 受容体を選択的に遮断して、下部尿路組織平滑筋の緊張を緩和する薬物はどれか。1つ選べ。

1 クレンブテロール　2 プロパンテリン
3 ソリフェナシン　4 トルテロジン　5 ナフトピジル

□(56) 前立腺肥大に伴う排尿障害を改善するタダラフィルの作用機序はどれか。1つ選べ。 **108-34**

1 ホスホジエステラーゼV阻害
2 アドレナリン α_1 受容体遮断
3 アドレナリン β_3 受容体刺激
4 アセチルコリン M_3 受容体刺激
5 コリンエステラーゼ阻害

□(57) 妊娠末期の子宮平滑筋を収縮させる脳下垂体後葉ホルモン薬はどれか。1つ選べ。 **106-34**

1 オキシトシン　2 エルゴメトリン　3 エストラジオール
4 ジノプロストン　5 プロゲステロン

(53) 3

尿細管および集合管細胞内に存在するアルドステロン受容体の刺激は、Na^+再吸収とK^+排泄を増加させ、水の再吸収を促進する。よって、アルドステロンが抗利尿作用を示す。スピロノラクトンはアルドステロン受容体を遮断して、利尿作用を示す。

(54) 2

トリクロルメチアジドなどのチアジド系利尿薬は、遠位尿細管におけるNa^+–Cl^-共輸送系を阻害して、Na^+とCl^-の再吸収を阻害し、尿中排泄を促す。その結果、血中Na^+濃度が低下する。また、チアジド系利尿薬の代表的な副作用として、低K^+血症、高尿酸血症、高血糖、脂質異常症、高Ca^{2+}血症などが報告されている。

(55) 5

ナフトピジルはアドレナリンα_{1A}とα_{1D}受容体の選択的遮断薬であり、前立腺や前立腺部尿道平滑筋に存在するα_{1A}受容体を選択的に遮断して、下部尿路組織平滑筋の緊張を緩和し、前立腺肥大症に伴う排尿障害を改善する。

(56) 1

タダラフィルはホスホジエステラーゼVを阻害することにより、細胞内cGMPを増大させる。その結果、前立腺及び尿道の平滑筋を弛緩させ、排尿障害を改善する。

前立腺及び尿道平滑筋のアドレナリンα_1受容体を遮断するのはタムスロシンなどである。膀胱排尿筋のアドレナリンβ_3受容体を遮断するのはミラベグロンである。膀胱排尿筋のアセチルコリンM_3受容体を刺激するのはベタネコールなどである。コリンエステラーゼを阻害することでアセチルコリン濃度を増大させ、間接的に膀胱排尿筋のアセチルコリンM_3受容体を刺激するのはネオスチグミンなどである。

(57) 1

オキシトシンは脳下垂体後葉から分泌され、Gqタンパク質共役型のオキシトシン受容体を刺激することにより、子宮平滑筋の律動的収縮を引き起こす。臨床的には、陣痛促進や分娩後の止血などの目的で使用される。

エルゴメトリンは麦角アルカロイドで、子宮平滑筋や血管平滑筋を収縮させる。エストラジオールは卵胞ホルモンで、子宮内膜を増殖させる等の生理作用を有する。ジノプロストンはプロスタノイドEP受容体を刺激して子宮筋を収縮させる。プロゲステロンは黄体ホルモンで、子宮内膜を増殖期から分泌期へと移行させる。

Ⓓ呼吸器系・消化器系に作用する薬

《呼吸器系に作用する薬》

☐(1) 次の薬物のうち、肥満細胞からのヒスタミンやロイコトリエンの遊離を抑制し、気管支ぜん息発作を予防する薬物はどれか。1つ選べ。
1 クロルフェニラミン　2 ケトチフェン
3 ジフェンヒドラミン　4 シメチジン　5 プロメタジン

☐(2) 次の薬物のうち、トロンボキサン A_2 (TXA_2) 受容体で拮抗して、気管支ぜん息発作を予防する薬物はどれか。1つ選べ。
1 アゼラスチン　2 エピナスチン　3 オザグレル塩酸塩
4 セラトロダスト　5 クロモグリク酸

☐(3) 次の薬物のうち、ロイコトリエン受容体で拮抗して、気管支ぜん息発作を予防する薬物はどれか。1つ選べ。
1 オザグレル塩酸塩　2 トラニラスト　3 プランルカスト
4 ラマトロバン　5 スプラタスト

☐(4) 次の薬物のうち、ヘルパーT細胞からのインターロイキン−4(IL−4)やIL−5の産生を抑制し、気管支ぜん息発作を予防する薬物はどれか。1つ選べ。
1 イプラトロピウム　2 アミノフィリン　3 スプラタスト
4 オマリズマブ　5 モンテルカスト

☐(5) 次の気管支ぜん息治療薬のうち、β_2受容体刺激作用をもち、長期管理薬として定期的に使用して気管支ぜん息発作を予防する薬物はどれか。1つ選べ。
1 アドレナリン　2 サルブタモール　3 サルメテロール
4 テオフィリン　5 プロカテロール

☐(6) 次の気管支ぜん息治療薬のうち、β_2受容体を介さずにcAMP量を増加させ、気管支平滑筋を弛緩させる薬物はどれか。1つ選べ。
1 アミノフィリン　2 イソプレナリン　3 エピナスチン
4 セラトロダスト　5 プランルカスト

☐(7) 次の気管支ぜん息治療薬のうち、長期管理の第一選択薬として位置づけられている薬物はどれか。1つ選べ。
1 スプラタスト　2 トラニラスト　3 モンテルカスト
4 ラマトロバン　5 フルチカゾン

☐(8) IgE抗体に対する抗体製剤である抗ぜん息薬はどれか。1つ選べ。
1 リツキシマブ　2 インフリキシマブ　3 オマリズマブ
4 トラスツズマブ　5 ベバシズマブ

(1) 2

ケトチフェンは、ヒスタミンH_1受容体を介する気管支収縮を抑制するほか、ケミカルメディエーター遊離抑制作用、抗ロイコトリエン作用などを示す。

(2) 4

セラトロダストはトロンボキサンA_2(TXA_2)受容体拮抗薬であり、TXA_2受容体刺激による気管支平滑筋収縮や気道過敏性を抑制する。気管支ぜん息の治療にコントローラー（長期管理薬、予防薬）として用いられる。

(3) 3

プランルカストはロイコトリエン受容体拮抗薬であり、ロイコトリエン受容体刺激による気管支平滑筋収縮を抑制する。気管支ぜん息の治療にコントローラー（長期管理薬、予防薬）として用いられる。

(4) 3

スプラタストは、ヘルパーT細胞(Th2)などからのIL−4およびIL−5の産生抑制に基づく、好酸球浸潤抑制作用、IgE抗体産生抑制作用などにより、抗アレルギー作用を発揮する。気管支喘息の治療にコントローラー（長期管理薬、予防薬）として用いられる。

(5) 3

サルメテロールはβ受容体作動薬で、β_2受容体に選択性が高く、長時間作用型である。β_2受容体刺激により気管支平滑筋細胞のcAMPレベルを上昇させ、気管支平滑筋を弛緩させる。気管支ぜん息の治療にコントローラー（長期管理薬、予防薬）として用いられる。

(6) 1

アミノフィリンは、テオフィリン2分子とエチレンジアミン1分子の塩であり、体内ではテオフィリンとして存在する。テオフィリンはホスホジエステラーゼ阻害作用を有し、cAMP分解を抑制することにより気管支平滑筋細胞のcAMPレベルを上昇させ、気管支平滑筋を弛緩させる。

(7) 5

フルチカゾンは吸入ステロイド剤であり、各種サイトカインの産生阻害などにより強力な抗ぜん息作用を発現する。気管支ぜん息の治療においてコントローラー（長期管理薬、予防薬）の第一選択薬として用いられる。

(8) 3

オマリズマブは遊離IgEと結合して捕捉し、IgEが肥満細胞や好塩基球上のIgE受容体と結合するのを阻害する。このためIgEを介する抗原抗体反応の惹起を抑制して、抗ぜん息作用を示す。リツキシマブ、トラスツズマブ、ベバシズマブは抗がん薬であり、インフリキシマブは関節リウマチや潰瘍性大腸炎の治療薬である。

□ (9) 末梢化学受容器を刺激し、また反射性に呼吸中枢を刺激して呼吸興奮を引き起こす作用を有する薬物はどれか。1つ選べ。

1 エドロホニウム　2 ドキサプラム　3 ネオスチグミン
4 ペチジン　5 モルヒネ

□ (10) 延髄の呼吸中枢と血管運動中枢を直接刺激して、呼吸興奮および血圧上昇を起こす薬物はどれか。1つ選べ。

1 ジモルホラミン　2 スキサメトニウム
3 ダントロレン　4 パンクロニウム　5 モルヒネ

□ (11) 中枢神経でオピオイドμ受容体を遮断して、モルヒネが引き起こす呼吸抑制を改善するのはどれか。1つ選べ。 **106-29**

1 ドキサプラム　2 ナルデメジン　3 ナロキソン
4 ナルフラフィン　5 フルマゼニル

□ (12) ベンゾジアゼピン系薬物による呼吸抑制を改善する薬物はどれか。1つ選べ。

1 フェニトイン　2 フェンタニル　3 フルマゼニル
4 ペチジン　5 モルヒネ

□ (13) 次の呼吸器系作用薬のうち、依存性を示すことのある薬物はどれか。1つ選べ。

1 アンブロキソール　2 ジヒドロコデイン
3 デキストロメトルファン　4 ノスカピン　5 アセチルシステイン

□ (14) 次の鎮咳薬のうち、末梢性機序で作用を示す薬物はどれか。1つ選べ。

1 デキストロメトルファン　2 コデイン　3 ノスカピン
4 メチルエフェドリン　5 モルヒネ

□ (15) 次の呼吸器系作用薬のうち、気管支ぜん息発作中の患者には禁忌である薬物はどれか。1つ選べ。

1 ジヒドロコデイン　2 ブロムヘキシン
3 デキストロメトルファン　4 エフェドリン　5 ノスカピン

(9) 2

ドキサプラムは、主に末梢性化学受容器を介して反射的に呼吸中枢を興奮させる。呼吸中枢を直接刺激する作用も有する。交感神経刺激様作用により、血圧上昇を引き起こす作用もある。

(10) 1

ジモルホラミンは延髄の呼吸中枢を直接刺激して呼吸興奮を起こす。また延髄の血管運動中枢を直接刺激して血圧上昇を起こす。安全係数が大きい。消化管からの吸収が不良のため、注射で用いられる。

(11) 3

モルヒネは延髄の呼吸中枢のオピオイドμ受容体を刺激することにより、呼吸抑制を引き起こす。ナロキソンは延髄の呼吸中枢で選択的にμ受容体を遮断する。ドキサプラムは主に末梢性化学受容器を刺激して、反射性に呼吸中枢を刺激する。ナルデメジンは末梢性のオピオイド受容体遮断薬で、麻薬性鎮痛薬が引き起こす便秘を改善する。ナルフラフィンはオピオイドκ受容体を選択的に刺激することにより、強力な止痒作用を発揮する。フルマゼニルはベンゾジアゼピン受容体遮断薬で、ベンゾジアゼピン系薬物による呼吸抑制を改善する。

(12) 3

フルマゼニルはベンゾジアゼピン受容体拮抗薬で、ベンゾジアゼピン系薬物による呼吸抑制を改善する。単独では呼吸興奮作用を示さず、また、麻薬による呼吸抑制には無効である。

(13) 2

ジヒドロコデインは麻薬性鎮咳薬で、延髄の咳中枢に直接作用して求心性インパルスに対する閾値を上昇させて咳反射を抑制し、鎮咳作用を示す。鎮痛作用、呼吸抑制作用をもち、依存性を示す。

(14) 4

メチルエフェドリンはエフェドリンと同様にβ_2受容体を刺激して気管支を拡張する。このため咳運動のときの気道内圧を低下して、気流を和らげ、咳の程度を軽減する。

(15) 1

ジヒドロコデインは気管支ぜん息発作中の患者には禁忌である。その理由は、咳を抑制することにより、ぜん息発作時の喀痰の排出を困難にして呼吸困難をより強く起こすおそれがあるためとされる。

(16) ムコタンパク質のジスルフィド結合（–S–S–）を切断して低分子化し、喀痰の粘度を低下させるのはどれか。1つ選べ。 **97-35**

1　アンブロキソール　　2　ジヒドロコデイン
3　アセチルシステイン　4　ジモルホラミン　5　ノスカピン

(17) 肺サーファクタント分泌を促進する去痰薬はどれか。1つ選べ。 **107-36**

1　オキシメテバノール　2　アセチルシステイン
3　カルボシステイン　　4　ドルナーゼ アルファ
5　アンブロキソール

(18) γ–アミノ酪酸 $GABA_A$ 受容体のベンゾジアゼピン結合部位に結合し、ベンゾジアゼピン系薬による呼吸抑制を改善するのはどれか。1つ選べ。
104-32

1　デキストロメトルファン　2　アセチルシステイン
3　ドキサプラム　4　フルマゼニル　5　イプラトロピウム

《消化器系に作用する薬》

(19) 胃壁細胞 H^+, K^+–ATPase の SH 基に結合して、その機能を不可逆的に阻害して酸分泌を抑制する薬物はどれか。1つ選べ。

1　オメプラゾール　2　シメチジン　3　スクラルファート
4　セトラキサート　5　テプレノン

(20) H^+, K^+–ATPase を不可逆的に阻害し、胃酸分泌を抑制するのはどれか。1つ選べ。 **108-35**

1　エソメプラゾール　2　ファモチジン　3　ピレンゼピン
4　ミソプロストール　5　テプレノン

(21) ムスカリン M_1 受容体遮断薬で、胃の壁細胞からの胃酸分泌を抑制する薬物はどれか。1つ選べ。

1　エカベトナトリウム　2　ピレンゼピン　3　ラニチジン
4　ラベプラゾール　　　5　シメチジン

（16）3

選択肢はすべて呼吸器系に作用する薬物である。ムコタンパク質S−S結合を開裂させて痰の粘度を低下させる去痰薬は、アセチルシステインである。アンブロキソールは気道潤滑をもたらす去痰薬。ジヒドロコデインとノスカピンは延髄の咳中枢に直接作用する中枢性鎮咳薬。ジモルホラミンは延髄の呼吸中枢に直接作用する呼吸興奮薬。

（17）5

アンブロキソールはブロムヘキシンの活性代謝産物で、Ⅱ型肺胞上皮細胞からの肺サーファクタント（表面活性物質）の分泌を促進し、気道粘膜と気道分泌物の粘着を抑制する。

オキシメテバノールは延髄の咳中枢のオピオイドμ受容体を刺激する。アセチルシステインはムコタンパク質のジスルフィド結合（S−S）を開裂させることで痰の粘稠度を低下させる。カルボシステインは、気道分泌物のシアル酸とフコースの構成比を正常化させる。ドルナーゼ アルファはDNAを選択的に加水分解してDNAを多量に含む膿性分泌物の粘稠性を低下させる。

（18）4

フルマゼニルは $GABA_A$ 受容体のベンゾジアゼピン結合部位に選択的に結合するが、ベンゾジアゼピン受容体刺激作用は示さないため、ベンゾジアゼピン系薬物の作用を競合的に遮断する。デキストロメトルファンはオピオイドμ受容体には作用せずに、咳中枢を抑制する。アセチルシステインは喀痰の粘度を低下させて去痰作用を示す。ドキサプラムは主に末梢性化学受容器を刺激することにより反射性に呼吸中枢を刺激する。イプラトロピウムは気管支平滑筋のアセチルコリン M_3 受容体を遮断して、気管支収縮を抑制する。

（19）1

オメプラゾールはプロトンポンプ阻害薬。胃の壁細胞に存在する H^+, K^+−ATPaseのSH基に結合してその機能を不可逆的に阻害、持続的に胃酸分泌を抑制する。

（20）1

エソメプラゾールは、オメプラゾールの鏡像異性体（S体）であり、オメプラゾールと同様に胃壁細胞の分泌細管腔に集積し、酸によりスルフェンアミド体（活性体）に変換された後、H^+, K^+−ATPaseを不可逆的に阻害することにより、胃酸分泌を抑制する。

ファモチジンは H_2 受容体遮断薬、ピレンゼピンは M_1 受容体遮断薬、ミソプロストールは PGE_1 誘導体である。テプレノン PGE_2 や PGI_2 の産生を促進する。

（21）2

ピレンゼピンはムスカリン M_1 受容体遮断薬で、副交感神経節や腸クロム親和性様細胞（ECL細胞）に存在する M_1 受容体を遮断して、副交感神経興奮による胃酸分泌を抑制する。

□(22) 酸性条件下でも局所麻酔作用を発現し、胃潰瘍に伴う疼痛を抑制する薬物はどれか。1つ選べ。

1 オキセサゼイン　2 スルピリド　3 セトラキサート
4 ニザチジン　5 プログルミド

□(23) 胃粘膜におけるプロスタグランジンの産生を促進させ、さらに活性酸素消去作用を有する薬物はどれか。1つ選べ。

1 エンプロスチル　2 シメチジン　3 テプレノン
4 ラベプラゾール　5 レバミピド

□(24) ガストリン受容体遮断作用のほか、胃粘膜保護作用、組織修復促進作用を有する薬物はどれか。1つ選べ。

1 スルピリド　2 テプレノン　3 プログルミド
4 ミソプロストール　5 ファモチジン

□(25) プロスタグランジン E_1（PGE_1）誘導体で、非ステロイド性抗炎症薬（NSAID）によって引き起こされる胃粘膜障害の予防や治療に用いられる薬物はどれか。1つ選べ。

1 アルジオキサ　2 ゲファルナート　3 テプレノン
4 ミソプロストール　5 ラニチジン

□(26) ヒスタミン H_2 受容体遮断作用を示すのはどれか。1つ選べ。**97-36**

1 メトクロプラミド　2 ファモチジン　3 モサプリド
4 スルピリド　5 プログルミド

□(27) ラフチジンの胃酸分泌抑制作用に関わる機序はどれか。**106-35**

1 H^+, K^+-ATPase 阻害
2 ヒスタミン H_2 受容体遮断
3 アセチルコリン M_1 受容体遮断
4 プロスタノイド EP 受容体遮断
5 ガストリン遊離抑制

□(28) ミソプロストールの消化管粘膜保護作用に関わる受容体はどれか。1つ選べ。**99-34**

1 セロトニン 5-HT_3 受容体　2 ヒスタミン H_2 受容体
3 アセチルコリン M_1 受容体　4 ドパミン D_2 受容体
5 プロスタノイド EP 受容体

□(29) K^+と競合して H^+, K^+-ATPase を可逆的に阻害し、胃酸分泌を抑制するのはどれか。1つ選べ。**105-35**

1 エソメプラゾール　2 ラフチジン　3 ピレンゼピン
4 ボノプラザン　5 ポラプレジンク

(22) 1

オキセサゼインは経口投与で使用する。酸性条件下でも局所麻酔作用を発現し、胃潰瘍に伴う疼痛を抑制する。

(23) 5

レバミピドは、胃粘膜における PGE_2、PGI_2 の産生を促進させて胃粘膜微小循環改善作用を示すとともに、胃粘膜における活性酸素消去作用を示し、胃粘膜保護作用を有する。

(24) 3

プログルミドはガストリン受容体を遮断する抗ガストリン薬である。胃粘膜糖タンパク質、ムコ多糖の合成促進による胃粘膜保護作用や組織修復促進作用ももっている。

(25) 4

ミソプロストールは PGE_1 誘導体で、胃酸分泌を抑制するとともに、粘液分泌を促進して粘膜血流を改善し、胃粘膜保護作用を示す。NSAID によって引き起こされる消化性潰瘍の予防や治療に用いられる。

(26) 2

選択肢はすべて消化器系に作用する薬物。ヒスタミン H_2 受容体遮断作用により胃酸分泌を抑制するのはファモチジンである。メトクロプラミドとスルピリドはドパミン D_2 受容体遮断作用により消化管運動亢進を起こす。プログルミドはガストリン受容体遮断作用により胃酸分泌を抑制する。

(27) 2

ラフチジンは、胃粘膜壁細胞のヒスタミン H_2 受容体を遮断して胃酸分泌を抑制する。また、胃粘膜のカプサイシン感受性知覚神経を刺激することにより、胃粘液の分泌を促進させる作用や胃粘膜の血流を増加させる作用も示す。

(28) 5

胃粘膜保護作用を示すプロスタグランジン(PG)として、PGE_1 や PGE_2 が知られている。ミソプロストールは PGE_1 誘導体である。

(29) 4

ボノプラザンはカリウムイオン競合型アシッドブロッカー（P−CAB）で、酸による活性化を必要とせず、可逆的かつ K^+ 競合的にプロトンポンプ(H^+, K^+-ATPase)を阻害して胃酸分泌を抑制する。エソメプラゾールはプロトンポンプを非可逆的に阻害する。ラフチジンはヒスタミン H_2 受容体を遮断することにより胃酸分泌を抑制する。ピレンゼピンはムスカリン M_1 受容体を遮断することにより胃酸分泌を抑制する。ポラプレジンクは亜鉛とL-カルノシンの錯体で、抗酸化作用、膜安定化作用による細胞保護作用を示す。

☐ (30) 難吸収性制酸薬で、便秘の治療にも使用される薬物はどれか。1つ選べ。
1 炭酸水素ナトリウム　2 酸化マグネシウム
3 水酸化アルミニウム　4 ケイ酸アルミニウム
5 カルメロースナトリウム

☐ (31) 次の消化管に作用する薬物のうち、胃・十二指腸のドパミン D_2 受容体を遮断し、消化管運動を促進する薬物はどれか。1つ選べ。
1 オキセサゼイン　2 オンダンセトロン　3 モサプリド
4 メトクロプラミド　5 メペンゾラート

☐ (32) 次の腸に作用する薬物のうち、腸内細菌によりレインアンスロンに変換された後、蠕動運動を亢進させる薬物はどれか。1つ選べ。
1 カルメロース　2 センノシド　3 ビサコジル
4 ヒマシ油　5 ジオクチルソジウムスルホサクシネート

☐ (33) 次の腸に作用する薬物のうち、腸内細菌由来のアリルスルファターゼにより加水分解され活性型のジフェノール体に変換された後、蠕動運動を亢進させ水分吸収を阻害する薬物はどれか。1つ選べ。
1 カルメロース　2 ビサコジル　3 ピコスルファート
4 ヒマシ油　5 ラクツロース

☐ (34) 胃腸管に発現する受容体で、刺激されることで消化管運動を亢進させるのはどれか。1つ選べ。 **100-33**
1 オピオイド μ 受容体　2 アセチルコリン N_M 受容体
3 アドレナリン β_2 受容体　4 セロトニン 5-HT_4 受容体
5 ドパミン D_2 受容体

☐ (35) 消化管のセロトニン 5-HT_4 受容体を刺激することにより、胃腸運動を促進するのはどれか。1つ選べ。 **101-33**
1 ロペラミド　2 ドンペリドン　3 モサプリド
4 ベタネコール　5 トリメブチン

☐ (36) モサプリドによる消化管運動亢進の作用機序はどれか。1つ選べ。 **104-33**
1 セロトニン 5-HT_3 受容体遮断　2 セロトニン 5-HT_4 受容体刺激
3 オピオイド μ 受容体刺激　4 アセチルコリンエステラーゼ阻害
5 ムスカリン性アセチルコリン M_3 受容体刺激

☐ (37) ロペラミドの止瀉作用に関わる作用点はどれか。1つ選べ。 **108-36**
1 ドパミン D_2 受容体　2 オピオイド μ 受容体
3 アセチルコリン M_1 受容体　4 セロトニン 5-HT_3 受容体
5 ヒスタミン H_2 受容体

(30) 2

酸化マグネシウムは0.3 g/回以下の用量で制酸薬として使用し、0.6 g/回の用量で便秘の治療に使用する。アルミニウム製剤は便秘を起こす。

(31) 4

メトクロプラミドはドパミンD_2受容体遮断薬。胃腸管の副交感神経終末シナプス前部のD_2受容体を遮断することでドパミンによるアセチルコリン遊離抑制を解除してアセチルコリン遊離を促進し、胃腸管運動を亢進させる。

(32) 2

センノシドはセンナに含まれるアントラキノン系配糖体で、ヒトの消化酵素では分解できない。大腸で腸内細菌の作用によりレインアンスロンとなり、Auerbach神経叢などを刺激して、蠕動運動を促進し、緩下作用を示す。

(33) 3

ピコスルファートは硫酸基をもち、腸内細菌由来のアリルスルファターゼにより加水分解され、活性型のジフェノール体に変換される。これが蠕動運動亢進および水分吸収阻害を引き起こし、瀉下作用を示す。

(34) 4

モサプリドなどは、消化管内在神経叢に存在する$5\text{-}HT_4$受容体を刺激してACh遊離を促進し、消化管運動を亢進させる。μ、β_2、D_2受容体の刺激は消化管運動を抑制させる。N_M受容体は骨格筋膜上の受容体である。

(35) 3

前問の解説を参照。

ロペラミドはμ受容体を刺激し、消化管運動を抑制、ドンペリドンはD_2受容体遮断、ベタネコールはM_3受容体を刺激して、消化管運動を亢進させる。トリメブチンは消化管運動亢進時、消化管運動を抑制し、消化管運動低下時には消化管運動を亢進させる。

(36) 2

モサプリドは消化管内在神経叢のコリン作動性神経にあるセロトニン$5\text{-}HT_4$受容体を刺激してアセチルコリン遊離を促進し、消化管運動を亢進させる。

(37) 2

ロペラミドは腸管神経叢のコリン作動性神経シナプス前膜に存在するオピオイドμ受容体を刺激して、神経叢からのアセチルコリン(ACh)遊離を抑制することにより、腸管の運動を抑制する。

□ (38) Cl^-チャネル2（ClC-2）を活性化する慢性便秘症治療薬はどれか。1つ選べ。 **107-37**

1 センノシド　2 カルメロース　3 ラクツロース
4 ビサコジル　5 ルビプロストン

□ (39) 化学受容器引金帯（CTZ）のドパミンD_2受容体を遮断し、制吐作用を示す薬物はどれか。1つ選べ。

1 アザセトロン　2 アミノ安息香酸エチル　3 スコポラミン
4 ドンペリドン　5 プロメタジン

□ (40) アザセトロンの制吐作用の機序はどれか。1つ選べ。 **103-36**

1 化学受容器引き金帯(CTZ)のドパミンD_2受容体遮断
2 胃の求心性迷走神経終末のセロトニン5-HT_4受容体遮断
3 CTZのセロトニン5-HT_3受容体遮断
4 嘔吐中枢のヒスタミンH_1受容体遮断
5 胃粘膜の知覚神経終末の電位依存性Na^+チャネル遮断

□ (41) 嘔吐中枢近辺のヒスタミンH_1受容体を遮断することにより、制吐作用を示す薬物はどれか。1つ選べ。

1 アプレピタント　2 オンダンセトロン　3 ジメンヒドリナート
4 ハロペリドール　5 メトクロプラミド

□ (42) アプレピタントの制吐作用に関わる作用点はどれか。1つ選べ。 **106-36**

1 ヒスタミンH_1受容体　2 ドパミンD_2受容体
3 タキキニンNK_1受容体　4 セロトニン5-HT_3受容体
5 オピオイドμ受容体

□ (43) 局所麻酔作用を有し、胃の知覚神経興奮を抑制することにより悪心・嘔吐を抑制する薬物はどれか。1つ選べ。

1 オキセサゼイン　2 スコポラミン　3 スルピリド
4 プロメタジン　5 ラモセトロン

□ (44) Oddi括約筋を収縮させる薬物はどれか。1つ選べ。

1 トレピブトン　2 ウルソデオキシコール酸　3 フロプロピオン
4 硫酸マグネシウム　5 モルヒネ

（38）5

ルビプロストンは、小腸上皮（腸管内腔側）に存在するClC-2を活性化して腸管内へCl^-を分泌させる。Cl^-分泌に伴い、浸透圧性に水分が腸管内腔へと分泌されるので、便が軟化して排便促進を起こす。

（39）4

ドンペリドンはドパミンD_2受容体遮断薬で、CTZのD_2受容体活性化により引き起こされる催吐作用を抑制して、制吐作用を示す。また、胃腸管の副交感神経終末に存在するD_2受容体を遮断することにより、ドパミンによるアセチルコリン遊離抑制を解除してアセチルコリン遊離を促進し、胃腸管運動を亢進させる。

（40）3

シスプラチンなどの抗悪性腫瘍薬の投与や放射線治療において、消化管の小腸粘膜に存在する腸クロム親和性細胞からセロトニンが遊離される。遊離したセロトニンは、求心性の腹部迷走神経にある5-HT_3受容体を刺激して直接嘔吐中枢を興奮させるほか、第四脳室最後野のCTZを介して嘔吐中枢へ刺激を伝達する。CTZおよび求心性迷走神経終末の5-HT_3受容体を遮断することにより制吐作用を示す薬物にはアザセトロン、グラニセトロンなどがある。

（41）3

ジメンヒドリナートはヒスタミンH_1受容体遮断薬で、嘔吐中枢近辺のH_1受容体を遮断することにより、動揺病などの内耳前庭障害による嘔吐に有効である。

（42）3

アプレピタントは、延髄の嘔吐中枢や化学受容器引金体（CTZ）において、タキキニンの1つであるサブスタンスPの受容体（タキキニンNK_1受容体）を遮断し、嘔吐を抑制する。

（43）1

オキセサゼインは局所麻酔薬で、胃の知覚神経興奮を抑制することにより悪心・嘔吐を抑制する。そのほか、ガストリン遊離抑制作用、胃酸分泌抑制作用を有する。

（44）5

モルヒネなどの麻薬性鎮痛薬はOddi括約筋を収縮させる。このため、胆石時の激しい疼痛にモルヒネなどを用いる場合はアトロピンを併用する。トレピブトン、フロプロピオン、硫酸マグネシウムはOddi括約筋を弛緩させる。

☐ (45) カテコール-O-メチルトランスフェラーゼ（COMT）を阻害し、Oddi括約筋を弛緩させる排胆薬はどれか。1つ選べ。 **102-34**

1 ポリエンホスファチジルコリン　2 グリチルリチン
3 ウルソデオキシコール酸　4 パパベリン
5 フロプロピオン

☐ (46) 肝臓に作用して胆汁の水分分泌を促進し、利胆作用を示す薬物はどれか。1つ選べ。

1 グリチルリチン酸　2 デヒドロコール酸
3 リバビリン　4 ラミブジン　5 硫酸マグネシウム

☐ (47) 胆石表面のコレステロールをミセル化して溶解する薬物はどれか。1つ選べ。

1 グリチルリチン酸　2 ウルソデオキシコール酸
3 ロペラミド　4 プロパンテリン　5 硫酸マグネシウム

☐ (48) 糖質コルチコイド様作用を示し、慢性肝疾患における肝機能異常を改善する薬物はどれか。1つ選べ。

1 ウルソデオキシコール酸　2 グリチルリチン酸
3 ケノデオキシコール酸　4 デオキシコール酸
5 ペグインターフェロンα-2b

☐ (49) 大腸においてアンモニアの吸収を抑制し、肝性脳症の原因となる高アンモニア血症を改善する薬物はどれか。1つ選べ。

1 アデホビルピボキシル　2 ペグインターフェロンα-2a
3 エンテカビル　4 グルコース　5 ラクツロース

☐ (50) トリプシン活性を阻害し、慢性膵炎の症状を改善させる薬物はどれか。1つ選べ。

1 カモスタット　2 シメチジン　3 次硝酸ビスマス
4 ブチルスコポラミン　5 グラニセトロン

(45) 5

フロプロピオンは、カテコールアミン-*O*-メチルトランスフェラーゼ(COMT)を阻害してカテコールアミン濃度を高めることにより、β_2作用を発揮して胆管平滑筋やOddi括約筋を弛緩させる。

ポリエンホスファチジルコリンは大豆より抽出されたレシチンが主な成分で、作用機序は十分に解明されていない。グリチルリチン製剤は、主にグリチルリチン酸の作用により、慢性肝疾患における肝機能異常の改善に有効である。ウルソデオキシコール酸は、胆汁分泌を促進することにより(利胆作用)、胆汁うっ滞を改善する。パパベリンは、ホスホジエステラーゼを阻害して細胞内cAMPを増加させ、平滑筋を弛緩させる。

(46) 2

デヒドロコール酸は催胆薬に分類され、肝臓に作用して胆汁の水分分泌を促進し利胆作用を示す。胆汁中の固形成分(コレステロール等)は増加させない。

(47) 2

ウルソデオキシコール酸は胆石溶解薬に分類され、胆石表面のコレステロールをミセル化して溶解する。

(48) 2

グリチルリチン酸はステロイド骨格を有し、糖質コルチコイド様作用を示す。肝臓において糖質コルチコイド不活性化に関与している酵素(11β-HSD)を抑制することにより、糖質コルチコイドの作用を増強すると考えられている。そのため、偽アルドステロン症が起こる。慢性肝疾患における肝機能異常の改善に用いられる。

(49) 5

ラクツロースは合成二糖で、腸内細菌による代謝により大腸内を酸性にして、アンモニアの吸収を抑制し、肝性脳症の原因となる高アンモニア血症を改善する。また、ヒトの消化管内消化酵素では分解されず、吸収もされず、腸管内容物の浸透圧を上昇して緩下作用を示す。

(50) 1

膵炎は、トリプシンの活性化からはじまり、エラスターゼなどの膵液消化酵素が活性化されて膵臓が自己融解することにより生じる。カモスタットは膵酵素のタンパク質分解酵素活性を阻害する。トリプシン阻害作用のほか、カリクレインやエラスターゼなどの阻害作用をもち、慢性膵炎に用いられる。

□ (51) 急性膵炎の治療に用いられるタンパク質分解酵素阻害薬はどれか。1つ選べ。 98-34

1 プロパンテリン　2 ウルソデオキシコール酸
3 フロプロピオン　4 ニザチジン　5 ナファモスタット

□ (52) ガベキサートの急性膵炎治療効果に関わる機序はどれか。1つ選べ。
100-34

1 タンパク質分解酵素阻害　2 H^+, K^+-ATPase 阻害
3 ムスカリン性アセチルコリン受容体遮断
4 ヒスタミン H_2 受容体遮断　5 シクロオキシゲナーゼ阻害

□ (53) カモスタットの急性膵炎治療効果に関わる作用機序はどれか。1つ選べ。
104-34

1 H^+, K^+-ATPase 阻害　2 セロトニン 5-HT_3 受容体遮断
3 ヒスタミン H_2 受容体遮断　4 タンパク質分解酵素阻害
5 シクロオキシゲナーゼ阻害

(51) 5

選択肢はすべて消化器系に作用する薬。膵炎では膵液消化酵素が活性化されて膵臓の自己融解が起こるが、タンパク分解酵素活性を阻害するのは、ナファモスタットである。プロパンテリンは、抗コリン薬で、腸運動を抑制して下痢を阻止する。ウルソデオキシコール酸は、二次胆汁酸で、胆汁成分を増加させる利胆薬である。フロプロピオンは、COMT阻害によりカテコールアミン類の濃度を高め膵胆道の平滑筋を弛緩させて胆汁排出を増す。ニザチジンは、ヒスタミンH_2受容体遮断薬で、消化性潰瘍に用いられる。

(52) 1

膵炎は、アルコール、過食や胆道系疾患などが原因で膵酵素(特にトリプシン)の活性化を誘発し、次いでカリクレインやエステラーゼなどが活性化されて血中に放出され、ショック、膵臓の自己消化、多臓器不全が発現する。

ガベキサートは、タンパク質分解酵素であるトリプシンなどを阻害することにより、膵炎治療に優れた効果を発揮する。

(53) 4

膵臓からのトリプシンの過剰な分泌が膵炎の引き金となるので、タンパク分解酵素阻害薬であるナファモスタットやガベキサート(静注)、カモスタット(経口)が治療薬として有効である(ただし、2014年の膵炎ガイドラインでは、これらの効果が疑問視されている)。

Ⓔ代謝系・内分泌系に作用する薬

《代謝系に作用する薬》

(1) 食後過血糖を抑制する目的で使用される糖尿病治療薬はどれか。1つ選べ。
1 エパルレスタット　2 ボグリボース　3 メトホルミン
4 グリベンクラミド　5 グリクラジド

(2) ナテグリニドに関する記述として、正しいのはどれか。1つ選べ。
1 食後過血糖抑制薬である。
2 ATP感受性 K^+ チャネルを開口させ、インスリン分泌を増加する。
3 肝臓の糖新生を抑制する。
4 インスリン抵抗性を改善する。
5 食事の1時間前に服用する。

(3) エパルレスタットに関する記述として、正しいのはどれか。1つ選べ。
1 インスリン分泌促進作用がある。
2 アルドース還元酵素を阻害する。
3 ソルビトールの蓄積を促進する。
4 食後過血糖を抑制する。
5 高血糖を起こすことがある。

(4) ビルダグリプチンの血糖降下作用の機序はどれか。1つ選べ。 **102-35**
1 α-グルコシダーゼ阻害　2 ATP感受性 K^+ チャネル遮断
3 アルドース還元酵素阻害　4 ジペプチジルペプチダーゼ-4(DPP-4)阻害
5 グリコーゲン合成酵素阻害

(5) グルカゴン様ペプチド-1 (GLP-1) 受容体を刺激する糖尿病治療薬はどれか。1つ選べ。 **100-36**
1 アカルボース　2 グリベンクラミド　3 ピオグリタゾン
4 メトホルミン　5 リラグルチド

(6) 血清コレステロール低下作用と抗酸化作用を介して抗動脈硬化作用を示すのはどれか。1つ選べ。 **106-37**
1 ロミタピド　2 コレスチラミン　3 クロフィブラート
4 エゼチミブ　5 プロブコール

(7) ペルオキシソーム増殖剤応答性受容体 (PPAR) α を刺激するのはどれか。1つ選べ。 **98-35**
1 フルバスタチン　2 エゼチミブ　3 コレスチラミン
4 フェノフィブラート　5 コルヒチン

(1) 2

ボグリボースやアカルボースは消化管粘膜上の麦芽糖、ショ糖などを単糖に分解するα-グルコシダーゼを阻害し、食後のグルコース吸収速度を減少させて、食後過血糖を抑制する。

(2) 1

ナテグリニドは速効性インスリン分泌促進薬で、スルホニル尿素系薬物より作用発現が早く、食事の直前(5～10分前)に内服するとインスリン分泌を刺激し、食後の過血糖を改善する。食事の1時間前の服用では低血糖をきたすおそれがある。ATP感受性K^+チャネルを閉じる。

(3) 2

エパルレスタットはアルドース還元酵素阻害薬であり、グルコースからソルビトールへの変換を阻害する。神経障害の原因となるソルビトールの神経細胞内の蓄積を防止して、糖尿病性神経障害を改善する。

(4) 4

ビルダグリプチンは、インクレチンの分解酵素であるジペプチジルペプチダーゼ(DPP)-4を選択的かつ可逆的に阻害することにより、インクレチンの分解を抑制する。血中に増大したインクレチンは、膵β細胞からのインスリン分泌を増加させるとともに、α細胞からのグルカゴン分泌を低下させて血糖降下作用を示す。

(5) 5

リラグルチドはヒトGLP-1のアナログ製剤で、膵β細胞上のGLP-1受容体を刺激してcAMP産生を促進し、グルコース濃度依存的にインスリンを分泌させる。グリベンクラミドはSU剤で、ピオグリタゾンはチアゾリジン誘導体で、メトホルミンはビグアナイド系である。

(6) 5

プロブコールは、コレステロールの胆汁酸への異化を促進するとともに、肝臓でのコレステロール生合成を抑制して、血清コレステロールを低下させる。また、抗酸化作用を有するため、LDLの酸化変性を抑制して抗動脈硬化作用を発揮する。

(7) 4

コルヒチン以外の選択肢は脂質異常症治療薬。核内受容体のPPARαに結合してトリグリセリド低下作用を示すのは、フィブラート系薬物のフェノフィブラート。フルバスタチンは、HMG-CoA還元酵素を阻害してLDL-コレステロールを低下させるスタチン系薬物。エゼチミブは、小腸コレステロールトランスポーターを選択的に阻害してコレステロール吸収を抑制する。コレスチラミンは、腸管内で胆汁酸と結合して胆汁酸の排泄を促進する陰イオン交換樹脂。コルヒチンは、白血球の遊走を阻止し、痛風発作を予防する。

□ (8) LDL受容体に対するプロタンパク質転換酵素サブチリシン / ケキシン9型（PCSK9）の結合を阻害する脂質異常症治療薬はどれか。1つ選べ。
108-38

1　コレスチミド　2　エゼチミブ　3　ロミタピド
4　エボロクマブ　5　ロスバスタチン

□ (9) 小腸コレステロールトランスポーター阻害薬はどれか。1つ選べ。
100-37

1　イコサペント酸エチル　2　エゼチミブ　3　コレスチミド
4　シンバスタチン　5　フェノフィブラート

□ (10) 脂肪組織でのTG（トリグリセリド）の分解を阻害して肝臓への遊離脂肪酸の取込みを抑制し、肝臓におけるVLDL（超低密度リポタンパク質）の産生を低下させるのはどれか。1つ選べ。**105-38**

1　ニコモール　2　アトルバスタチン　3　コレスチラミン
4　イコサペント酸エチル　5　クロフィブラート

□ (11) 尿酸合成に関わる酵素を選択的に阻害する薬物はどれか。1つ選べ。
99-36

1　コルヒチン　2　ブコローム　3　プロベネシド
4　フェブキソスタット　5　ラスブリカーゼ

□ (12) 腎において尿酸の再吸収に関わる輸送体を阻害する痛風・高尿酸血症治療薬はどれか。1つ選べ。**101-35**

1　ベンズブロマロン　2　ラスブリカーゼ　3　コルヒチン
4　フェブキソスタット
5　クエン酸カリウム・クエン酸ナトリウム配合製剤

□ (13) 痛風・高尿酸血症の治療薬のうち、尿路結石を予防する目的で、尿アルカリ化薬が併用されるのはどれか。1つ選べ。**103-38**

1　コルヒチン　2　ベンズブロマロン　3　フェブキソスタット
4　ラスブリカーゼ　5　ナプロキセン

(8) 4

エボロクマブは、ヒト抗PCSK9モノクローナル抗体製剤で、LDL受容体分解促進タンパク質であるPCSK9に特異的に結合することで、PCSK9のLDL受容体への結合を阻害する。その結果、LDL受容体の分解が抑制されて、LDL受容体を介した血中LDLコレステロールの肝細胞内への取り込みが促進される。

(9) 2

エゼチミブは、小腸壁細胞に存在するコレステロールトランスポーター(NPC1L1)を阻害して、食事性および胆汁性コレステロール吸収を阻害する。

(10) 1

ニコモールは体内で加水分解されてニコチン酸を遊離し、脂肪細胞に存在するニコチン酸受容体を刺激する。Gi共役型のニコチン酸受容体が刺激されると、プロテインキナーゼAの活性が低下し、ホルモン感受性リパーゼの活性も低下する。その結果、脂肪細胞におけるトリグリセリドの分解が抑制され、脂肪酸の血中への遊離が減少する。そのため、肝臓への遊離脂肪酸の取込みが低下し、VLDL産生が抑制される。

(11) 4

フェブキソスタットはキサンチンオキシダーゼを阻害することにより、尿酸生成を抑制する。コルヒチンはチュブリンの重合を阻止して微小管形成を抑制し、白血球の患部への遊走を阻止する。ブコロームは尿酸排泄促進薬で、プロベネシドは近位尿細管における尿酸再吸収の抑制薬である。ラスブリカーゼは遺伝子組換え型尿酸オキシダーゼで、尿酸を酸化して水溶性の高いアラントインと過酸化水素に分解するため、がん化学療法に伴う高尿酸血症に適用される。

(12) 1

ベンズブロマロンは尿細管における尿酸分泌後の再吸収過程を選択的に阻害して尿酸の尿中排泄を促進する。クエン酸カリウム・クエン酸ナトリウム配合製剤は尿酸中和薬である。

(13) 2

ベンズブロマロンは尿中排泄を促進する結果、尿中の尿酸量が増えて、尿路結石を起こしやすい。尿酸は酸性条件下で析出・結晶化しやすいので、尿アルカリ化薬(クエン酸カリウム・クエン酸ナトリウムなど)を併用することで、尿路結石を防ぐ。ナプロキセンは非ステロイド性抗炎症薬で、鎮痛目的で用いられる。

☐(14) キサンチンオキシダーゼを選択的に阻害するのはどれか。1つ選べ。
104-35

1　ベンズブロマロン　2　アロプリノール　3　コルヒチン
4　ラスブリカーゼ　5　プロベネシド

☐(15) 腎尿細管の尿酸トランスポーター（URAT1）を阻害して、尿酸再吸収を抑制するのはどれか。1つ選べ。**107-39**

1　コルヒチン　2　フェブキソスタット　3　プロベネシド
4　アロプリノール　5　ラスブリカーゼ

☐(16) キサンチンオキシダーゼを阻害することで、尿酸の生合成を低下させるのはどれか。1つ選べ。**108-37**

1　ブコローム　2　ベンズブロマロン　3　ドチヌラド
4　トピロキソスタット　5　ラスブリカーゼ

《内分泌系に作用する薬》

☐(17) プレドニゾロンの作用について、正しいのはどれか。1つ選べ。

1　糖新生を抑制し、血糖降下作用を示す。
2　タンパク異化作用により筋肉重量を抑制する。
3　体液性免疫増強作用がある。
4　血中遊離脂肪酸を低下させる。
5　プロスタグランジンの合成を促進する。

☐(18) 気管支ぜん息に吸入で使用される薬物はどれか。1つ選べ。

1　ベタメタゾン　2　プレドニゾロン　3　トリアムシノロン
4　ベクロメタゾン　5　デキサメタゾン

☐(19) ヒドロコルチゾンの薬理作用として誤っているのはどれか。1つ選べ。
99-35

1　尿中カルシウム排泄の増加　2　感染症の誘発及び増悪
3　脂肪組織での脂肪分解促進　4　胃酸分泌の抑制
5　血糖値の上昇

☐(20) メチラポンによるコルチゾール産生抑制の機序はどれか。1つ選べ。
107-38

1　副腎皮質刺激ホルモン（ACTH）の分泌抑制
2　ソマトスタチンの分泌亢進
3　副腎皮質細胞壊死
4　3β-ヒドロキシステロイド脱水素酵素の阻害
5　11β-水酸化酵素の阻害

(14) 2

アロプリノールは、尿酸合成に関わるキサンチンオキシダーゼを阻害することにより、尿酸の生成を抑制し、高尿酸血症を改善する。ベンズブロマロンは尿酸の尿中排泄を促進し、高尿酸血症を改善する。ラスブリカーゼは血中の尿酸を分解し、尿中へ排泄する。プロベネシドは尿細管における尿酸の再吸収を抑制して、尿中への排泄を促進する。

(15) 3

(11)、(14)の解説を参照。

(16) 4

トピロキソスタットは他のプリン・ピリミジン代謝酵素に対する阻害作用を示さずに、選択的にキサンチンオキシダーゼを阻害して尿酸の生合成を低下させる。

ブコロームは尿酸再吸収を抑制し、ベンズブロマロンとドチヌラドは尿酸トランスポーターURAT1を阻害して、尿酸再吸収を抑制する。ラスブリカーゼは尿酸オキシダーゼで尿酸を酸素分解して血中尿酸値を低下させる。

(17) 2

糖質コルチコイドはタンパク異化を促進し、筋肉重量を減少させ、筋萎縮を起こす。また骨基質タンパクの減少を起こし、骨粗しょう症の原因となる。

(18) 4

ベクロメタゾンは気管支ぜん息の予防に使用される吸入ステロイド剤。吸入ステロイド剤(ベクロメタゾン、フルチカゾンなど)はぜん息の発作予防(長期管理)の第一選択薬として使用される。

(19) 4

ヒドロコルチゾンは糖質コルチコイドである。

1 ○ 尿中カルシウム排泄の増加、腸管からのカルシウム吸収の抑制により、骨粗しょう症を増悪させることがある。
2 ○ 免疫抑制作用により、感染症を誘発または増悪させることがある。
3 ○ 脂肪細胞の脂肪分解を促進し、満月様顔貌などを生じることがある。
4 × 胃酸分泌を亢進して、消化性潰瘍を誘発または悪化させることがある。
5 ○ 糖新生を促進して血糖値を上昇させ、糖尿病を悪化させることがある。

(20) 5

メチラポンは11β-水酸化酵素を特異的かつ可逆的に阻害することで、コルチゾールやコルチコステロンの産生を抑制する。メチラポン投与によりコルチゾール分泌が低下すると、ネガティブフィードバックが抑制され、副腎皮質刺激ホルモン(ACTH)の分泌は促進される。なお、トリロスタンは3β-ヒドロキシステロイド脱水素酵素を特異的かつ競合的に阻害することで、コルチゾールやアルドステロンの産生を抑制する。

□(21) メテノロンのタンパク質同化作用の機序はどれか。1つ選べ。 105-36

1 アロマターゼ阻害　2 エストロゲン受容体刺激
3 ペルオキシダーゼ阻害　4 バソプレシン V_2 受容体刺激
5 アンドロゲン受容体刺激

□(22) 閉経後乳がんに使用されるアロマターゼ阻害薬はどれか。1つ選べ。

1 タモキシフェン　2 アナストロゾール
3 ノルエチステロン　4 クロミフェン　5 クロルマジノン

□(23) アンドロゲン依存性腫瘍に禁忌であるのはどれか。1つ選べ。

1 フルタミド　2 リュープロレリン　3 ビカルタミド
4 クロルマジノン　5 メテノロン

□(24) デガレリクスの抗前立腺がん作用の機序はどれか。1つ選べ。 108-39

1 アンドロゲン受容体遮断　2 エストロゲン受容体刺激
3 GnRH（性腺刺激ホルモン放出ホルモン）受容体遮断
4 アロマターゼ阻害　5 5α−還元酵素阻害

□(25) 前立腺がん治療に用いるアンドロゲン受容体遮断薬はどれか。1つ選べ。
101-34

1 メテノロン　2 レトロゾール　3 テストステロン
4 クロミフェン　5 フルタミド

□(26) プロピルチオウラシルに関する記述として、正しいのはどれか。1つ選べ。

1 チロキシン（T_4）の合成を増加させる。
2 クレチン病の治療薬である。
3 甲状腺のペルオキシダーゼを阻害する。
4 顆粒球増加作用がある。
5 甲状腺刺激ホルモン（TSH）の分泌を抑制する。

(21) 5

男性ホルモンの有する男性化作用を弱め、タンパク同化作用を強めたステロイド(タンパク同化ステロイド)には、メテノロン等がある。メテノロンはアンドロゲン受容体を刺激することによりタンパク同化作用を発揮する。アロマターゼを阻害する薬物には、アナストロゾール等がある。エストロゲン受容体を刺激する薬物にはエチニルエストラジオール等がある。甲状腺のペルオキシダーゼを阻害する薬物には、チアマゾール等がある。腎集合管のバソプレシン V_2 受容体を刺激する薬物には、デスモプレシンがある。

(22) 2

アナストロゾールは、脂肪組織や乳がん組織に存在するエストロゲン合成酵素であるアロマターゼの可逆的阻害薬であり、閉経後乳がんの治療に使用する。タモキシフェン、クロミフェンはエストロゲン受容体拮抗薬、ノルエチステロン、クロルマジノンは合成ゲスタゲンである。

(23) 5

メテノロンは男性ホルモンの男性化作用を弱め、タンパク同化作用を強くしたタンパク同化ステロイドである。副作用として男性化作用があり、アンドロゲン依存性腫瘍(前立腺がんなど)には禁忌である。フルタミド、ビカルタミドは抗アンドロゲン薬。リュープロレリンは黄体形成ホルモン放出ホルモン、クロルマジノンは合成黄体ホルモンで前立腺がんに適用される。

(24) 3

デガレリクスは、下垂体の性腺刺激ホルモン放出ホルモン(GnRH)受容体を可逆的に遮断することにより、下垂体からの黄体形成ホルモン(LH)、卵胞刺激ホルモン(FSH)の分泌を抑制する。その結果、精巣からのテストステロン分泌が抑制される。

(25) 5

フルタミドは主にOH−フルタミドに代謝されて、前立腺がん組織内に存在するアンドロゲン受容体に結合し、アンドロゲン作用を阻害する。メテノロンは前立腺がんには禁忌である。レトロゾールは閉経後乳がん細胞の増殖を抑制、テストステロンは男性ホルモンで、女性ホルモンに抑制的に働くため、乳がんの治療に有効である。クロミフェンは抗エストロゲン薬である。

(26) 3

プロピルチオウラシルは、甲状腺機能亢進症(主としてバセドウ病)の治療薬であり、甲状腺のペルオキシダーゼを阻害し、甲状腺ホルモン(T_3、T_4)の合成を阻害する。副作用として、顆粒球減少症、TSH分泌亢進作用がある。

□ (27) 甲状腺ホルモン産生阻害作用を示すのはどれか。1つ選べ。 97-37

1 チアマゾール　2 オキシトシン　3 プロチレリン
4 クロミフェン　5 ソマトレリン

□ (28) チアマゾールの作用機序はどれか。1つ選べ。 102-36

1 甲状腺ホルモン受容体遮断
2 甲状腺ペルオキシダーゼ阻害
3 甲状腺刺激ホルモン(TSH)受容体遮断
4 副甲状腺ホルモン(パラトルモン)分泌抑制
5 カルシトニン分泌抑制

□ (29) 高プロラクチン血症を抑制するのはどれか。1つ選べ。

1 ハロペリドール　2 トリヘキシフェニジル
3 デスモプレシン　4 ブロモクリプチン　5 ドロキシドパ

□ (30) 副甲状腺細胞のカルシウム受容体(カルシウム感知受容体)を刺激して、パラトルモンの分泌を抑制するのはどれか。1つ選べ。 103-37

1 テリパラチド　2 シナカルセト　3 レボチロキシン
4 フィナステリド　5 フルタミド

□ (31) バソプレシン V_2 受容体を刺激し、腎での水の再吸収を促進する薬物はどれか。1つ選べ。

1 デスモプレシン　2 モザバプタン　3 トラセミド
4 カンレノ酸カリウム　5 カルペリチド

□ (32) デスモプレシンの抗利尿作用の機序はどれか。1つ選べ。 100-35

1 バソプレシン V_1 受容体刺激　2 バソプレシン V_1 受容体遮断
3 バソプレシン V_2 受容体刺激　4 バソプレシン V_2 受容体遮断
5 バソプレシン分泌抑制

(27) 1

選択肢はすべて内分泌系に作用する薬物である。チアマゾールは甲状腺のペルオキシダーゼを阻害して甲状腺ホルモン産生を抑制する。オキシトシンは下垂体後葉から分泌されるホルモンで、子宮収縮作用などを示す。プロチレリンは甲状腺刺激ホルモン放出ホルモン(TRH)製剤。ソマトレリンは成長ホルモン放出ホルモン(GH-RH)製剤。クロミフェンはエストロゲン受容体でエストロゲンと拮抗し、ネガティブフィードバックの解除によりLH、FSHの分泌を促進して排卵を誘発する。

(28) 2

チアマゾールは、甲状腺のペルオキシダーゼを阻害し、チロシンのヨウ素化を阻止することにより、甲状腺ホルモンの産生を抑制する。

(29) 4

ドパミンは D_2 受容体刺激によりプロラクチン分泌を抑制する。ブロモクリプチンは D_2 受容体作動薬であり、プロラクチン分泌を抑制するため、高プロラクチン血症による乳汁漏出症に適用される。

(30) 2

シナカルセトは副甲状腺細胞の膜表面に存在するカルシウム受容体(カルシウム感知受容体)を刺激することにより、パラトルモン(副甲状腺ホルモン)の分泌を抑制する。テリパラチドはアミノ酸84個からなるヒト副甲状腺ホルモン(パラトルモン)のN末端側のペプチド断片(1-34)、レボチロキシンは甲状腺ホルモン製剤、フルタミドは抗アンドロゲン薬、フィナステリドは 5α 還元酵素阻害薬である。

(31) 1

デスモプレシンは、抗利尿ホルモン(ADH)であるバソプレシンの誘導体で、集合管においてバソプレシン V_2 受容体を刺激し、cAMP産生を介して水チャネルを活性化し、腎での水の再吸収を促進する。

(32) 3

デスモプレシンは、腎集合管のバソプレシン V_2 受容体(Gsタンパク質に共役)を選択的に刺激する。V_2 受容体が刺激されると、細胞内cAMPが増加して水チャネル(アクアポリン2)が活性化し、水の再吸収が促進されるため、抗利尿作用が現れる。

F感覚器系・皮膚に作用する薬

《感覚器系に作用する薬》

☐ (1) 緑内障の患者に禁忌でない薬剤はどれか。1つ選べ。

1 ビペリデン　2 クロミプラミン
3 ポリスチレンスルホン酸カルシウム
4 トリアゾラム　5 ブチルスコポラミン

☐ (2) 緑内障治療に用いられるのはどれか。1つ選べ。

1 副腎皮質ステロイド　2 プロスタグランジン製剤
3 抗コリン薬　4 抗ヒスタミン薬
5 硝酸薬

☐ (3) 緑内障治療薬ブリモニジンの作用機序はどれか。1つ選べ。 **108-40**

1 プロスタノイド EP_2 受容体刺激
2 プロスタノイド FP 受容体刺激
3 アドレナリン α_2 受容体刺激
4 アセチルコリン M_3 受容体刺激
5 Rho キナーゼ阻害

☐ (4) 眼房水の産生抑制により眼圧を下げる炭酸脱水酵素阻害薬はどれか。1つ選べ。 **106-38**

1 ピロカルピン　2 ブナゾシン　3 ビマトプロスト
4 リパスジル　5 ドルゾラミド

☐ (5) 白内障に用いる薬剤はどれか。1つ選べ。

1 イソプロピルウノプロストン　2 グルタチオン　3 チモロール
4 ブナゾシン　5 ラタノプロスト

《皮膚に作用する薬》

☐ (6) 次の薬物のうち、アトピー性皮膚炎に外用で用いられる薬物はどれか。1つ選べ。

1 カプトプリル　2 イトラコナゾール　3 シクロホスファミド
4 トルブタミド　5 タクロリムス

(1) 3

ポリスチレンスルホン酸カルシウム以外の薬剤は、抗コリン作用があるので、緑内障に対して禁忌である。

(2) 2

プロスタグランジン製剤はぶどう膜強膜流出路からの房水流出を促進させる。副腎皮質ステロイドも抗コリン薬も眼圧を上昇させるため、緑内障患者には基本的に禁忌である。第Ⅰ世代の抗ヒスタミン薬は抗コリン作用により、硝酸薬は脈絡膜の血管拡張により、それぞれ眼圧を上昇させるため、緑内障患者には禁忌である。

(3) 3

ブリモニジンはアドレナリン α_2 受容体を刺激することにより、毛様体上皮細胞における房水産生を抑制するとともに、ぶどう膜強膜流出路からの房水流出を促進し、眼圧を低下させる。

選択肢1に該当するのはオミデネパグ イソプロピル、選択肢2に該当するのはラタノプロストなど、選択肢4に該当するのはピロカルピンなど、選択肢5に該当するのはリパスジルである。

(4) 5

ドルゾラミドは毛様体上皮細胞において、眼房水産生に関わる炭酸脱水酵素（CA）Ⅱを選択的に阻害して眼房水産生を抑制する。角膜透過性が良いので、点眼で用いることができる。ピロカルピンは M_3 受容体を刺激し、毛様体筋を収縮させてシュレム管を開口する。ブナゾシンは α_1 受容体を遮断することにより、ぶどう膜強膜流出路を拡大させる。ビマトプロストはプロスタマイド受容体を刺激して、ぶどう膜強膜流出路を拡大させる。リパスジルは Rho キナーゼを阻害して線維柱帯流出路からの眼房水流出を増大させる。

(5) 2

グルタチオンは白内障治療薬である。他にピレノキシンも用いる。イソプロピルウノプロストン、ラタノプロスト、ブナゾシンは緑内障治療薬で、ぶどう膜強膜流出経路に作用して眼圧を低下させる。チモロールは緑内障治療薬で、房水生成を抑制して眼圧を低下させる。

(6) 5

1 × アンジオテンシン変換酵素（ACE）阻害薬で、高血圧に適応。
2 × 抗真菌薬。
3 × 抗癌薬。
4 × 経口血糖降下薬。

Ⓖ病原微生物（感染症）・悪性新生物（がん）に作用する薬

《抗菌薬》

☐(1) 次の抗菌薬のうち、30S リボソームに結合してタンパク質合成阻害作用を示すのはどれか。1つ選べ。
1　リンコマイシン　2　ミノサイクリン　3　エリスロマイシン
4　レボフロキサシン　5　クラリスロマイシン

☐(2) 細菌のリボソーム 30S サブユニットに結合して、タンパク質合成を阻害する抗菌薬はどれか。1つ選べ。 **107-40**
1　クリンダマイシン　2　ストレプトマイシン　3　リネゾリド
4　エリスロマイシン　5　クロラムフェニコール

☐(3) ゲンタマイシンの作用機序はどれか。1つ選べ。 **102-39**
1　葉酸合成阻害
2　細胞壁合成阻害
3　タンパク質合成阻害
4　DNA 複製阻害
5　DNA から RNA への転写阻害

☐(4) バンコマイシンの作用機序として、正しいのはどれか。1つ選べ。
1　細胞膜透過性障害　2　細胞壁合成阻害　3　タンパク質合成阻害
4　DNA ジャイレース阻害　5　RNA 合成阻害

☐(5) 次の抗菌薬のうち、β-ラクタム環構造を持たないのはどれか。1つ選べ。
1　メチシリン　2　イミペネム　3　セファロチン
4　アモキシシリン　5　バンコマイシン

☐(6) セファゾリンの抗菌作用の機序はどれか。1つ選べ。 **97-39**
1　RNA 合成阻害　2　DNA 複製阻害　3　タンパク質合成阻害
4　細胞膜合成阻害　5　細胞壁合成阻害

(1) 2

タンパク質合成を阻害する抗菌薬の多く、リンコマイシン、マクロライド系のエリスロマイシンおよびクラリスロマイシンは、50S リボソームを阻害する。30S リボソームを阻害するものとしてテトラサイクリン系とストレプトマイシン系を記憶しておく。テトラサイクリン系のミノサイクリンが正解。

(2) 2

ストレプトマイシンはアミノグリコシド系抗生物質で、細菌のリボソームの 30S サブユニットに結合し、タンパク合成の開始を阻害して、細菌の増殖を抑制する。他はすべてリボソームの 50S サブユニットに結合する。

(3) 3

ゲンタマイシンは、細菌のリボソーム 30S および 50S サブユニットに結合してタンパク質合成を阻害する。

葉酸合成を阻害する薬物にはスルファメトキサゾールなどがあり、細胞壁合成を阻害する薬物にはβ-ラクタム系抗生物質(アンピシリン、セファゾリン、イミペネム)、グリコペプチド系抗生物質(バンコマイシン)、ホスホマイシン系抗生物質(ホスホマイシン)などがある。また、DNA 複製を阻害する薬物にはキノロン系抗菌薬のレボフロキサシンなどがあり、DNA から RNA への転写を阻害する薬物にはリファンピシンがある。

(4) 2

バンコマイシンは、細胞壁合成を阻害するグリコペプチド系抗生物質である。MRSA（メチシリン耐性黄色ブドウ球菌）の特効薬として知られる。DNA ジャイレースを阻害するのはニューキノロン系抗生物質である。RNA 合成を阻害する抗菌薬として、抗結核薬であるリファンピシン(DNA 依存性 RNA ポリメラーゼを阻害)がある。細胞膜透過性障害は、ポリミキシン B の作用機序として重要である。

(5) 5

β-ラクタム環構造をもつものとして、ペニシリン系(ペニシリン、メチシリン、アモキシシリンなど)、セフェム系(セファロチンなど)、オキサセフェム系、ペネム系、カルバペネム系(イミペネムなど)、モノバクタム系などがある。

(6) 5

セファゾリンはセフェム(セファロスポリン)系の抗生物質で、細菌の細胞壁合成に関与するトランスペプチダーゼを阻害して、殺菌的に作用する。

☐ (7) アンピシリンによる抗菌作用の標的はどれか。1つ選べ。 **104-39**

1　細胞膜リン脂質　　2　DNA 依存性 RNA ポリメラーゼ
3　リボソーム 30S サブユニット　　4　リボソーム 50S サブユニット
5　トランスペプチダーゼ

☐ (8) 菌交代現象による偽膜性大腸炎の代表的な起因菌はどれか。1つ選べ。
104-66

1　*Streptococcus pneumoniae*　　2　*Clostridium difficile*
3　*Mycobacterium tuberculosis*　　4　*Salmonella typhi*
5　*Vibrio cholerae*

☐ (9) β-ラクタム系抗菌薬であり、副作用でジスルフィラム様作用が現れる可能性があるのはどれか。1つ選べ。

1　セフメタゾール　　2　ベンジルペニシリン　　3　イミペネム
4　アンピシリン　　5　バンコマイシン

☐ (10) 再生不良性貧血やグレイ症候群が副作用として現れるおそれのあるのはどれか。1つ選べ。

1　テトラサイクリン系　　2　アミノグリコシド系
3　マクロライド系　　4　クロラムフェニコール系
5　リンコマイシン系

《抗真菌薬》

☐ (11) 抗真菌薬であるミコナゾールの作用機序はどれか。1つ選べ。

1　細胞壁合成阻害　　2　細胞膜透過性障害
3　細胞膜エルゴステロール合成阻害　　4　核酸合成阻害
5　有糸分裂阻害

☐ (12) 次の抗真菌薬のうち、ポリエン系抗生物質はどれか。1つ選べ。

1　フルシトシン　　2　ミコナゾール　　3　フルコナゾール
4　テルビナフィン　　5　アムホテリシン B

(7) 5

アンピシリンはペニシリン系抗生物質で、細菌の細胞壁合成に関与するペニシリン結合タンパク質(PBP)内のトランスペプチダーゼを阻害することにより、細菌の細胞壁合成を抑制する。DNA依存性RNAポリメラーゼを阻害する抗生物質にはリファンピシンがある。リボソーム30Sサブユニットを標的とする抗生物質にはテトラサイクリンやミノサイクリンなどがあり、リボソーム50Sサブユニットを標的とする抗生物質にはエリスロマイシンやクラリスロマイシンなどがある。細胞膜リン脂質を分解し、膜タンパク質や細胞内成分の漏出を引き起こす抗生物質には、ポリミキシンBやコリスチンなどがある。

(8) 2

偽膜性大腸炎は抗菌薬による菌交代現象で、*Clostridium*（現*Clostridioides*）*difficile*（芽胞を形成する嫌気性グラム陽性桿菌）が大量に繁殖し、産出される毒素(トキシンA、B)により腸粘膜が侵される疾患である。大腸、特にS状結腸、直腸に好発する。診断が遅れると死に至ることもあり、臨床的に重要な疾患である。*S.pneumoniae*は肺炎球菌、*M.tuberculosis*は結核菌、*S.typhi*はチフス菌、*V.cholerae*はコレラ菌である。

(9) 1

ジスルフィラム様作用が現れる可能性があるのは*N*-メチルテトラゾリルチオメチル基を有するセフェム系抗生物質である。

(10) 4

1 × 主な副作用は菌交代症、光過敏症、胃障害などである。また、小児や妊婦に投与した場合、小児･胎児に一過性の骨発育不全、歯牙の着色･エナメル質形成不全を起こすことがある。

2 × 主な副作用は腎障害、第Ⅷ脳神経障害、レッドネック症候群などである。

3 × 主な副作用は肝障害、胃障害、P450阻害作用などである。

5 × 主な副作用は偽膜性大腸炎である。

(11) 3

細胞膜を障害する抗真菌薬の作用機序は2つある。アムホテリシンBは細胞膜のエルゴステロールと結合して孔を形成することにより、ミコナゾールは細胞膜エルゴステロール合成を阻害することにより、細胞膜を障害する。

(12) 5

アムホテリシンB、ナイスタチンなどがポリエン系抗生物質に属する。ミコナゾールとフルコナゾールはアゾール系、テルビナフィンはアリルアミン系、フルシトシンはピリミジン塩基シトシンのフッ素置換体である。

☐ (13) 核酸合成を阻害し、抗真菌作用を示すのはどれか。1つ選べ。 **98-39**

1 ナイスタチン　2 フルシトシン　3 ミカファンギン
4 ミコナゾール　5 テルビナフィン

☐ (14) 抗真菌薬ブテナフィンが阻害するのはどれか。1つ選べ。 **100-40**

1 シトシン透過酵素
2 ラノステロール C-14 脱メチル化酵素
3 DNA トポイソメラーゼⅡ
4 トランスペプチダーゼ
5 スクアレンエポキシダーゼ

《抗ウイルス薬》

☐ (15) ウイルスの逆転写酵素を阻害し、B 型肝炎ウイルスの増殖を抑制する薬物はどれか。1つ選べ。

1 ウルソデオキシコール酸　2 デオキシコール酸
3 ラクツロース　4 ラミブジン　5 リバビリン

☐ (16) インターフェロン製剤と併用することにより、C 型慢性肝炎の症状を改善する薬物はどれか。1つ選べ。

1 ウルソデオキシコール酸　2 エンテカビル
3 デオキシコール酸　4 ペグインターフェロン α-2b
5 リバビリン

☐ (17) 次の抗ウイルス薬のうち、逆転写酵素を阻害するのはどれか。1つ選べ。

1 ジドブジン　2 リトナビル　3 インジナビル
4 アマンタジン　5 オセルタミビル

☐ (18) ノイラミニダーゼを阻害する抗ウイルス薬はどれか。1つ選べ。 **99-39**

1 アシクロビル　2 アマンタジン　3 オセルタミビル
4 リトナビル　5 ガンシクロビル

☐ (19) 抗ウイルス薬ラミブジンが阻害する酵素はどれか。1つ選べ。 **101-40**

1 ノイラミニダーゼ　2 インテグラーゼ　3 逆転写酵素
4 HIV プロテアーゼ　5 チミジンキナーゼ

薬理

薬剤

病態・薬治

法・制・倫

実務

(13) 2

選択肢はすべて抗真菌薬。真菌内に取り込まれてフルオロウラシルとなり核酸合成を阻害するのはフルシトシン。ナイスタチンは真菌細胞膜のエルゴステロールと結合し膜機能を障害する。ミカファンギンは真菌細胞壁の1,3-β-D-グルカン合成を阻害する。ミコナゾールはラノステロールC-14脱メチル化酵素を阻害してエルゴステロール欠乏を起こす。テルビナフィンは、スクアレンエポキシダーゼを阻害してエルゴステロール生合成を阻害する。

(14) 5

真菌細胞の細胞膜は、哺乳動物の細胞膜と異なり、真菌特有のエルゴステロールを含んでいる。エルゴステロールは真菌細胞膜の構造・機能維持に不可欠である。ブテナフィンは、スクアレンエポキシダーゼを阻害して細胞膜エルゴステロールの生合成を阻害する。

(15) 4

ラミブジンは逆転写酵素阻害作用を有し、B型肝炎ウイルスの逆転写酵素を阻害して、増殖を抑制する。さらに、DNAポリメラーゼ阻害作用もあり、これもウイルス増殖抑制効果に関与している。

(16) 5

リバビリンは、HCV由来RNA依存性RNAポリメラーゼの活性を阻害する。ペグインターフェロンα-2aとの併用により、C型慢性肝炎の治療に用いられる。なお、C型慢性肝炎に対するリバビリンの単独療法は無効である。

(17) 1

ジドブジンは逆転写酵素を阻害、インジナビルおよびリトナビルは、HIVプロテアーゼを阻害することにより、HIVの増殖を阻害する。アマンタジンはA型インフルエンザウイルスの脱殻を阻害し、細胞内への侵入を阻止する。オセルタミビルは、A型およびB型インフルエンザウイルス表面のシアル酸を切断するノイラミニダーゼを阻害して、ウイルスの拡散を阻止する。

(18) 3

オセルタミビルは、内服で用いられる抗インフルエンザ薬で、その活性代謝物がノイラミニダーゼを阻害することにより、A型及びB型インフルエンザに効果を示す。アシクロビル及びガンシクロビルは、DNAポリメラーゼを阻害する抗ウイルス薬で、アマンタジンは、ウイルスの脱殻を阻害する抗ウイルス薬である。リトナビルは、HIVプロテアーゼを選択的に阻害する。

(19) 3

ラミブジンは感染細胞内で活性体のラミブジン5'-三リン酸に変換され、HIV逆転写酵素によりウイルスDNA鎖に取り込まれ、DNA鎖の伸長を停止させてHIVの複製を阻害する。ラミブジン5'-三リン酸化体はHIVの逆転写酵素を競合的に阻害する。

《原虫・寄生虫感染症治療薬》

☐ (20) 次の抗寄生虫薬のうち、駆虫薬はどれか。1つ選べ。
1 抗回虫薬　2 抗アメーバ薬　3 抗マラリア薬
4 抗トリコモナス薬　5 抗スピロヘータ薬

☐ (21) 次の抗寄生虫薬のうち、ヘム重合阻害作用や食胞の機能阻害により、抗マラリア作用を示すと考えられているのはどれか。1つ選べ。
1 キニーネ　2 カイニン酸　3 サントニン
4 メフロキン　5 メトロニダゾール

《抗悪性腫瘍薬》

☐ (22) HER2が過剰発現している転移性乳がんに対して用いられる分子標的薬はどれか。1つ選べ。
HER2：ヒト上皮増殖因子受容体2
1 イマチニブ　2 ゲフィチニブ　3 バシリキシマブ
4 トラスツズマブ　5 リツキシマブ

☐ (23) シスプラチンの記述として、正しいのはどれか。1つ選べ。
1 トポイソメラーゼⅠを阻害する。
2 核酸塩基のアルキル化によって、DNA合成を阻害する。
3 白金錯体である。
4 細胞周期のS期を特異的に阻害する。
5 嘔吐を起こさない。

☐ (24) 次の抗悪性腫瘍薬のうち、作用が細胞周期のM期特異的であるのはどれか。1つ選べ。
1 シクロホスファミド　2 シスプラチン　3 ビンクリスチン
4 ブレオマイシン　5 ドキソルビシン

☐ (25) 抗腫瘍薬パクリタキセルの作用機序はどれか。1つ選べ。**102-40**
1 DNAアルキル化　2 チューブリン脱重合阻害
3 アロマターゼ阻害　4 トポイソメラーゼⅡ阻害
5 ピリミジン代謝阻害

(20) 1
抗寄生虫薬には、マラリア、トリコモナス、アメーバなどの原虫(単細胞の寄生虫)に作用する抗原虫薬と、回虫、線虫などのぜん虫類に作用する駆虫薬とに分類される。スピロヘータは、らせん型の原虫様外形を有するが、代謝系は細菌に属する。

(21) 4
マラリアにはキニーネやアトバコン・プログアニル配合剤が用いられる。マラリア原虫は宿主の赤血球中のヘモグロビンを取り込み、食胞で分解し、アミノ酸の供給源として利用する。この時、ヘムは原虫に対して有害なため、重合させて、ヘモゾインとすることで無毒化する。カイニン酸とサントニンは回虫の駆除薬。メトロニダゾールは、DNA 二重鎖切断により抗赤痢アメーバ作用と抗トリコモナス作用を示す。

(22) 4
トラスツズマブは、抗 HER2 ヒト化モノクローナル抗体であり、HER2 が過剰発現している転移性乳がんに適応される。トラスツズマブが乳がん細胞の HER2 に結合すると、ナチュラルキラー(NK)細胞による抗体依存性細胞性細胞傷害が誘導される。イマチニブ、ゲフィチニブ、リツキシマブは、いずれも抗悪性腫瘍を示す分子標的治療薬。バシリキシマブは免疫抑制薬である。

(23) 3
シスプラチンは白金錯体であり、主として DNA 二本鎖間に白金による架橋を形成し、DNA 合成を阻害する。その作用は細胞周期非特異的であり、消化器がん、泌尿生殖器がん、小細胞肺がんなどの治療に用いられる。副作用としては、腎障害、嘔吐などが知られる。トポイソメラーゼⅠを阻害するのはイリノテカン、核酸塩基のアルキル化によって DNA 二本鎖を架橋するのはシクロホスファミド、ブスルファンなどである。

(24) 3
シクロホスファミドやシスプラチンは DNA 架橋により、抗腫瘍性抗生物質であるブレオマイシンやドキソルビシンは、それぞれ DNA 切断、DNA 鎖へのはまり込み(インターカレーション)により DNA に直接作用する。これら薬物の細胞周期特異性は低い。植物由来で微小管重合阻害作用を有するビンクリスチン、ビンブラスチンは、M 期に特異的に作用し細胞分裂を阻害する。

(25) 2
パクリタキセルは、微小管構成タンパク質であるチューブリンの重合を促進することにより、微小管の形成を促進・安定化し、微小管の脱重合を抑制して、細胞の有糸分裂を阻害する。DNA をアルキル化することにより抗腫瘍効果を発揮する薬物にはアルキル化薬のシクロホスファミドなどがある。エストロゲン合成酵素のアロマターゼの阻害薬としてアナストロゾール、エキセメスタンがある。トポイソメラーゼⅡを阻害する薬物には、エトポシドがある。ピリミジン代謝阻害薬にはテガフールやドキシフルリジンなどがある。

☐ (26) DNAトポイソメラーゼⅠを阻害して抗悪性腫瘍作用を示すのはどれか。1つ選べ。 **97-40**

1　ネダプラチン　　2　ブレオマイシン　　3　メルカプトプリン
4　イリノテカン　　5　マイトマイシンC

☐ (27) 抗悪性腫瘍薬ノギテカンの作用機序はどれか。1つ選べ。 **105-40**

1　トポイソメラーゼⅠ阻害　　2　トポイソメラーゼⅡ阻害
3　微小管タンパク質重合促進　　4　ピリミジン代謝拮抗
5　葉酸代謝拮抗

☐ (28) 閉経後乳がん治療薬レトロゾールの作用機序はどれか。1つ選べ。 **98-40**

1　アロマターゼ阻害　　2　トポイソメラーゼⅡ阻害
3　ジヒドロ葉酸還元酵素阻害　　4　アンドロゲン受容体遮断
5　エストロゲン受容体遮断

☐ (29) Bcr-Ablチロシンキナーゼを阻害し、抗悪性腫瘍作用を示す薬物はどれか。1つ選べ。 **99-40**

1　メトトレキサート　　2　イマチニブ　　3　ブレオマイシン
4　ゲフィチニブ　　5　イリノテカン

☐ (30) ラムシルマブの抗悪性腫瘍作用に関わる標的分子はどれか。1つ選べ。
106-39

1　EGFR（上皮増殖因子受容体）
2　HER2（ヒト上皮増殖因子受容体2型）
3　mTOR（哺乳類ラパマイシン標的タンパク質）
4　VEGF（血管内皮増殖因子）
5　VEGFR-2（血管内皮増殖因子受容体2型）

(26) 4

選択肢はすべて抗悪性腫瘍薬である。DNAトポイソメラーゼは、DNAの複製・転写の過程でDNAのトポロジーを解消する酵素で、IとIIがある。イリノテカンは、DNAトポイソメラーゼIを阻害して細胞増殖を阻害する。ネダプラチンは、シスプラチンより毒性が軽減された白金製剤で、DNA合成を阻害する。ブレオマイシンはフリーラジカル生成によりDNA鎖を切断する。メルカプトプリンはプリン代謝拮抗によりDNA合成を阻害する。マイトマイシンCはDNA架橋形成、アルキル化、フリーラジカル生成によるDNA切断を介してDNA複製を阻害する。

(27) 1

ノギテカン、イリノテカンは、トポイソメラーゼIを阻害することによりDNAの複製を抑制する。トポイソメラーゼIIを阻害する薬物にはエトポシドがある。微小管重合を促進する薬物にはパクリタキセルなどがある。ピリミジン代謝に拮抗する薬物にはフルオロウラシルなどがある。葉酸代謝に拮抗する薬物にはメトトレキサートなどがある。

(28) 1

レトロゾールはアロマターゼ阻害薬。アロマターゼはエストロゲン合成に関与するので、その阻害によりエストロゲン依存性腫瘍の増殖が抑制される。同類薬物にアナストロゾール、エキセメスタンがある。

(29) 2

慢性骨髄性白血病や一部の急性白血病では、フィラデルフィア染色体の異常が認められる。9番染色体と22番染色体間での転座によって2つの遺伝子(c-ablとbcr)が融合して、異常な酵素Bcr-Ablチロシンキナーゼが生じ、白血病の引き金になると考えられている。イマチニブは、このチロシンキナーゼを特異的に阻害し、抗悪性腫瘍作用を示す。メトトレキサートは、ジヒドロ葉酸還元酵素を阻害する。ゲフィチニブは、ヒト上皮成長因子(EGF)受容体チロシンキナーゼを阻害する。

(30) 5

ラムシルマブは、VEGFR-2に対するヒト型抗VEGFR-2モノクローナル抗体で、VEGFR-2と特異的に結合して、VEGFR-2の活性化を阻害し、内皮細胞の増殖や血管新生を抑制する。セツキシマブはEGFRに対するキメラ型モノクローナル抗体で、トラスツズマブはHER2のモノクローナル抗体で、ベバシズマブはVEGFのモノクローナル抗体である。エベロリムスは、細胞内でFKBP-12と複合体を形成してmTORの機能を阻害する。

Ⓗ薬物の基本構造と薬効

《化学構造と薬効の関連性》

☐(1) ノルアドレナリンのアミノ基にイソプロピル基を導入することによって増強する作用はどれか。1つ選べ。

1　α_1受容体刺激作用　　2　α_2受容体遮断作用
3　β受容体刺激作用　　4　血液脳関門の透過性
5　消化管からの吸収性

☐(2) 以下の直接型コリン作動薬のうち、コリンエステラーゼにより最も加水分解されやすいのはどれか。1つ選べ。**106-40**

1　2

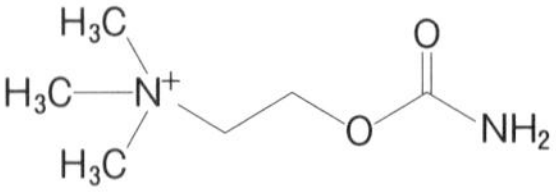

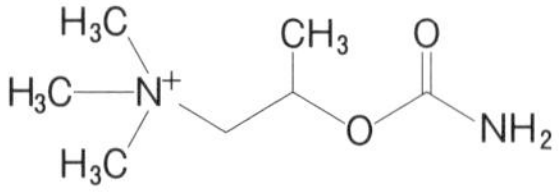

3 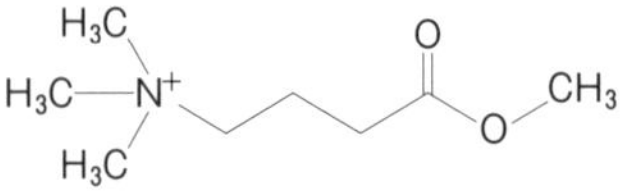　4

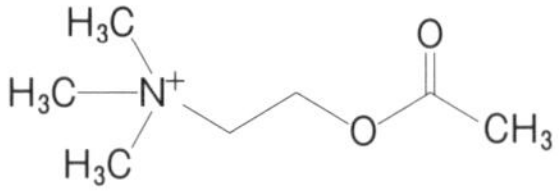

5

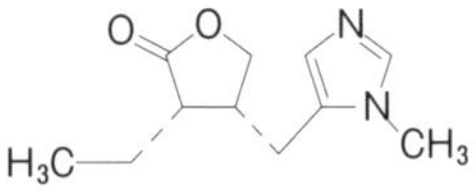

☐(3) 次の吸入麻酔薬のうち、化学構造中に炭素を<u>含まない</u>のはどれか。1つ選べ。

1　エーテル　　2　ハロタン　　3　エンフルラン　　4　イソフルラン
5　亜酸化窒素

☐(4) 次の薬物のうち、化学構造中にステロイド骨格を<u>含まない</u>のはどれか。1つ選べ。

1　ジゴキシン　　2　ベクロニウム　　3　ウルソデオキシコール酸
4　スピロノラクトン　　5　トリアムテレン

☐(5) 以下に示す化学構造の薬物が結合し、鎮痛作用を引き起こす作用点はどれか。1つ選べ。**104-40**

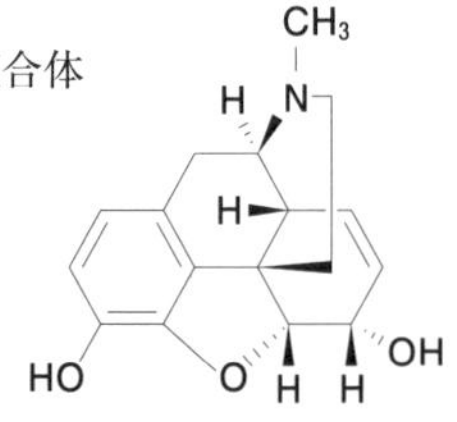

1　γ-アミノ酪酸 $GABA_A$ 受容体-Cl^-チャネル複合体
2　ドパミン D_2 受容体
3　オピオイドμ受容体
4　ムスカリン性アセチルコリン受容体
5　シクロオキシゲナーゼ

(1) 3

ノルアドレナリンのアミノ基にイソプロピル基がついた薬物はイソプレナリンで、α作用はなく、強力なβ受容体作動薬として作用する。

(2) 4

1はカルバコール、2はベタネコール、3はカルプロニウム、4はアセチルコリン（ACh）、5はピロカルピンの構造である。コリンエステラーゼのうち、アセチルコリンエステラーゼ（真性コリンエステラーゼ）はAChを特異的に分解し、血漿コリンエステラーゼ（偽性コリンエステラーゼ）はAChだけでなく種々のコリンエステル類も加水分解する。選択肢の中でAChが一番コリンエステラーゼにより加水分解されやすい。

(3) 5

麻酔用エーテルはジエチルエーテル（$C_2H_5OC_2H_5$）である。ハロタン（$C_2HBrClF_3$）はハロゲン化アルキルである。エンフルランとイソフルラン（$C_3H_2ClF_5O$）はハロゲン化エーテルで、互いに構造異性体の関係にある。亜酸化窒素（N_2O）は炭素を含まない。

(4) 5

ジゴキシンは強心配糖体、ベクロニウムは競合型の末梢性筋弛緩薬、ウルソデオキシコール酸は利胆に用いられる胆汁酸、スピロノラクトンは抗アルドステロン作用を示す利尿薬である。トリアムテレンはスピロノラクトンと同じカリウム保持性利尿薬に分類されるが、ステロイド骨格をもたず、抗アルドステロン作用はない。

(5) 3

図には、フェナントレン骨格をもつモルヒネの構造式が示されている。

モルヒネはオピオイドμ受容体を刺激することにより、上行性痛覚伝導系を抑制するとともに、下行性痛覚抑制系を賦活化して、強力な鎮痛作用を発揮する。

薬　剤

PHARMACIST

I　薬の生体内運命

Ⓐ薬物の体内動態

《生体膜通過》

☐ (1) 単純拡散による薬物の細胞膜透過に関する記述のうち、正しいのはどれか。1つ選べ。 **106-41**

1　濃度勾配に従う。
2　透過速度は Michaelis−Menten 式で表される。
3　トランスポーターを介する。
4　ATP の加水分解エネルギーを利用する。
5　タンパク質の細胞内取り込みに関与する。

☐ (2) 生体膜透過が pH 分配仮説に従う輸送形式はどれか。1つ選べ。

1　単純拡散　　2　促進拡散　　3　一次性能動輸送
4　二次性能動輸送　　5　膜動輸送

☐ (3) 弱酸性薬物について、pH 分配仮説に従った消化管吸収を表す図はどれか。1つ選べ。 **105-41**

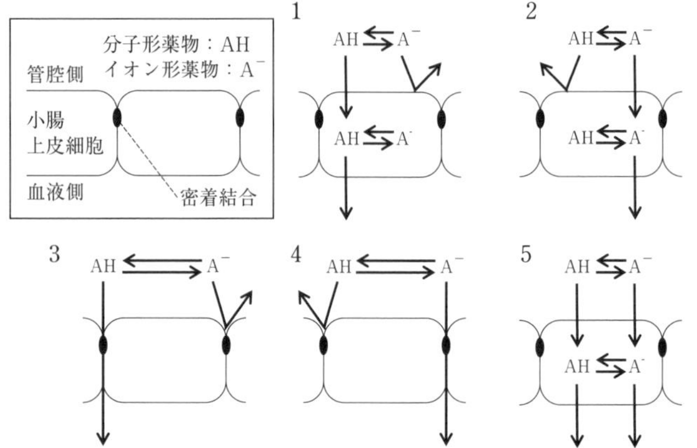

☐ (4) 薬物の生体膜透過機構のうち、トランスポーターを介するが、ATP の加水分解で産生されるエネルギーを必要としないのはどれか。1つ選べ。 **97-42**

1　単純拡散　　2　促進拡散　　3　一次性能動輸送
4　二次性能動輸送　　5　膜動輸送

☐ (5) 担体介在輸送がミカエリス・メンテン (Michaelis-Menten) 式に従うとき、薬物の輸送速度 (v) を表す式はどれか。1つ選べ。ただし、薬物濃度を C、最大輸送速度を V_{max}、ミカエリス定数を K_m とする。 **108-41**

1　$V_{max} + \dfrac{C}{K_m}$　　2　$V_{max} + \dfrac{C}{K_m + C}$

3　$V_{max} + \dfrac{1}{K_m \cdot C}$　　4　$\dfrac{V_{max} \cdot C}{K_m}$　　5　$\dfrac{V_{max} \cdot C}{K_m + C}$

(1) 1

単純拡散の特徴は、①薬物の濃度勾配に従う、②透過速度はFickの拡散速度式で表される、③トランスポーターを介さない、④ATPの加水分解エネルギーを利用しない、⑤細胞膜透過に飽和現象が認められない、などがある。

(2) 1

物理化学的性質のみで生体膜透過が起こる。促進拡散、一次性能動輸送、二次性能動輸送では、輸送体が関与する。膜動輸送では細胞膜の形態変化を伴い、生体内細胞エネルギーを消費して物質を輸送する。

(3) 1

pH分配仮説は、「分子形分子のみが生体膜を透過し、イオン形分子は透過しない」という考え方である。したがって、分子形分子（AH）のみが生体膜（小腸上皮細胞膜）を透過している。図1が正答となる。

(4) 2

薬物の生体膜透過機構におけるトランスポーター及びATPの加水分解エネルギーの要不要は下表のとおり。

	トランスポーター	ATPの加水分解エネルギー
単純拡散	不要	不要（薬物の濃度勾配）
促進拡散	必要	不要（薬物の濃度勾配）
一次性能動輸送	必要	必要（直接的）
二次性能動輸送	必要	必要（間接的：イオン勾配）
膜動輸送	不要	必要

(5) 5

K_m は、v が V_{max} の $\frac{1}{2}$ となるときの濃度を示す。

(6) 二次性能動輸送の駆動力となるイオン濃度勾配を形成する一次性能動輸送担体はどれか。1つ選べ。 **102-42**

1　Na^+, K^+-ATPase　　2　Na^+ / グルコース共輸送体
3　Na^+ / H^+ 交換輸送体　　4　P-糖タンパク質
5　H^+ / ペプチド共輸送体

(7) 一次性能動輸送担体はどれか。1つ選べ。 **104-42**

1　グルコーストランスポーター GLUT1
2　P-糖タンパク質 MDR1
3　有機アニオントランスポーター OAT1
4　H^+ / ペプチド共輸送体 PEPT1
5　Na^+ / グルコース共輸送体 SGLT2

(8) 下図のセファレキシンの消化管吸収に主として関与するトランスポーターはどれか。1つ選べ。 **107-41**

1　有機アニオントランスポーター OAT1
2　有機カチオントランスポーター OCT2
3　P-糖タンパク質
4　ペプチドトランスポーター PEPT1
5　グルコーストランスポーター SGLT2

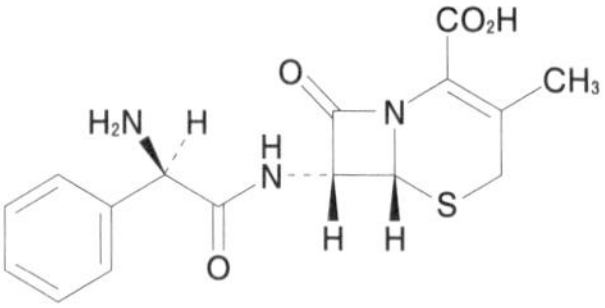

《吸収》

(9) 経口投与された薬物が吸収される過程はどれか。1つ選べ。 **97-41**

1　小腸→全身循環系→肝臓→門脈　　2　小腸→門脈→肝臓→全身循環系
3　小腸→肝臓→門脈→全身循環系　　4　小腸→全身循環系→門脈→肝臓
5　小腸→門脈→全身循環系→肝臓　　6　小腸→肝臓→全身循環系→門脈

(10) 消化管からの吸収率が最も高い薬物はどれか。1つ選べ。 **101-41**

1　インスリン　　2　ゲンタマイシン　　3　スキサメトニウム
4　セファレキシン　　5　バンコマイシン

(11) 親水性薬物の経皮吸収における最大の障壁はどれか。1つ選べ。 **103-42**

1　皮脂腺　　2　真皮層　　3　毛嚢　　4　角質層　　5　毛細血管

(12) 弱酸性薬物の単純拡散による消化管吸収に及ぼす管腔内pHの影響として正しい記述はどれか。1つ選べ。ただし、薬物は全て溶解しているものとする。 **100-41**

1　pHが低下すると分子形分率が低下し、吸収が増加する。
2　pHが低下すると分子形分率が低下し、吸収が減少する。
3　pHが低下すると分子形分率が上昇し、吸収が増加する。
4　pHが低下すると分子形分率が上昇し、吸収が減少する。
5　pHの変化によって、吸収は変化しない。

(6) 1

2 × Na イオンと同じ方向にグルコースを共輸送する二次性能動輸送体。

3 × Na イオンと H イオンが逆方向に交換輸送する二次性能動輸送体。

4 × ATP の加水分解エネルギーを直接利用して物質を輸送する一次性能動輸送体。

5 × H イオンと同じ方向にペプチドを共輸送する二次性能動輸送体。

(7) 2

1 × 促進拡散型担体

2 ○ 一次性能動輸送担体

3～5 × 二次性能動輸送担体

(8) 4

βラクタム系抗菌薬のセファレキシンにはペプチド結合があるため、小腸管腔側に局在するペプチドトランスポーター PEPT1 の基質となり、膜輸送される。

(9) 2

ほとんどの薬物は小腸から吸収されると門脈に入り、肝臓で肝初回通過効果を受けたあと、全身循環系に流入する吸収経路をとる。

(10) 4

インスリンは消化管内で分解を受けやすい。ゲンタマイシン、スキサメトニウム、バンコマイシンは脂溶率が低く、消化管からほとんど吸収されない。したがって消化管からの吸収率が最も高くなるのは、ペプチドトランスポーターによる消化管吸収を受けるセファレキシンである。

(11) 4

いずれも生体膜なので、親水性薬物は透過しにくい。これらの中で吸収表面積が最も大きいのは角質層であるため、角質層が経皮吸収における最大の障壁となる。

(12) 3

単純拡散機構で消化管粘膜を透過することから、この薬物は pH 分配仮説に従って消化管吸収されることになる。

pH 分配仮説では、分子形分率が高いほど吸収が増大すると考える。弱酸性薬物では、pH が低下すると分子形分率が上昇するので、pH 分配仮説に従い、吸収が増加することになる。

□(13) 胃内容排出速度を低下させる薬物はどれか。1つ選べ。108-42
1 リボフラビン　2 プロパンテリン　3 メトクロプラミド
4 ドンペリドン　5 モサプリド

□(14) 胃内容排出速度を上昇させる薬物はどれか。1つ選べ。98-41
1 アトロピン　2 イミプラミン　3 プロパンテリン
4 メトクロプラミド　5 モルヒネ

□(15) 食事による胃内容排出速度の低下によって、吸収量が増大するのはどれか。1つ選べ。103-41
1 アセトアミノフェン　2 エリスロマイシン　3 セファクロル
4 リファンピシン　5 リボフラビン

□(16) コレスチラミンとの併用により薬物吸収が低下することがある。その理由として正しいものはどれか。1つ選べ。
1 難溶性のキレート形成　2 コレスチラミンへの吸着
3 胃内容物排泄速度の低下　4 P–糖タンパク質による分泌の促進
5 シトクロム P450 の代謝誘導

□(17) 水酸化アルミニウムを含む制酸剤とともに経口投与すると、キレートを形成して吸収が低下するのはどれか。1つ選べ。97-46
1 オメプラゾール　2 ノルフロキサシン　3 フェノバルビタール
4 リボフラビン　5 ワルファリン

□(18) アルミニウム、マグネシウム等の金属を含有する経口剤と同時に経口投与すると、吸収が低下する薬剤はどれか。1つ選べ。107-42
1 オメプラゾール錠　2 レボフロキサシン錠
3 フェノバルビタール散　4 リボフラビン酪酸エステル錠
5 ワルファリンカリウム錠

□(19) 以下の剤形のうち、薬物の肝初回通過効果を回避するのに最も適しているのはどれか。1つ選べ。106-42
1 経口徐放錠　2 口腔内崩壊錠　3 腸溶錠　4 経口ゼリー剤　5 坐剤

《分布》

□(20) アルブミンに最も結合しやすいのはどれか。1つ選べ。98-42
1 イヌリン　2 ゲンタマイシン　3 ワルファリン
4 クレアチニン　5 リチウム

□(21) 血漿タンパク質のうち、プロプラノロールとの親和性が最も高いのはどれか。1つ選べ。107-43
1 アルブミン　2 α–グロブリン　3 γ–グロブリン
4 フィブリノーゲン　5 α_1–酸性糖タンパク質

(13) 2

逆に、胃内容排出速度を増大させる薬物としてはメトクロプラミドが知られている。

(14) 4

メトクロプラミド以外は胃内容排出速度を遅くする。また、食物が胃内に存在するときや胃内の粘度が高い状態でも胃内容排出速度は遅くなる。

(15) 5

一般には、胃内容排出速度が低下すると薬物吸収速度は低下するが、吸収障害がなければ吸収量は変わらない。ただし、リボフラビンのように担体介在輸送で吸収される薬物では吸収量は増大する。

選択肢1～4の薬物は、受動拡散で吸収されるため、吸収量は変わらない。

(16) 2

コレスチラミンは陰イオン交換樹脂なので、酸性薬物などが吸着する。相互作用を起こす薬物には、ワルファリン、プラバスタチン、フェニルブタゾンなどがある。

(17) 2

2価あるいは3価の金属カチオンと不溶性のキレートを形成する薬物は、テトラサイクリン系抗菌薬（テトラサイクリン、ミノサイクリン）、ニューキノロン抗菌薬（ノルフロキサシン、エノキサシン、オフロキサシン）、エチドロン酸二ナトリウムなどがある。

(18) 2

マグネシウムやアルミニウムなどの2価および3価の金属カチオンはニューキノロン系抗菌薬のレボフロキサシンと難溶性のキレートを形成して消化管吸収を低下させる。

(19) 5

肝初回通過効果を回避するのに適した剤形には、静注・筋注・皮下注などの注射剤、全身作用を目的とした点鼻剤、舌下錠、TTS製剤、吸入剤、坐剤などがある。

(20) 3

ワルファリンのアルブミンとの結合率は約97%である。その他の薬物については、イヌリンとリチウムはアルブミンと結合せず、クレアチニンはほとんど結合しない。ゲンタマイシンの結合率は約3%である。

(21) 5

プロプラノロールのような塩基性薬物との親和性が高い血漿タンパク質は、α_1-酸性糖タンパク質である。アルブミンは主に酸性薬物との親和性が高い。

□ (22) 薬物が血漿と組織に分布するとき、分布容積を表す式はどれか。1つ選べ。ただし、血漿容積を V_p、組織容積を V_t、薬物の血漿中濃度を C_p、薬物の組織中濃度を C_t とする。 106-43

1 $V_p \times C_p + V_t \times C_t$

2 $V_p + V_t \times \dfrac{C_t}{C_p}$

3 $V_p + V_t \times \dfrac{C_p}{C_t}$

4 $V_p - V_t \times \dfrac{C_t}{C_p}$

5 $V_p - V_t \times \dfrac{C_p}{C_t}$

□ (23) 分布容積が最も大きいのはどれか。1つ選べ。 103-43

1 アミオダロン　2 バンコマイシン　3 ヘパリン
4 リチウム　5 ワルファリン

□ (24) 薬物の血漿タンパク結合の解析に用いられる式はどれか。1つ選べ。 99-42

1 Henderson−Hasselbalch 式　2 Langmuir 式　3 Augsberger 式
4 Arrhenius 式　5 Cockcroft−Gault 式

□ (25) 薬物の血漿タンパク結合の測定に際し、非結合形薬物を分離する方法として、一般的なのはどれか。1つ選べ。 97-43

1 溶媒抽出法　2 塩析法　3 再結晶法
4 逆浸透法　5 限外ろ過法

□ (26) 図は脳毛細血管の断面を模式的に示したものである。1～6のうち、P−糖タンパク質の局在と機能を表すのはどれか。1つ選べ。ただし、矢印は薬物の輸送方向を示す。 105-42

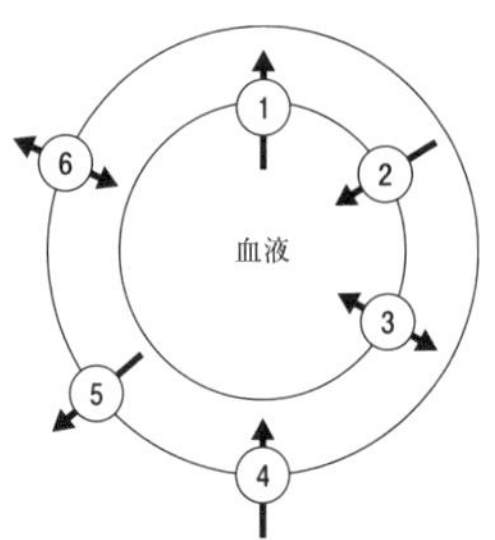

□ (27) 血液脳関門の実体である細胞はどれか。1つ選べ。 108-43

1 神経細胞　2 周皮細胞（ペリサイト）
3 星状膠細胞（アストロサイト）　4 脈絡叢上皮細胞
5 脳毛細血管内皮細胞

□ (28) 血液脳脊髄液関門の実体を形成している細胞はどれか。1つ選べ。 100-42

1 神経細胞　2 毛細血管内皮細胞　3 脈絡叢上皮細胞
4 アストロサイト　5 周皮細胞

(22) 2

薬物が血漿と組織に分布すると考えると、分布容積(V_d)は次式で表される。ただし、X は体内薬物量、X_p は血漿中薬物量、X_t は組織中薬物量、f_p は血漿中薬物非結合率、f_t は組織中薬物非結合率である。

$$V_d = \frac{X}{C_p} = \frac{X_p + X_t}{C_p} = \frac{X_p}{C_p} + \frac{X_t}{C_p} = V_p + \frac{X_t}{C_p}$$

血漿中非結合形薬物濃度と組織中非結合形薬物濃度が等しいと仮定するので、

$f_p \times C_p = f_t \times C_t$ の式より、$C_p = \dfrac{f_t}{f_p} \times C_t$ となり、

$$V_d = V_p + \frac{X_t}{C_p} = V_p + \frac{X_t}{\frac{f_t}{f_p} \times C_t} = V_p + V_t \times \frac{f_p}{f_t} = V_p + V_t \times \frac{C_t}{C_p}$$

となる。

(23) 1

脂溶性が高い薬物は分布容積が大きくなる。選択肢中、脂溶性薬物はアミオダロンであり、選択肢2～5は水溶性薬物である。

(24) 2

1は緩衝液のpH算出などに用いる式、3は年齢を用いて小児薬用量を算出する式、4は反応速度定数と絶対温度の関係式、5は血清クレアチニン濃度、年齢、体重、性別からクレアチニンクリアランスを推定する式である。

(25) 5

薬物の血漿タンパク非結合形を分離する方法には、平衡透析膜法、限外ろ過法及び超遠心分離法がある。

(26) 2

脳毛細血管でのP-糖タンパク質は、血管側膜に局在し、脳内の薬物を血液中に排出する機能がある。

(27) 5

脈絡叢上皮細胞は、血液脳脊髄液関門の実体として知られている。

(28) 3

血液脳脊髄液関門の実体は、脈絡叢上皮細胞である。ちなみに、血液脳関門の実体は、毛細血管内皮細胞である。

□(29) 薬物の脳移行に関する記述について、正しいのはどれか。1つ選べ。
1 レボドパは血液脳関門にある輸送担体の働きで脳内へ輸送される。
2 ドキソルビシンはP−糖タンパクの働きで脳内へ輸送される。
3 水溶性が高い薬物ほど脳へ移行しやすい。
4 セフェム系抗生物質は脳脊髄液へは移行しない。
5 薬物はタンパク結合した形で脳へ移行する。

□(30) 薬物の胎児移行について、正しいのはどれか。1つ選べ。
1 一般に脂溶性が高い薬物ほど移行しにくい。
2 水溶性薬物は分子量の大きいものが移行しやすい。
3 血漿タンパク質と結合した薬物は移行しない。
4 第4級アンモニウム塩は移行しやすい。
5 P−糖タンパク質により母体側へ排出される薬物はない。

□(31) 次の薬物のうち、胎盤をほとんど透過しない薬物はどれか。1つ選べ。
1 チオペンタール　2 リドカイン　3 ワルファリン
4 デキサメタゾン　5 スキサメトニウム

□(32) 母体から胎児への移行性が最も低いのはどれか。1つ選べ。 **104-43**
1 インスリン　2 エタノール　3 グルコース
4 チオペンタール　5 バルプロ酸

□(33) 薬物の乳汁移行性について正しい記述はどれか。1つ選べ。 **101-42**
1 乳汁は血漿に比べて塩基性であるため、弱塩基性薬物は乳汁中に移行しやすい。
2 乳汁は血漿に比べて塩基性であるため、弱酸性薬物は乳汁中に移行しやすい。
3 乳汁は血漿に比べて酸性であるため、弱塩基性薬物は乳汁中に移行しやすい。
4 乳汁は血漿に比べて酸性であるため、弱酸性薬物は乳汁中に移行しやすい。
5 乳汁と血漿のpHは同じであるため、薬物が弱酸性あるいは弱塩基性であることは、乳汁移行性に影響を及ぼさない。

《代謝》

□(34) ヒトの肝臓において、薬物の酸化、還元、加水分解、抱合の全ての代謝反応が行われる細胞内小器官はどれか。1つ選べ。 **97-44**
1 核　2 ゴルジ体　3 小胞体　4 ミトコンドリア　5 リソソーム

□(35) 主にミクロソーム画分に局在している抱合酵素はどれか。1つ選べ。
1 硫酸転移酵素　2 グルタチオン *S*−転移酵素
3 *N*−アセチル転移酵素　4 メチル転移酵素
5 UDP−グルクロン酸転移酵素

(29) 1

2 × P-糖タンパクの働きで脳から血液中に排出される。
3 × 低分子量で脂溶性が高い薬物ほど脳へ移行しやすい。
4 × 脈絡叢は脳脊髄液を産生し、脳内で産生された物質や、βラクタム系抗生物質などの薬物を血管側に能動的に排出する。
5 × 非結合形の薬物が脳移行する。

(30) 3

多くの薬物が単純拡散によって胎盤関門を透過するので、脂溶性が高い薬物は胎児への移行性が高い。水溶性薬物の場合、分子量1000以上のものは胎盤関門を透過しにくいので、移行性は低い。P-糖タンパク質は胎盤にも発現しており、胎児側から母体側への排出に関与している。

(31) 5

スキサメトニウムやツボクラリンなどの第4級アンモニウム塩は胎盤をほとんど透過しない。チオペンタールやリドカインは脂溶性が高く、胎盤を透過しやすい。ワルファリンはタンパク結合率は97%と高いが、臍帯血と母体血との比が0.5～0.7であり、胎盤を透過する。デキサメタゾンなどのステロイド類は、胎盤を透過しやすい。

(32) 1

胎盤には血液胎盤関門があるため、高分子量の薬物は透過しにくい。
1 ○ 分子量が大きいため透過しにくい。
2 × 低分子量のため透過する。
3 × 水溶性であるが、トランスポーターにより透過する。
4 × 脂溶性なので透過する。
5 × モノカルボン酸トランスポーターにより透過する。

(33) 3

pH分配仮説で考える。乳汁（pH6.4～7.2）は血漿（pH7.4）に比べて酸性側である。乳汁中でイオン形分率が多く、血漿中で分子形分率が多くなるのは、弱塩基性薬物である。よって、弱塩基性薬物は乳汁中に移行しやすい。

(34) 3

小胞体は細胞分画法によってミクロソーム分画として得られ、薬物の酸化・還元・加水分解・抱合の全てに関与する代謝酵素が含まれている。核、ゴルジ体、リソソームでは薬物代謝酵素による代謝は行われない。ミトコンドリアは酸化反応と抱合反応に関与する代謝酵素が含まれている。

(35) 5

UDP-グルクロン酸転移酵素はミクロソーム画分に局在する、105,000 × g で60分間遠心分離した沈渣部分。他は可溶性画分に局在する、105,000 × g で60分間遠心分離した上清部分。

(36) 主に肝ミクロソームに存在し、基質特異性が低く、多くの脂溶性薬物の酸化反応に関与する酵素はどれか。1つ選べ。

1　アルコールデヒドロゲナーゼ　　2　フラビン含有モノオキシゲナーゼ
3　アルデヒドデヒドロゲナーゼ　　4　モノアミンオキシダーゼ
5　シトクロム P450

(37) 薬物代謝の酵素に関する記述のうち、正しいのはどれか。1つ選べ。

1　シトクロム P450（CYP）は肝細胞ミトコンドリア分画に多く存在する。
2　CYP はグルクロン酸抱合に関与する。
3　シメチジンは CYP の活性を非特異的に誘導する。
4　1つの薬物で酵素阻害と誘導を示すものがある。
5　CYP の阻害反応はすべて可逆的である。

(38) 一般に、薬物の水溶性が低下する代謝反応はどれか。1つ選べ。
101-43

1　アルキル側鎖の水酸化　　2　*N*–脱アルキル化
3　エステルの加水分解　　4　グルクロン酸抱合　　5　アセチル抱合

(39) カルボキシルエステラーゼにより加水分解を受ける薬物はどれか。1つ選べ。**108-44**

1 テモカプリル　　2 テガフール（及び鏡像異性体）
3 イミプラミン　　4 インドメタシン 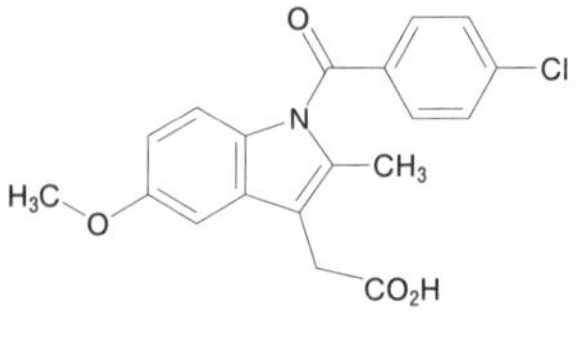　　5 モルヒネ

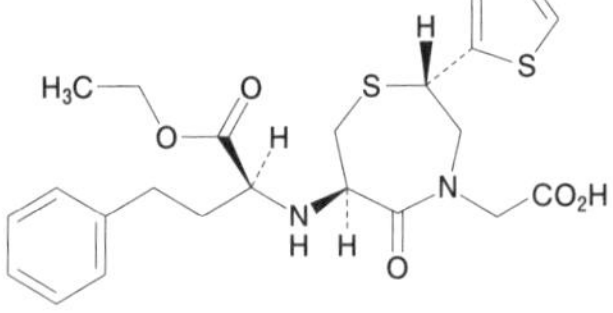

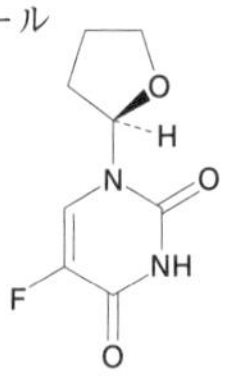

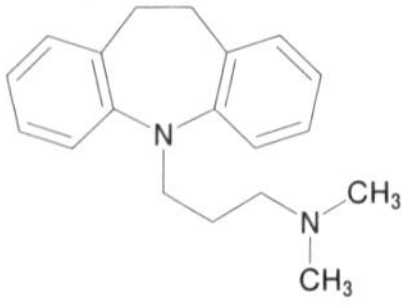

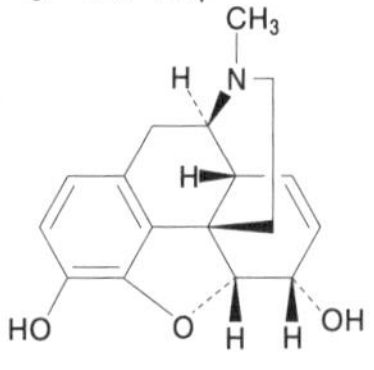

(40) 薬物代謝における第Ⅱ相反応はどれか。1つ選べ。**105-43**

1　アルキル化　　2　加水分解　　3　還元　　4　酸化　　5　抱合

(41) 生体内で主にUDP–グルクロン酸転移酵素で代謝されるのはどれか。1つ選べ。**103-44**

1　アセタゾラミド　　2　アミカシン　　3　イソニアジド
4　サラゾスルファピリジン　　5　モルヒネ

(36) 5

1 × 主に可溶性画分に存在し、異物アルコール類の代謝に関与する。
2 × 主にミクロソームに存在し、窒素や硫黄原子の酸化に関与する。
3 × 主に可溶性画分に存在し、アルデヒド基を対応するカルボン酸に酸化する。
4 × 主にミトコンドリア外膜に存在し、一般には生体内生理活性アミンの神経伝達物質を酸化的に脱アミノ化し、アルデヒドとアンモニアを生成する。

(37) 4

1、2 × CYPは肝細胞小胞、ミクロソーム分画に多く存在し、酸化、還元反応に関与する。
3 × シメチジンはCYPの活性を非特異的に阻害する。
4 ○ オメプラゾールはCYP1A2の誘導とCYP2C19の阻害を示す。
5 × CYPの阻害反応のうち不可逆的なものもある。

(38) 5

薬物代謝は極性化反応であり、通常は水溶性が増すが、アセチル抱合は親化合物のアミノ基にアセチル基を転移するアセチル化反応である。したがって、親化合物よりも水溶性が低下（脂溶性が増加）する。

(39) 1

エステラーゼはエステルを加水分解する酵素である。正答以外は構造内にエステルを含まない。

(40) 5

薬物代謝の第Ⅱ相反応は抱合反応である。抱合反応には、グルクロン酸抱合、硫酸抱合、アセチル抱合、メチル抱合、アミノ酸抱合、グルタチオン抱合がある。

(41) 5

モルヒネは、UDP−グルクロン酸転移酵素により3位と6位のグルクロン酸抱合体に代謝される。アセタゾラミドとアミカシンは、ほとんど代謝されない。イソニアジドは、*N*−アセチル転移酵素によりアセチル抱合を受ける。サラゾスルファピリジンは、腸内細菌の還元酵素により5−アミノサリチル酸とスルファピリジンに分解される。

☐ (42) ヒドロキシ基を有する薬物（R−OH）のグルクロン酸抱合体を示す化学構造はどれか。1つ選べ。 **102-43**

1 R−O−SO_2−OH（R−O−S(=O)(=O)−OH）

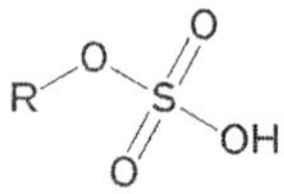

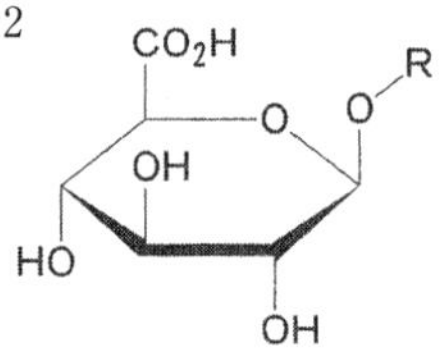

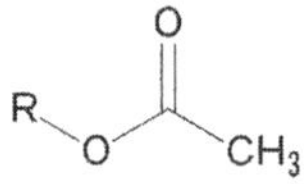

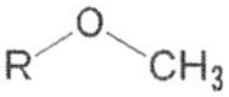

2 （CO_2H を有するグルクロン酸の1位に O−R が結合した構造；OH, HO, OH）

3 R−O−C(=O)−CH_3

4 R−O−CH_3

5 R−O−C(=O)−NH−CH_2−CO_2H

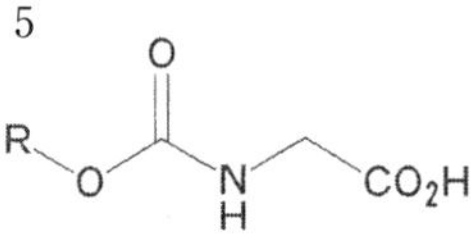

☐ (43) グルクロン酸抱合反応に関する記述のうち、誤っているのはどれか。1つ選べ。 **100-43**

1 UDP−グルクロン酸転移酵素により触媒される。
2 シトクロム P450 による酸化的代謝物にのみ起こる。
3 UDP−グルクロン酸が必要である。
4 薬物のフェノール性水酸基にも起こる。
5 主に細胞のミクロソーム画分に活性がある。

☐ (44) 遺伝子多型により、イソニアジドの体内動態に大きく影響を及ぼす代謝酵素はどれか。1つ選べ。 **99-43**

1 CYP1A2　2 CYP2C19　3 CYP2D6　4 UGT1A1　5 NAT2

☐ (45) 体内からの消失が主に CYP1A2 による代謝である薬物はどれか。1つ選べ。 **104-44**

1 テオフィリン　2 デキストロメトルファン　3 ファモチジン
4 フェロジピン　5 ワルファリン

☐ (46) コデインからモルヒネへの代謝に関与する酵素はどれか。1つ選べ。
107-44

1 CYP1A2　2 CYP2C9　3 CYP2D6　4 CYP3A4　5 UGT1A1

☐ (47) 次の薬物のうち代謝物になると作用が増強するのはどれか。1つ選べ。

1 抱水クロラール　2 モルヒネ　3 フェノバルビタール
4 ジクロフェナク　5 イソニアジド

☐ (48) 次の薬物のうち、代謝されて初めて薬理活性が生じるのはどれか。1つ選べ。

1 モルヒネ　2 ニトラゼパム　3 ロキソプロフェン
4 チオペンタール　5 ジアゼパム

(42) 2

ヒドロキシ（OH）基を抱合する酵素は、UDP-グルクロン酸転移酵素、硫酸転移酵素、*O*-アセチル転移酵素、メチル転移酵素であり、グルクロン酸抱合体の2が正解である。1は硫酸抱合体、3はアセチル抱合体、4はメチル抱合体の化学構造である。5のような構造を持つ抱合体はない。

(43) 2

グルクロン酸抱合反応は薬物代謝の第Ⅱ相反応であるが、シトクロムP450による酸化的代謝（第Ⅰ相反応）を経なくても、薬物が直接抱合反応を受ける場合もある。

(44) 5

イソニアジドは、*N*-アセチル基転移酵素（NAT2）によってアセチル抱合を受ける。このNAT2は、rapid acetylator群とslow acetylator群に大別される。slow acetylator群は日本人では人口の約10%、白人では約50%と、人種差がみられる。NAT2の基質はイソニアジド以外に、ヒドララジン、スルファニルアミド、プロカインアミドなどがある。

(45) 1

2　×　主にCYP2D6で代謝される。
3　×　肝臓で*S*-oxideに代謝されるが、CYP分子種は該当しない。
4　×　主にCYP3A4で代謝される。
5　×　*S*-体はCYP2C9で代謝され、7-*S*-水酸化体が主代謝物である。*R*-体はCYP1A2やCYP3A4で代謝される。

(46) 3

コデインは薬物代謝酵素CYP2D6による*O*-脱アルキル化反応により活性代謝物のモルヒネへ代謝される。

(47) 2

モルヒネのグルクロン酸抱合体のうち、モルヒネ-6-グルクロニドは、モルヒネよりも強い鎮痛作用をもつ。

(48) 3

ロキソプロフェンは代謝されて初めて、解熱・鎮痛作用が生じる。

(49) 消化管障害の軽減を目的としたプロドラッグはどれか。1つ選べ。
99-55

1 テモカプリル塩酸塩
2 ヒドロコルチゾンコハク酸エステルナトリウム
3 アセメタシン
4 カンデサルタンシレキセチル
5 エリスロマイシンステアリン酸塩

(50) フルオロウラシルのプロドラッグであるドキシフルリジンのプロドラッグ化の目的はどれか。1つ選べ。

1 腫瘍組織へのターゲティング　2 胃腸管での吸収改善
3 胃粘膜の保護　4 水溶性を高めて注射剤化
5 作用の持続化

(51) フルオロウラシルのプロドラッグはどれか。1つ選べ。98-49

1 ドキシフルリジン　2 エノシタビン　3 シスプラチン
4 イリノテカン　5 シクロホスファミド

(52) 消化管吸収後、体内でCYP2A6によって代謝され、抗悪性腫瘍作用を示すプロドラッグはどれか。1つ選べ。104-55

1 テガフール　2 イリノテカン　3 ドキシフルリジン
4 サラゾスルファピリジン　5 アラセプリル

(53) シトクロムP450(CYP)を阻害する薬物はどれか。1つ選べ。

1 シメチジン　2 フェノバルビタール
3 リファンピシン　4 カルバマゼピン　5 フェニトイン

(54) CYP3A4の活性を不可逆的に阻害するのはどれか。1つ選べ。105-44

1 イソニアジド　2 エリスロマイシン　3 シメチジン
4 ファモチジン　5 リファンピシン

(55) チザニジンの代謝を阻害するのはどれか。1つ選べ。106-44

1 エスシタロプラム　2 セルトラリン　3 パロキセチン
4 フルボキサミン　5 ミルナシプラン

(56) 種々のシトクロムP450分子種の発現を誘導する代表的な薬物はどれか。1つ選べ。98-43

1 イトラコナゾール　2 エリスロマイシン　3 セファレキシン
4 シメチジン　5 フェノバルビタール

(49) 3

1 × テモカプリル塩酸塩は、消化管吸収を改善したプロドラッグ。

2 × ヒドロコルチゾンコハク酸エステルナトリウムは、水溶性にして注射剤にしたプロドラッグ。

3 ○ アセメタシンは、胃への刺激を軽減したプロドラッグ。

4 × カンデサルタンシレキセチルは、消化管吸収を改善したプロドラッグ。

5 × エリスロマイシンステアリン酸塩は、胃酸による加水分解防止を目的としたプロドラッグ。

(50) 1

ドキシフルリジンは腫瘍組織内に存在するピリミジンヌクレオチドホスホリラーゼでフルオロウラシル(5-FU)に変換され、腫瘍組織へのターゲティングが行われる。

(51) 1

1 ○ フルオロウラシル(5-FU)の標的指向化を目的としたプロドラッグ。

2 × シタラビンの持続性を改善したプロドラッグ。

3 × プロドラッグではない。

4 × カルボキシエステラーゼによりSN-38となり活性化するプロドラッグ。

5 × 4-ヒドロキシシクロホスファミドなどの活性体になって作用するプロドラッグで、DNA合成を阻害し、抗腫瘍作用をあらわす。

(52) 1

テガフールは、抗悪性腫瘍薬5-FUのプロドラッグで、CYP2A6によって代謝される。

(53) 1

シメチジンのイミダゾール環はCYPの活性中心ヘム鉄第6配座子に配位結合することで、可逆的な阻害が起こる。他の選択肢はCYPを誘導する。

(54) 2

CYP3A4の活性を不可逆的に阻害するのは、14員環マクロライド系抗菌薬のエリスロマイシン、オレアンドマイシン、クラリスロマイシンなどである。

(55) 4

チザニジンはCYP1A2で代謝されるので、CYP1A2の活性に影響を及ぼす薬剤の併用には注意が必要。フルボキサミンやシプロフロキサシンはCYP1A2を阻害し、チザニジンの血中濃度を10倍、AUCを33倍上昇させ、著しい血圧低下、めまい、精神運動能力の低下等があらわれるため併用禁忌である。

(56) 5

フェノバルビタールは、シトクロムP450分子種を誘導する代表的な薬物である。イトラコナゾール、シメチジン、エリスロマイシンはシトクロムP450の活性を阻害する。

☐ (57) フェロジピン服用患者が避けるべき飲食物はどれか。1つ選べ。**99-45**

1　グレープフルーツジュース　　2　牛乳　　3　コーヒー
4　ブロッコリー　　5　納豆

《排泄》

☐ (58) 腎尿細管上皮細胞刷子縁膜に存在し、薬物の尿細管分泌に関与する一次性能動輸送体はどれか。1つ選べ。**100-44**

1　H^+ / ペプチド共輸送体　　2　Na^+, K^+–ATPase
3　H^+ / 有機カチオン逆輸送体　　4　Na^+ / グルコース共輸送体
5　P-糖タンパク質

☐ (59) ネフロンでの能動的な薬物の分泌を行う主要な部位はどれか。1つ選べ。**104-45**

1　遠位尿細管　　2　近位尿細管　　3　糸球体　　4　ヘンレ係蹄上行脚
5　ボーマン嚢

☐ (60) 図の1～5のうち、イヌリンの血漿中濃度と腎クリアランスとの関係を示すのはどれか。1つ選べ。**105-45**

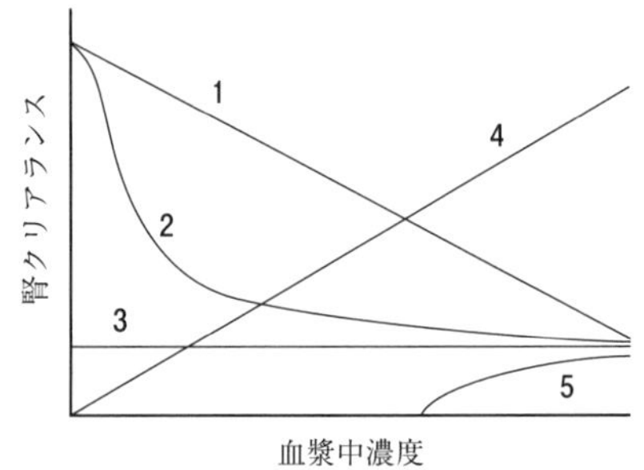

☐ (61) 健常人におけるイヌリンの血漿中濃度と尿中排泄速度との関係を正しく表したグラフはどれか。1つ選べ。**107-46**

1
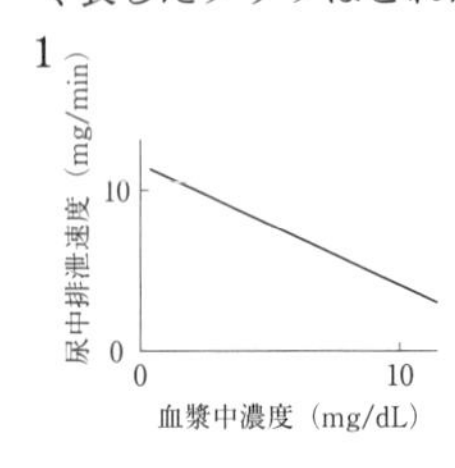

2
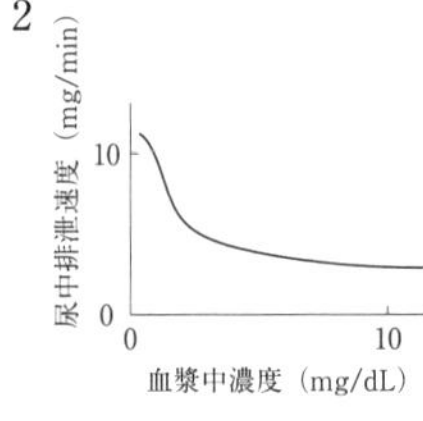

3
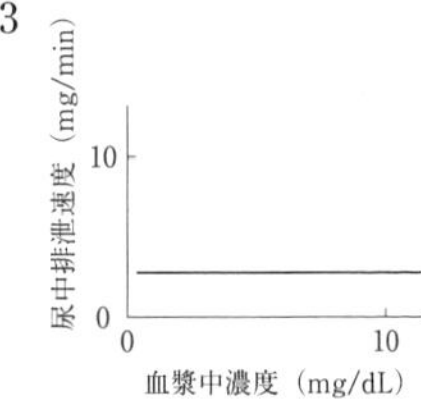

4
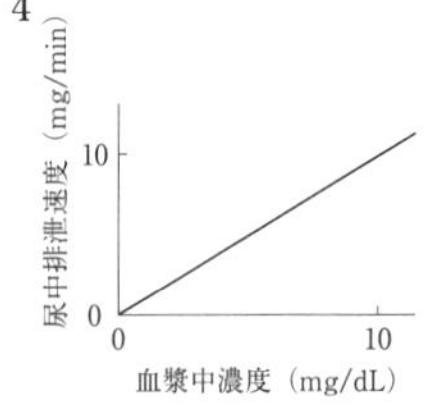

5
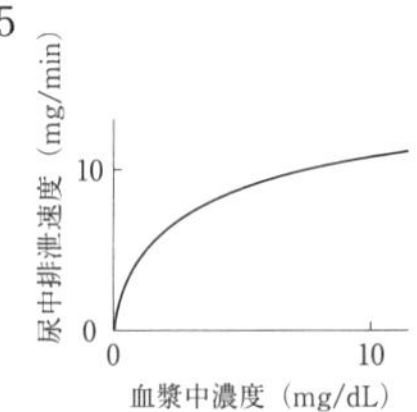

(57) 1

フェロジピンの腸管粘膜でのCYP3A4による代謝は、グレープフルーツジュースに含まれる成分によって阻害されるため、吸収が増加し、作用が増強することがある。このため、グレープフルーツジュースの飲用を避ける必要がある。

(58) 5

1、4　×　腎尿細管上皮細胞刷子縁膜に局在する二次性能動輸送体
2　×　腎尿細管上皮細胞側底膜に局在する一次性能動輸送体
3　×　腎尿細管上皮細胞側底膜に局在する二次性能動輸送体
5　○　腎尿細管上皮細胞刷子縁膜に局在する一次性能動輸送体

(59) 2

1　×　単純拡散による薬物の受動的な再吸収を行う主要な部位。
2　○　能動的な薬物の分泌を行う主要な部位。
3　×　加圧ろ過機構によって薬物のろ過を行う主要な部位。
4　×　ナトリウムイオン、カリウムイオン、塩化物イオンなどが能動的に再吸収される部位。
5　×　糸球体ろ過に関与。

(60) 3

イヌリンは糸球体ろ過のみでほぼ尿中に排泄されるので、血漿中濃度が変化しても腎クリアランスの値は変わらない。

(61) 4

健常人におけるイヌリンの腎クリアランスは、糸球体ろ過速度 (GFR) にほぼ等しく、一定である。一方、腎クリアランス＝尿中排泄速度 / 血漿中濃度であるので、血漿中濃度と尿中排泄速度は比例関係にある。血漿中濃度と尿中排泄速度が比例関係にあるグラフは選択肢4である。

□(62) イヌリンの主な腎排泄過程として最も適切なのはどれか。1つ選べ。 **108-45**

1 糸球体ろ過　2 近位尿細管における分泌
3 近位尿細管における再吸収　4 遠位尿細管における分泌
5 遠位尿細管における再吸収

□(63) 腎クリアランス（CLr）と糸球体ろ過速度（GFR）、分泌クリアランス（CLs）、再吸収率（FR）の関係を正しく表しているのはどれか。1つ選べ。ただし、fu は血漿中タンパク非結合形分率を示すものとする。 **101-44**

1 CLr = fu・GFR + CLs − FR　2 CLr = fu・GFR + CLs + FR
3 CLr = fu・GFR − CLs + FR　4 CLr =（fu・GFR + CLs）・（1 − FR）
5 CLr =（fu・GFR + CLs）・FR

□(64) 糸球体ろ過速度に対する腎クリアランスの比がほぼ1に等しいのはどれか。1つ選べ。 **103-46**

1 アンピシリン　2 イヌリン　3 インドシアニングリーン
4 グルコース　5 パラアミノ馬尿酸

□(65) 薬物を点滴静注したとき、定常状態における血中薬物濃度は2 μg/mL であった。また、その時の尿中薬物濃度は200 μg/mL であり、尿量は1 mL/min であった。この薬物の腎クリアランス（mL/min）に最も近い値はどれか。 **102-44**

1 2　2 10　3 100　4 200　5 400

□(66) 主として未変化体のまま体内から尿中に排泄されるのはどれか。1つ選べ。 **97-45**

1 ゲンタマイシン　2 テオフィリン　3 ニフェジピン
4 フェニトイン　5 リドカイン

□(67) 薬物の肝移行と胆汁中排泄について、正しいのはどれか。1つ選べ。

1 薬物の未変化体は排泄されない。
2 薬物はすべて肝臓で抱合代謝物となって排泄される。
3 ヒトの胆汁中排泄では、分子量100以下の薬物が排泄されやすい。
4 アルブミンに結合した薬物は類洞(シヌソイド)の内皮細胞を透過できる。
5 薬物の胆汁中排泄は、すべて受動拡散による。

□(68) 薬物の腸肝循環の経路はどれか。1つ選べ。 **102-41**

1 肝臓→門脈→胆管→腸管→肝臓　2 肝臓→門脈→腸管→胆管→肝臓
3 肝臓→胆管→門脈→腸管→肝臓　4 肝臓→胆管→腸管→門脈→肝臓
5 肝臓→腸管→門脈→胆管→肝臓　6 肝臓→腸管→胆管→門脈→肝臓

(62) 1

イヌリンの腎クリアランスはGFR（糸球体ろ過速度）にほぼ等しい。

(63) 4

腎クリアランス（CLr）は、糸球体ろ過クリアランス（fu・GFR）と分泌クリアランス（CLs）の和に排泄率（1 − FR）をかけたものである。

(64) 2

CLr/GFR ≒ 1　すなわち、CLr ≒ GFRの物質には、イヌリン、クレアチニン、アミノグリコシド系抗菌薬などがある。

(65) 3

定常状態における血中薬物濃度（P）、尿中薬物濃度（U）、単位時間当たりの尿量（V）とすると、この薬物の腎クリアランス（CLr）は、

$CLr = \dfrac{U \times V}{P}$ で求まる。それぞれに値を代入して計算すると、

$$CLr = \frac{200(\mu g/mL) \times 1(mL/min)}{2(\mu g/mL)} = 100(mL/min)$$

(66) 1

1　○　アミノグリコシド系抗菌薬（ゲンタマイシンなど）は主として未変化体のまま体内から尿中に排泄される腎排泄型薬物。

2、4　×　肝代謝型。肝代謝能依存型でタンパク結合非感受性薬物。

3、5　×　肝代謝型。肝血流量依存型薬物。

(67) 4

肝類洞は不連続内皮と毛細血管からなり、アルブミンなどの大きな分子が通過できる開口部があるため、血漿タンパク質に結合した薬物も内皮細胞を透過できる。ヒトでは分子量が500 ～ 1500で極性基をもつ薬物は毛細胆管側膜を透過し胆汁中に排泄されやすい。

(68) 4

肝臓に入った薬物はグルクロン酸抱合を受けるとグルクロン酸抱合体となる。グルクロン酸抱合体が胆汁中に排泄されると、胆管を経て、腸管に排泄される。グルクロン酸抱合体は腸管内の腸内細菌叢のβ-グルクロニダーゼによって脱抱合を受け、元の薬物に戻る。元に戻った薬物は腸管から吸収され、門脈を経て、肝臓に再び流入する。この現象を腸肝循環という。

(69) 腸肝循環を受けやすい薬物はどれか。1つ選べ。 99-44

1 リチウム　2 ゲンタマイシン　3 セファレキシン
4 プラバスタチン　5 アシクロビル

(70) 腸肝循環するのはどれか。1つ選べ。 106-45

1 アルベカシン　2 イソニアジド　3 エナラプリル
4 オセルタミビル　5 モルヒネ

(71) 腸肝循環について、正しいのはどれか。1つ選べ。

1 腸肝循環を受けるのは、薬物の第Ⅰ相代謝物のみである。
2 腸肝循環で肝臓に再取り込みされた薬物は循環血中に流入することはない。
3 グルクロン酸抱合体は腸内細菌のβ-グルクロニダーゼによって加水分解され、脱抱合体として腸管から吸収されることがある。
4 腸肝循環は薬効に影響することはない。
5 経口投与した薬物に腸肝循環は認められない。

(72) プロベネシドの併用により尿細管中への能動的な分泌が阻害され消失半減期が長くなる薬物はどれか。1つ選べ。

1 シメチジン　2 プロカイン　3 ベンジルペニシリン
4 スルファニルアミド　5 モルヒネ

(73) プロベネシドの併用によってメトトレキサートの血中からの消失が遅延する主要な原因はどれか。1つ選べ。 100-45

1 肝代謝の阻害　2 肝取り込みの阻害　3 血漿タンパク結合の阻害
4 脳移行の阻害　5 腎排泄の阻害

(74) ある薬物が併用薬物の体内動態を変動させる要因のうち、併用薬物の血中濃度を低下させるのはどれか。1つ選べ。 98-45

1 消化管吸収の促進　2 肝代謝酵素の阻害　3 胆汁排泄の阻害
4 腎尿細管再吸収の阻害　5 腎尿細管分泌の阻害

(75) 炭酸水素ナトリウムの併用によって、キニジンの血中濃度が上昇する原因として最も適切なのはどれか。1つ選べ。 107-47

1 消化管吸収の阻害　2 肝代謝酵素の阻害　3 胆汁排泄の促進
4 腎尿細管分泌の促進　5 腎尿細管再吸収の促進

(69) 4

未変化体あるいは肝臓でグルクロン酸抱合体に代謝された薬物が腸管に排泄された後、腸内細菌等で脱抱合を受けて、再度、腸管から吸収される薬物には、モルヒネ、インドメタシン、プラバスタチンなどがある。

(70) 5

腸肝循環をする代表的な薬物には、モルヒネ、インドメタシン、ジゴキシン、ジクロフェナク、ワルファリン、エゼチミブ、フルバスタチン、スピロノラクトン、ドキソルビシンなどがある。

(71) 3

薬物の抱合代謝物や薬物の第Ⅰ相代謝物の抱合代謝物が、主に腸肝循環を受ける。経口投与に限らず、薬物が循環血液中に流入する投与方法はすべて腸肝循環の可能性がある。

(72) 3

プロベネシドは有機アニオン輸送系によって尿細管中へ分泌輸送される薬物の排泄を競合阻害する。

(73) 5

プロベネシドは、メトトレキサートの尿細管分泌を阻害し、メトトレキサートの血中からの消失を阻害する。

(74) 4

尿細管再吸収が阻害されると、体外への薬物の消失が増大するので、併用薬物の血中濃度は低下する。その他はすべて血中濃度が上昇する要因である。

(75) 5

キニジンは弱塩基性薬物なので、尿の pH をアルカリ性にする炭酸水素ナトリウムを併用するとキニジンの分子型分率が上昇し、腎尿細管再吸収が促進され、キニジンの血中濃度が上昇する。

❸薬物動態の解析

《薬物速度論》

□(1) 薬物を除去する能力を表すパラメーターで、血流速度と同じ単位を持つのはどれか。1つ選べ。**97-47**

1 分布容積　2 消失半減期　3 消失速度定数
4 血中濃度時間曲線下面積　5 クリアランス

□(2) 薬物動態が線形モデルに従うとき、投与量に比例するパラメータはどれか。1つ選べ。**98-46**

1 吸収速度定数　2 血中濃度時間曲線下面積　3 消失半減期
4 全身クリアランス　5 分布容積

□(3) 体内動態が線形1-コンパートメントモデルに従う薬物について、投与量に比例して変化するのはどれか。1つ選べ。**106-46**

1 最高血中濃度到達時間　2 消失速度　3 消失速度定数
4 消失半減期　5 全身クリアランス

□(4) 線形1-コンパートメントモデルに従う薬物を静脈内投与したとき、投与量に比例するパラメータはどれか。1つ選べ。**108-46**

1 分布容積　2 消失半減期　3 消失速度定数
4 全身クリアランス　5 血中濃度時間曲線下面積

□(5) 経口投与された薬物のバイオアベイラビリティを表す式はどれか。1つ選べ。ただし、消化管管腔内からの吸収率をF_a、消化管及び肝臓での消失を免れた割合をそれぞれF_g及びF_hとする。**104-41**

1 $F_a \cdot F_g / F_h$　2 $F_a \cdot F_g \cdot F_h$　3 $F_a \cdot F_g \cdot (1 - F_h)$
4 $F_a \cdot (F_g + F_h)$　5 $F_a + F_g + F_h$

□(6) 薬物の経口投与時におけるバイオアベイラビリティを増加させるのはどれか。1つ選べ。**100-46**

1 消化管内での溶解性の低下
2 小腸上皮細胞における膜透過性の低下
3 小腸上皮細胞における薬物代謝酵素の誘導
4 肝臓における薬物代謝酵素の阻害
5 肝臓における胆汁中排泄の促進

□(7) 体内動態が線形1-コンパートメントモデルに従う薬物において、全身クリアランスと分布容積がともに2倍に上昇すると、消失半減期はどうなるか。1つ選べ。**100-47**

1 4倍になる。　2 2倍になる。　3 変化しない。
4 1/2倍になる。　5 1/4倍になる。

(1) 5

血流速度の単位は、容量 / 時間（例：L/hr、mL/min など）である。

1 × 容量（L、mL）である。

2 × 時間（hr、min など）である。

3 × 時間の逆数（hr^{-1}、min^{-1} など）である。

4 × 質量×時間 / 容量（mg・hr・mL^{-1} など）である。

5 ○ クリアランスの単位は、血流速度の単位と同じ、容量 / 時間である。

(2) 2

投与量に比例するパラメータは、血中濃度時間曲線下面積(AUC)である。その他のパラメータは、投与量に無関係に一定の値(定数)をとる。

(3) 2

体内動態が線形 1−コンパートメントモデルに従う薬物では、X を体内薬物量、t を時間、消失速度定数を k_e、投与量を D とすると、

体内薬物量の消失速度 $\frac{dX}{dt}$ は、 $\frac{dX}{dt} = k_e \times D$ で表される。

したがって、投与量に比例して変化するのは、消失速度である。

(4) 5

線形 1−コンパートメントモデルに従う薬物では、正答以外は投与量に無関係に一定である。

(5) 2

経口投与された薬物のバイオアベイラビリティを表す式は、$F = F_a \cdot F_g \cdot F_h$ である。

(6) 4

1～3 × 吸収量が低下するので、バイオアベイラビリティは減少する。

4 ○ 薬物の血中濃度が上昇するので、バイオアベイラビリティは増加する。

5 × 全身循環血への移行が減少するので、バイオアベイラビリティは減少する。

(7) 3

線形 1− コンパートメントモデルにおいて、全身クリアランス(CL_{tot})は、消失速度定数(k_e)と分布容積(V_d)の積で表される。CL_{tot} と V_d がともに 2 倍になると、$2 \times CL_{tot} = k_e' \times 2 \times V_d$ となり、両辺が打ち消し合って、$CL_{tot} = k_e' \times V_d$ となる。k_e の値が変化しないので、消失半減期も変化しない。

☐ (8) 体内動態が1–コンパートメントモデルに従う薬物800 mgをヒトに単回静脈内投与したところ、投与直後の血中濃度は40 μg/mL、投与6時間後の血中濃度は5 μg/mLであった。この薬物の消失速度定数(h^{-1})に最も近い値はどれか。1つ選べ。ただし、ln2 = 0.69とする。**107-45** **99-46** 類

1　0.12　　2　0.23　　3　0.35　　4　0.69　　5　2.0

☐ (9) 体内動態が線形1–コンパートメントモデルに従う薬物を200 mg静脈内投与したときの初期血中濃度は15 μg/mLであった。このときの分布容積(L)として最も近い値はどれか。1つ選べ。なお、この薬物の生物学的半減期は8時間とする。

1　0.08　　2　0.13　　3　13.3　　4　18.8　　5　25.0

☐ (10) 体内動態が線形1–コンパートメントモデルに従う薬物を経口投与した場合、最高血中濃度到達時間が遅延する原因として正しいのはどれか。1つ選べ。**101-45**

1　吸収速度定数の増大　　2　投与量の低下　　3　分布容積の低下
4　消失速度定数の低下　　5　吸収率の増大

☐ (11) 体内動態が線形1–コンパートメントモデルに従う薬物について、静脈内投与時の投与量に等しいのはどれか。1つ選べ。ただし、このときの血中濃度時間曲線下面積をAUCとし、全身クリアランスはCL_{tot}、分布容積はV_{d}とする。**105-46**

1　$CL_{\mathrm{tot}} \cdot AUC$　　2　$CL_{\mathrm{tot}} \cdot V_{\mathrm{d}}$
3　$CL_{\mathrm{tot}} \cdot AUC \cdot V_{\mathrm{d}}$　　4　$\dfrac{CL_{\mathrm{tot}} \cdot V_{\mathrm{d}}}{AUC}$
5　$\dfrac{CL_{\mathrm{tot}}}{AUC \cdot V_{\mathrm{d}}}$

☐ (12) ある薬物を2 mg/kg静脈内投与後、血中濃度時間曲線下面積(AUC)は0.2 mg・hr/mLであった。このときの全身クリアランスに最も近い値はどれか。1つ選べ。

1　100 mL/hr/kg　　2　0.1 hr/mL　　3　10 mL/hr/kg
4　0.4 mg・hr/mL　　5　4.0 hr/mL

☐ (13) 体内動態が線形1–コンパートメントモデルに従う薬物100 mgを急速静脈内投与したとき、投与直後の血中濃度が2 mg/L、消失速度定数が0.1 hr^{-1}であった。この薬物の全身クリアランス(L/hr)はどれか。**104-46**

1　0.2　　2　2　　3　5　　4　7　　5　20

☐ (14) 定常状態の血中濃度(C_{ss})と点滴速度(k_0)の関係を示す式はどれか。1つ選べ。CL_{tot}：全身クリアランス　V_{d}：分布容積

1　$C_{\mathrm{ss}} = k_0/CL_{\mathrm{tot}}$　　2　$C_{\mathrm{ss}} = k_0 \times CL_{\mathrm{tot}}$　　3　$C_{\mathrm{ss}} = k_0/V_{\mathrm{d}}$
4　$C_{\mathrm{ss}} = CL_{\mathrm{tot}}/k_0$　　5　$C_{\mathrm{ss}} = k_0 \times V_{\mathrm{d}}$

(8) 3

設問文で単に1−コンパートメントモデルとしか記載がないが、線形1−コンパートメントモデルの線形が省略されて記載されている。線形1−コンパートメントモデルにおける反応は1次反応で進行する。1次反応では消失半減期が初濃度に対して無関係に一定である。40（μg/mL）が1/8の5（μg/mL）になるのに6(h)かかったのだから、消失半減期＝2(h)である。

消失速度定数(h^{-1})＝ln2/消失半減期＝0.69/2(h) ≒ 0.35(h^{-1})である。

(9) 3

分布容積 V_d ＝静脈内投与量／初期血中濃度より、

V_d = 200 mg/15 μg/mL = 200 mg/15 mg/L = 13.3(L)である。

(10) 4

1 × 吸収が速くなるので、t_{max}（最高血中濃度到達時間）は速まる。
2 × 変わらない。
3 × 変わらない。
4 ○ 消失が遅くなるので、t_{max} は遅延する。
5 × 変わらない。

(11) 1

静脈内投与時の投与量を D_{iv} とすると、CL_{tot} と AUC の間には、

$CL_{tot} = \frac{D_{iv}}{AUC}$ という関係がある。したがって、$D_{iv} = CL_{tot} \cdot AUC$ である。

(12) 3

CL_{tot}＝静脈内投与量/AUC＝2(mg/kg)/0.2(mg･hr/mL)＝10(mL/(hr･kg))
＝10 mL/hr/kg

クリアランスの単位は通常、mL/hr/body（あるいは単にmL/hr）やmL/hr/kgを用いる。

(13) 3

体内動態が線形1−コンパートメントモデルに従う薬物の急速静脈内投与量（D_{iv}）が100 mg、投与直後の血中濃度（C_0）が2 mg/L、消失速度定数（k_{el}）が0.1 hr^{-1} であるときの全身クリアランス（CL_{tot}）は、次式から求まる。

$$CL_{tot} = k_{el} \times V_d = k_{el} \times \frac{D_{iv}}{C_0} = 0.1\ (hr^{-1}) \times \frac{100\ (mg)}{2\ (mg/L)}$$
$$= 0.1\ (hr^{-1}) \times 50\ (L) = 5\ (L/hr)$$

(14) 1

定常状態とは点滴速度と消失速度が同じになる状態である。

定常状態の血中濃度(C_{ss})＝点滴速度(k_0)／全身クリアランス(CL_{tot})で求められる。

(15) 全身クリアランスが 50 L/h である薬物を 10 mg/h の速度で点滴静注した場合の定常状態における血中濃度（μg/mL）に最も近い値はどれか。1つ選べ。**101-46**

1　0.2　　2　0.5　　3　2　　4　5　　5　50

(16) 全身クリアランスが 40 L/h である薬物を点滴静注し、定常状態における血中濃度を 0.50 mg/L にしたい。適切な投与速度（mg/h）はどれか。1つ選べ。**106-47**

1　13　　2　20　　3　40　　4　50　　5　80

(17) 体内動態が線形 1–コンパートメントモデルに従う薬物を静脈内定速注入したとき、血中濃度は下図のような推移を示した。この薬物の消失半減期（hr）に最も近い値はどれか。1つ選べ。**104-47**

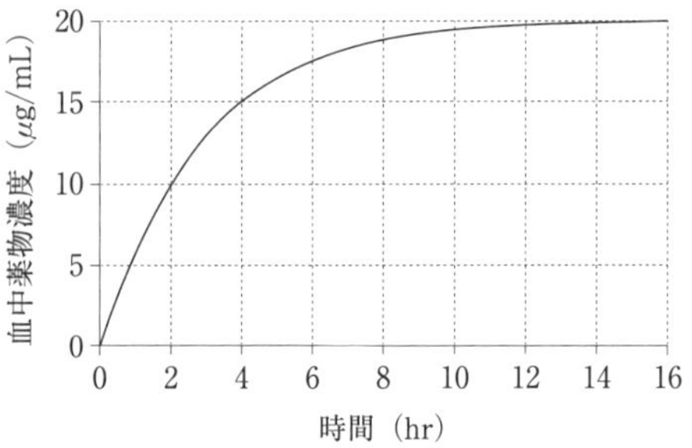

血中薬物濃度（μg/mL）

時間（hr）

1　2　　2　4　　3　6　　4　8　　5　10

(18) 体内動態が線形 1–コンパートメントモデルに従う薬物を、消失半減期ごとに同量繰り返し投与した場合の蓄積率はどれか。1つ選べ。**105-47**

1　1.3　　2　1.5　　3　1.7　　4　2.0　　5　4.0

(19) 薬物の経口投与量と血中濃度時間曲線下面積（AUC）の関係が下図のようになる理由として、最も適切なのはどれか。1つ選べ。**100-48**

1　消化管吸収の飽和
2　消化管代謝の飽和
3　肝代謝の飽和
4　胆汁排泄の飽和
5　腎排泄の飽和

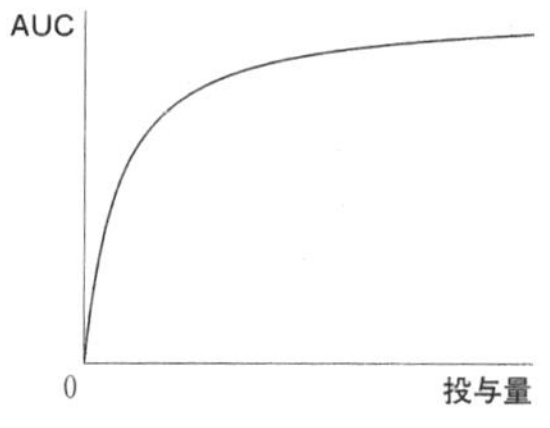

(20) 腎尿細管分泌過程に飽和がみられる薬物において、投与量の増大に伴い値が低下するのはどれか。1つ選べ。**102-47**

1　血中濃度時間曲線下面積／投与量　　2　腎クリアランス
3　消失半減期　　4　平均滞留時間
5　血中非結合形分率

(15) 1

定常状態の血中濃度(C_{SS})は、$C_{SS} = \dfrac{k_0\text{（点滴速度）}}{CL_{tot}\text{（全身クリアランス）}}$ より求めることができる。

$$C_{ss} = \frac{k_0}{CL_{tot}} = \frac{10(\mathrm{mg/h})}{50(\mathrm{L/h})} = 0.2(\mathrm{mg/L}) = 0.2(\mu\mathrm{g/mL})$$

(16) 2

全身クリアランス（CL_{tot}）が40（L/h)、定常状態における血中濃度（C_{SS}）が0.50（mg/L）なので、投与速度をk_0とすると、点滴投与での定常状態における血中濃度を求める式　$C_{SS} = \dfrac{k_0}{CL_{tot}}$より、

$k_0 = C_{SS} \times CL_{tot} = 0.50(\mathrm{mg/L}) \times 40(\mathrm{L/h}) = 20$（mg/h）となる。

(17) 1

体内動態が線形1-コンパートメントモデルに従う薬物では、定常状態の血中濃度の半分になるまでの時間が、その薬物の消失半減期である。

図より定常状態の血中濃度（C_{SS}）は20（μg/mL)、その1/2の血中濃度の10（μg/mL）になる時間は2（hr）である。この時間が消失半減期である。

(18) 4

蓄積率（R）は、単回投与時の最高血中濃度（C_1）に対する定常状態の最高血中濃度（$C_{SS,\max}$）の比であり、消失速度定数（k_e）と投与間隔（τ）を用いて、以下のように表すことができる。

$$R = \frac{C_{ss,\max}}{C_1} = \frac{1}{1-e^{-k_e\tau}}$$

消失半減期（$t_{1/2}$）ごとの繰り返し投与なので、

$k_e \times \tau = k_e \times t_{1/2} = k_e \times \dfrac{\ln 2}{k_e} = \ln 2$である。

よって、$R = \dfrac{1}{1-\dfrac{1}{e^{\ln 2}}} = \dfrac{1}{1-0.5} = 2$となる。

(19) 1

1 ○ 吸収量が一定となるので、投与量の増加に伴いAUCは増加ののち一定となる。

2～5 × 投与量の増加に比べて血中濃度が急増するので、投与量の増加に伴いAUCは急増する。

(20) 2

腎尿細管分泌過程が投与量の増大により飽和すると、薬物の消失(排泄)が遅くなり、血中濃度(体内薬物量)が投与量の増加率以上に急増する。選択肢のうち、腎クリアランスの値は低下するが、その他のパラメーターは増大する。

(21) 平均滞留時間(MRT)を表す式として、正しいのはどれか。1つ選べ。ただし、AUC：血中濃度時間曲線下面積、AUMC：1次モーメント曲線下面積、MAT：平均吸収時間とする。

1 AUC・AUMC　2 AUMC/AUC　3 AUC/AUMC
4 MAT + AUC　5 MAT/AUMC

(22) 薬物動態に線形性が成り立っているとき、経口投与後の平均吸収時間を算出する式はどれか。1つ選べ。ただし、経口投与後と静脈内投与後の平均滞留時間（MRT）を、それぞれ MRT_{po} と MRT_{iv} とする。**98-47**

1 $MRT_{po} + MRT_{iv}$　2 $MRT_{po} - MRT_{iv}$　3 $MRT_{iv} - MRT_{po}$
4 MRT_{po} ／ MRT_{iv}　5 MRT_{iv} ／ MRT_{po}

(23) ある薬物の体内動態に線形性が成り立つとき、静脈内投与後の平均滞留時間が 4.0 h、経口投与後の平均滞留時間が 6.0 h であった。平均吸収時間（h）はどれか。1つ選べ。**106-48**

1 0.67　2 1.5　3 2.0　4 10　5 24

(24) 体内動態が線形1–コンパートメントモデルに従う薬物を経口投与したときの平均吸収時間（MAT）はどれか。1つ選べ。

1 消失速度定数の逆数　2 消失半減期の逆数　3 吸収速度定数の逆数
4 吸収速度定数の逆数と消失速度定数の逆数の和
5 吸収速度定数の逆数と消失半減期の和

(25) 肝クリアランスに関する記述のうち、正しいのはどれか。1つ選べ。
103-47

1 上限は肝固有クリアランスである。　2 上限は肝血流速度である。
3 下限は肝固有クリアランスである。　4 下限は肝血流速度である。
5 肝血流速度に反比例する。

(26) 肝代謝型の薬物はどれか。1つ選べ。**108-47**

1 セファクロル　2 ゲンタマイシン　3 メトトレキサート
4 プロプラノロール　5 レボフロキサシン

(27) 肝クリアランスが肝固有クリアランス依存性で、血漿タンパク結合率の高い薬物はどれか。1つ選べ。

1 プロプラノロール　2 ベラパミル　3 クロラムフェニコール
4 フェニトイン　5 テオフィリン

(28) 肝での代謝、腎からの未変化体の排泄により消失する薬物 300 mg を静注したとき、尿中排泄速度定数(k_u)は 0.0693 hr^{-1} で分布容積(V_d)は 20 L であった。この薬物の腎クリアランス(L/hr)に最も近い数値はどれか。1つ選べ。ただし、この薬物の体内動態は1–コンパートメントモデルに従う。

1 0.07　2 0.14　3 1.4　4 7.0　5 20

(21) 2

MRT＝AUMC/AUCで求めることができる。

(22) 2

経口投与後の平均吸収時間（MAT）は、経口投与後の平均滞留時間（MRT_{po}）から静脈内投与後の平均滞留時間（MRT_{iv}）の差である。

(23) 3

平均吸収時間（MAT）は、経口投与後の平均滞留時間（$MRT_{p.o.}$）から静脈内投与後の平均滞留時間（$MRT_{i.v.}$）を差し引けば求まる。

$MAT = MRT_{p.o.} - MRT_{i.v.} = 6.0\ (h) - 4.0\ (h) = 2.0\ (h)$

(24) 3

体内動態が線形1-コンパートメントモデルに従う薬物では、静脈内投与の場合：$MRT_{iv} = 1/k_e$、経口投与の場合：$MRT_{po} = 1/k_a + 1/k_e$、$MAT = MRT_{po} - MRT_{iv} = 1/k_a$ が成立する。ただし、吸収速度定数を k_a、消失速度定数を k_e とする。

(25) 2

肝クリアランスは、肝血流速度を超えることはない。

(26) 4

プロプラノロールは、肝初回通過効果の大きい薬物として知られている。

(27) 4

プロプラノロールとベラパミルは肝血流量依存性薬物、クロラムフェニコールとテオフィリンは肝固有クリアランス依存性薬物だが血漿タンパク結合率が高くはない薬物である。

(28) 3

体内動態が線形1-コンパートメントモデルに従う薬物では、腎クリアランス（CL_r）＝尿中排泄速度定数（k_u）×分布容積（V_d）で求められる。

$CL_r = 0.0693\ hr^{-1} \times 20\ L = 1.386\ L/hr$

(29) 肝代謝と腎排泄により体内から消失する薬物について、全身クリアランス（CL_{tot}）、腎クリアランス（CL_r）及び肝血流速度（Q_h）から肝抽出率を算出する式はどれか。1つ選べ。 **102-48**

1 $\dfrac{CL_{tot}}{Q_h} - CL_r$　　2 $\dfrac{CL_{tot} - CL_r}{Q_h}$　　3 $\dfrac{Q_h}{CL_{tot} - CL_r}$

4 $1 - \dfrac{CL_{tot} - CL_r}{Q_h}$　　5 $1 - \dfrac{Q_h}{CL_{tot} - CL_r}$

《TDM（Therapeutic Drug Monitoring）と投与設計》

(30) 治療薬物モニタリング（TDM）が必要とされる代表的な抗生物質はどれか。1つ選べ。 **99-47**

1 アンピシリン　2 イミペネム　3 エリスロマイシン
4 テイコプラニン　5 セフジニル

(31) 血中薬物濃度に基づく治療薬物モニタリング（TDM）において、効果発現と副作用リスクの指標としてトラフ値とピーク値の測定が推奨される薬物はどれか。1つ選べ。 **101-47**

1 ゲンタマイシン　2 タクロリムス　3 フェノバルビタール
4 ジゴキシン　5 リドカイン

(32) 患者のクレアチニンクリアランスに基づいて投与設計が行われる治療薬物モニタリング（TDM）対象薬はどれか。1つ選べ。 **102-46**

1 テオフィリン　2 テイコプラニン　3 セファレキシン
4 シンバスタチン　5 リドカイン

(33) 治療薬物モニタリング（TDM）の実施が推奨される薬物はどれか。1つ選べ。 **104-48**

1 イトラコナゾール　2 オメプラゾール　3 バンコマイシン
4 ベラパミル　5 モルヒネ

(34) 薬物血中濃度を指標とした治療薬物モニタリング（TDM）の対象とならないのはどれか。1つ選べ。 **108-48**

1 ジゴキシン　2 メトホルミン　3 バルプロ酸
4 リチウム　5 バンコマイシン

(35) 薬物の血中濃度測定に基づいて投与設計を行う条件として、必要性が最も低いのはどれか。1つ選べ。 **98-48**

1 患者からの採血が可能であること
2 薬物定量法が確立していること
3 薬物の有効血中濃度域が広いこと
4 薬物の有効血中濃度域が既知であること
5 薬物血中濃度と薬理効果の間に相関関係があること

(29) 2

肝代謝と腎排泄により体内から消失する薬物なので、$CL_{tot} = CL_h + CL_r$ となる。ただし、CLhを肝クリアランスとする。

肝抽出率（E_h）は、$E_h = \frac{CL_h}{Q_h}$ なので、$E_h = \frac{CL_h}{Q_h} = \frac{CL_{tot} - CL_r}{Q_h}$ となる。

一方、選択肢4は、肝通過率（F_h）を算出する式である。

(30) 4

TDMを必要とする抗生物質は、グリコペプチド系抗生物質とアミノグリコシド系抗生物質である。グリコペプチド系では、テイコプラニン、バンコマイシン、アミノグリコシド系では、アミカシン、カナマイシン、ゲンタマイシンなど。

(31) 1

アミノグリコシド系抗菌薬は、効果発現についてはピーク値、腎毒性などの副作用リスクの指標についてはトラフ値を用いる。

(32) 2

腎排泄型の薬物は投与設計に際し、腎機能を考慮に入れる必要がある。TDM対象薬物ではテイコプラニンの他に、バンコマイシンやアミノグリコシド系抗菌薬が該当する。

(33) 3

正答以外は、TDM実施による特定薬剤治療管理料の算定が認められていない薬物である。

(34) 2

メトホルミンは糖尿病治療薬である。糖尿病治療薬は効果の指標として血糖値などを用いることができるので、TDMを特に必要としないと考えられており、特定薬剤治療管理料は設定されていない。

(35) 3

薬物血中濃度を測定するためには、「患者からの採血が可能であること」「薬物の定量法が確立していること」が必要であり、投与設計には、「有効血中濃度域が既知であること」「血中濃度と薬理効果に相関関係があること」が条件となる。

有効血中濃度域が広い薬物は、安全性が高い薬物であると考えられるので、血中濃度測定に基づいて投与設計を行う必要性が最も低くなる。

II　製剤化のサイエンス

Ⓐ製剤の性質

《固形材料》

□(1) 沈降法によって粒子径を求めるときに用いる式はどれか。1つ選べ。
97-50

1　コゼニーカーマン式　　2　ラングミュアー式　　3　BET式
4　ストークス式　　5　ブラッグ式

□(2) 粉体の沈降速度がStokes式に当てはまるとき、粒子径が2倍になると一定距離を沈降する時間は何倍になるか。1つ選べ。

1　4倍　　2　2倍　　3　1/2倍　　4　1/4倍　　5　1/8倍

□(3) 真密度2.0 g/cm^{3}の粉体9.6 gを底面積2 cm^{2}の円筒容器に入れたところ粉体層の高さは4 cmとなった。この粉体の空隙率（%）として、最も近い値はどれか。1つ選べ。

1　12　　2　26　　3　33　　4　40　　5　52

□(4) 医薬品を造粒する目的として誤っているのはどれか。1つ選べ。 **102-52**

1　流動性の向上　　2　含量均一性の改善　　3　真密度の増大
4　充てん性の向上　　5　発塵の防止

□(5) 粉体の流動性を表す指標として最も適切なのはどれか。1つ選べ。
100-51

1　真密度　　2　安息角　　3　比表面積　　4　形状係数　　5　接触角

□(6) 粉体の流動性を改善するために、大きくすべき物性値はどれか。1つ選べ。
108-49

1　かさ比容積　　2　安息角　　3　かさ密度　　4　内部摩擦係数
5　空隙率

(1) 4

1　×　コゼニーカーマン式は、透過法で用いる式である。
2　×　ラングミュアー式は、単分子吸着法で用いる式である。
3　×　BET 式は、多分子吸着法で用いる式である。
4　○　ストークス式は、沈降速度から粒子径を求める式である。
5　×　ブラッグ式は、X 線回折で結晶面間隔を求める際に用いる式である。

(2) 4

Stokes 式を右に示す。　$v = \frac{h}{t} = \frac{1}{18} \cdot \frac{d^2 \Delta\rho g}{\eta}$

粒子径 d が 2 倍になると沈降速度 v は 4 倍になる。したがって、沈降する時間 t は 1/4 倍になる。

(3) 4

この粉体の実容積は 9.6 g ÷ 2.0 g/cm^3 = 4.8 cm^3。したがって、高さは 4.8 cm^3 ÷ 2 cm^2 = 2.4 cm。実際の高さは 4 cm であるので、空気層の高さは 4 cm − 2.4 cm = 1.6 cm である。したがって、空隙率 = 1.6 ÷ 4 = 0.40(40%)

(4) 3

粒子の成分が同じである場合、真密度は変わらない。造粒することで見かけ密度(かさ密度)は増大する。造粒しないことで、粒子径が非常に小さいと発塵しやすい。

(5) 2

1　×　真密度は空気層を含まない粉体のみの体積に対する粉体の質量の比(g/cm^3)として表される。
2　○　安息角が小さいほど流動性がよい。
3　×　比表面積とは粉体単位質量当たりの全表面積(cm^2/g)として示される。同一物質では粒子径が小さい粉体ほど比表面積は大となる。
4　×　形状係数は粒子の代表径に対する表面積や体積の比として表される。
5　×　接触角は、ぬれの指標となる測定値である。

(6) 3

粉体の流動性↑ = かさ比容積↓ = 安息角↓ = かさ密度↑ = 内部摩擦係数↓ = 空隙率↓の関係がある。

(7) 固形製剤の表面のぬれやすさに関係している式はどれか。1つ選べ。

1 Kozeny−Carmann の式　2 BET の式　3 Higuchi の式
4 Young の式　5 Nernst−Noyes−Whitney の式

(8) 一定温度において、ある固体表面に水が薄膜状に拡がり、拡張ぬれが成立するときの固液界面張力（mN/m）はどれか。1つ選べ。なお、固体の表面張力は 585 mN/m、水の表面張力は 73 mN/m とする。 **106-51**

1 73　2 439　3 512　4 585　5 658

(9) 多形に関する内容として、正しいのはどれか。1つ選べ。

1 一般に、密度は準安定形より安定形が高い。
2 融点は安定形より準安定形が高い。
3 溶解度は結晶形より無晶形が低い。
4 熱力学的安定性は結晶形より無晶形が高い。
5 溶解速度は準安定形より安定形が速い。

(10) 粉末X線回折測定法により評価される医薬品の物性はどれか。1つ選べ。 **102-53**

1 比表面積　2 空隙率　3 結晶性　4 吸湿性　5 旋光度

(11) 薬物の結晶多形を検出できる方法はどれか。1つ選べ。 **98-53**

1 空気透過法　2 X線回折法　3 旋光度法
4 粘度測定法　5 気体吸着法

(12) 同一化学組成の化合物 a と b の粉末X線回折パターンが下図のようになった。この図から推定される化合物 a と b の関係はどれか。1つ選べ。 **99-54**

1 同一の結晶形である。
2 非晶質と結晶である。
3 結晶多形である。
4 粒子径が異なる。
5 真密度が等しい。

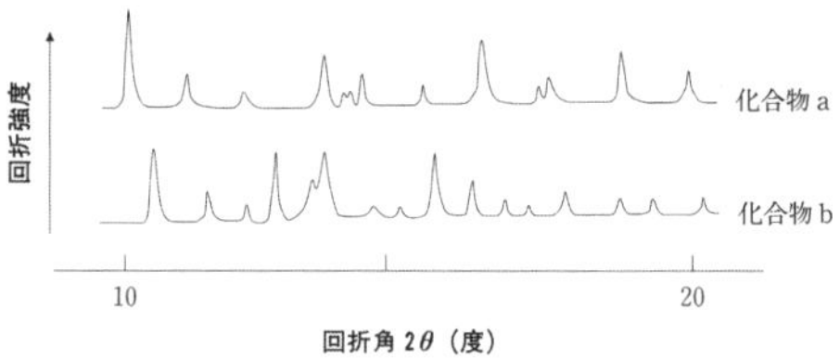

(7) 4

1 × 粉体層に空気を透過させ、透過速度と圧力低下の関係から粉体の比表面積を測定する。

2 × 固体の表面への気体の吸着量から比表面積を測定する。

3 × 拡散によって薬物が不溶性のマトリックスから放出することに関する式である。

4 ○ 固体と液体の接触点における液体の表面張力、固体の表面張力および固－液界面張力との間での釣り合いを示す式である。

5 × 表面積一定の条件における、固体の溶解速度定数を求める。

(8) 3

拡張ぬれは、接触角が0°のときであり、液体が固体表面をどこまでも広がっていく状態である。ぬれの仕事量(w)は、固体の表面張力(γ_S)－固液界面張力(γ_{SL})－液体の表面張力(γ_L)で示される。バランスが取れた状態ではw＝0より、以下の関係式が成り立つ。

$0 = \gamma_S - \gamma_{SL} - \gamma_L$

この式に数値を代入して、$\gamma_{SL} = 585 - 73 = 512$ mN/mと求まる。

(9) 1

2 × 安定性が高い構造ほど融点は高い。

3 × 安定性が低い構造ほど溶解度は高い。

4 × 結晶形が熱力学的に安定である。

5 × 安定性が低い構造ほど溶解速度は速い。

(10) 3

粉末X線回折測定法は、粉体の結晶構造をとらえる方法であり、粉体にX線が照射されたときの回折現象から評価される。結晶の格子面の距離d、散乱角度θ、波長λ、定数nからブラッグの式が成り立つ。 $2d\sin\theta = n\lambda$

(11) 2

結晶多形を検出する際には、試料が固体の状態で測定する必要がある。結晶多形を検出可能な手法には、赤外吸収スペクトル測定法、熱分析法(DTA：示差熱分析、DSC：示差走査熱量測定)、(粉末)X線回折法、融点測定法などがある。

(12) 3

同一化学組成の化合物において、結晶構造が異なるものを多形という。格子面の距離が異なることで検出されるピークの位置が異なる。したがって、化合物aと化合物bは結晶多形の関係にある。

1 × 同一の結晶形の場合、ピークが検出される2θの位置は同じになる。

2 × 非晶質では、結晶構造（格子間距離）に規則性がないことから明確なピークのないハローパターンを示す。

4 × 粒子径の違いはこの分析法において評価できない。

5 × 真密度の違いはこの分析法において評価できない。

☐ (13) 図は、結晶固体及び非晶質固体の比容積と温度との関係を示したものである。温度アが示すのはどれか。1つ選べ。 **107-48**

1 凝固点
2 沸点
3 ガラス転移点
4 融点
5 結晶化温度

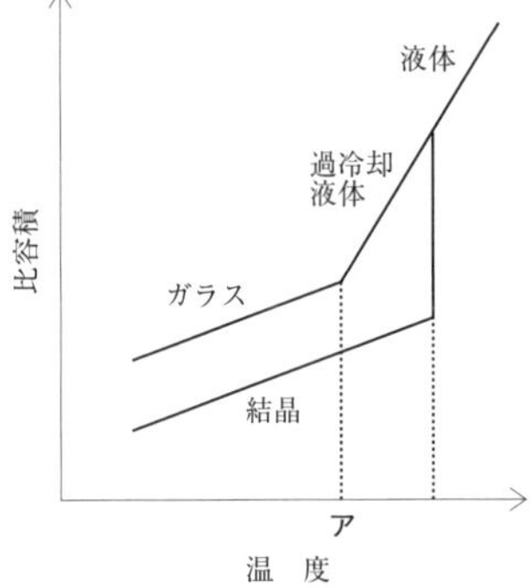

☐ (14) Noyes–Whitney 式が成立し、薬物の見かけの溶解速度定数（k）が次式で与えられるとき、溶解速度が速くなるのはどれか。1つ選べ。

$$k = \frac{D}{v\,h}$$

ただし、D：薬物の拡散定数（面積 / 時間）、v：溶媒体積、h：拡散層の厚さである。

1 拡散層が小さくなる　2 温度が低下する　3 溶媒粘度が高くなる
4 攪拌速度を小さくする　5 比表面積が小さくなる。

☐ (15) Fick の第一法則にあてはまる医薬品の溶解を示す式として、正しいのはどれか。1つ選べ。

1 Nernst-Noyes-Whitney 式　2 Higuchi 式　3 Michaelis-Menten 式
4 Henderson-Hasselbalch 式

☐ (16) 一般に、薬物粉末の粒子径が小さいほど薬物の溶解速度が大きくなる理由として最も適切なのはどれか。1つ選べ。 **100-49**

1 飽和溶解度の増大　2 比表面積の増大
3 粒子表面の拡散層の減少　4 薬物分子の拡散係数の増大
5 飽和層と内部溶液の薬物濃度差の減少

☐ (17) Fick の第一法則に従う膜透過において、薬物の透過速度と反比例するのはどれか。1つ選べ。 **97-48**

1 ドナー側（高濃度側）の薬物濃度
2 レシーバー側（低濃度側）の薬物濃度
3 薬物の拡散係数
4 膜の厚さ
5 薬物の膜への分配係数

(13) 3

過冷却液体に対して、さらに冷却を続けると流動性を失い、固化してガラスとなる。温度**ア**は過冷却液体がガラスに移り変わる温度であり、ガラス転移点という。

(14) 1

2　×　拡散定数が低下するので、溶解速度は遅くなる。

3　×　拡散定数が低下するので、溶解速度が遅くなる。

4　×　拡散層の厚さが大きくなるので、溶解速度は遅くなる。

5　×　比表面積が小さくなると、溶媒分子が近づける表面積が減少するので、溶解速度は遅くなる。

(15) 1

1　○

2　×　マトリックスから薬物が放出されるときにあてはまる式。

3　×　トランスポーター介在輸送などのように基質親和性（ミカエリス定数）が関与するときの式。

4　×　薬物の分子形とイオン形の比率が関与するpHとの関係式。

(16) 2

1　×　溶媒の種類や温度変化が生じる場合、飽和溶解度の増大により溶解速度が大きくなる。

2　○　粉末粒子径が小さくなることで、溶出できる面積が増大し、溶解速度が大きくなる。

3　×　撹拌速度の増大が拡散層の減少をもたらし、溶解速度が大きくなる。

4　×　拡散係数は溶媒の温度や粘度、溶解した薬物分子の大きさにより決まる。溶解した分子の拡散過程に関わり、粉末粒子径の変化には直接関わらない。

5　×　溶媒の容積の増大が生じることで、飽和層と内部溶液の薬物濃度差が生じ、溶解速度が大きくなる。

(17) 4

薬物の透過速度は $\dfrac{dM}{dt} = \dfrac{D \cdot K \cdot S\ (C_{in} - C_{out})}{L}$ で表される。

ここで、D：膜内の薬物拡散係数、K：分配係数、S：膜の面積、C_{in}：ドナー側の薬物濃度、C_{out}：レシーバー側の薬物濃度、L：膜の厚さ。薬物の透過速度と反比例するのは、4の膜の厚さである。

□ (18) 下図のような拡散制御膜において、溶質分子が単位時間に透過する物質量と反比例の関係にあるのはどれか。1つ選べ。**102-49**

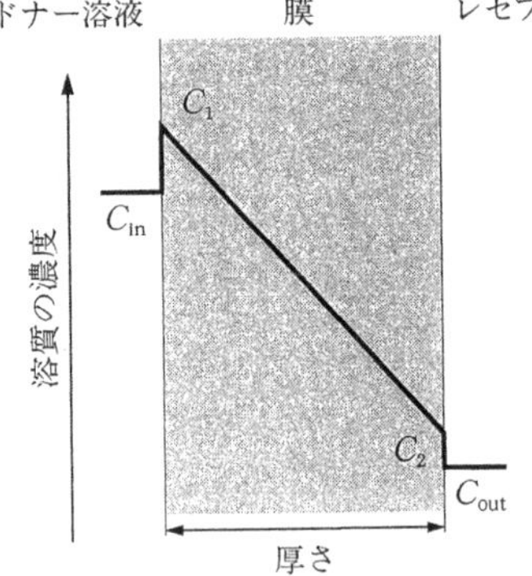

1　溶質の膜中での濃度差（$C_1 - C_2$）　　2　溶質の膜中での拡散係数
3　溶質の分配係数（C_1/C_{in}）　　4　膜の厚さ
5　膜の有効表面積

□ (19) 拡散係数と比例するのはどれか。1つ選べ。
1　粘度（粘性率）　2　絶対温度　3　溶質分子の半径　4　濃度
5　重力加速度

□ (20) 拡散に関する記述のうち、正しいのはどれか。1つ選べ。
1　流束が濃度勾配に比例する。
2　膜透過の能動輸送の機序である。
3　固体の溶解では、固体表面に拡散層を仮定する。
4　撹拌による分子運動で移動する現象である。
5　高分子の移動では成立しない。

□ (21) 医薬品の安定性評価において、右下がりの直線として示されるアレニウスプロットのよこ軸とたて軸の正しい関係（よこ軸－たて軸）はどれか。1つ選べ。
1　時間－反応速度定数
2　時間－反応速度定数の対数
3　絶対温度－反応速度定数
4　絶対温度の逆数－反応速度定数
5　絶対温度の逆数－反応速度定数の対数

□ (22) 水素イオンと水酸化物イオンにのみ触媒作用を受け分解が進行する解離しない薬物を種々 pH の水溶液で安定性を検討したところ、pH 2 のときと pH 8 のときの分解速度定数が同じであった。この薬物を最も安定に保存できる pH として、正しいのはどれか。1つ選べ。
1　3　　2　4　　3　5　　4　6　　5　7

(18) 4

Fickの第一の法則に従い、溶質分子が単位時間に透過する物質量（J）は、次式で表される。

$$J=\frac{D\cdot K\cdot A}{h}\cdot(C_{in}-C_{out})$$

D：拡散係数、$K\left(\frac{C_1}{C_{in}}=\frac{C_2}{C_{out}}\right)$：溶質の分配係数、$A$：膜の有効表面積、$h$：膜の厚さ

この式より、Jと反比例の関係にあるのはh、すなわち、膜の厚さである。

(19) 2

拡散係数Dは$D=\frac{k_BT}{6\pi\eta a}$で表される。濃度や重力加速度には影響されない。ただし、k_Bはボルツマン定数、Tは熱力学温度、ηは溶媒の粘度、aは溶質分子の半径である。

(20) 1

選択肢1はFickの第1法則である。2は能動輸送ではなく受動輸送である。3は固体表面に飽和層を、それに続く拡散層を仮定した拡散二重層モデルで説明される。4は撹拌や対流によらない分子運動、5は溶液中の高分子も拡散によって移動する。

(21) 5

アレニウスプロット式は、以下のように示されることから、通常は、よこ軸に絶対温度の逆数、たて軸に反応速度定数の対数を用いる。

$$\ln k=\frac{-E_a}{R}\cdot\frac{1}{T}+\ln A$$

k：速度定数、E_a：活性化エネルギー、R：気体定数、T：絶対温度、A：頻度因子

(22) 3

水素イオンが触媒となる領域では、pHプロファイルのグラフの傾きは－1である。一方、水酸化物イオンが触媒となる領域では、その傾きは＋1である。したがって、pH 2のときが傾き－1の直線上にあり、pH 8のときが傾き＋1の直線上にある。両直線の交わるところは、$(2+8)/2=5$、pH 5が交点であり、このときの分解速度定数が最も小さく安定である。

(23) 一価の弱酸性薬物の水に対する溶解度 *C*s と水溶液の pH との関係を示す正しい図はどれか。1 つ選べ。

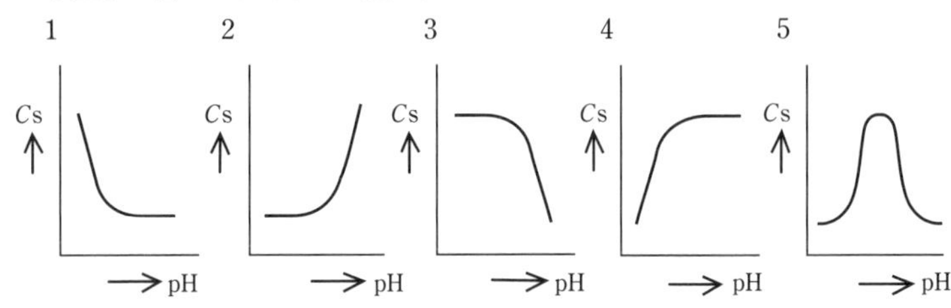

(24) pH 2 水溶液での弱酸性薬物（pK_a = 5）の溶解度は 2.0 mmol/L である。pH 6 での溶解度の値として正しいのはどれか。1 つ選べ。

1 約 102.0 mmol/L　2 約 22.0 mmol/L　約 6.0 mmol/L
4 約 4.0 mmol/L　5 約 2.0 mmol/L

(25) 弱酸性医薬品の溶解度は pH 2 以下で 0.01 mol/L 、pH 5 で 0.02 mol/L であった。この医薬品の pK_a の値として正しいのはどれか。1 つ選べ。

1 6　2 5　3 4　4 3　5 2

《半固形・液状材料》

(26) フォークトモデルにおいて、一定の力をかけ続けたときのひずみが時間経過とともに増加する現象はどれか。1 つ選べ。**105-50**

1 応力緩和　2 クリープ　3 クリーミング
4 ダイラタンシー　5 チキソトロピー

(27) スプリングとダッシュポットを単独あるいは接続して、時間とひずみの関係を得た（下図）。使用した器具の取り付けとして、正しいのはどれか。1 つ選べ。

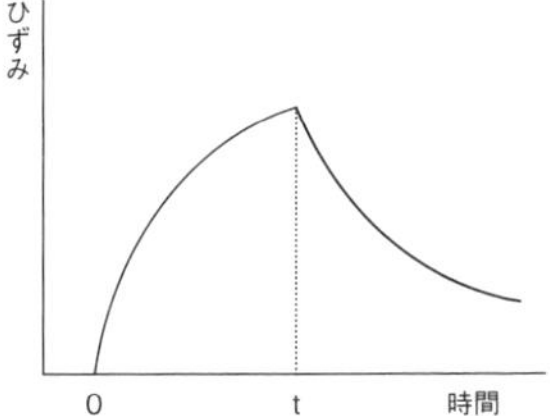

1 スプリングのみ
2 ダッシュポットのみ
3 スプリングの下にダッシュポットを直列に接続
4 ダッシュポットの下にスプリングを直列に接続
5 スプリングとダッシュポットを並列接続

(28) ニュートン流体のせん断速度を縦軸に、せん断応力を横軸になるよう図を作成した。得られた図に関する記述のうち、正しいのはどれか。1 つ選べ。**100-52**

1 粘度が大きいほど、直線の傾きは大きくなる。
2 縦軸との切片は降伏値を表す。
3 曲線はチキソトロピーを表す。
4 原点を通り、下に凸の曲線となる。
5 原点を通る直線となる。

(23) 2

一価の弱酸性薬物の溶解度 Cs は、pH が低い領域では一定値（分子型の溶解度 Co）を示し、pH が高くなるとともに急激に増加する。溶解度 Cs と溶液 pH の関係は次式で表される。

$Cs = Co\ (1 + 10^{pH - pKa})$

(24) 2

pH 2 水溶液では［イオン形］/［分子形］ = 10^{2-5} = $1/10^3$ となり、溶解度は分子形濃度 c_0 の 2.0 mmol/L と考えてよい。分子形濃度は pH が変化しても変わらない。一方、弱酸性薬物の溶解度 c_S は $c_S = c_0\ (1 + 10^{pH - pK_a})$ であるので、pH 6 の水溶液では $c_S = 2.0\ (1 + 10^{6-5}) = 2.0 \times 11 = 22.0$ mmol/L となる。

(25) 2

弱酸性医薬品の溶解度が pH 2 以下で 0.01 mol/L であることから、この医薬品の分子形の濃度は［HA］ = 0.01 mol/L である。分子形濃度とイオン形濃度が等しいとき、pH = pK_a である。したがって、溶解度が 0.02 mol/L になる pH が pK_a となるので、pK_a = 5 である。

(26) 2

フォークトモデルを右図に示す。時間 0 から t まで応力をかけ、t 以降は応力を解除したときのひずみの時間変化である。応力が加わっても直線的にはひずみは生じず、平衡値に向かってひずみが増大する。この現象をクリープという。

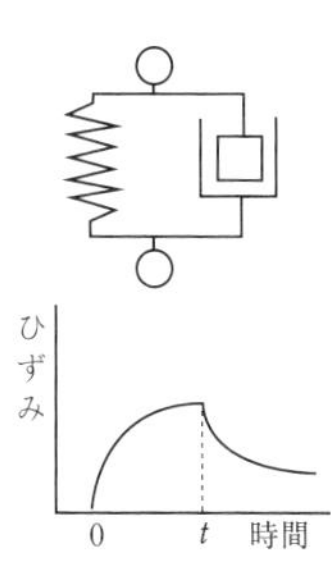

(27) 5

スプリングとダッシュポットの関係を図示する。

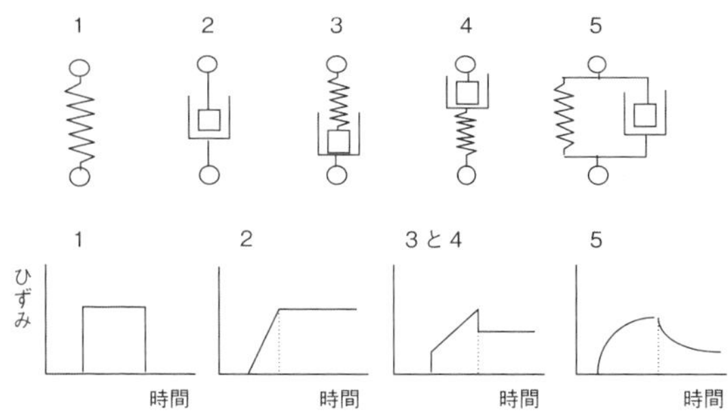

(28) 5

せん断速度を縦軸、せん断応力を横軸としたとき、ニュートン流動は原点を通る直線を示す。このグラフの傾きは粘度の逆数である。

(29) ある流動体のせん断応力とせん断速度の関係が下図のとおり得られた。この流動の名称として正しいのはどれか。1つ選べ。

1　ダイラタント流動
2　ニュートン流動
3　準粘性流動
4　塑性流動
5　準塑性流動

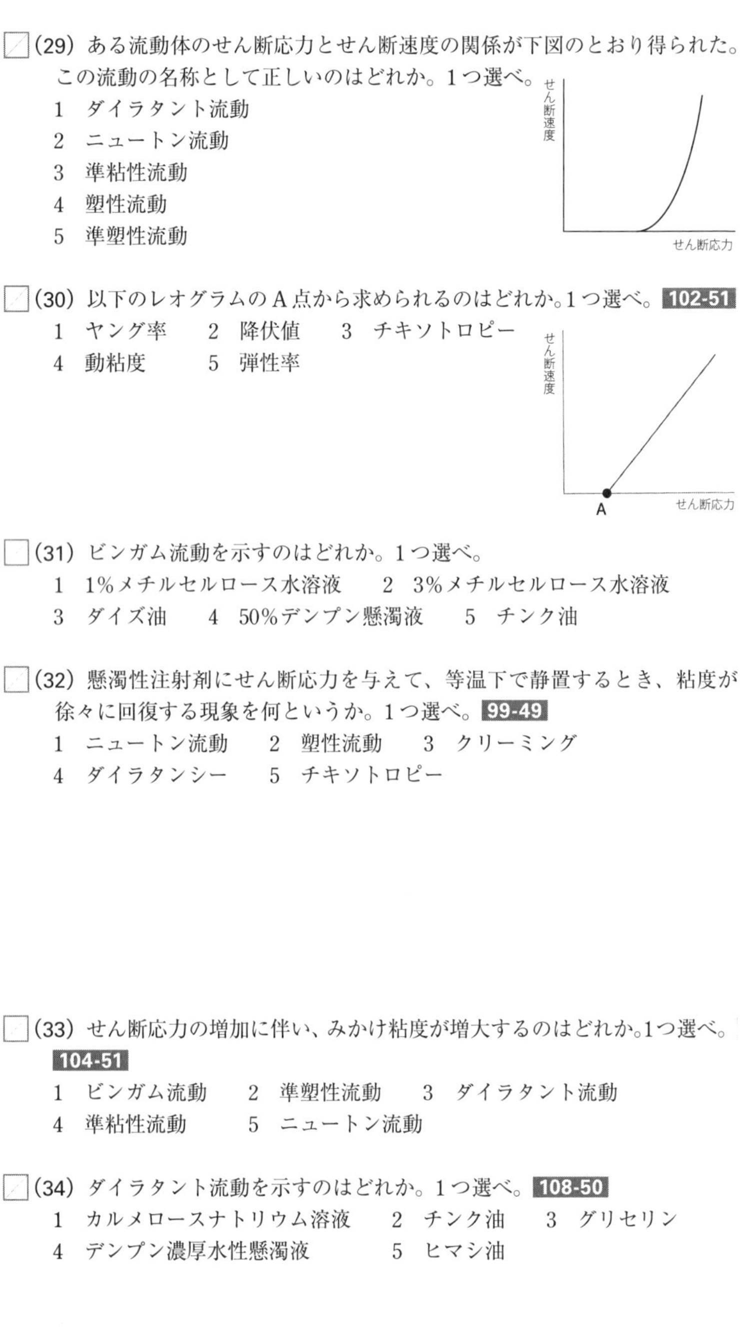

(30) 以下のレオグラムのA点から求められるのはどれか。1つ選べ。 **102-51**

1　ヤング率　　2　降伏値　　3　チキソトロピー
4　動粘度　　5　弾性率

(31) ビンガム流動を示すのはどれか。1つ選べ。

1　1%メチルセルロース水溶液　　2　3%メチルセルロース水溶液
3　ダイズ油　　4　50%デンプン懸濁液　　5　チンク油

(32) 懸濁性注射剤にせん断応力を与えて、等温下で静置するとき、粘度が徐々に回復する現象を何というか。1つ選べ。 **99-49**

1　ニュートン流動　　2　塑性流動　　3　クリーミング
4　ダイラタンシー　　5　チキソトロピー

(33) せん断応力の増加に伴い、みかけ粘度が増大するのはどれか。1つ選べ。
104-51

1　ビンガム流動　　2　準塑性流動　　3　ダイラタント流動
4　準粘性流動　　5　ニュートン流動

(34) ダイラタント流動を示すのはどれか。1つ選べ。 **108-50**

1　カルメロースナトリウム溶液　　2　チンク油　　3　グリセリン
4　デンプン濃厚水性懸濁液　　5　ヒマシ油

(29) 5

ニュートン流動および非ニュートン流動のせん断応力とせん断速度との関係を図に示す。

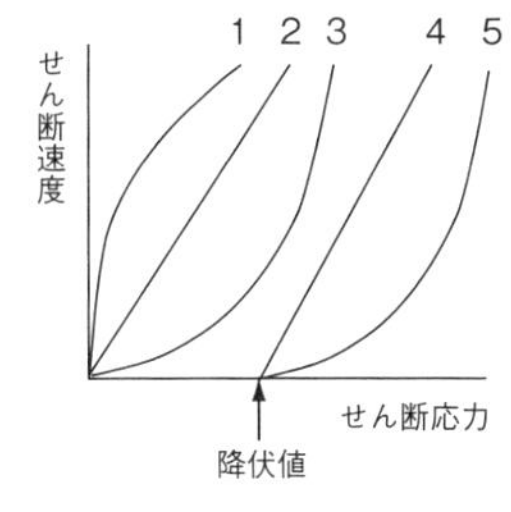

(30) 2

ヤング率は弾性率の1つで、フックの法則が成立する弾性において、ひずみと応力の比例定数である。チキソトロピーは、せん断応力を受ける時間経過とともに粘度が低下し、その応力をなくしたときに粘度が元に戻ろうとする性質。動粘度は、粘度をその液体の同一条件下(温度、圧力)における密度で除した値をいう。弾性率は、弾性変形における応力とひずみの間の比例定数である。

(31) 5

1は準粘性流動、2は準塑性流動、3はニュートン流動、4はダイラタント流動を示す。

(32) 5

1 × ニュートン流動では温度一定の条件において、せん断応力とせん断速度の関係が原点を通る比例関係にあるため、粘度は一定に保たれる。

2 × 塑性流動では、温度一定の条件でせん断応力とせん断速度の関係において降伏値を有する。降伏値以上のせん断応力において、せん断応力とせん断速度の関係が比例関係にあるため、粘度は一定に保たれる。

3 × クリーミングとは、エマルションにおいてみられる分離現象であり、分散相と分散媒が比重の違いにより生じる可逆的現象である。

4 × ダイラタンシーとは、高分子の高濃度懸濁液においてみられる現象であり、せん断応力の増大とともに粘度が高まる。

(33) 3

ニュートン流動はせん断応力に関係なく粘度が一定であり、ビンガム流動は降伏値以上でニュートン流動を示す。準粘性流動は徐々に粘度が低下、準塑性流動は降伏値をもち、それ以降粘度が低下する。

(34) 4

ダイラタント流動は、せん断応力を横軸、せん断速度を縦軸にとると、右の図のようなレオグラムを示す。

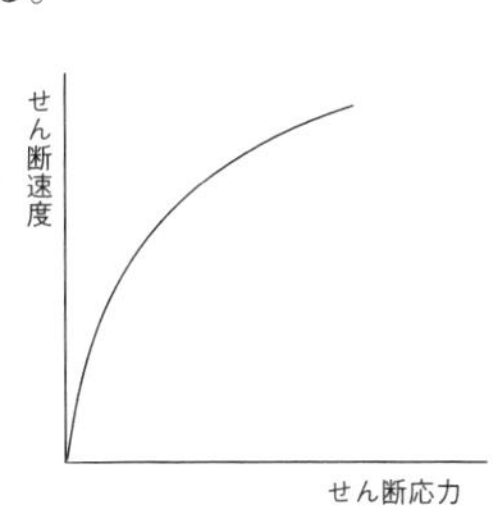

(35) せん断速度 D がせん断応力 S に比例する流動曲線の接線の傾きはどれか。1つ選べ。

1　濃度勾配　　2　粘度（粘性率）　　3　弾性率　　4　流動率
5　動粘度

(36) 液体中の高分子の平均分子量と最も関係の深い粘度はどれか。1つ選べ。

1　相対粘度　　2　比粘度　　3　還元粘度　　4　極限粘度　　5　動粘度

(37) 図はある高分子溶液の濃度と還元粘度の関係を示している。この溶液の極限粘度（$\times 10^{-6}$ mL/g）に最も近い値はどれか。1つ選べ。 **106-50**

1　1.0
2　1.5
3　2.0
4　2.5
5　3.0

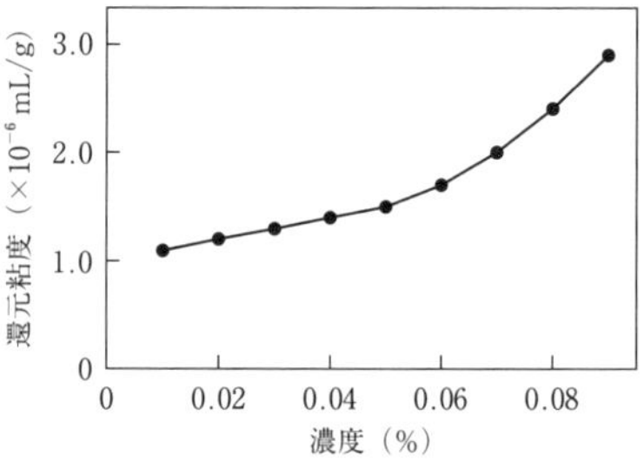

(38) 高分子溶液の粘度に関する記述のうち、正しいのはどれか。1つ選べ。

1　粘度と流動率は同じである。
2　動粘度は、粘度と密度の積である。
3　平均分子量は極限粘度から求まる。
4　一般に、ニュートンの粘性法則が成立する。
5　粘度は一定である。

《分散系材料》

(39) 20℃の条件下で、表面張力が最も大きいのはどれか。1つ選べ。
100-50

1　エタノール　　2　クロロホルム　　3　グリセリン
4　水　　　　　　5　ベンゼン

(40) 20℃の水にある物質を1%の濃度になるよう溶解させたところ、その表面張力が低下した。このような変化を示す物質として、正しいのはどれか。1つ選べ。

1　ブドウ糖　　2　塩化カリウム　　3　ラウリル硫酸ナトリウム
4　リン酸二水素ナトリウム

(41) 水の中に以下に示す溶質を溶解させたとき、Gibbsの吸着等温式に基づく正吸着を示すのはどれか。1つ選べ。

1　塩化ナトリウム　　2　メチルセルロース　　3　メチレンブルー
4　せっけん　　　　　5　ショ糖

(35) 4

流動曲線は$D = \frac{1}{\eta} \cdot S$で表され、接線の傾きは粘度（粘性率）$\eta$の逆数で、流動率である。濃度勾配は溶解速度、拡散の流束や膜透過の受動拡散（Fickの第一法則）に比例する。加えた力が固体の変形の大きさに比例し、比例定数が弾性率である（フックの法則）。動粘度は粘度を密度で割った値である。

(36) 4

極限粘度［η］と平均分子量Mの関係は［η］＝$K \cdot M^{\alpha}$で与えられるので、平均分子量が求まる。ただし、Kとαは高分子、溶媒および測定温度で決まる定数である。選択肢1は溶液と溶媒の粘度比をいい、溶液の粘度が溶媒の粘度の何倍であるかで表す。2は相対粘度から1を引いたもので、溶質による粘度の増加率を示す。3は比粘度を溶質の濃度で割ったものである。5は粘度を同じ温度の液体の密度で割った値である。

(37) 1

高分子物質を含む溶液の粘度の濃度依存性を測定し、得られた直線(図では濃度が0.01から0.04％の範囲の点をつないだ直線)の濃度をゼロに外挿することでその極限粘度を求めることができる。極限粘度は試料溶液中における高分子の拡がりの度合いを示すものであり、分子量の目安ともなる。

(38) 3

高分子の平均分子量Mは極限粘度［η］から、［η］＝$K \cdot M^{\alpha}$で求められる。ただし、Kとαは高分子、溶媒および測定温度で決まる定数である。粘度＝（1/流動率）と動粘度＝（粘度/密度）の関係があり、高分子の溶液は準粘性流動や準塑性流動を示し、粘度はせん断応力の増加とともに小さくなる。濃度が50％を超えると、ダイラタント流動を示し、粘度は大きくなる。

(39) 4

各選択肢の20℃における表面張力は、エタノール(22.55 mN/m)、クロロホルム(27.28 mN/m)、グリセリン(68.4 mN/m)、水(72.75 mN/m)、ベンゼン(28.90 mN/m)である。したがって、水の表面張力が最も大きい。

(40) 3

表面張力を低下させる物質であり、代表的なものとして界面活性剤がある。

(41) 4

ある物質を水に溶解させたとき、界面の溶質濃度が液体内部の溶質濃度よりも高くなると、界面の張力は、水のみの表面張力(72.8 mN/m、20℃)よりも低くなる。この状態が正吸着であり、界面活性剤(選択肢4が該当する)やアルコールが該当し、正吸着物質と呼ばれる。一方、界面の溶質濃度が液体内部の溶質濃度よりも低くなると、界面の張力は、内部の表面張力よりも高くなる。この状態が負吸着であり、水に可溶な電解質、糖などがある。

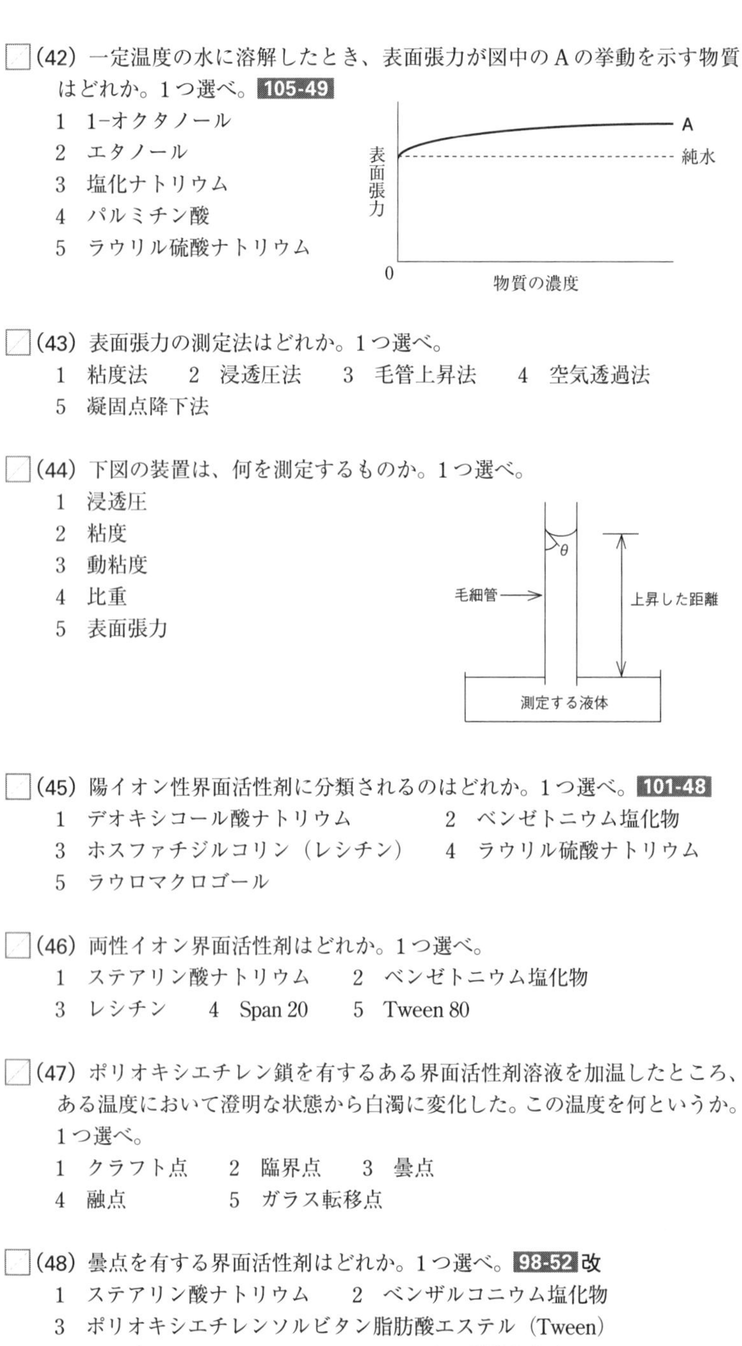

□(42) 一定温度の水に溶解したとき、表面張力が図中のAの挙動を示す物質はどれか。1つ選べ。 **105-49**

1 1-オクタノール
2 エタノール
3 塩化ナトリウム
4 パルミチン酸
5 ラウリル硫酸ナトリウム

□(43) 表面張力の測定法はどれか。1つ選べ。

1 粘度法　2 浸透圧法　3 毛管上昇法　4 空気透過法
5 凝固点降下法

□(44) 下図の装置は、何を測定するものか。1つ選べ。

1 浸透圧
2 粘度
3 動粘度
4 比重
5 表面張力

□(45) 陽イオン性界面活性剤に分類されるのはどれか。1つ選べ。 **101-48**

1 デオキシコール酸ナトリウム　2 ベンゼトニウム塩化物
3 ホスファチジルコリン（レシチン）　4 ラウリル硫酸ナトリウム
5 ラウロマクロゴール

□(46) 両性イオン界面活性剤はどれか。1つ選べ。

1 ステアリン酸ナトリウム　2 ベンゼトニウム塩化物
3 レシチン　4 Span 20　5 Tween 80

□(47) ポリオキシエチレン鎖を有するある界面活性剤溶液を加温したところ、ある温度において澄明な状態から白濁に変化した。この温度を何というか。1つ選べ。

1 クラフト点　2 臨界点　3 曇点
4 融点　5 ガラス転移点

□(48) 曇点を有する界面活性剤はどれか。1つ選べ。 **98-52** 改

1 ステアリン酸ナトリウム　2 ベンザルコニウム塩化物
3 ポリオキシエチレンソルビタン脂肪酸エステル（Tween）
4 レシチン　5 ラウリル硫酸ナトリウム

(42) 3

物質を添加したことで、表面張力が増大したということは、負吸着が生じたことを意味する。負吸着を示す物質は、水に溶解できる塩化ナトリウムやブドウ糖などがある。一方、界面活性剤やアルコールなどの水系溶剤は正吸着を示すので、物質濃度の増大において、表面張力は低下する。

(43) 3

液体にガラス管（内径 a）を浸けると、液体はガラス管内を一定の高さ h まで上昇する。接触角を θ、液体の密度を ρ とすると、表面張力 γ は次式で与えられる。$\gamma = \frac{ah\rho g}{2\cos\theta}$

その他の表面張力の測定法には、滴重法、ウイルヘルミーのつり板法がある。

(44) 5

この装置は毛細管上昇法により表面張力を測定する。他に表面張力を測定できる装置を下に示す。

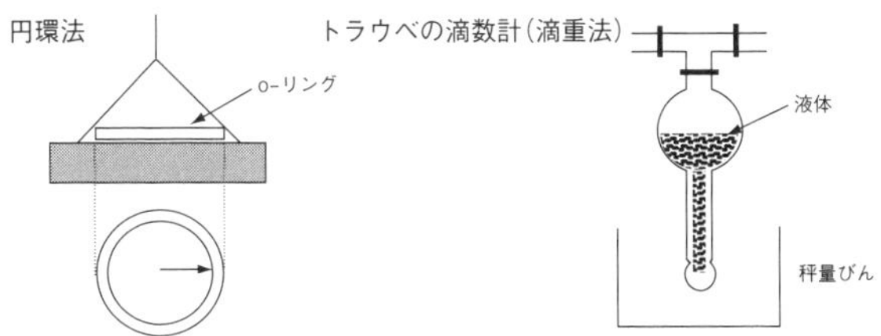

(45) 2

ベンゼトニウム塩化物は陽イオン性界面活性剤である。デオキシコール酸ナトリウム、ラウリル硫酸ナトリウムは陰イオン性界面活性剤、ホスファチジルコリンは両性界面活性剤、ラウロマクロゴールは非イオン性界面活性剤である。

(46) 3

1はアニオン性界面活性剤、2はカチオン性界面活性剤、4、5は非イオン性界面活性剤である。

(47) 3

ポリオキシエチレン鎖 $-(CH_2-CH_2-O)_n-$ を有する非イオン性界面活性剤において特徴的に見られる現象である。温度を高めることで、界面活性剤と水素結合している水分子が切断され、界面活性剤の溶解度が低下して白濁する。この温度を曇点という。

(48) 3

曇点は非イオン性界面活性剤が有する性質である。1はアニオン性界面活性剤、2はカチオン性界面活性剤、4は両性界面活性剤、5はアニオン性界面活性剤である。

(49) 図に示すラウリル硫酸ナトリウム（SLS）水溶液の性質として、正しいのはどれか。1つ選べ。

1　洗浄力
2　表面張力
3　可溶化力
4　浸透圧
5　当量伝導度

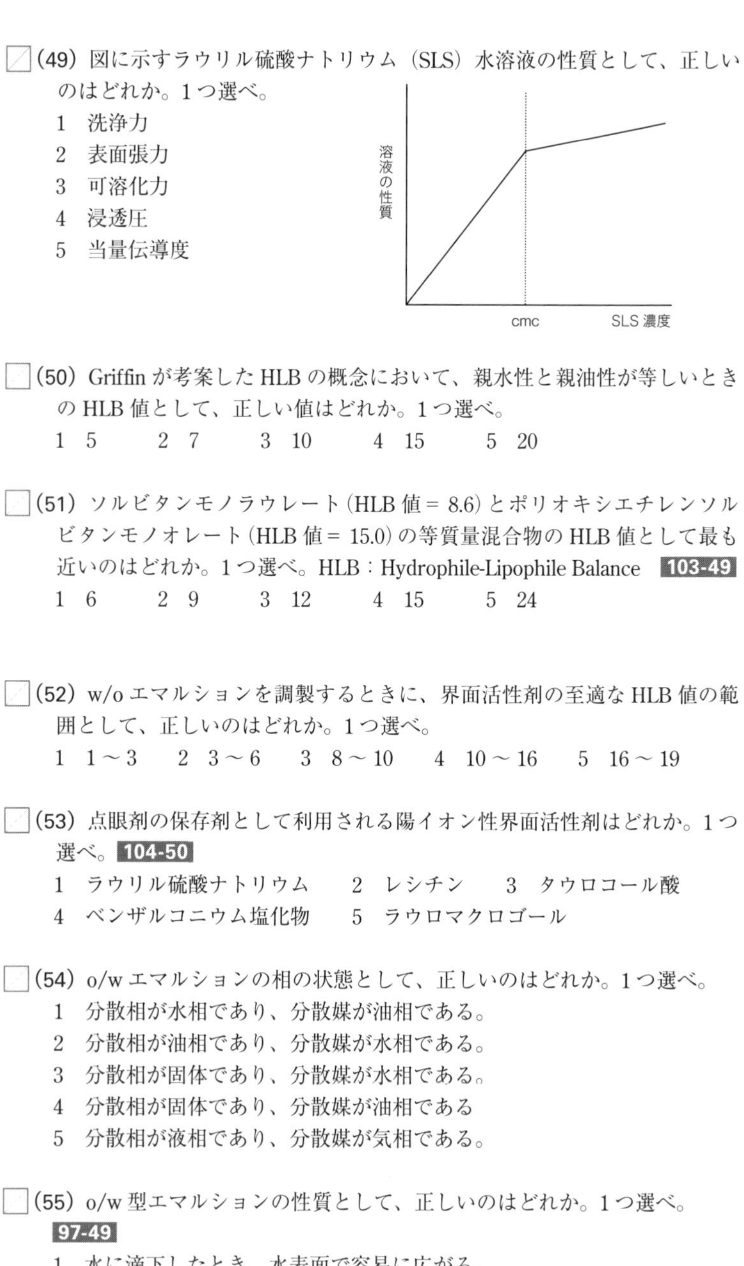

(50) Griffin が考案した HLB の概念において、親水性と親油性が等しいときの HLB 値として、正しい値はどれか。1つ選べ。

1　5　　2　7　　3　10　　4　15　　5　20

(51) ソルビタンモノラウレート（HLB 値 = 8.6）とポリオキシエチレンソルビタンモノオレート（HLB 値 = 15.0）の等質量混合物の HLB 値として最も近いのはどれか。1つ選べ。HLB：Hydrophile-Lipophile Balance **103-49**

1　6　　2　9　　3　12　　4　15　　5　24

(52) w/o エマルションを調製するときに、界面活性剤の至適な HLB 値の範囲として、正しいのはどれか。1つ選べ。

1　1～3　　2　3～6　　3　8～10　　4　10～16　　5　16～19

(53) 点眼剤の保存剤として利用される陽イオン性界面活性剤はどれか。1つ選べ。**104-50**

1　ラウリル硫酸ナトリウム　　2　レシチン　　3　タウロコール酸
4　ベンザルコニウム塩化物　　5　ラウロマクロゴール

(54) o/w エマルションの相の状態として、正しいのはどれか。1つ選べ。

1　分散相が水相であり、分散媒が油相である。
2　分散相が油相であり、分散媒が水相である。
3　分散相が固体であり、分散媒が水相である。
4　分散相が固体であり、分散媒が油相である
5　分散相が液相であり、分散媒が気相である。

(55) o/w 型エマルションの性質として、正しいのはどれか。1つ選べ。
97-49

1　水に滴下したとき、水表面で容易に広がる。
2　スダンⅢを少量添加すると全体が着色される。
3　w/o 型エマルションよりも電気伝導度が小さい。
4　半透膜を透過する。
5　水を加えると粘度が増加する。

(49) 4

それぞれの性質は図のように変化する。

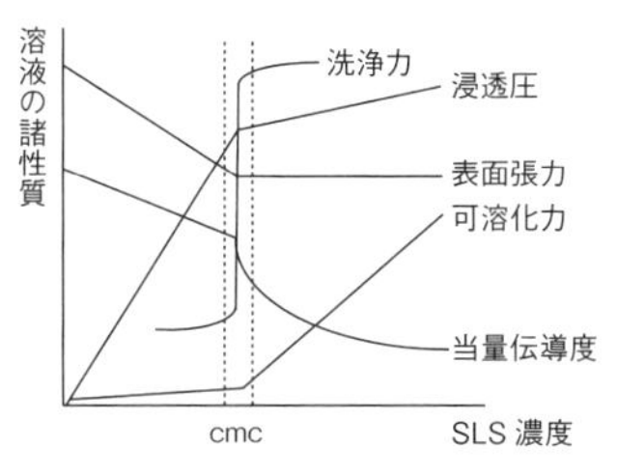

(50) 2

HLB 値の最大値は 20 であり、親水性と親油性の中間は 7 である。

(51) 3

所要(要求) HLB は以下の式を用いて算出する。

$$\mathrm{HLB} = \frac{\mathrm{HLB_A} \times w_A + \mathrm{HLB_B} \times w_B}{w_A + w_B}$$

$\mathrm{HLB_A}$：界面活性剤 A の HLB 値

$\mathrm{HLB_B}$：界面活性剤 B の HLB 値

w_A：界面活性剤 A の質量

w_B：界面活性剤 B の質量

この式に代入して、HLB = (8.6 × 0.5 + 15.0 × 0.5) ÷ (0.5 + 0.5) = 11.8

(52) 2

1 ×　水にほとんど分散せず、消泡剤などに使用される。

3 ×　水に安定に分散して乳濁液となり、湿潤剤や o/w 型エマルションの乳化剤として使用される。

4 ×　o/w 型エマルションの乳化剤として使用される。

5 ×　可溶化剤として使用される。

(53) 4

点眼剤用保存剤として、ベンザルコニウム塩化物（陽イオン性界面活性剤）、クロロブタノール、パラオキシ安息香酸エステル（パラベン）類およびソルビン酸などが単独あるいは組み合わされて配合される。

(54) 2

1 ×　w/o エマルションである。

3、4 ×　懸濁剤（サスペンション）である。

5 ×　エアゾールである。

(55) 1

2 ×　スダンⅢは油溶性色素なので o/w 型エマルションは着色されない。

3 ×　o/w 型は w/o 型より電気伝導度が大きい。

4 ×　半透膜を透過しない。

5 ×　水を加えると希釈され粘度が低下する。

☐ (56) コロイド分散系はどれか。1つ選べ。 99-48

1 赤血球浮遊液　2 懸濁性点眼液　3 5%ブドウ糖液
4 生理食塩液　5 5%ポリソルベート80水溶液

☐ (57) 以下の物質を水に溶解または分散させたものが会合コロイドに分類されるのはどれか。1つ選べ。

1 ゼラチン　2 ポビドン　3 ヨウ化銀
4 水酸化鉄　5 ラウリル硫酸ナトリウム

☐ (58) コロイド粒子の物性と最も関連性のない現象はどれか。1つ選べ。 98-2

1 チンダル現象　2 ブラウン運動　3 塩析
4 コンプトン散乱　5 電気二重層の形成

☐ (59) 分散系における分散相と分散媒の組合せのうち、正しいのはどれか。1つ選べ。 107-49

	性状	分散相	分散媒
1	サスペンション	固体	気体
2	エマルション	液体	液体
3	エアゾール	気体	液体又は固体
4	フォーム（泡沫）	液体	気体
5	キセロゲル	固体	液体

☐ (60) 懸濁剤の安定性について、正しいのはどれか。1つ選べ。

1 Stokesの式によると、懸濁液中の粒子の沈降速度は粒子径に比例する。
2 溶媒の粘度を高めることで沈降速度は速くなる。
3 ケーキングを起こした場合は、振とうにより再分散されない。
4 沈降する前に二次粒子を形成する場合を自由沈降という。
5 粒子の沈降速度は凝集沈降よりも自由沈降が速い。

☐ (61) エマルションの分散媒と分散相の密度差により、分散相が浮上する現象はどれか。1つ選べ。 102-50

1 凝集　2 塩析　3 合一　4 クリーミング
5 ケーキング

☐ (62) 乳剤の安定性について、正しいのはどれか。1つ選べ。

1 クリーミングは分散媒と分散相の比重の違いにより生じる。
2 分散相粒子の凝集は可逆的に進行する。
3 コアギュレーションは1つの相を形成し、二相分離する現象である。
4 合一した乳剤は強く振とうすると元に戻る。
5 電解質を加えることで安定性が高まる。

(56) 5

分散系を「分子分散系」「コロイド分散系」「粗大分散系」に分類した場合、コロイド分散系の代表的なものとして、ゼラチンなどの高分子（分子コロイド)、ラウリル硫酸ナトリウムなどのミセルを形成する界面活性剤（会合コロイド)、ヨウ化銀などの無機物（分散コロイド）がある。赤血球浮遊液および懸濁性点眼液は粗大分散系に該当する。5%ブドウ糖液および生理食塩液は分子分散系に該当する。

(57) 5

1、2　×　分子コロイドである。

3、4　×　分散コロイドである。

(58) 4

コンプトン散乱は、電子と光子との衝突でも運動保存則が成立していることを示す散乱の一種で、光の粒子性による現象である。

(59) 2

液体中に液体が分散（水相中に油相あるいは油相中に水相）している状態をエマルション、液体中に固体が分散している状態をサスペンション、気体中に液体または固体が分散している状態をエアゾール、液体中に気体が分散している状態をフォーム、キセロゲルは、乾燥させた寒天のように安定したゲルから水分を除去したものであり、分散媒の液体が失われた状態である。

(60) 3

1　×　一般に、Stokes 式に従うので、粒子径の 2 乗に比例する。

2　×　溶媒の粘度を高めることで沈降速度は遅くなる。

4　×　二次粒子を形成するのは凝集沈降である。

5　×　粒子の沈降速度は凝集沈降よりも自由沈降が遅い。

(61) 4

凝集は分散相粒子が集合する現象、塩析は親水性コロイドに高濃度の塩を加えることで脱水沈殿する現象、合一は分散相と分散媒が二相分離した状態を指す。ケーキングは懸濁液(サスペンション)において自由沈降により沈積体を形成する現象である。

(62) 1

2　×　不可逆的に進行する。

3　×　コアギュレーションは凝集であり、本文は合一（コアレッセンス）である。

4　×　合一は不可逆的反応である。

5　×　電解質の添加は荷電状態に影響を及ぼし、表面電荷が中和される方向に進行する。したがって、安定性は低下する。

(63) ストークスの沈降速度式が成立するための条件はどれか。1つ選べ。

1　粒子の形状を問わない。
2　等速沈降を仮定する。
3　粒子は適当な溶解性を有する。
4　粒子の大きさが1 μmより小さい。
5　遠心力を加えねばならない。

(64) 懸濁液における粒子の沈降速度と比例関係にあるものはどれか。1つ選べ。ただし、粒子は球状であり、ストークスの法則が成り立つものとする。 **99-3**

1　分散媒の密度　2　粒子の密度　3　分散媒の粘度
4　粒子の半径　5　粒子の半径の2乗

(65) ストークスの式で沈降速度に反比例するのはどれか。1つ選べ。

1　粒子径の2乗　2　分散媒の密度　3　温度　4　沈降時間
5　沈降距離

《薬物及び製剤材料の物性》

(66) 製剤に汎用される高分子のうち、温水に溶けて粘稠なゾルとなり、冷やすとゲル化する天然由来の高分子はどれか。1つ選べ。 **105-51**

1　アルブミン　2　結晶セルロース　3　ゼラチン
4　ヒプロメロース　5　ポビドン

(67) 図の化学構造を有し、懸濁化剤や結合剤として用いられる合成高分子はどれか。1つ選べ。 **106-52**

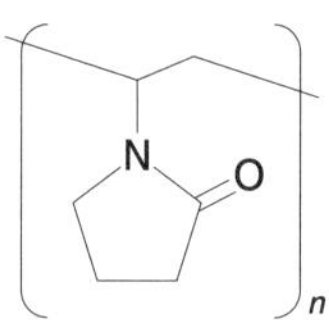

1　ポビドン
2　ヒプロメロース
3　メチルセルロース
4　カルメロース
5　アラビアゴム

(63) 2

ストークスの式は、球形粒子の等速沈降を仮定し、重力加速度下で成立する。選択肢3は溶解しないことが望ましい。4は1 μmより小さい粒子ではブラウン運動をするので、ストークスの式は成立しない。

(64) 5

懸濁液における粒子の沈降速度(v)にストークスの法則が成り立つとあることから、沈降距離h、沈降時間t、球状粒子の半径r、粒子密度ρ、溶媒密度ρ_0、重力加速度g、分散媒の粘度ηとすると、ストークスの沈降速度式は $v=\dfrac{h}{t}=\dfrac{2(\rho-\rho_0)g}{9\eta}r^2$ で示され、沈降速度は粒子の半径の2乗、粒子密度と分散媒密度の差に比例し、分散媒の粘度に反比例する。

(65) 4

ストークスの式の沈降速度が比例するのは、沈降距離、粒子径の2乗、重力の加速度、粒子と分散媒の密度の差である。一方、反比例するのは、沈降時間、分散媒の粘度である。分散媒の粘度は温度が上昇すると減少するので、温度が高いと沈降速度は大きくなる。そのため、温度に比例する。

(66) 3

ゼラチンは、動物の骨、皮膚、じん帯や腱などに存在するコラーゲンを部分的に加水分解して得られるタンパク質である。温水に溶けて粘稠なゾルとなり、冷やすとゲル化する。

(67) 1

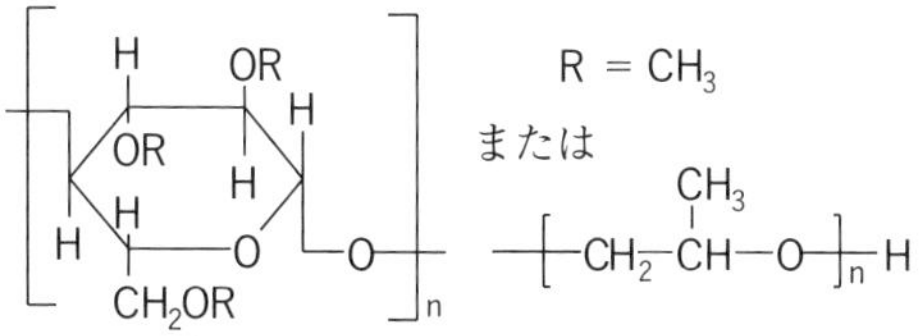

ヒプロメロース、メチルセルロース、カルメロースNaの構造式を以下に示す。

$R = CH_3$ または $-[CH_2-CH(CH_3)-O]_n-H$

ヒプロメロース

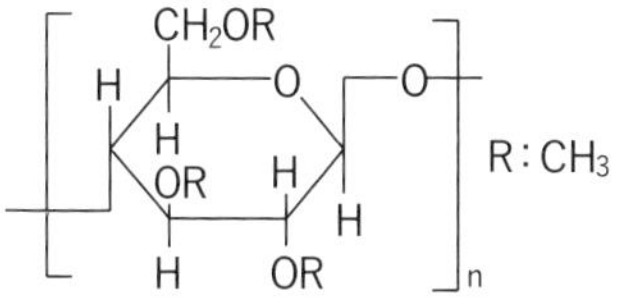

$R : CH_3$

メチルセルロース

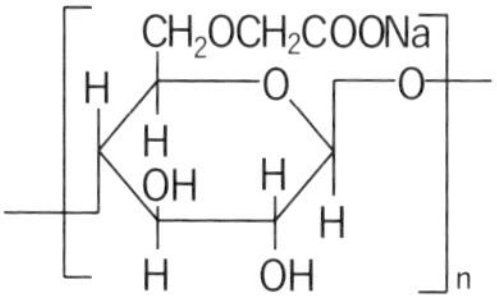

カルメロースNa

☐ (68) 水性懸濁液中の粒子の分散安定性を高めるために添加される半合成高分子はどれか。1つ選べ。 **107-50**

1 ポビドン
2 メタクリル酸コポリマー
3 アルブミン
4 カルメロースナトリウム
5 アラビアゴム

☐ (69) 水溶性基剤として使用され、常温で液体であるのはどれか。1つ選べ。

1 白色ワセリン　　2 セタノール　　3 マクロゴール 400
4 マクロゴール 4000　　5 サラシミツロウ

☐ (70) 下図はアスピリンの pH プロファイルである。アスピリンの水溶液を調製するとき、アスピリンの加水分解を最も抑えることのできる緩衝液はどれか。1つ選べ。

1 pH 1.0 の塩酸－塩化カリウム緩衝液
2 pH 2.5 のグリシン－塩酸緩衝液
3 pH 4.5 の酢酸緩衝液
4 pH 7.0 のリン酸塩緩衝液
5 pH 10.0 の炭酸塩緩衝液

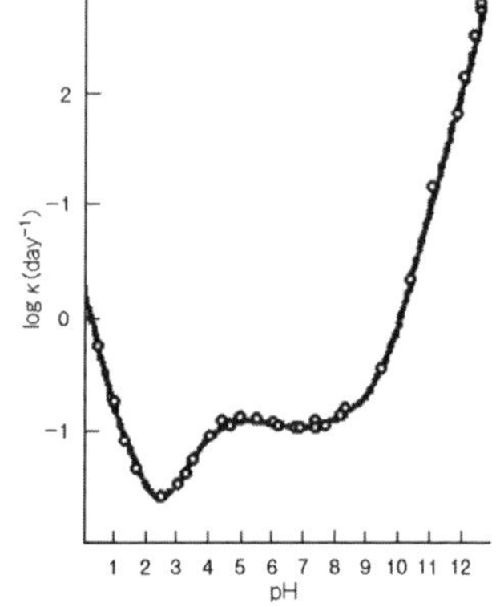

(68) 4

半合成高分子とは天然高分子を化学変性したものであり、他に結晶セルロース、セラセフェート、ヒプロメロースなどがある。正答以外は合成高分子または天然高分子である。

ポビドン：フィルムコーティング基剤や結合剤として使用される合成高分子
メタクリル酸コポリマー：コーティング基剤や結合剤として使用される合成高分子
アルブミン：安定化剤や軟化剤として使用される天然高分子
カルメロースナトリウム：分散剤や結合剤として用いられる半合成高分子
アラビアゴム：増粘剤や安定化剤として使用される天然高分子

(69) 3

1 × 油脂性基剤で常温固体
2 × 飽和脂肪酸アルコールで常温固体
3 ○
4 × 水溶性基剤で常温固体
5 × 油脂性基剤で常温固体

(70) 2

pHプロファイルはみかけの分解速度定数kの対数とpHの関係をプロットしたものである。グラフより、pH 2.5にすることで最も加水分解を抑えることができる。

Ⓑ製剤設計

《代表的な製剤（日本薬局方準拠）》

☐(1) 日本薬局方において、「経口投与する、糖類又は甘味剤を含む粘稠性のある液状又は固形の製剤」と定義されているのはどれか。1つ選べ。 **105-52**

1　ガム剤　　2　リモナーデ剤　　3　経口フィルム剤
4　経口ゼリー剤　　5　シロップ剤

☐(2) 日本薬局方において、「経口投与する、液状又は流動性のある粘稠なゲル状の製剤」と定義されているのはどれか。1つ選べ。 **107-51**

1　発泡顆粒剤　　2　経口ゼリー剤　　3　シロップ剤
4　口腔内崩壊フィルム剤　　5　経口液剤

☐(3) 甘味及び芳香のあるエタノールを含む澄明な液状の経口液剤はどれか。1つ選べ。

1　エリキシル剤　　2　酒精剤　　3　チンキ剤
4　エキス剤　　5　リモナーデ剤

☐(4) 製剤総則において、経口投与する粒状に造粒した製剤であると規定されているのはどれか。1つ選べ。 **99-50** 改

1　発泡錠　　2　散剤　　3　顆粒剤　　4　分散錠　　5　懸濁剤

☐(5) 日本薬局方において、口腔内で徐々に溶解又は崩壊させ、口腔、咽頭などの局所に適用する口腔用錠剤と規定されているのはどれか。1つ選べ。 **103-51**

1　溶解錠　　2　トローチ剤　　3　チュアブル錠　　4　口腔内崩壊錠
5　分散錠

☐(6) 口腔内で徐々に溶解又は崩壊させ、口腔、咽頭などの局所に適用する口腔用錠剤はどれか。1つ選べ。 **108-51**

1　舌下錠　　2　付着錠　　3　バッカル錠　　4　トローチ剤
5　ガム剤

(1) 5

1 × ガム剤は、咀嚼により、有効成分を放出する口腔用錠剤である。

2 × リモナーデ剤は、甘味及び酸味のある澄明な液状の経口液剤である。

3 × 経口フィルム剤は、経口投与するフィルム状の製剤である。

4 × 経口ゼリー剤は、経口投与する、流動性のない成形したゲル状の製剤である。

(2) 5

発泡顆粒剤は、水中で急速に発泡しながら溶解又は分散する顆粒剤である。口腔内崩壊フィルム剤は、口腔内で速やかに溶解又は崩壊させて服用する経口フィルム剤である。経口液剤には、エリキシル剤、懸濁剤、乳剤及びリモナーデ剤が含まれる。

(3) 1

2 × 通例、揮発性の有効成分をエタノール又はエタノールと水の混液に溶解して製した液状の製剤である。

3 × 通例、生薬をエタノール又はエタノールと精製水の混液で浸出して製した液状の製剤である。

4 × 生薬の浸出液を濃縮して製したものである。

5 × 甘味及び酸味のある澄明な液状の経口液剤である。

(4) 3

1 × 発泡錠は、水中で急速に発泡しながら溶解又は分散する錠剤である。

2 × 散剤は、経口投与する粉末状の製剤である。

4 × 分散錠は、水に分散して服用する錠剤である。

5 × 懸濁剤は、有効成分を微細均質に懸濁した経口液剤である。

(5) 2

正答以外の選択肢は、経口投与する製剤であり、口腔用錠剤ではない。

1 × 溶解錠は、水に溶解して服用する錠剤である。

3 × チュアブル錠は、咀嚼して服用する錠剤である。

4 × 口腔内崩壊錠は、口腔内で速やかに溶解又は崩壊させて服用できる錠剤である。

5 × 分散錠は、水に分散して服用する錠剤である。

(6) 4

1 × 舌下錠は、有効成分を舌下で速やかに溶解させ、口腔粘膜から吸収させる口腔用錠剤である。

2 × 付着錠は、口腔粘膜に付着させて用いる口腔用錠剤である。

3 × バッカル錠は、有効成分を臼歯と頰の間で徐々に溶解させ、口腔粘膜から吸収させる口腔用錠剤である。

5 × ガム剤は、咀嚼により、有効成分を放出する口腔用錠剤である。

☐ (7) 薬物の胃内における分解の回避を目的とした剤形はどれか。1つ選べ。 **99-51**

1 糖衣錠　2 腸溶錠　3 トローチ剤　4 シロップ剤
5 チュアブル錠

☐ (8) 有効成分を臼歯と頬の間で徐々に溶解させ、口腔粘膜から吸収させる剤形はどれか。1つ選べ。 **101-50**

1 口腔内崩壊錠　2 発泡錠　3 チュアブル錠
4 舌下錠　5 バッカル錠

☐ (9) 日本薬局方製剤総則で、口腔内に適用する製剤に分類されるのはどれか。1つ選べ。 **98-51**

1 分散錠　2 チュアブル錠　3 口腔内崩壊錠　4 付着錠
5 発泡錠

☐ (10) 吸入粉末剤に関する記述として、正しいのはどれか。1つ選べ。 **108-52**

1 定量噴霧式である。
2 固体粒子のエアゾールとして吸入する。
3 噴射剤が充填されている。
4 容器は、通例、密封容器とする。
5 ネブライザーが適用される。

☐ (11) 粉末吸入剤の不活性な担体として広く用いられるのはどれか。1つ選べ。

1 乳糖水和物　2 結晶セルロース
3 ヒドロキシプロピルセルロース　4 デンプン
5 マクロゴール

☐ (12) 次の眼軟膏剤に関する記述のうち、正しいのはどれか。1つ選べ。

1 本剤の基剤としてワセリンを用いることができる。
2 本剤を滅菌するには、最終滅菌法を用いる。
3 本剤に含まれる医薬品粒子の大きさは、通例、150 μm 以下である。
4 本剤に用いる容器は、密閉容器または気密容器である。
5 微生物限度試験に適合する。

☐ (13) 全身作用を目的としたナファレリン酢酸塩水和物製剤の適用部位として、最も適切なのはどれか。1つ選べ。 **107-52**

1 眼　2 肺　3 鼻　4 皮膚　5 耳

☐ (14) 子宮内膜症や子宮筋腫の治療のため、全身作用を期待して鼻粘膜投与される薬物はどれか。1つ選べ。

1 ブセレリン酢酸塩　2 リュープロレリン酢酸塩
3 ベクロメタゾンプロピオン酸エステル　4 ツロブテロール
5 ザナミビル水和物

(7) 2

腸溶錠は、pH 約 2 の胃内で溶解しない皮膜を施した錠剤であり、薬物は胃内で分解することはない。糖衣錠は、通例、素錠に糖類又は糖アルコールを含むコーティング剤で剤皮を施して製した錠剤である。

(8) 5

(4)～(6)の解説を参照。

(9) 4

正答以外は経口投与する製剤である。付着錠は、口腔粘膜に付着させて用いる口腔用錠剤である。

(10) 2

1、3 × 吸入エアゾール剤の記述である。吸入エアゾール剤は、容器に充塡した噴射剤と共に、一定量の有効成分を噴霧する定量噴霧式吸入剤である。

4 × 吸入粉末剤、吸入液剤、吸入エアゾール剤に用いる容器はそれぞれ通例、密閉容器、気密容器、耐圧性の密封容器である。

5 × 吸入液剤の記述である。吸入液剤は、ネブライザーなどにより適用する液状の吸入剤である。

(11) 1

粉末吸入剤は、吸入時に薬物が吸入器具などに付着残留するため、乳糖水和物などの不活性な担体粒子表面に薬物の微粒子を付着させて投与される。

(12) 1

1 ○ 眼軟膏剤の基剤としてワセリンはよく用いられている。
2 × あらかじめ基剤を滅菌して調製する。
3 × 眼軟膏剤中の粒子の最大粒子径は、通例 75 μm 以下である。
4 × 通例、微生物の混入を防ぐことのできる気密容器とする。
5 × 眼軟膏剤は、無菌試験、眼軟膏剤の金属性異物試験法に適合する。

(13) 3

鼻腔は繊毛が発達し、広い表面積を有するため、消化管と比較して水溶性化合物やペプチドの吸収が良好である。ナファレリンは 10 のアミノ酸より構成されるペプチドであり、ゴナドトロピン放出ホルモンアゴニストとして作用し、子宮内膜症や子宮筋腫に適応がある。

(14) 1

2 × 皮下投与し長期にわたる前立腺がん、子宮筋腫の治療が目的である。
3 × アレルギー性鼻炎の治療で、鼻腔内に適用する局所作用製剤。
4 × 経皮投与テープ製剤。早朝時の気管支喘息の発作予防に用いられる。
5 × インフルエンザ治療薬で、経肺投与される。

□(15) エアゾール剤を肺胞まで到達させ留まらせるのにのぞましい粒子径はどれか。1つ選べ。

1　50 ～ 100 μm　　2　30 ～ 40 μm　　3　10 ～ 20 μm
4　1 ～ 2 μm　　5　0.5 μm 以下

□(16) 注射剤の保存剤として用いられるのはどれか。1つ選べ。

1　ブドウ糖　　2　グリセリン　　3　パラオキシ安息香酸エステル類
4　エタノール　　5　エチレンジアミン

□(17) 次の滅菌法のうち、滅菌用フィルターにより微生物を除去するのはどれか。1つ選べ。

1　乾熱滅菌法　　2　湿熱滅菌法　　3　放射線滅菌法
4　ろ過法　　5　ガス法

□(18) 注射剤に関する記述のうち、正しいのはどれか。1つ選べ。

1　着色することを目的として、メチレンブルーが用いられる。
2　ブドウ糖輸液製剤には、通例、パラオキシ安息香酸エステルなどの保存剤を添加する。
3　注射剤の等張化剤として、ホウ酸、硝酸ナトリウム、ブドウ糖などが使用される。
4　クロロブタノールは、注射剤の防腐と局所疼痛除去に用いられる。
5　水性の注射剤にはプラスチック製容器を用いてはならない。

□(19) 注射用水に関する記述のうち、正しいのはどれか。1つ選べ。

1　注射用水には通常、発熱性物質試験法が適用される。
2　超ろ過法により注射用水を製することができる。
3　非水性注射剤の溶剤には、通例、注射用水を用いる。
4　蒸留法によって、注射用水は製造できない。
5　点眼剤は、注射用水を用いなければならない。

□(20) 無菌製剤の添加剤に関する記述のうち、正しいのはどれか。1つ選べ。

1　輸液などの注射剤には、保存剤を加えることができる。
2　用時溶解して用いる注射剤には、賦形剤を加えることができる。
3　点眼剤の緩衝剤、等張化剤としてホウ酸は用いない。
4　点眼剤の粘性を増大させる目的で、水溶性高分子は添加できない。
5　点眼剤の保存剤としてパラオキシ安息香酸エステル類は用いない。

□(21) 無菌製剤と規定されているのはどれか。1つ選べ。**99-52**

1　含嗽剤　　2　吸入液剤　　3　注腸剤　　4　眼軟膏剤　　5　軟膏剤

□(22) 日本薬局方に規定されている全ての注射剤の安全性の確保に必須なのはどれか。1つ選べ。**104-53**

1　等張化剤の添加　　2　着色剤の添加　　3　保存剤の添加
4　エンドトキシンの除去　　5　無菌性の保証

(15) 4

エアゾール剤を肺胞まで到達させるのに1～2 μm程度でよく、0.5 μm以下だと小さすぎて肺胞に留まらない。

(16) 3

注射剤の添加剤のうち保存剤に用いられるものには、クロロブタノール、クレゾール、フェノール、パラオキシ安息香酸エステル類などがある。

(17) 4

ろ過法は滅菌用フィルターを用い、液体または気体中の微生物を除去する方法である。熱、放射線に対して不安定な被滅菌物にも適用できる。

(18) 4

1 × 注射剤には着色だけを目的とする物質は加えない。
2 × ブドウ糖輸液製剤には、保存剤は加えない。
3 × 注射剤の等張化剤として、ホウ酸は使用できない。
5 × プラスチック容器も使用できる。

(19) 2

1 × 注射用水にはエンドトキシン試験法が適用される。
3 × 通例、注射用水が用いられるのは水性注射剤の溶剤である。
4 × 注射用水は、常水または精製水の蒸留、精製水の超ろ過により製する。
5 × 点眼剤、眼軟膏剤の製造には、滅菌または超ろ過などの処理を行って生菌数を低く抑えた精製水を用いることができる。

(20) 2

1 × 輸液など多量に注射する注射剤には保存剤を加えない。
3 × 注射剤にはホウ酸は用いないが、点眼剤には用いることができる。
4 × 点眼剤の粘性を増大させる目的で、水溶性高分子を添加できる。
5 × 点眼剤の保存剤としてパラオキシ安息香酸エステル類が用いられる。

(21) 4

製剤総則で無菌製剤であると規定されているのは、注射剤、腹膜透析用剤、点眼剤、眼軟膏剤であり、無菌試験法に適合しなければならない。

(22) 5

注射剤は製剤総則で以下のように定義されている。注射剤は、皮下、筋肉内又は血管内などの体内組織・器官に直接投与する、通例、溶液、懸濁液若しくは乳濁液、又は用時溶解若しくは懸濁して用いる固形の無菌製剤である。したがって、すべての注射剤の安全性の確保に必要なのは無菌性の保証である。

□(23) 水中油型の乳剤性基剤はどれか。1つ選べ。 **98-54**

1 マクロゴール　2 白色ワセリン　3 精製ラノリン
4 流動パラフィン　5 親水クリーム

□(24) o/w 型の乳剤性基剤はどれか。1つ選べ。 **108-53**

1 白色軟膏　2 親水ワセリン　3 親水クリーム　4 単軟膏
5 マクロゴール軟膏

□(25) 皮膚に適用する液剤はどれか。1つ選べ。 **104-52**

1 エリキシル剤　2 シロップ剤　3 パップ剤
4 リニメント剤　5 リモナーデ剤

□(26) 皮膚に適用する製剤のうち、水中油型又は油中水型に乳化した半固形の製剤はどれか。1つ選べ。 **106-53**

1 軟膏剤　2 クリーム剤　3 ゲル剤
4 ローション剤　5 リニメント剤

□(27) 腹膜透析用剤に関する記述のうち、正しいのはどれか。1つ選べ。
103-54

1 pH 調節剤を加えることはできない。
2 等張化剤を加えることはできない。
3 別に規定するもののほか、無菌試験法に適合する。
4 静脈内に投与される。
5 通例、密閉容器に保存する。

《製剤化と製剤試験法》

□(28) 腸溶性の高分子でないのはどれか。1つ選べ。 **103-50**

1 セラセフェート　2 メタクリル酸コポリマー
3 ヒドロキシプロピルセルロース　4 ヒプロメロースフタル酸エステル
5 ヒプロメロース酢酸エステルコハク酸エステル

□(29) エアゾール剤の噴射剤として通常用いられないのはどれか。1つ選べ。

1 プロパンガス　2 二酸化炭素　3 窒素
4 ハイドロフルオロカーボン　5 圧縮空気

□(30) 固形製剤に用いられる添加剤のうち、滑沢剤として用いられるのはどれか。1つ選べ。

1 ヒプロメロースフタル酸エステル　2 ポビドン
3 エチルセルロース　4 カルメロースカルシウム
5 ステアリン酸マグネシウム

(23) 5

親水クリームは、水中油型(o/w)の乳剤性基剤である。1は水溶性基剤、2は油脂性基剤、3は油中水型(w/o)の乳剤性基剤、4は油脂性基剤である。

(24) 3

1、4　×　油脂性基剤
2　×　w/o型乳剤性基剤（水相を欠く）
5　×　水溶性基剤

(25) 4

皮膚に適用する液剤は、リニメント剤である。エリキシル剤、シロップ剤、リモナーデ剤は経口液剤、パップ剤は皮膚に適用する貼付剤である。

(26) 2

1　×　軟膏剤は、皮膚に塗布する、有効成分を基剤に溶解または分散させた半固形の製剤である。
3　×　ゲル剤は、皮膚に塗布するゲル状の製剤である。
4　×　ローション剤は、有効成分を水性の液に溶解または乳化もしくは微細に分散させた外用液剤である。
5　×　リニメント剤は、皮膚にすり込んで用いる液状または泥状の外用液剤である。

(27) 3

腹膜透析用剤は、腹膜透析に用いる無菌の透析用剤である。pH調節剤、等張化剤などの添加剤を加えることができる。規定されている一般試験法は、無菌試験法、注射剤の採取容量試験法、注射剤の不溶性異物検査法、注射剤の不溶性微粒子試験法、注射剤用ガラス容器試験法、プラスチック製医薬品容器試験法である。用いる容器は、密封容器または必要に応じて、微生物の混入を防ぐことができる気密容器である。

(28) 3

ヒドロキシプロピルセルロース(HPC)は、フィルムコーティング剤や結合剤に使用される水溶性の高分子である。他の選択肢は腸溶性の高分子である。

(29) 5

エアゾール剤の噴射剤には、液化ガスと圧縮ガスが用いられる。液化ガスにはプロパンガス、ブタンガス、ジエチルエーテル、ハイドロフルオロカーボンが用いられる。圧縮ガスには窒素、二酸化炭素などが用いられる。

(30) 5

滑沢剤として用いられるのは、ステアリン酸マグネシウムである。

ヒプロメロースフタル酸エステルは腸溶性コーティング剤皮として、ポビドンは結合剤として、エチルセルロースは徐放性コーティング剤皮として、カルメロースカルシウムは崩壊剤として用いられる。

☐ (31) 固形製剤に用いられる添加物とその用途の関係のうち、正しいのはどれか。1つ選べ。

1 結晶セルロース……………………………滑沢剤
2 ヒプロメロースフタル酸エステル………腸溶性コーティング剤
3 ヒドロキシプロピルセルロース… ……崩壊剤
4 ポビドン …………………………………… 賦形剤
5 タルク……………………………………フィルムコーティング剤

☐ (32) 製剤の添加剤の記述のうち、誤っているのはどれか。1つ選べ。

1 有効成分は製剤の添加剤の1つである。
2 有効成分および製剤の有用性を高める目的で用いることがある。
3 製剤化を容易にする目的で用いることがある。
4 製剤の品質の安定化を図る目的で用いることがある。
5 製剤の使用性を高める目的で用いることがある。

☐ (33) 医薬品の酸化を防ぐために加えられる添加剤はどれか。1つ選べ。
101-51

1 結晶セルロース　　2 アスコルビン酸
3 ステアリン酸マグネシウム　　4 ショ糖
5 パラオキシ安息香酸ブチル

☐ (34) 以下の添加剤のうち、崩壊剤として用いられるのはどれか。1つ選べ。
100-54

1 カルメロースカルシウム　　2 ヒプロメロースフタル酸エステル
3 乳酸・グリコール酸共重合体　　4 エチルセルロース
5 ステアリン酸マグネシウム

☐ (35) 直接打錠用の結合剤はどれか。1つ選べ。**97-51**

1 結晶セルロース　　2 ヒプロメロース　　3 ショ糖
4 ポビドン　　5 ヒプロメロースフタル酸エステル

☐ (36) 図の製剤機械の名称はどれか。1つ選べ。

1 パン式コーティング機
2 箱形乾燥機
3 リボン型混合機
4 ジェットミル粉砕機
5 流動層造粒機

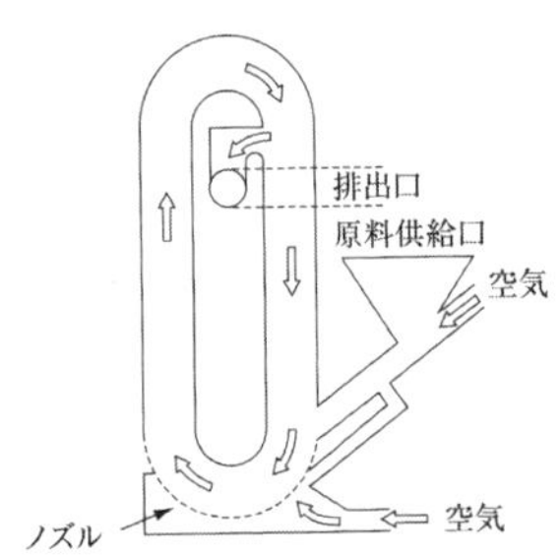

(31) 2

ヒプロメロースフタル酸エステルは、セルロースのメチルおよびヒドロキシプロピルの混合エーテルで、腸溶性コーティング剤に用いられる。

結晶セルロースは直打用添加剤であり、賦形剤、結合剤、崩壊剤としての機能がある。ヒドロキシプロピルセルロースは結合剤や胃溶性フィルムコーティング剤に用いられる。ポビドンは1–ビニル–2–ピロリドンの直鎖化合物で、結合剤に用いられる。タルクは滑沢剤として用いられる。

(32) 1

添加剤は、製剤に含まれる有効成分以外の物質で、選択肢2～5の記述のような目的で用いられる。ただし、用いる添加剤はその製剤の投与量において薬理作用を示さず、無害でなければならない。また、添加剤は有効成分の治療効果を妨げ、または試験に支障をきたすものであってはならない。

(33) 2

結晶セルロース：錠剤製造時に賦形剤、崩壊剤、結合剤
アスコルビン酸：安定化剤
ステアリン酸マグネシウム：滑沢剤
ショ糖：賦形剤、コーティング剤
パラオキシ安息香酸ブチル：保存剤

(34) 1

カルメロースカルシウムは、錠剤製造時の崩壊剤として用いられる。結合剤であるカルメロースナトリウムと間違わないように注意する。

(35) 1

結晶セルロースは直接打錠法を用いて錠剤を調製する場合、結合剤としての働きを示す。ヒプロメロースは水溶液またはアルコール溶液として、湿式顆粒圧縮法の結合剤や胃溶性フィルムコーティング剤として用いられる。ショ糖は水溶液として湿式顆粒圧縮法の結合剤に用いられる。ポビドンは水溶液またはアルコール溶液として、湿式顆粒圧縮法の結合剤として用いられる。

(36) 4

ジェットミルは、圧縮空気で原料粉体を加速し、高速で粉砕ゾーンに打ち出し、粉砕ゾーンで粉体同士が衝突することにより微粉化する。微粉化した粒子は排出口から外に取り出される。低温での粉砕が可能であり、高温で不安定な医薬品の粉砕に適している。

(37) 噴出する圧縮空気の気流により粒子を加速させて、粒子どうしあるいは粒子と容器壁との衝突により粒子を微細化する粉砕機はどれか。1つ選べ。**101-52**

1 ローラーミル　　2 ボールミル　　3 コロイドミル
4 ジェットミル　　5 ハンマーミル

(38) 図は湿式顆粒圧縮法による錠剤の製造工程を示している。図中のアの単位操作で用いられる装置はどれか。1つ選べ。**105-53**

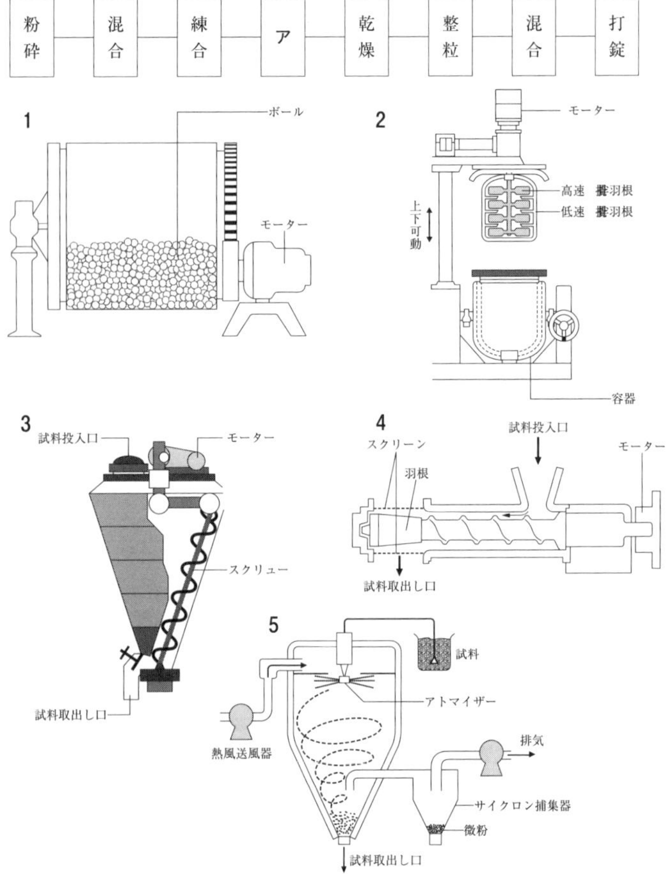

(39) 空気で吹き上げた原料粉体に結合剤溶液を噴霧して造粒する方法はどれか。1つ選べ。**97-52**

1 噴霧乾燥造粒法　　2 攪拌造粒法　　3 流動層造粒法
4 押出し造粒法　　5 乾式造粒法

(37) 4

1 × ローラーミルは、回転するローラーの間に粉体を挟み込むことにより粉体を粉砕する形式の粉砕機である。
2 × ボールミルは、円筒状容器にボールと粉体を入れ、円筒状容器を回転させて粉砕する形式の粉砕機である。
3 × コロイドミルは、装置壁と高速回転するローター間で生じるせん断力によって粉砕する形式の粉砕機である。
5 × ハンマーミルは、高速回転するハンマーの衝撃で粉体を粉砕する形式の粉砕機である。

(38) 4

湿式顆粒圧縮法のフローチャートで、アの単位操作は造粒である。1～5の装置の中で、湿式で造粒する装置は4の押出し造粒機である。1はボールミル（粉砕機)、2は混合機、3は混合機（スクリュー型)、5は噴霧造粒機である。

(39) 3

1 × 噴霧乾燥造粒法は高温のチャンバー内に溶液又は懸濁液を噴霧し、瞬間的に水分を蒸発させて固形成分の顆粒を得る造粒法。
2 × 撹拌造粒法は原料粉末を装置の底に設置した撹拌羽根で流動させながら、結合剤溶液を加えて造粒する方法。
4 × 押出し造粒法は原料粉末に結合剤溶液を添加し、練合して作った湿塊を、円形の穴から押し出して顆粒を造粒する方法。
5 × 乾式造粒法は原料粉末を2つのローラーで圧縮して板状の圧縮物を作り、これを破砕機で粉砕して顆粒を造粒する方法。

(40) 粉粒体と臼の間の摩擦が大きくなり、打錠中に錠剤の側面に縦状に傷がつく打錠障害はどれか。1つ選べ。

1　キャッピング　　2　ラミネーション　　3　スティッキング
4　バインディング　　5　ピッキング

(41) 図のように錠剤の上部が剥離する打錠障害はどれか。1つ選べ。**99-53**

1　キャッピング
2　スティッキング
3　スラッギング
4　バインディング
5　ケーキング

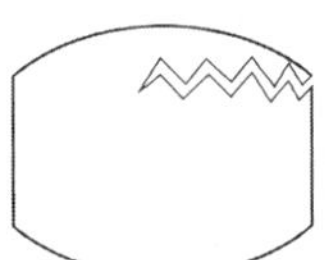

(42) フィルムコーティングに関する記述として、正しいのはどれか。1つ選べ。

1　シュガーコーティングに比べ、操作に長時間を必要とする。
2　透湿性を防ぐことができる。
3　主薬の酸化を防ぐことができる。
4　主薬の苦味を防ぐことができる。
5　内側に防水のためのコーティングが必要である。

(43) 製剤の滅菌に関する記述のうち、正しいのはどれか。1つ選べ。

1　滅菌とは、物質中のすべての微生物を殺滅または除去することをいう。
2　無菌製剤の製造法では、滅菌後の微生物の死滅を定性的に測定または推測する。
3　無菌操作法は、医薬品を最終容器に充てんした後、滅菌する方法である。
4　無菌操作法は最終滅菌法の1つである。
5　脂肪油や固形の医薬品などで熱に安定なものが湿熱滅菌法に適している。

(44) 次図は、溶液状で耐熱性の高い注射剤の製造工程である。滅菌操作を行う工程として、正しい場所はどこか。1つ選べ。

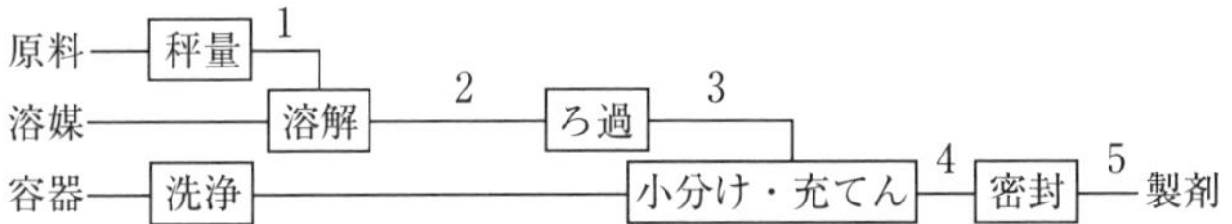

(45) 鋳型をもつ一対の回転ローラーに、2枚のゼラチンシートを送り、薬剤を注入、充てんして、連続的にカプセルを成形し、打ち抜き、軟カプセルを製造する方法はどれか。1つ選べ。

1　disc 式　　2　compress 式　　3　Auger 式
4　二重ノズル法　　5　ロータリーダイス法

(40) 4

1 × 錠剤が帽子状に薄くはがれる状態。

2 × 錠剤が層状に上下に分離する状態。

3 × 粉粒体が杵面に付着し、錠剤表面の大部分に傷がつく状態。

5 × 錠剤の表面の一部に傷がつく状態（小規模のスティッキング）。

(41) 1

2 × スティッキングは、錠剤の一部が杵に付着し、錠剤の上下の表面があばた状または欠ける現象。

3 × スラッギングは、乾式で顆粒を調製する場合、原料粉末に圧力をかけて板状の塊を造る工程名である。

4 × バインディングは、錠剤の一部が臼に付着することにより、錠剤の胴体部分に縦方向の筋状の傷がつく現象。

5 × ケーキングは、懸濁剤を長時間放置したときに懸濁粒子が沈降して容器の底に堆積層を形成する現象。

(42) 4

1 × シュガー（糖衣）コーティングは内側に防水のためのコーティングが必要であるため、糖衣コーティングに比べてフィルムコーティングは比較的短時間でコーティングできる。

2 × フィルムには水分の透過性があるので、透湿を防ぐことはできない。

3 × 酸化を防ぐことはできない。

5 × フィルムコーティングは、直接コーティングを行う。

(43) 1

2 × 定性的ではなく、定量的に測定または推測し、適切な滅菌指標体を用いるなどして、10^{-6}以下の無菌保障水準を担保する。

3 × 最終滅菌法の記述である条件において行う。

4 × 無菌操作法は、最終滅菌法ではない。原料段階またはろ過滅菌後から無菌工程により製剤を製造することである。

5 × 湿熱滅菌法ではなく、乾熱滅菌法に適している。

(44) 5

熱に安定な薬物の注射剤は密封後に滅菌する。

(45) 5

1 × 充てんする医薬品粉末の自重により、直接カプセルのボディーへ充てんする。

2 × 医薬品粉末をプランジャーなどの器具で圧して、カプセルのボディーへ充てんする。

3 × ホッパーに投入された医薬品粉末を撹拌羽とオーガーの回転により、直接カプセルのボディーへ流し込む。

4 × 二重ノズルの内側と外側から薬液と被膜液を吐出して軟カプセルを製造する方法である。

☐ (46) 日本薬局方製剤総則で密封容器または微生物の混入を防ぐことのできる気密容器での保存が規定されている製剤はどれか。1つ選べ。

1 注射剤　2 カプセル剤　3 坐剤　4 点眼剤　5 シロップ剤

☐ (47) 次の包装容器のうち、密閉容器はどれか。1つ選べ。

1 ガラス瓶　2 PTP包装　3 エアゾール剤容器
4 紙箱　5 アンプル

☐ (48) 下に示す包装形態の名称はどれか。1つ選べ。 **103-53**

1 SP (Strip Package) 包装
2 バラ包装
3 PTP (Press Through Package) 包装
4 ピロー包装
5 スティック包装

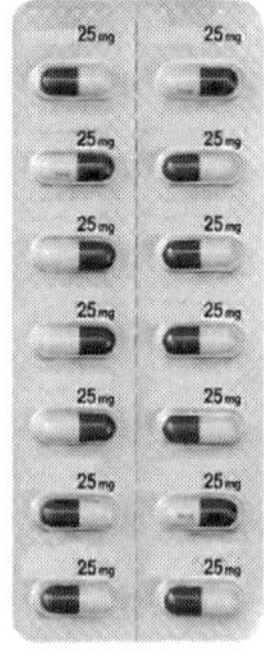

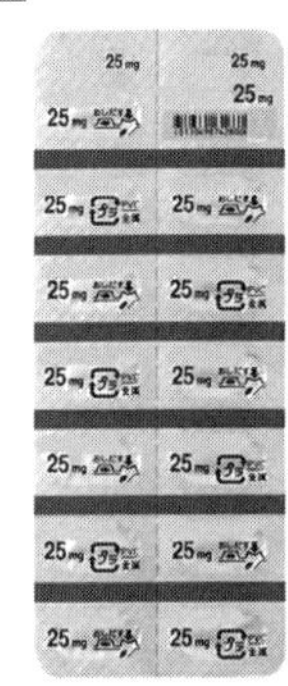

☐ (49) 小児の誤飲防止を目的として用いられる包装はどれか。1つ選べ。
107-53

1 PTP (Press Through Package) 包装　2 SP (Strip Package) 包装
3 ピロー包装　4 タンパレジスタント包装
5 チャイルドレジスタンス包装

☐ (50) 図に示す注射剤の容器の名称はどれか。1つ選べ。 **106-54**

1 アンプル
2 カートリッジ
3 ダブルバッグ
4 プレフィルドシリンジ
5 バイアル

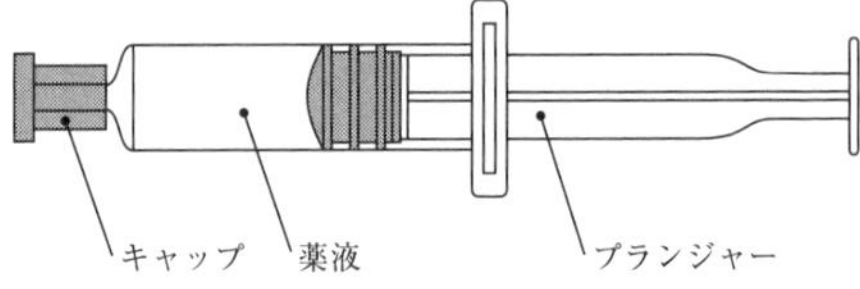

☐ (51) 日本薬局方で規定されている一般試験法と、その試験法が適用される剤形の組合せとして、正しいのはどれか。1つ選べ。 **103-52**

	一般試験法	剤形
1	無菌試験法	点鼻液剤
2	鉱油試験法	テープ剤
3	粘着力試験法	軟膏剤
4	重金属試験法	点眼剤
5	製剤均一性試験法	坐剤

(46) 1

注射剤に用いる容器は密封容器または微生物の混入を防ぐことのできる気密容器とする。カプセル剤、坐剤は密閉容器に、点眼剤、シロップ剤は気密容器に保存する。

(47) 4

1、2：気密容器（プラスチック容器、ガラス瓶、かん、チューブ、PTP包装、SP包装、ピロー包装、プラスチック製水性注射容器）

※ PTP；Press Through Package

3、5：密封容器（ガラス製注射容器〈アンプル、バイアル〉、エアゾール剤容器）

4：密閉容器（薬包紙、薬袋、紙箱、木箱）

(48) 3

PTP包装は、ポリ塩化ビニルを成型してくぼみを作り、これに錠剤やカプセル剤を入れ、アルミ箔とポリエチレンのラミネートフィルムを熱で圧着して製したものである。

(49) 5

チャイルドレジスタンス包装とは、小児の誤飲防止を目的として、小児では開封が難しくしてある包装である。

(50) 4

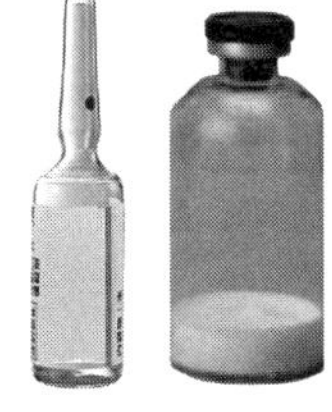

1 × ガラスで製造されたもので、薬液充てん後に先端をガスバーナー等で溶閉したもの（写真左）。

2 × ルアーキャップやねじキャップなどでセットするタイプ。

3 × 輸液バッグに汎用され、糖とアミノ酸が別袋に入っており、使用時に圧力をかけることで容易に混和できる構造になっているもの。

5 × ガラスもしくはプラスチックでできた瓶にゴムで栓をしたもの（写真右）。

(51) 5

製剤均一性試験法は、錠剤、カプセル剤、顆粒剤の分包品、散剤の分包品、経口液剤の分包品、シロップ剤の分包品など、多くの固形製剤に規定されている試験法で、坐剤にも規定されている。

無菌試験法：注射剤、点眼剤、腹膜透析用剤

鉱油試験法：注射剤などに使用される植物油

粘着力試験法：貼付剤

重金属試験法：エキス剤、流エキス剤

☐ (52) 次の製剤のうち、製剤均一性試験法が適用されないのはどれか。1つ選べ。

1 腸溶錠　2 軟カプセル剤　3 吸入用エアゾール剤
4 坐剤　5 散剤の分包品

☐ (53) 日本薬局方において、腸溶性製剤の崩壊試験に用いられる崩壊試験第1液と崩壊試験第2液のpHの組合せとして、正しいのはどれか。1つ選べ。
101-54

	第1液のpH	第2液のpH
1	約1.2	約6.8
2	約1.2	約9.5
3	約6.8	約1.2
4	約6.8	約9.5
5	約9.5	約1.2
6	約9.5	約6.8

☐ (54) 次の製剤のうち、別に規定するもののほか、一般試験法の溶出試験法に適合するよう規定されていないのはどれか。1つ選べ。

1 カプセル剤　2 顆粒剤　3 懸濁剤　4 トローチ剤　5 細粒剤

☐ (55) 日本薬局方の溶出試験法が適用されるのはどれか。1つ選べ。**104-54**

1 透析用剤　2 坐剤　3 軟膏剤　4 点耳剤　5 散剤

☐ (56) 経口投与する固形製剤の著しい生物学的非同等性を防ぐことを目的として実施される一般試験法はどれか。1つ選べ。**102-54**

1 制酸力試験法　2 製剤均一性試験法　3 崩壊試験法
4 溶出試験法　5 消化力試験法

☐ (57) 日本薬局方で散剤に対して規定されている試験法はどれか。1つ選べ。
98-55

1 エンドトキシン試験法　2 不溶性微粒子試験法
3 微生物限度試験法　4 重金属試験法
5 溶出試験法

(52) 3

吸入用エアゾール剤は、容器に充填した噴射剤とともに、一定量の有効成分を噴霧するものであるが、製剤均一性試験法は適用されない。他の製剤は製剤均一性試験法が適用される。

(53) 1

腸溶性製剤の崩壊試験は、第1液（pH約1.2）を用い、腸溶錠や腸溶性カプセル剤の場合は120分間試験を行って製剤が崩壊しないことを確認する。別の試料を用いて、第2液（pH約6.8）で試験を行い、60分以内に崩壊すれば、この製剤は崩壊試験法に適合している。

(54) 4

トローチ剤は、口腔内で徐々に溶解または崩壊させ、口腔、咽頭などの局所に適用する製剤。他の製剤は溶出試験法に適合することが規定されている。

(55) 5

溶出試験法は、経口製剤について溶出試験規格に適合しているかどうかを判定するために行うものである。透析用剤は透析に用いる製剤、坐剤は直腸に適用する製剤、軟膏剤は皮膚などに適用する製剤、点耳剤は耳に投与する製剤である。

(56) 4

溶出試験法は、経口製剤について溶出試験規格に適合しているかどうかを判定するための試験法であるが、あわせて著しい生物学的非同等を防ぐことを目的としている。

制酸力試験法は、胃において酸と反応し、制酸作用を発現する医薬品原体及び製剤の制酸力を求める試験法である。製剤均一性試験法は、個々の製剤の間での有効成分含量の均一性の程度を示すための試験法である。崩壊試験法は、錠剤、カプセル剤、顆粒剤、シロップ用剤、丸剤が試験液中、定められた条件で規定時間内に崩壊するかどうかを確認する試験法である。消化力試験法は、消化酵素剤の原体及び製剤のでんぷん消化力、タンパク消化力及び脂肪消化力を測定する方法である。

(57) 5

1 × エンドトキシン試験法は、注射剤に適用される試験法。
2 × 不溶性微粒子試験法は、注射剤と点眼剤に規定されている試験法。
3 × 微生物限度試験法は、医薬品の原料や製剤が既定の微生物学的品質規格に適合するか否かを判定することを主目的としたものである。
4 × 重金属試験法は、医薬品中に混在する重金属の限度試験である。
5 ○ 溶出試験法は、経口投与される固形の製剤に規定されている試験法で、散剤も溶出試験法に適合しなければならない。

□(58) カールフィッシャー法を用いて測定するのはどれか。1つ選べ。
100-53

1　沈降速度　2　表面張力　3　水分
4　電気伝導率　5　密度

□(59) 点眼剤に適用される日本薬局方一般試験法はどれか。1つ選べ。
97-53

1　アルコール数測定法
2　製剤均一性試験法
3　エンドトキシン試験法
4　発熱性物質試験法
5　無菌試験法

□(60) 静脈内に投与する注射剤に適用される日本薬局方一般試験法はどれか。1つ選べ。**101-53**

1　崩壊試験法　2　溶出試験法　3　エンドトキシン試験法
4　制酸力試験法　5　摩損度試験法

□(61) 日本薬局方通則で規定されている室温は次のどれか。1つ選べ。

1　1～15℃　2　15～25℃　3　20℃
4　1～30℃　5　30～40℃

□(62) 日本薬局方に基づき、溶液の濃度を（1→10）で表したときの意味として正しいのはどれか。1つ選べ。**104-49**

1　固形の薬品1gを溶媒10mLに溶かす。
2　液状の薬品1gを溶媒10mLに溶かす。
3　固形の薬品1gを溶媒に溶かして全量を10gにする。
4　液状の薬品1gを溶媒に溶かして全量を10gにする。
5　固形の薬品1gを溶媒に溶かして全量を10mLにする。

《生物学的同等性》

□(63) 経口固形製剤における生物学的同等性試験において、先発医薬品と後発医薬品とで比較の対象となるのはどれか。1つ選べ。

1　成分含有量
2　溶出試験法における第1液での2時間溶出率
3　バイオアベイラビリティ
4　即放性製剤では崩壊試験法における崩壊時間
5　腸溶性製剤では腸溶性基剤の含有量

(58) 3

水分測定法（カールフィッシャー法）は、メタノールなどの低級アルコールおよびピリジンなどの有機塩基の存在で、水がヨウ素および二酸化硫黄と定量的に反応することを利用した測定法である。

(59) 5

1 × アルコール数測定法はチンキ剤またはその他のエタノールを含む製剤について、エタノールの含有量を測定する試験法。

2 × 製剤均一性試験法は個々の製剤の間での有効成分含量の均一性の程度を示すための試験法で、質量偏差試験と含量均一性試験が規定されている。点眼剤には適用されない。

3 × エンドトキシン試験法は皮内、皮下及び筋肉内投与のみに用いられる注射剤を除く注射剤に適用される試験法。

4 × 発熱性物質試験法はエンドトキシン試験法の適用が困難な場合に適用される試験法。

5 ○ 無菌試験法は無菌の製剤であると規定されている注射剤、点眼剤及び眼軟膏剤に適用される試験法。

(60) 3

エンドトキシン試験法は、皮内、皮下および筋肉内投与のみに用いるものを除く注射剤や注射剤の溶剤に適用される試験法である。

崩壊試験法は経口投与する固形製剤などに適用される試験法、溶出試験法は経口投与する固形製剤で特に有効成分の溶解に問題がある製剤に適用される試験法、制酸力試験法は制酸作用を発現する有効成分やその製剤の制酸力を求める試験法、摩損度試験法は剤皮を施していない錠剤の摩損度を測定する試験法、である。

(61) 4

1（1 ～ 15℃）は冷所の温度、2（15 ～ 25℃）は常温、3（20℃）は標準温度、5（30 ～ 40℃）は微温である。

(62) 5

溶液の濃度を（1 → 10）で示したものは、固形の薬品は 1 g、液状の薬品は 1 mL を溶媒に溶かして全量を 10 mL にする割合を示したものである。

(63) 3

生物学的同等性試験では、通常、先発医薬品と後発医薬品のバイオアベイラビリティを比較する。このバイオアベイラビリティとは未変化体又は活性代謝物が体循環血中に入る速度と量を指す。

Ⓒ DDS（Drug Delivery System：薬物送達システム）

《DDS の必要性》

☐（1）DDS 製剤の製剤化の目的としてあてはまらないのはどれか。1つ選べ。

1 製剤からの薬物の放出速度の制御　2 製剤中の医薬品含量の均一化
3 薬物の特定標的部位への選択的指向化
4 薬物の皮膚や粘膜における吸収性の改善　5 薬物の副作用の軽減

☐（2）DDS の有用性として、誤っているのはどれか。1つ選べ。

1 副作用の軽減・回避　2 薬理効果の持続化
3 服薬コンプライアンスの向上　4 標的部位への送達
5 有効治療濃度域の拡大

☐（3）薬物送達システム（DDS）の概念に基づいて製剤を開発する際の利点として、誤っているのはどれか。1つ選べ。**107-54**

1 病巣部位への薬物の集積　2 薬効の持続化
3 血液脳関門の透過性改善　4 腎排泄の増大　5 副作用の軽減

《コントロールドリリース（放出制御）》

☐（4）放出制御製剤の利点として、正しいのはどれか。1つ選べ。

1 初回通過効果が回避できる。
2 粉砕調剤が可能となる。
3 即効性が期待できる。
4 生物学的利用能が改善される。
5 投与回数を低減できる。

☐（5）経口徐放性製剤の利点として適切なのはどれか。1つ選べ。**103-55**

1 作用発現開始時間の短縮　2 肝初回通過効果の減少
3 最高血中濃度の増大　4 副作用発現頻度の低下
5 最小有効濃度の低下

☐（6）速放性製剤と比較したときの徐放性製剤の利点について、正しいのはどれか。1つ選べ。

1 作用部位での薬物の濃度を高めることができる。
2 長時間にわたり有効血中濃度を維持できる。
3 1回の投与量を減らすことができる。
4 バイオアベイラビリティを増大させることができる。
5 食事による吸収率の低下や変動を防ぐことができる。

☐（7）フィルムコーティングした徐放性部を核とし、その外側を速放性部で囲み糖衣錠とした徐放性製剤はどれか。1つ選べ。

1 レペタブ　2 スパンタブ　3 スパンスル
4 ワックスマトリックス　5 グラデュメット

(1) 2

医薬品の信頼性を確保するために製剤中の医薬品含量の均一化は大切であるが、DDS製剤の目的としてはあてはまらない。

(2) 5

有効治療濃度域は用いられる薬物固有のもので、DDSによっては変化しない。

(3) 4

薬物送達システム(DDS)とは、剤形や投与技術を工夫し、これらに特殊な機能性をもたせることで、生体内の薬物動態を精密に制御することを指す。DDSは大きく、①放出制御、②吸収改善、③ターゲティング、に分類される。選択肢4はこれらのいずれにも該当しない。。

(4) 5

1 × 吸収が緩徐になるため、かえって初回通過効果は増える薬物もある。

2 × 粉砕することで、徐放効果が失われる製剤が多いので、注意が必要。

3 × 吸収が遅くなるので、効果の発現は遅くなる。

4 × 吸収速度は遅くなり、EBA(extent of bioavailability) も減少することがある。

5 ○ 血中濃度が持続し、副作用を回避しつつ1回の投与量を増し、回数を低減できる。

(5) 4

経口徐放性製剤は、徐々に溶解や崩壊をして薬物を放出するため、経口投与してすぐに作用は発現しない。また、急激な血中濃度の上昇は起きず、有効血中濃度が長く保たれるため、副作用の発現の危険性は低下する。経口投与する製剤は消化管より吸収されるため、肝初回通過効果を回避できない。

(6) 2

1 × 徐放性製剤はターゲティングを目的としない。

3 × 血中濃度が持続し、副作用を回避しつつ1回の投与量を増し、回数を低減できる。

4 × 吸収が緩徐になるため、かえって初回通過効果は増える薬物もある。

5 × 食事による胃内滞留時間(GET)や胃内pHの変動に影響される。

(7) 1

2 × 溶出性および放出性の異なる2～3層よりなる多層錠である。

3 × コーティング層の厚みを変えた放出性の異なる顆粒を充填したカプセルである。

4 × 薬物をワックス格子に封入したもので、薬物を放出しても、錠剤の外観は変化しない。

5 × 薬物を多孔性プラスティックに封入したものである。

☐ (8) 次の徐放性製剤のうち、マルチプルユニットタイプの経口製剤はどれか。1つ選べ。

1　スパンタブ　　2　グラデュメット　　3　レペタブ
4　スパンスル　　5　ロンタブ

☐ (9) 生体に投与後、長時間0次放出を示す製剤はどれか。1つ選べ。
100-55

1　腸溶性高分子コーティング顆粒　　2　胃溶性高分子コーティング顆粒
3　腸溶性高分子固体分散体顆粒　　4　ワックスマトリックス型錠剤
5　浸透圧ポンプ型錠剤

☐ (10) 図に示す構造を有し、医療用医薬品として用いられている製剤の適用部位はどれか。1つ選べ。**105-54**

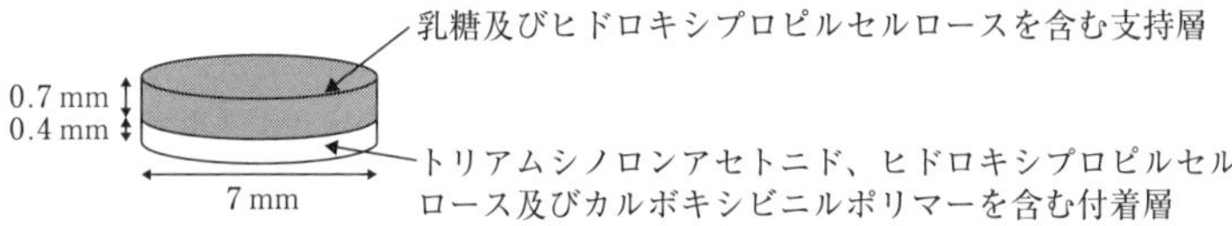

1　口腔　　2　子宮　　3　直腸　　4　皮膚　　5　眼

☐ (11) 半透膜を通して侵入する消化管の水分によって浸透圧を高め、放出口より一定速度で薬物を長時間放出する浸透圧ポンプシステムはどれか。1つ選べ。

1　オロス　　2　リュープリン　　3　オキュサート
4　アフタッチ　　5　ロンタブ

☐ (12) マトリックス型放出制御製剤からの薬物放出がHiguchi式に従うとき、時間tまでの単位面積当たりの累積薬物放出量について、正しい記述はどれか。1つ選べ。**101-55**

1　tに比例する。　　2　tの平方根に比例する。
3　tの立方根に比例する。　　4　tに反比例する。
5　tの平方根に反比例する。　　6　tの立方根に反比例する。

☐ (13) 図の構造をもつ経口固形製剤が示すと考えられる、水中での水溶性薬物の放出パターンはどれか。1つ選べ。**106-49**

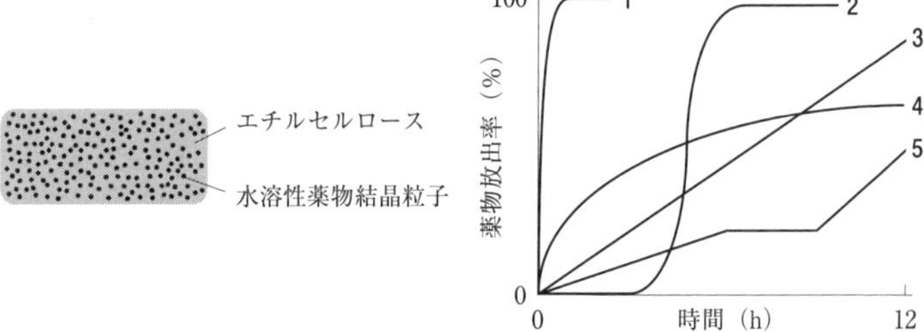

(8) 4

マルチプルユニットタイプの徐放性製剤は、服用後速やかに崩壊し、その後生じる顆粒1つ1つが徐放性をもつ製剤。シングルユニットタイプ製剤は、製剤全体が徐放性をもつように工夫されている製剤。選択肢の製剤の中では、スパンスル以外の製剤は、シングルユニットタイプの徐放性製剤である。

(9) 5

浸透圧ポンプ型製剤は、経口投与されると消化管内の水が製剤に浸入し、有効成分を溶解して小孔より放出する。水の浸入は制御膜により一定速度に制御されているので、長時間の0次放出を示す。

(10) 1

乳糖およびヒドロキシプロピルセルロースを含む支持層と、口内炎の治療薬であるトリアムシノロンアセトニドを含む付着層との2層からなる錠剤は、口腔内に生じた口内炎の患部に付着させて用いる製剤である。

(11) 1

設問の浸透圧ポンプシステムはオロスである。

リュープリンは皮下投与後、乳酸–グリコール酸共重合体のマイクロスフェアが生分解され、リュープロレリン酢酸塩を放出する。オキュサートはまぶたの内側に挿入し、ピロカルピンを徐々に放出し、緑内障の治療を行う。アフタッチは口腔粘膜に付着させ、トリアムシノロンアセトニドを局所的に徐放し、アフタ性口内炎を治療する。ロンタブは外層を速放性に、内層を徐放性に打錠した有核錠。

(12) 2

Higuchi式は、以下のように表される。

$$Q = [D \cdot (2A - C_S) \cdot C_S \cdot t]^{1/2}$$

Q：単位面積当たりの累積薬物放出量　　D：拡散定数
A：マトリックス中の薬物の全濃度　　C_S：薬物の溶解度

したがって、Qはtの平方根に比例する。

(13) 4

エチルセルロースは、水に不溶性の高分子である。水不溶性高分子内に存在する薬物分子が溶液中に放出されるとき、単位面積あたりの薬物放出量は時間の平方根に比例する。すなわちHiguchi式に従う。出題図のx軸を$t^{1/2}$とすると、右上がりの直線になる。多くのマトリックス型徐放製剤や経皮吸収型製剤が該当する。

□(14) 経皮治療システムの特徴で、誤っているのはどれか。1つ選べ。
1 肝臓の初回通過効果を回避できる。
2 投与の中断が容易である。
3 適用できる薬物が限られている。
4 主薬の皮膚透過が吸収の律速となっている。
5 放出制御法には、膜制御型やマトリックス制御型などがある。

□(15) 腸溶性製剤に関する記述のうち、適切なのはどれか。1つ選べ。 **102-55**
1 有効成分の血液中での分解を防ぐことができる。
2 有効成分の胃に対する刺激作用を低減できる。
3 体温によって溶融し、薬物を放出する。
4 ペプシン分解性の基剤でコーティングされている。
5 即放性製剤に分類される。

□(16) 腸溶性製剤にするべき薬物の性質はどれか。1つ選べ。
1 水溶性が高い。
2 肝初回通過効果を受けやすい。
3 全身クリアランスが大きい。
4 十二指腸で部位特異的に吸収される。
5 胃粘膜障害性が大きい。

□(17) 通常製剤を腸溶性製剤に変更するときの目的で、正しいのはどれか。1つ選べ。
1 薬効の速やかな発現
2 嚥下困難な患者に対するQOLの向上
3 肝初回通過効果の回避
4 酸性条件下での薬物の分解抑制
5 薬物の腸肝循環の回避

□(18) 薬物の経口徐放性製剤化の目的として、誤っているのはどれか。1つ選べ。 **97-54**
1 薬効の持続　2 コンプライアンスの改善　3 副作用の軽減
4 肝初回通過効果の回避　5 血中濃度の急激な上昇の回避

□(19) モルヒネ硫酸塩徐放錠に関する記述のうち、正しいのはどれか。1つ選べ。
1 投与回数の減少を可能にする。
2 口腔内でモルヒネを徐々に放出し、食道上部の疼痛緩和に用いられる。
3 肝初回通過効果を回避する目的で用いられる。
4 バイオアベイラビリティを高める。
5 突然のがん疼痛時のレスキューとして用いられる。

(14) 4

製剤からの放出が制御されているため、放出された薬物の皮膚透過は、放出に比べて速やかである。

(15) 2

腸溶性製剤は胃内で溶解しないため、有効成分による胃刺激作用を低減できる。腸溶性製剤の他の特徴は以下の通り。

- 胃内において胃酸による有効成分の分解を防ぐことができる。
- 腸内に達すると腸溶性の被膜が溶解して、薬物を放出する。
- ペプシン分解性の基剤ではなく、pHが5以上で溶解する基剤でコーティングされている。
- 放出制御型製剤に分類されている。

(16) 5

腸溶性製剤は、胃で溶けず、腸に達して初めて薬物を放出する製剤であり、胃酸によって分解される薬物や、胃粘膜に対して障害性のある薬物などに適用される。

(17) 4

1 × 一般に、通常製剤に比較して吸収は遅延する。
2 × 口腔内で崩壊はしない。
3 × 吸収後は門脈系を経由するので肝初回通過を受ける。
4 ○ 胃酸による胃内での酸性条件下での分解が抑えられる。
5 × 腸肝循環は吸収後、薬物が胆汁排泄されるためで、製剤には無関係。

(18) 4

1 ○ 薬物を経口徐放性製剤化することにより、製剤からの薬物放出が徐々になされ、1回の投与で長時間薬効が持続する。
2 ○ 薬物を経口徐放性製剤化することにより、1回の投与で長時間薬効が持続し、投与回数が減るため、コンプライアンスの改善が期待できる。
3 ○ 薬物を経口徐放性製剤化することにより、血中濃度が上昇して副作用域に達することが抑えられる。
4 × 薬物を経口徐放性製剤化しても消化管から吸収され、吸収された薬物は肝臓に運ばれるため、肝初回通過効果は避けることができない。
5 ○ 薬物を経口徐放性製剤化することにより、製剤からの薬物放出が徐々になされるため、血中濃度の急激な上昇を回避することができる。

(19) 1

2 × 全身作用を目的とした製剤である。
3 × 主に小腸から吸収されるので、初回通過効果は回避できない。
4 × 徐放化では、バイオアベイラビリティの改善は図れない。
5 × 突然の痛みに対しては、徐放錠ではなくモルヒネ塩酸塩水和物などの速放製剤でレスキューを行う。

☐(20) 皮下注射後4週間にわたり一定量のリュープロレリン酢酸塩を放出し続けるDDS製剤に用いられている生分解性の基剤はどれか。1つ選べ。

1 リピッドマイクロスフェア
2 乳酸–グリコール酸共重合体
3 ヨード化ヤシ油脂肪酸エステル
4 リポソーム
5 スチレン–マレイン酸共重合体

☐(21) ニトログリセリン貼付剤について、正しいのはどれか。1つ選べ。

1 生体内分解性の乳酸–グリコール酸共重合体を高分子膜に用いた製剤である。
2 作用時間延長を目的としたものである。
3 狭心症発作時の救急処置に用いられる。
4 早朝の気管支喘息発作を抑制する目的で用いられる。
5 心臓に近い位置に貼らなければ効果がない。

☐(22) 早朝の喘息発作を抑制する目的で開発された経皮投与型製剤はどれか。1つ選べ。

1 ニコチン経皮投与型製剤
2 ニトログリセリン経皮投与型製剤
3 ツロブテロール経皮投与型製剤
4 硝酸イソソルビド経皮投与型製剤
5 フェンタニール経皮投与型製剤

《ターゲティング（標的指向化）》

☐(23) 受動的ターゲティングを目的とする製剤はどれか。1つ選べ。 **108-54**

1 乳酸・グリコール酸共重合体微粒子製剤
2 浸透圧ポンプ型製剤
3 ポリエチレングリコール修飾リポソーム製剤
4 抗体薬物複合体製剤
5 リザーバー型経皮吸収型製剤

(20) 2

1 × 大豆油とレシチンからなる脂肪乳剤で、炎症部位へ集積する性質をもつ。

2 ○ 皮下に投与すると生分解され、薬物を長時間にわたり持続放出する。

3 × 別名リピオドールと呼ばれ、腫瘍細胞へ集積する性質をもつ。

4 × リン脂質の二重膜で覆われた小胞体であり、薬物を封入することができる。

5 × ジノスタチンスチマラマーに利用され動注で腫瘍細胞へ標的化する。

(21) 2

1 × リュープロレリン酢酸塩の皮下埋め込み型製剤に用いられるドラッグキャリアーである。

3 × 狭心症発作時には、吸収が速くかつ肝初回通過効果を受けない舌下錠が用いられる。

4 × ツロブテロール経皮吸収型製剤(ホクナリンテープ®)の記述である。

5 × 全身作用を期待した製剤であるので、特に貼付位置を限定しない。

(22) 3

1 × 禁煙補助剤。

2 × 狭心症発作予防。

3 ○ 就寝前に貼付し、早朝に血中濃度が最高となる。

4 × 狭心症発作予防。

5 × 各種がん疼痛の緩和。

(23) 3

1 × コントロールドリリース製剤である。

2 × コントロールドリリース製剤である。

4 × 能動的ターゲティング製剤である。

5 × コントロールドリリース製剤である。

☐(24) 図に示す受動的ターゲティングを利用した製剤はどれか。1つ選べ。
106-55

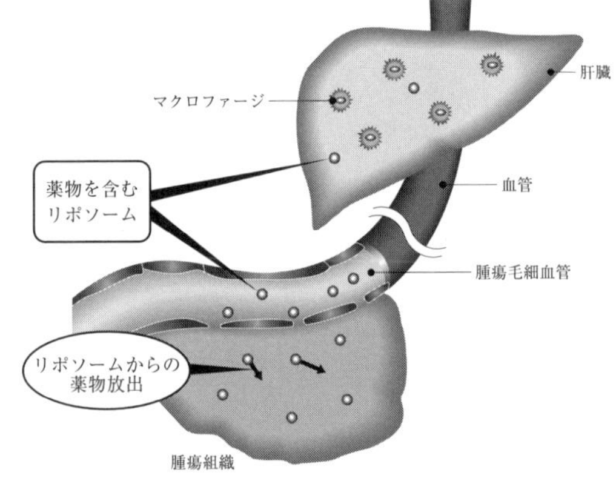

1 ドキシル® 注 20 mg（ドキソルビシン塩酸塩）
2 パルクス® 注 5 μg（アルプロスタジル）
3 オンパットロ® 点滴静注 2 mg/mL（パチシランナトリウム）
4 アムビゾーム® 点滴静注用 50 mg（アムホテリシン B）
5 リメタゾン® 静注 2.5 mg（デキサメタゾンパルミチン酸エステル）

☐(25) ターゲティングは、受動的と能動的に大別されるが、能動的ターゲティングに最も関係するのはどれか。1つ選べ。
1 エマルション
2 ヨード化ヤシ油脂肪酸エステル（リピオドール）
3 リピッドマイクロスフェア
4 ヒトモノクロナール抗体結合リポソーム
5 ポリ乳酸-グリコール酸重合体

☐(26) 脂質二分子膜から成る微粒子はどれか。1つ選べ。**97-55**
1 リピッドマイクロスフェア　2 リポソーム　3 高分子ミセル
4 デンドリマー　5 シクロデキストリン

☐(27) 脳組織へのターゲティングを目的とした薬物はどれか。1つ選べ。
1 アセメタシン　2 レボドパ　3 フルスルチアミン
4 ドキシフルリジン　5 ベタメタゾン吉草酸エステル

(24) 1

1 ○ ドキシル®注（ドキソルビシン塩酸塩）はSTEALTH®リポソーム製剤（MPEG−DSPEで修飾された脂質二重層）にドキソルビシン塩酸塩を封入したDDS製剤で、MPEGの有する親水性により、細網内皮系に異物として認識されにくい特徴をもち、血中循環時間の延長、腫瘍組織への選択的な滲出により抗腫瘍効果を発揮する。

2 × パルクス®注（アルプロスタジル）は既存プロスタグランジンE_1（PGE_1）製剤の問題点を改良してPGE_1の治療上の有用性をより高めるために、脂肪粒子をPGE_1の担体として利用した医薬品である。

3 × オンパットロ®（パチシランナトリウム）は、siRNA製剤であり、二本鎖siRNAのパチシランを血中TTRの主な産生場所である肝細胞への送達を可能にするよう脂質ナノ粒子（Lipid Nanoparticle：LNP）としてリン酸緩衝生理食塩液中に製剤化したもの。

4 × アムビゾーム®（アムホテリシンB）はアムホテリシンBをリポソームの脂質二分子膜中に封入することにより、その真菌に対する作用を維持しながら生体細胞に対する傷害性を低下し、さらにアムホテリシンBの副作用で問題となる腎臓への分布量を低減した製剤である。

5 × リメタゾン®（デキサメタゾンをパルミチン酸エステル）はデキサメタゾンをパルミチン酸エステルとして脂溶性を高め、ダイズ油に溶解した乳濁性注射剤（リポ化製剤）である。

(25) 4

能動的ターゲティングとは、標的部位に発現している受容体や抗原反応などの生体側の部位特異的反応を利用し、これらと反応する抗体などの物質をドラッグキャリアーに結合させて、積極的に薬物を標的組織に送達を図ることである。

(26) 2

1 × 水中で大豆油を乳化剤にレシチンを用いて乳化して調製したo/wエマルション。

2 ○ リン脂質を水に懸濁させて調製した、脂質二分子膜から成る微粒子。

3 × 高分子により形成される会合体の微粒子。

4 × 高分子が規則的に枝分かれして放射状に広がった会合体。

5 × D-グルコースが6～8分子、α−1,4結合で環状に結合した化合物。

(27) 2

1 × インドメタシンの粘膜障害性の軽減を目的としたプロドラッグ。

2 ○ ドパミン塩酸塩のプロドラッグで、能動輸送系を介して脳への移行性を高める。

3 × 消化管吸収の改善を目的とした、チアミン塩化物塩酸塩のプロドラッグ。

4 × 腫瘍組織への標的化を目的とした5-FUのプロドラッグ。

5 × ベタメタゾンを吉草酸エステルとすることにより、経皮吸収性が増大する。

(28) リピッドマイクロスフェアを用い、動脈硬化病変部へターゲティングされる薬物はどれか。1つ選べ。

1 アルプロスタジル(プロスタグランジン E_1)　2 インドメタシン
3 サラゾスルファピリジン　4 ツロブテロール
5 プラバスタチン

(29) 遺伝子組換え医薬品のうち、標的細胞表面に発現している抗原タンパク質を認識して結合し、抗腫瘍効果を示すのはどれか。1つ選べ。**105-55**

1 アルテプラーゼ　2 エポエチン アルファ　3 グルカゴン
4 ニボルマブ　5 ペグビソマント

《吸収改善》

(30) 皮膚表面に微細な針で小孔を形成することにより、高分子薬物の経皮吸収性を改善する手法はどれか。1つ選べ。**108-55**

1 マイクロニードル　2 イオントフォレシス
3 エレクトロポレーション　4 ソノフォレシス
5 ジェットインジェクション

(31) 錠剤中の有効成分の水への溶解度が非常に低いときに、経口投与後の吸収性を改善するために、次のうちで最も有効と思われる手段はどれか。1つ選べ。

1 放出制御型製剤化　2 固体分散体化
3 腸溶性フィルムコーティング　4 カプセル化　5 ターゲティング

(32) 吸収促進剤の添加により水溶性薬物の吸収を改善した薬剤はどれか。1つ選べ。**107-55**

1 バラシクロビル錠　2 セフチゾキシムナトリウム坐剤
3 イトラコナゾール内用液　4 シクロスポリン内用液
5 カンデサルタン シレキセチル錠

(28) 1

アルプロスタジル（プロスタグランジンE_1)、デキサメタゾンパルミチン酸エステルは、リピッドマイクロスフェアをドラッグキャリアーとして用い、動脈硬化病変部へターゲティングされる。

(29) 4

1 × 遺伝子組換え法によるヒト高純度組織プラスミノーゲン活性化因子(rt-PA）製剤である。

2 × 骨髄の赤血球前駆細胞、主として後期赤芽球前駆細胞に作用し、赤血球産生を促す遺伝子組換え製剤である。

3 × 酵母を宿主とした組換えDNA技術（遺伝子組換え技術）を利用して製造され、消化管のX線及び内視鏡検査の前処置、低血糖時の救急処置などに使用される。

4 ○ ヒトPD-1に対するヒト型IgG4モノクローナル抗体である。PD-1とPD-1リガンドとの結合を阻害することで、がん抗原特異的なT細胞の活性化およびがん細胞に対する細胞障害活性を増強することで持続的な抗腫瘍効果を示す。

5 × 成長ホルモン受容体拮抗剤であり、先端巨大症などのIGF-I（ソマトメジン-C）分泌過剰状態の治療薬である。

(30) 1

2 × 皮膚に一定の電位差をかける手法

3 × 高電圧パルスを短時間照射する手法

4 × 超音波を用いる手法

5 × 水圧を用いる手法

(31) 2

水溶性が低く脂溶性の高い薬物は、主薬を粉砕して比表面積を大きくしたり、水溶性高分子を用いた固体分散体として消化管内の水に対する溶解速度を上げたりすることで、吸収性を改善(吸収速度の上昇、吸収量の増加)する。

(32) 2

セフチゾキシムナトリウムは第三世代のセフェム系抗生物質である。β-ラクタム系抗生物質の注射剤または経口剤の投与が困難な患者、特に小児に対する有用な薬物投与の手段として、直腸からの吸収促進作用を有するカプリン酸ナトリウムを吸収促進剤として添加したセフチゾキシムナトリウム坐剤が開発された。

病態・薬物治療

Ⅰ 薬の作用と体の変化

Ⓐ身体の病的変化を知る

《症候》

☐ (1) 急性左心不全に特徴的な徴候はどれか。1つ選べ。
1 胸痛　2 腹水　3 顔面浮腫　4 夜間呼吸困難
5 Kussmaul 徴候

☐ (2) 腎機能の低下などにより尿量が減少する症候はどれか。1つ選べ。 **104-56**
1 残尿　2 尿失禁　3 乏尿　4 尿閉　5 血尿

☐ (3)「ショック」という用語で表される状態として適切なのはどれか。1つ選べ。 **105-56**
1 一過性の意識消失
2 組織間液の増加による臓器不全
3 酸素欠乏による血中の還元型ヘモグロビン上昇
4 急激に発生する組織循環不全
5 心拍の乱れによる不快感

☐ (4) 眼窩部の激痛を特徴とする頭痛はどれか。1つ選べ。 **108-56**
1 筋緊張性頭痛　2 片頭痛　3 群発頭痛
4 くも膜下出血による頭痛　5 脳腫瘍による頭痛

《病態・臨床検査》

☐ (5) 播種性血管内凝固症候群（DIC）において、著しく低下する検査値はどれか。1つ選べ。 **103-57**
1 白血球数　2 赤血球数　3 血小板数　4 血糖値
5 尿酸値

☐ (6) 次の記述のうち、正しいのはどれか。1つ選べ。
1 血糖値は、毛細血管よりも静脈血の方が高い。
2 血糖値 140mg/dL を示す者のうち、60%が尿糖陽性を示す。
3 インスリン分泌能は、1日尿中インスリン量測定で評価する。
4 ケトン体は、蛋白分解亢進によって著増する。
5 溶血性貧血では、HbA1c は低値を示す。

☐ (7) 心筋梗塞発作時、血清中濃度上昇が特に<u>認められない</u>のはどれか。1つ選べ。
1 AST　2 コリンエステラーゼ　3 LDH　4 CK
5 トロポニンT

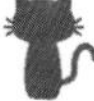

（1）4

胸痛は心不全に必ずしも特徴的とはいえない。腹水、浮腫は、静脈圧の上昇によるもので右心不全の徴候である。Kussmaul徴候は、吸気時に静脈圧が上昇して頸静脈が怒張する現象である。

（2）3

健康成人の24時間尿量の平均は男性で1,500 mL、女性で1,200 mLといわれるが、1日尿量が400 mL以下になった場合を一般に「乏尿」という。これは腎機能の急激な低下をきたした急性腎不全に特有の症状であり、さらに尿量が極端に減少して1日尿量が50 mL以下になった場合を「無尿」という。

（3）4

1は失神、2は浮腫、3はチアノーゼ、5は動悸のことである。ショック状態の患者は重症であり、心原性ショックや敗血症性ショックでは死亡率も高いため、ICUに収容して管理することが望ましい。原因の多くは、循環血漿量低下、末梢血管抵抗性低下、心原性などで、低血圧に伴い意識レベルの低下が認められる。一般的な治療には生理食塩水の輸液が用いられる。

（4）3

群発頭痛は片側の眼の周囲から前頭部や側頭部にかけて激烈な痛みが発作的に生じ、NSAIDsは無効である。筋緊張性頭痛は非拍動性の頭痛で、頭全体から後頸部に鈍い締め付け感のある頭痛。片頭痛は拍動性の強い頭痛が頭の片側や両側に生じる。くも膜下出血による頭痛は吐き気や意識障害を伴う突然の激しい頭痛である。脳腫瘍による頭痛は朝起きたときに頭痛がすることから始まり、腫瘍の増大に従って持続的な頭痛となる。

（5）3

DICはなんらかの原因により血小板・凝固系の活性化をきたし、持続的に全身の細小血管内に微小血栓を生じ、諸臓器の循環不全、機能不全に至る病態である。同時に血小板や凝固因子が消費され、出血傾向が惹起される。

（6）5

1　×　空腹時血糖は、静脈血＜毛細血管＜動脈血の順。
2　×　健常人の糖排泄閾値は、血糖値160～180mg/dLである。
3　×　インスリン分泌能は1日尿中C−ペプチド免疫活性(CPR)で評価する。
4　×　ケトン体は、肝における脂肪酸のβ酸化亢進によって増加する。

（7）2

心筋梗塞では、梗塞巣の膜透過異常→壊死に伴い、細胞内成分の血清中への逸脱が認められる。心筋梗塞における代表的な逸脱成分は、酵素としてCK、AST、LDH、心筋細胞成分としてトロポニンT、心筋ミオシン軽鎖(LC−1)、ミオグロビンなどがある。コリンエステラーゼは肝臓で作られ、血清中に存在するもので、特に逸脱性は認められない。

□ (8) 肝臓のタンパク質合成能の指標となるのはどれか。1つ選べ。 106-57

1 アルカリホスファターゼ（ALP）
2 コリンエステラーゼ（ChE）
3 クレアチンキナーゼ（CK）
4 γ-グルタミルトランスペプチダーゼ（γ-GTP）
5 乳酸脱水素酵素（LDH）

□ (9) アルコール性肝障害の特徴として、誤っているのはどれか。1つ選べ。

1 血清 AST／ALT 比＜1
2 血清 γ-GTP 高値
3 肝腎コントラスト増強
4 肝線維化
5 肝組織への好中球浸潤

□ (10) 肝障害により血清 AST 値が上昇する機構として、正しいのはどれか。1つ選べ。 100-56

1 AST の胆汁排泄が低下する。
2 肝臓における AST の代謝が低下する。
3 AST の肝細胞への取り込みが低下する。
4 肝細胞内の AST が血中に放出される。
5 肝臓における AST の生合成が亢進する。

□ (11) 急性膵炎の診断に有用な血液検査値はどれか。1つ選べ。 106-63

1 アルブミン濃度
2 C 反応性タンパク（CRP）濃度
3 乳酸脱水素酵素（LDH）活性
4 尿素窒素（BUN）濃度
5 リパーゼ活性

□ (12) 乳児の血液検査で基準値が成人よりも高いのはどれか。1つ選べ。

1 ヘモグロビン
2 IgA
3 尿素窒素
4 ナトリウム
5 ALP

□ (13) 鉄欠乏性貧血において、上昇する検査値はどれか。1つ選べ。 99-56

1 フェリチン
2 血清鉄
3 ヘマトクリット
4 ヘモグロビン
5 総鉄結合能

(8) 2

血液中に認められる酵素類は、①血液中で作用するために合成組織から放出されるもの、②通常細胞内にあるもので組織障害によって血液中に逸脱してくるものに大別される。ALP、CK、γ-GTP、LDHは逸脱酵素である。ChEは、コリンエステル加水分解酵素で、肝で合成され、血中に分泌されるため、血清ChEの活性は肝実質細胞のタンパク質合成能を反映する。

(9) 1

1 × アルコール性肝障害では、AST優位となる。
2 ○ 胆道系酵素のγ-GTP値は10^2以上のオーダーとなる。
3 ○ 特に脂肪肝では、超音波検査において肝に付着した脂肪成分の著明な描写がみられ、これを肝腎コントラストの増強という。
4 ○ アルコール性肝炎では、肝細胞が崩壊し、細胞間に線維が蓄積する。
5 ○ アルコール性肝障害の肝生検では、組織に好中球の浸潤がみられる。

(10) 4

ASTは、肝、心筋、骨格筋、腎などに多く存在するが、血中にはごく微量に存在するにすぎない。血清ASTの上昇は、これらの臓器の細胞変性、壊死を反映する。

(11) 5

急性膵炎は、膵臓実質で合成分泌される外分泌酵素(主に消化酵素及びその前駆体)が、過剰分泌あるいは膵管障害によって膵臓内に滞留し、異常に活性化して膵臓の自己消化を起こし、炎症となるもので、組織壊死や多臓器障害に発展し得る。診断の目安の1つに「血液中、尿中に膵外分泌酵素であるアミラーゼ、リパーゼの漏出が認められ、高値を示す」が挙げられる。

(12) 5

ヘモグロビンやIgAは成人よりも乳児のほうが低い。尿素窒素やNaはほとんど年齢差がない。ALPのうちALP3(骨型アルカリフォスファターゼ)は乳幼児期と思春期には骨の発達が活発で、新生児は成人の数倍、10歳代半ばで成人の2倍、妊娠中も2～3倍になる。成人のALPの基準値は115～359(IU/L)。

(13) 5

体内の鉄をかき集めるためにトランスフェリンは増産されるため、総鉄結合能(TIBC)は上昇する。血清フェリチン(貯蔵鉄)値や血清鉄値は低下する。

ヘマトクリットとは、一定量の血液中に占める赤血球容積の割合で、一般に貧血では低下する。また、鉄欠乏性貧血は低色素性貧血であり、MCHC(平均赤血球ヘモグロビン濃度)は低下する。

□ (14) 血中間接ビリルビン値が血中直接ビリルビン値に比べて優位に上昇する疾患はどれか。1つ選べ。 **106-56**

1　肝硬変　　2　アルコール性肝障害　　3　溶血性貧血
4　胆石症　　5　膵頭部がん

□ (15) プロトロンビン時間が延長する疾患はどれか。1つ選べ。 **108-57**

1　鉄欠乏性貧血
2　抗リン脂質抗体症候群
3　播種性血管内凝固症候群（DIC）
4　血友病A
5　腎性貧血

□ (16) 肝硬変で高値を示す検査値はどれか。1つ選べ。 **104-57**

1　血小板数
2　血清アルブミン濃度
3　血清総コレステロール濃度
4　血清 γ-グロブリン濃度
5　血清コリンエステラーゼ活性

□ (17) 横紋筋融解症で高値を示す血液検査所見はどれか。1つ選べ。 **105-58**

1　白血球数　　2　血小板数　　3　ビリルビン値
4　アルブミン値　　5　ミオグロビン値

□ (18) フィラデルフィア染色体が高頻度に認められる疾患はどれか。1つ選べ。 **105-59**

1　急性骨髄性白血病　　2　慢性骨髄性白血病　　3　成人T細胞白血病
4　悪性リンパ腫　　5　多発性骨髄腫

(14) 3

ビリルビンはヘムの分解代謝物であり、通常の経路では細網内皮系による生成の後（非抱合型：間接ビリルビン）アルブミンと結合して血行性に肝臓に運ばれ、肝臓で抱合処理を受け（抱合型：直接ビリルビン）、胆汁色素として排出される。血中に間接ビリルビンが増加する原因は、溶血の亢進か、肝臓の抱合能低下によるものと推定される。肝硬変やアルコール性肝障害では肝機能低下（間接ビリルビン増加）、胆汁うっ滞（直接ビリルビン増加）が並行して起きるため、血中総ビリルビン値は亢進するが、どちらが優位であるかは一概には言えない。

(15) 3

プロトロンビン時間（PT）は外因系の凝固因子を測定する検査で、血液凝固Ⅶ、Ⅹ、Ⅴ、Ⅱ、Ⅰ因子の活性が低下することにより延長する。基準値は10 ～ 12 秒程度。外因系凝固因子のうちⅡ、Ⅶ、ⅩはビタミンＫの働きにより肝臓で合成されるため、肝機能障害やビタミンＫ不足、ワルファリンの投与でPTは延長する。また播種性血管内凝固症候群では、凝固因子の消費が過剰になっているのでPTは延長する。

(16) 4

肝硬変では、肝細胞の合成能障害により血清中のアルブミン、コリンエステラーゼ、コレステロール、血清補体価などは低値となり、凝固時間やAPTT・PTが延長する。一方、肝細胞壊死を反映してAST（優位）、ALTが上昇し、肝障害に伴う血清タンパク成分の変化を反映してγ-グロブリンも上昇する。また、肝細胞の解毒障害によるアンモニア上昇や脾機能亢進による汎血球減少などがみられる。

(17) 5

横紋筋融解症は、骨格筋細胞の壊死、融解により筋細胞内成分が血液中に流出した状態をいう。流出した大量のミオグロビンが尿細管を閉塞し、急性腎不全を併発することが多い。検査所見として、高カリウム血症、高ミオグロビン血症、クレアチンキナーゼ（CK）などの筋逸脱酵素の急激な上昇が認められる。

(18) 2

フィラデルフィア染色体は、9番染色体（*ABL*遺伝子）と22番染色体（*BCR*遺伝子）が相互転座〔*t*（9；22）〕を起こして産生されるキメラ遺伝子（*BCR/ABL*）を有する22番染色体で、慢性骨髄性白血病ではほぼ全例および急性リンパ性白血病の一部で陽性となる。*BCR/ABL*融合遺伝子がコードしてできるタンパクは強力なチロシンキナーゼ活性を有し、この活性が無制限な細胞増殖と細胞死（アポトーシス）抑制に関与しているため、これらの疾患にはBcr−Ablチロシンキナーゼ阻害薬の有効性が高い。

☐ (19) 全身性エリテマトーデス（SLE）に特異性の高い抗体はどれか。1つ選べ。**107-56**

1　抗チログロブリン抗体（抗サイログロブリン抗体）
2　抗二本鎖 DNA 抗体
3　抗 CCP 抗体（抗環状シトルリン化ペプチド抗体）
4　抗 Jo-1 抗体
5　抗 GAD 抗体（抗グルタミン酸デカルボキシラーゼ抗体）

☐ (20) 間質性肺炎の指標として、特異度が高いのはどれか。1つ選べ。**107-57**

1　アミラーゼ（AMY）　　2　脳性ナトリウム利尿ペプチド（BNP）
3　クレアチンキナーゼ（CK）　　4　グリコヘモグロビン（HbA1c）
5　シアル化糖鎖抗原（KL-6）

☐ (21) 空気に占める二酸化炭素の比率は 0.04％である。大気圧を 760 mmHg としたときの分圧として正しいのはどれか。1つ選べ。

1　0.3 mmHg　　2　3 mmHg　　3　0.03 mmHg　　4　0.15 mmHg
5　1.5 mmHg

☐ (22) 認知症の診断に用いられる検査として、最も適切なのはどれか。1つ選べ。

1　眼底検査　　2　肺機能検査　　3　心機能検査
4　排尿機能検査　　5　頭部単純 MRI

☐ (23) 心電図上 QT 間隔の延長を誘発する可能性が最も高い抗不整脈薬はどれか。1つ選べ。**101-57**

1　メキシレチン　　2　ベラパミル　　3　アミオダロン
4　プロプラノロール　　5　ジゴキシン

☐ (24) 第 II 誘導により得られた心電図（下図）において、QT 間隔に当たるのはどれか。1つ選べ。**104-58**、**98-56** 類

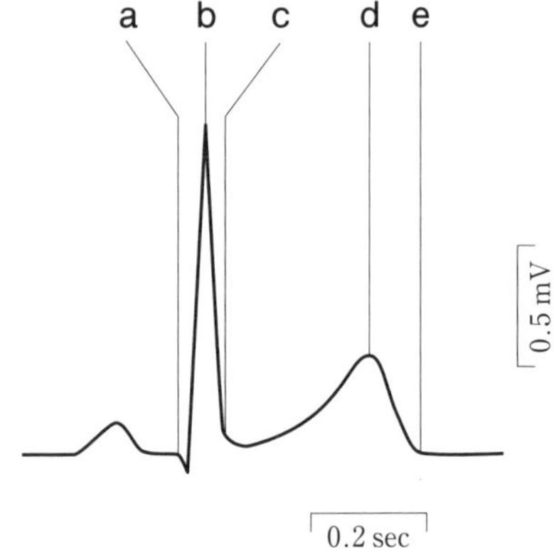

1　a－d 間　　2　a－e 間　　3　b－d 間　　4　b－e 間　　5　c－d 間

（19）2

SLE では、抗核抗体として抗 DNA 抗体〔二本鎖（dsDNA）、一本鎖（ssDNA）および ds/ssDNA〕、抗 Sm 抗体、抗リボソーム抗体など、薬剤誘発ループスでは抗ヒストン抗体が高率に陽性となる。抗 Tg（チログロブリン）抗体は、抗 TPO（甲状腺ペルオキシダーゼ）抗体とともに抗甲状腺抗体として橋本病やバセドウ病などの自己免疫性甲状腺疾患で、抗 CCP 抗体は関節リウマチ、抗 Jo－1 抗体は多発性筋炎 / 皮膚筋炎、抗 GAD 抗体は 1 型糖尿病で高値となる。

（20）5

KL－6 は、Ⅱ型肺胞上皮細胞や呼吸細気管支上皮細胞などに多量に発現するシアロ糖タンパク抗原で、特に活動期の間質性肺炎で有意に高値となる。アミラーゼは膵疾患、BNP はうっ血性心不全、CK は筋疾患（急性心筋梗塞、多発性筋炎、横紋筋融解症など）や甲状腺疾患、HbA1c は糖尿病の指標となる。

（21）1

760 mmHg × 0.0004 ＝ 0.3 mmHg となる。

（22）5

1　×　眼底検査は、出血性素因、糖尿病などの診断である。

2 ～ 4　×　自律神経機能の診断には有効な場合もあるが、認知症診断の有効性は低い。

5　○　特有の大脳の形態変化、認知症類似の器質性脳疾患除外のために、頭部 MRI は必要である。

（23）3

K^+ チャネル遮断作用を有する薬物は、活動電位持続時間（APD）を延長し、有効不応期（ERP）を延長するため、QT 延長を誘発しやすい。Vaughan－Williams 分類では Ia 群とⅢ群の薬物が相当する。

（24）2

QT 間隔は Q 波の始まりから T 波の終わりまでを指し、心室の電気的興奮の時間を表す。興奮伝導に異常があると間隔に異常が生じる。主な QT 延長要因として、低 Ca 血症、低 Mg 血症、QT 延長症候群などがあり、主な短縮要因としては、高 Ca 血症やジギタリス効果（他に、ST 盆状下降、PQ 間隔延長、RR 間隔延長）がある。

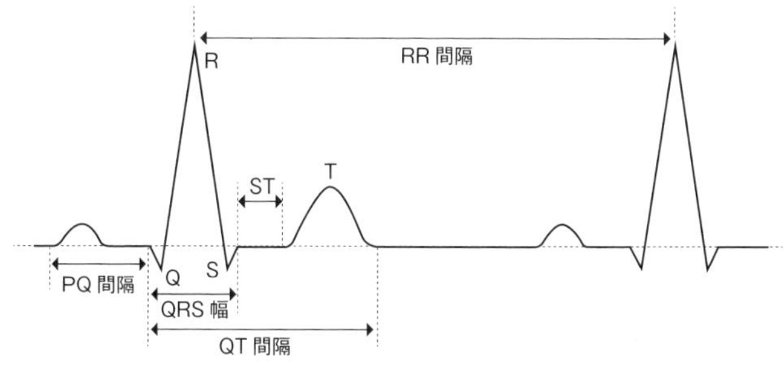

☐ (25) 脳死判定基準として、適切でないのはどれか。1つ選べ。

1 深昏睡（JCS 300 かつ GCS 3）
2 自発呼吸停止　3 心停止
4 瞳孔固定かつ瞳孔径両眼とも 4 mm 以上　5 平坦脳波

☐ (26) バイタルサインに含まれないものはどれか。1つ選べ。 **99-69**

1 体温　2 血圧　3 脈拍数　4 腱反射　5 呼吸数

Ⓑ薬物治療の位置づけ

《薬物治療の位置づけ》

☐ (1) 高血圧症の重症化予防のために、日本高血圧学会が推奨する食塩制限の値はどれか。1つ選べ。

1 1日 5.0 g 未満
2 1日 6.0 g 未満
3 1日 6.5 g 未満
4 1日 7.5 g 未満
5 1日 8.0 g 未満

☐ (2) 高血圧症を予防する生活習慣として、適切でないのはどれか。1つ選べ。

1 節酒　2 有酸素運動　3 魚油の積極的摂取
4 カリウムの摂取制限　5 BMI の適正化

☐ (3) 2型糖尿病の患者の一般的な食事療法と運動療法について、誤っているのはどれか。1つ選べ。

1 ゆっくりと、よく噛んで食べる。
2 炭水化物、脂質、タンパク質、ミネラル、ビタミンをバランスよく摂取する。
3 朝食、昼食、夕食のほか2度の間食と夜食を規則正しく食べる。
4 食事は腹八分目でストップする。
5 有酸素運動と筋肉を鍛えるレジスタンス・トレーニングを併用する。

(25) 3

心臓死の場合、①心拍停止　②呼吸停止　③　瞳孔散大・対光反射消失を3徴候とするが、脳死では、心拍停止は必須条件ではない。

(26) 4

バイタルサインとは生命徴候のことで、生命を保持していることの確認のための徴候や反応をいう。一般には、脈拍、呼吸数、体温を三主徴候とし、これに血圧を加えたものを指すが、意識障害を含めることもある。

---

(1) 2

WHOが推奨する全ての成人の減塩目標は1日5g未満で、厚生労働省の推奨する一般成人の食塩摂取目標値（日本人の栄養摂取基準2020）は男性で1日7.5g未満、女性で1日6.5g未満である。同基準でも、高血圧及び慢性腎臓病(CKD)の重症化予防のための食塩相当量は6.0g/日未満である。

(2) 4

高血圧症の発症には、食塩の摂りすぎ、肥満、ストレス、飲酒、喫煙が関係すると考えられている。そのため、高血圧症の予防には、エタノールで男性は20～30mL/日以下に、女性で10～20mL/日以下に節酒する。適度な有酸素運動を定期的に行う。BMIを25 kg/m^2 未満にする。6g/日未満の減塩をする。コレステロールや不飽和脂肪酸の摂取を抑え、n-3系の不飽和脂肪酸を多く含む魚油を摂取するため魚（魚油）を積極的に摂取する。カリウムはナトリウムの排泄を促すので、カリウムを積極的に取り込むために、野菜、海藻、果物を多く摂取する、などが必要となる。

(3) 3

食事療法ではカロリー制限が重要になる。また、2型糖尿病では、血糖値を低くすることが重要なので、間食や夜食は避けなければならない。栄養はバランスが大切で、総カロリーの55～60%を炭水化物、20～25%を脂質、15～20%をタンパク質で摂るのがよいとされる。運動療法では有酸素運動と筋肉を鍛えるレジスタンス・トレーニングを併用するのがインスリン抵抗性の改善に効果的とされている。

Ⓒ医薬品の安全性

《医薬品の安全性》

☐(1) 中毒性肝障害を起こす薬物はどれか。1つ選べ。

1 タウリン　2 アセトアミノフェン　3 グリチルリチン製剤
4 グルクロン酸　5 ラクツロース

☐(2) ある薬剤を服用している患者から「足がむくむ」、「尿量が少なくなった」、「排尿時の尿の泡立ちが強い」との訴えがあり、副作用を疑った。下記の中で最も可能性が高いのはどれか。1つ選べ。 **100-86**

1 横紋筋融解症　2 高血糖　3 出血性膀胱炎
4 腎性尿崩症　5 ネフローゼ症候群

☐(3) ベザフィブラート服用中に、四肢の脱力、全身倦怠感、筋肉痛、赤褐色尿が出現した場合に考えられる副作用はどれか。1つ選べ。

1 肝障害　2 腎障害　3 横紋筋融解症
4 悪性症候群　5 骨髄抑制

☐(4) フェニトイン服用中に、発熱、皮膚の痛み、全身皮膚の広範囲の紅斑が出現した場合に考えなければいけない副作用はどれか。1つ選べ。

1 中毒性表皮壊死症　2 横紋筋融解症
3 間質性肺炎　4 糸球体腎炎　5 再生不良性貧血

☐(5) 重大な副作用として血栓性血小板減少性紫斑病を起こす可能性が最も高いのはどれか。1つ選べ。 **108-58**

1 イコサペント酸エチル
2 クロピドグレル硫酸塩
3 サルポグレラート塩酸塩
4 ダビガトランエテキシラートメタンスルホン酸塩
5 ワルファリンカリウム

☐(6) マオウを含む漢方薬を服用する患者に、薬剤師が伝えるべき副作用として適切なのはどれか。1つ選べ。 **102-89**

1 筋肉痛　2 浮腫　3 動悸　4 血圧低下　5 鼻汁過多

☐(7) 自動車の運転等危険を伴う機械の操作に従事させないよう注意する薬剤はどれか。1つ選べ。 **107-60**

1 タムスロシン塩酸塩錠
2 クロルマジノン酢酸エステル錠
3 セルニチンポーレンエキス錠
4 フルタミド錠
5 エストラムスチンリン酸エステルナトリウム水和物カプセル

(1) 2

解熱鎮痛薬であるアセトアミノフェンは、通常エステル化された後グルクロン酸抱合または硫酸抱合されるが、量が多いとCYP代謝を受けて*N*-アセチルイミドキノンという毒性物質となって肝障害を起こす。

(2) 5

ネフローゼ症候群は独立した疾患ではなく、タンパク尿、低タンパク血症、浮腫、高コレステロール血症を共通とした症状として呈するものをいう。このうち、タンパク尿と低タンパク血症が診断の必須条件となっている。尿中にタンパクが増加することで尿の粘稠性が増加し、尿の泡立ちが認められる。

(3) 3

フィブラート系薬剤、HMG-CoA還元酵素阻害薬の副作用に横紋筋融解症がある。症状としては四肢の脱力、全身倦怠感、筋肉痛、赤褐色尿がある。

(4) 1

フェニトインなどの抗てんかん薬、NSAIDs、セフェム系抗生物質の副作用に、中毒性表皮壊死症がある。

(5) 2

重大な副作用として血栓性血小板減少性紫斑病を起こす可能性の高い薬物には、チエノピジン系のチクロピジン塩酸塩とクロピドグレル硫酸塩が有名で、他に免疫抑制薬（シクロスポリン、タクロリムス、プレドニゾロン）、抗がん薬（ゲムシタビン、オキサリプラチン、フルオロウラシル、マイトマイシンC）やインターフェロンがある。

(6) 3

生薬としての「麻黄」（マオウ）の薬効は発汗、解熱、止咳、鎮痛などであるが、組み合わせる生薬により引き出される薬効は変わってくる。含有成分は、エフェドリン、メチルエフェドリン、プソイドエフェドリン、ノルエフェドリンなどである。副作用としては、血圧上昇、動悸、興奮、不眠、その他、排尿障害などが考えられる。

(7) 1

危険を伴う機械の操作に留意する要因として、眠気、意識障害、めまい、ふらつき、低血糖症状を起こす場合などが考えられる。中枢抑制作用のある薬物の他、眠気を起こしやすい抗ヒスタミン薬、降圧作用に基づくめまい等が起こる降圧薬、低血糖による意識障害などが起こる血糖降下薬なども要注意である。タムスロシンは選択的α_{1A}遮断薬で、「前立腺肥大症に伴う排尿障害」に用いられるが、重大な副作用として、血圧低下に伴う一過性の失神・意識消失、その他の副作用としてめまい、ふらふら感などがある。

II　病態・薬物治療

Ⓐ神経系の疾患

《体性神経系・筋の疾患の病態、薬物治療》

(1) 重症筋無力症に関する記述のうち、誤っているのはどれか。1つ選べ。
103-65

1　アセチルコリンに対する自己抗体が産生される。
2　20代から40代の女性に好発する。
3　筋力低下に日内変動がある。
4　副腎皮質ステロイド薬による治療が行われる。
5　重症例では、呼吸筋麻痺を起こす。

(2) 重症筋無力症の初発症状として、最も頻度が高いのはどれか。1つ選べ。
107-58

1　手指の振戦　　2　嚥下障害　　3　四肢の麻痺　　4　眼瞼下垂
5　発熱

(3) 骨格筋の壊死と再生を繰り返し、徐々に筋萎縮や筋力低下が進行する遺伝性の疾患はどれか。1つ選べ。**105-62**

1　重症筋無力症　　2　筋ジストロフィー　　3　皮膚筋炎
4　多発性硬化症　　5　ギラン・バレー症候群

《中枢神経系の疾患の病態、薬物治療》

(4) 糖尿病および糖尿病の既往歴のある患者に投与禁忌の抗精神病薬はどれか。1つ選べ。

1　ブロナンセリン　　2　オランザピン
3　ペロスピロン塩酸塩水和物　　4　リスペリドン
5　アリピプラゾール

(5) 150 mg/日で消化性潰瘍、150～300 mg/日でうつ病、300～600 mg/日で統合失調症に用いる薬物はどれか。1つ選べ。

1　ハロペリドール　　2　オキシペルチン　　3　ピモジド
4　クロルプロマジン　5　スルピリド

(6) 統合失調症の陽性症状はどれか。1つ選べ。**97-62**

1　思考の貧困　　2　自閉　　3　妄想
4　意欲の低下　　5　感情の平板化

(1) 1

重症筋無力症は、神経筋接合部のシナプス後膜に存在するアセチルコリン受容体に対する自己免疫疾患である。男女比は約1：1.7で、女性は20～40歳、男性は50～60歳に多い。外眼筋麻痺（複視）、眼瞼下垂が初発症状となることが多く、筋力低下は持続的運動で増悪し、休息により回復する。また、夕方に増悪する（日内変動）。胸腺異常を高率に合併する。治療は、胸腺腫合併例では外科的摘除が第一選択で、コリンエステラーゼ阻害薬、副腎皮質ステロイド薬、免疫抑制薬などを用いた薬物療法で寛解を目指す。

(2) 4

重症筋無力症は、神経筋接合部においてアセチルコリン（ACh）受容体に対する自己抗体（抗ACh受容体抗体）が存在するために神経筋伝達障害がみられる自己免疫疾患である。小児、50～60代男性、特に20～40代女性に好発する。初発症状として眼瞼下垂や複視がみられ、筋力低下は午前が軽度、午後に症状が強くなるという日内変動がみられる。重症例では呼吸筋麻痺に至ることもある。しばしば胸腺腫を伴う。

(3) 2

重症筋無力症は、神経筋接合部シナプス後膜のアセチルコリン受容体に対する自己抗体が産生され、神経筋伝達障害を呈する自己免疫疾患である。皮膚筋炎は、原発性の炎症性ミオパチーである多発性筋炎に加えて特徴的な皮膚病変を認めるものである。多発性硬化症は、原因不明の中枢性脱髄性疾患。ギラン・バレー症候群は、自己免疫反応による（軸索直接障害型もある）末梢性の脱髄性疾患である。皮膚筋炎は遺伝する傾向があるが、これらのなかで確実な遺伝性疾患は筋ジストロフィーのみである。

(4) 2

オランザピン、クエチアピンフマル酸塩やクロザピンなどのMARTA（多元受容体標的化抗精神病薬）は、錐体外路症状やプロラクチン上昇もSDA（セロトニン・ドパミン拮抗薬）より少ないとされるが、体重増加や血糖上昇が問題となり、糖尿病およびその既往のある患者には投与禁忌である。アリピプラゾールにも糖尿病性ケトアシドーシスと糖尿病性昏睡でMARTAと同様の警告があるが、糖尿病禁忌ではない。

(5) 5

ベンザミド誘導体であるスルピリドは、少量で抗うつ・抗潰瘍作用、大量で抗精神病作用を示す。黒質–線条体系ドパミン神経への作用は弱いと考えられており、投与初期の錐体外路症状や睡眠、自律神経、循環系の作用は少ないが、血中プロラクチン上昇、乳漏症、無月経を起こしやすい。

(6) 3

統合失調症の症状には主に急性期にみられる陽性症状と、主に慢性期にみられる陰性症状がある。陽性症状は幻覚、妄想などの主観症状であり、陰性症状は思考の貧困、自閉、意欲低下、感情の平板化などの客観症状である。

☐ (7) 統合失調症の陰性症状として正しいのはどれか。1つ選べ。**99-60**

1 妄想　2 幻覚　3 失見当識　4 食欲亢進　5 意欲欠如

☐ (8) うつ病性障害の主な症状に該当しないのはどれか。1つ選べ。**98-62**

1 記憶障害　2 悲哀感　3 不眠　4 思考障害　5 自殺念慮

☐ (9) 次の抗うつ薬のうち、緑内障を合併している患者に使用できるのはどれか。1つ選べ。**97-60**

1 イミプラミン塩酸塩　2 アミトリプチリン塩酸塩
3 フルボキサミンマレイン酸塩　4 アモキサピン
5 マプロチリン塩酸塩

☐ (10) 双極性障害の躁状態の症状として誤っているのはどれか。1つ選べ。
103-60

1 観念奔逸　2 多弁　3 希死（自殺）念慮　4 誇大妄想
5 気分爽快

☐ (11) 低用量では夜尿症、高用量ではうつ病の治療に用いられるのはどれか。1つ選べ。

1 オランザピン　2 アミトリプチリン　3 クエチアピン
4 スルピリド　5 ミアンセリン

☐ (12) 状況にかかわりなく漫然とした不安が持続する神経症はどれか。1つ選べ。**102-61**

1 広場恐怖　2 強迫性障害　3 外傷後ストレス障害（PTSD）
4 全般性不安障害　5 社会不安障害

☐ (13) 不眠症の適応を有する薬物のうち、メラトニン受容体を介して効果を発現するのはどれか。1つ選べ。**99-61**

1 ゾルピデム酒石酸塩　2 ゾピクロン　3 ラメルテオン
4 リルマザホン塩酸塩水和物　5 トリアゾラム

(7) 5

統合失調症の症状には、患者が自覚する主観症状である陽性症状(通常は存在しないもので、派手で目立つ症状；幻覚、妄想、奇異行動など)と、第三者が見てとれる客観症状である陰性症状(通常存在するはずなのに欠如したもので、地味で捉えにくい症状;感情鈍麻、意欲低下、自閉、貧困思考過程など) がある。失見当識は認知症の症状として知られるが、陽性症状が頻繁に出現する重症統合失調症でも発症することがある。また幻覚や妄想に基づく異食もみられる。

(8) 1

悲哀感、不眠、思考障害、自殺念慮は精神疾患における症状だが、記憶障害は神経疾患における症状であり、うつ病性障害の症状としてはまれである。高齢者の場合は認知症類似の症状が出現することがある。

(9) 3

フルボキサミンマレイン酸塩はSSRIで、抗コリン作用が弱いため、緑内障に禁忌とならない。イミプラミン塩酸塩、アミトリプチリン塩酸塩及びアモキサピンは三環系抗うつ薬、マプロチリン塩酸塩は四環系抗うつ薬であり、抗コリン作用のため緑内障に投与禁忌である。

(10) 3

観念奔逸（考えが次から次へとほとばしること)、多動多弁、誇大妄想、感情の高揚、自我感情の亢進などは双極性障害における躁状態の精神症状であり、身体症状として、睡眠時間短縮、食欲・性欲亢進などが挙げられる。希死（自殺）念慮は、うつ状態の精神症状である。

(11) 2

アミトリプチリンは夜尿症には10 ～ 30 mg/日、うつ病には初回30 ～ 75 mg/日、150 mgまで漸増する。

(12) 4

全般性不安障害は、仕事や日常生活などの多くに過剰な不安を呈する病態である。広場恐怖とは、いざという時に逃げ出せない状況に身を置くことを強くおそれること、強迫性障害は、強迫思考（強迫観念）や強迫行為を主症状とする。外傷後ストレス障害（PTSD）は、生命を脅かす極限的体験により外傷（トラウマ）が生じ、様々な精神症状を呈する病態である。社会不安障害は、人々から注視されることに恐怖を抱き、不安を感じる障害をいう。

(13) 3

ラメルテオンは、メラトニン MT_1 及び MT_2 受容体に高い親和性を有するメラトニン受容体アゴニストであり、睡眠中枢を優位に導くことで睡眠を誘発し、副交感神経を優位に保つことにより自律神経を抑制する。不眠症における入眠困難の改善に用いられる。ゾルピデムとゾピクロンは、ベンゾジアゼピン受容体のうち、ω_1 受容体に選択的な催眠薬で、リルマザホンとトリアゾラムは ω_1 と ω_2 受容体に非選択的なベンゾジアゼピン系催眠薬である。

☐(14) 健常者におけるレム睡眠に関する記述のうち、正しいのはどれか。1つ選べ。 **107-59**

1　急速な眼球運動が特徴である。
2　筋肉の緊張が亢進する。
3　入眠直後に多い。
4　脳波で高振幅徐波を認める。
5　加齢とともに増加する。

☐(15) 客観的な危険が存在しないのに、急な不安に襲われ、動悸、呼吸困難、めまいなどの自律神経症状を伴い、通常30分以内に症状が改善する不安神経症はどれか。1つ選べ。 **104-62**

1　全般性不安障害　　2　外傷後ストレス障害　　3　強迫性障害
4　パニック障害　　5　解離性障害

☐(16) てんかん重積症に第一選択薬として用いられるのはどれか。1つ選べ。

1　クロバザム　　2　ジアゼパム　　3　ゾニサミド
4　ガバペンチン　　5　フェニトイン

☐(17) 遺伝子多型により、フェニトインの体内動態に最も影響を及ぼす代謝酵素はどれか。1つ選べ。 **108-60**

1　CYP2C9　　2　NAT2　　3　CYP2D6　　4　UGT1A1　　5　CYP2C19

☐(18) てんかん発作のうち、意識障害を<u>伴わない</u>のはどれか。1つ選べ。
104-61

1　脱力発作　　2　単純部分発作　　3　欠神発作　　4　複雑部分発作
5　強直間代発作

☐(19) 遅発性ジスキネジアの典型的な症状はどれか。1つ選べ。
106-58

1　高熱
2　手指関節のこわばり
3　無意識に口をもぐもぐさせる
4　筋肉痛
5　じっと座っていられない

(14) 1

レム（REM；rapid eye movement）睡眠は文字どおり急速眼球運動を伴う睡眠で、身体は骨格筋が弛緩して休息の状態だが、脳は覚醒状態にあるため、逆説睡眠とも呼ばれる。夢を見るのはレム睡眠中であることが多いとされ、ヒトでは新生児期に多く、睡眠時間の約半分を占めるが、加齢とともに減少する。急速眼球運動を伴わない睡眠はノンレム睡眠または徐波睡眠と呼ばれ、脳が休息の状態である。一晩の眠りではレム睡眠とノンレム睡眠が交互に現れる状態が数回繰り返され、正常な睡眠の場合は入眠初期に深いノンレム睡眠がみられ、明け方にレム睡眠が長くなって目覚める準備が整う。

(15) 4

パニック障害は不安神経症に分類される。パニック発作、予期不安（パニック発作を繰り返すことで、また発作を起こすのではないかと心配すること）、広場恐怖が三大症状であり、それに引き続くうつ症状が特徴的である。突然訪れる恐怖や強い不安によって、動悸やめまい、呼吸困難などの自律神経症状が現れるが、症状はすぐに消失し、検査でも異常は認められない。

(16) 2

てんかん重積症は、30分以上痙れんが続いている状態、または断続的に痙れんが出現し、その間意識がない状態をいう。ジアゼパムの注射液は、原因の如何を問わず、てんかん重積状態治療の第一選択薬である。第二選択がフェニトインである。

(17) 1

フェニトインは主に肝代謝酵素のCYP2C9とCYP2C19で代謝されるが、CYP2C9が主である。代謝に限度があり、一定量を超えると代謝が飽和して急激に血中濃度が上昇する（非線形性）。また、CYP3A、CYP2B6、P糖タンパクの誘導作用をもつ。

(18) 2

てんかんは発作形態により部分発作と全般発作に大別される。部分発作は単純部分発作と複雑部分発作に分けられ、単純部分発作は意識障害を伴わないが、複雑部分発作は意識障害を伴い、発作中に自動症がみられる。脱力発作、欠神発作および強直間代発作は全般発作で、すべて意識障害を伴う。全般発作の中では、ミオクロニー発作のみが意識消失を伴わない。

(19) 3

遅発性ジスキネジアは、主に抗精神病薬使用後（一般的には3ヶ月以上経過後）に出現し、反復的な、不随意の、目的のない動作に特徴づけられる治療困難な病態である。繰り返し唇をすぼめる、舌を左右に動かす、口をもぐもぐさせる、口を突き出す、歯を食いしばる等の症状がみられる。抗うつ薬、抗てんかん薬、制吐薬などでも発現することがある。

☐ (20) 脳血管障害急性期で、頭蓋内圧が亢進している場合に用いられるのはどれか。1つ選べ。

1 ニトログリセリン　2 ニカルジピン塩酸塩
3 ロメリジン塩酸塩　4 シルデナフィルクエン酸塩
5 濃グリセリン・果糖

☐ (21) 脳塞栓症の最も問題となる原因疾患はどれか。1つ選べ。

1 急性白血病　2 溶血性貧血　3 慢性動脈閉塞症
4 心房細動　5 急性膵炎

☐ (22) 頭蓋内圧亢進の状態において見られる病態・症状として、誤っているのはどれか。1つ選べ。 **100-61**

1 頭痛　2 うっ血乳頭　3 嘔吐　4 脳ヘルニア
5 回転性めまい

☐ (23) パーキンソン病患者に特徴的な症状はどれか。1つ選べ。 **102-60**

1 躁状態　2 下痢　3 高血圧　4 上肢の筋弛緩
5 すくみ足

☐ (24) パーキンソン様症状はどれか。1つ選べ。 **106-59**

1 口渇　2 立ちくらみ　3 小刻み歩行　4 体重増加
5 勃起障害

☐ (25) パーキンソン病で認められる特徴的な症状はどれか。1つ選べ。 **108-59**

1 眼瞼下垂　2 口渇　3 動作時振戦　4 高血圧　5 無動

☐ (26) 単独でパーキンソン病の治療に用いられるのはどれか。1つ選べ。

1 エンタカポン　2 ゾニサミド　3 カルビドパ
4 ロピニロール塩酸塩　5 イストラデフィリン

☐ (27) アルツハイマー病の特徴として、正しいのはどれか。1つ選べ。

1 Bunina(ブニナ)小体の出現
2 脳の海綿状変性
3 脳室拡大
4 黒質・青斑核等の神経メラニン含有細胞の変性・脱落
5 脱髄斑の点在

(20) 5

グリセロールの特徴は、発現が緩やかで持続性である、リバウンド現象が少ない、生体内で代謝されエネルギー源となる、腎からの排泄が少ないなどで、このため、脳浮腫に対して長期間投与する場合はD-マンニトールより多用される。1、2、3、4は頭蓋内圧が高まるおそれがあるため、投与禁忌である。

(21) 4

脳梗塞の30%は脳塞栓症であり、脳塞栓症の60%は心原性とみなされている。心原性脳塞栓症の原因となるのは、心房細動、急性心筋梗塞、弁膜症、拡張型心筋症などの心疾患である。

(22) 5

回転性めまいは、一般に内耳障害、聴神経障害などによる末梢性前庭性めまいである。頭痛、うっ血乳頭(眼底の視神経乳頭が腫大隆起し、硝子体中にきのこ状に突出した状態)、嘔吐、脳ヘルニア(脳組織の一部が正常な位置からはみだして周囲の脳組織を圧迫する症状)は、頭蓋内圧亢進症状である。

(23) 5

神経(精神)症状として、うつ病や認知症の合併が多い。自律神経症状として、高率に便秘、起立性低血圧などがみられる。錐体外路障害として、片側上肢にはじまる筋強剛(固縮)、押すと倒れやすい、前傾・前屈姿勢、小刻み歩行、加速歩行、進行するとすくみ足などの姿勢反射障害がみられる。

(24) 3

パーキンソン病様症状の運動症状として、安静時振戦、無動、筋強剛(固縮)および姿勢反射障害の他に、すくみ足、そり足歩行、小刻み歩行、加速歩行(突進現象)などの歩行障害がある。

(25) 5

パーキンソン病は、黒質のドパミン神経細胞の変性を主体とする進行性変成疾患で、4大症状として安静時振戦、筋強剛(筋固縮)、無動・寡動、姿勢反射障害があり、他に、同時に2つの動作をする能力の低下、自由にリズムを作る能力の低下が特徴である。

(26) 4

4は非麦角系ドパミン神経作動薬で、副作用の突発的睡眠、極度の傾眠には要注意である。1は末梢COMT阻害薬、2はレボドパ賦活薬、3は末梢性ドパ脱炭酸酵素阻害薬、5はアデノシンA_{2A}受容体拮抗薬で、すべてレボドパあるいはレボドパ製剤との併用で保険適用である。

(27) 3

アルツハイマー病では大脳皮質のびまん性萎縮に伴い、脳室・脳溝拡大がみられる。1は筋萎縮性側索硬化症(ALS)、2はプリオン病(伝播性海綿状脳症)、4はパーキンソン病、5は多発性硬化症(MS)の特徴である。

□(28) アルツハイマー病の病態として、最も適切なのはどれか。1つ選べ。
97-59

1 急激に発症する。
2 安静時振戦が現れる。
3 まだら認知症を呈する。
4 幻視がみられる。
5 初期には短期記憶が障害される。

□(29) 閃輝暗点（せんきあんてん）を伴うことがある頭痛はどれか。1つ選べ。 107-61

1 片頭痛
2 反復性緊張型頭痛
3 慢性緊張型頭痛
4 反復性群発頭痛
5 慢性群発頭痛

□(30) プリオン病の1つであり、脳が萎縮してスポンジ状（海綿状）になり、全身の不随意運動と急速に進行する認知症を主徴とする中枢神経の変性疾患はどれか。1つ選べ。

1 クロイツフェルト・ヤコブ病　2 アルツハイマー病　3 髄膜炎
4 日本脳炎　5 パーキンソン病

□(31) 原発性睡眠障害に分類されるのはどれか。1つ選べ。 100-62

1 うつ病　2 不安神経症　3 統合失調症
4 ナルコレプシー　5 アスペルガー症候群

(28) 5

アルツハイマー病のごく初期の段階では軽度認知障害を特徴とし、新しい事柄を覚えられない記銘力障害（短期記憶障害）があらわれ、軽度のアルツハイマー型認知症（時間の見当識障害）へ移行する。アルツハイマー病は緩徐に発症し、漸次進行性である。まだら認知症は脳血管性認知症の特徴で、アルツハイマー病は全般性認知症である。安静時振戦はパーキンソン病でみられる症状である。主症状として幻視がみられるのは、レビー小体型認知症である。

(29) 1

閃輝暗点とは、視野の中心が見えにくくなり、突然視野の中に稲妻のようなギザギザの光の模様が現れ、徐々に視野全体に広がっていく現象である。後頭葉視覚野の血管が収縮し、一時的に血流が変化するために起こると考えられている。片頭痛患者では血小板の異常があり、血小板がセロトニンを異常放出して頭蓋血管が収縮することにより約30%の患者で前駆症状がみられ、前兆としては閃輝暗点が多い。次いでセロトニンが代謝されて血中セロトニンは減少し、血管が反跳性に拡張して片頭痛発作が発症する（セロトニン説）。

(30) 1

プリオン病はヒトのクロイツフェルト・ヤコブ病（CJD）やヒツジのスクレイピー、ウシの海綿状脳症（BSE、狂牛病）などプリオンタンパク質がその病因に関与する神経変性疾患の一群である。

(31) 4

ナルコレプシーは、睡眠が過剰となる原因不明の睡眠覚醒障害の１つで、通常の起きている時間帯に自分では抑制できない眠気が繰り返し起こることを特徴とし、ほとんど毎日、何年間にもわたって続く。睡眠発作や情動脱力発作などがみられるが、発作中、意識は清明に保たれ、周囲の状況はよく記憶されて、呼吸困難は起こらない。頭部外傷、脳炎、脳腫瘍などによる二次性のものもある。

❸免疫・炎症・アレルギー及び骨・関節の疾患

《炎症》

☐(1) 細菌感染が原因となる皮膚疾患はどれか。1つ選べ。**104-63**

1　蜂窩織炎　2　アトピー性皮膚炎　3　尋常性乾癬
4　帯状疱疹　5　じん麻疹

《免疫・炎症・アレルギー疾患の病態、薬物治療》

☐(2) アナフィラキシーショックの症状として適切でないのはどれか。1つ選べ。

1　上半身の潮紅ないし蒼白　2　頭痛　3　発熱
4　喘息様呼吸困難　5　急激な血圧上昇

☐(3) アナフィラキシーショックに関する記述のうち、誤っているのはどれか。1つ選べ。**99-64**

1　主にⅣ型アレルギー反応である。
2　化学伝達物質の放出により、毛細血管の拡張が起こる。
3　ラテックスなどの皮膚接触も原因となり得る。
4　ぜん鳴や呼吸困難に対して、アミノフィリンが有用である。
5　血圧低下に対して、アドレナリンが有用である。

☐(4) ハチ刺され等に起因するアナフィラキシー反応に対し自己注射で用いられる昇圧薬はどれか。1つ選べ。**101-63**

1　ドブタミン塩酸塩　2　ドパミン塩酸塩
3　フェニレフリン塩酸塩　4　アドレナリン
5　イソプレナリン塩酸塩

☐(5) 次のリウマチ治療薬のうち、1週間の中で服用日と休薬日が設定されて週毎に服用を繰り返す薬物はどれか。1つ選べ。

1　ブシラミン　2　エタネルセプト　3　レフルノミド
4　インフリキシマブ　5　メトトレキサート

☐(6) 関節リウマチの治療薬はどれか。1つ選べ。**97-61**

1　セツキシマブ　2　インフリキシマブ
3　トラスツズマブ　4　ベバシズマブ　5　ゲフィチニブ

(1) 1

細菌感染による皮膚の化膿性病変は膿皮症と称され、蜂窩織炎（蜂巣炎）は急性びまん性深在性膿皮症の１つである。黄色ブドウ球菌が原因であることが最も多く、まれにＡ群β溶連菌でも起こる。アトピー性皮膚炎およびじん麻疹は主にⅠ型アレルギーが関与するアレルギー性皮膚炎、尋常性乾癬は原因不明の後天性炎症性角化症、帯状疱疹はHHV-3によるウイルス感染症。

(2) 5

アナフィラキシーショックの主症状は循環虚脱と気道狭窄である。そのため、顔面、上半身の潮紅ないし蒼白、全身のじん麻疹、浮腫、不安、頭痛、腹痛、便意、失禁、口内異味異臭感、手足のしびれ感、発熱、瞳孔散大などが現われる。喘息様呼吸困難や全身性の痙れん、意識消失が発現することもある。末梢血管拡張、心拍出量低下による血圧低下と循環不全が起こる。

(3) 1

アナフィラキシーはⅠ型アレルギーの代表的疾患である。ヒスタミンやロイコトリエンが放出され、血管透過性が亢進して心拍出量は低下し、毛細血管が拡張して血管抵抗が下がり、血圧は低下する。α作用（血圧上昇）とβ作用（気管支拡張）を有するアドレナリンは第一選択薬である。

(4) 4

呼吸、循環動態を直ちに把握し、α・β両作用を有するアドレナリンを大腿部（中央前外側）に筋注し、患者を仰臥位にして下肢を挙上する。その後、必要に応じて酸素投与、静脈ルート確保、心肺蘇生を行う。

(5) 5

リウマチ治療の中心的な薬物であるメトトレキサートは、通常、１週間単位の投与量をメトトレキサートとして6 mgとし、１週間単位の投与量を１回または２～３回に分割して経口投与する。分割して投与する場合、初日から２日目にかけて12時間間隔で投与する。１回または２回分割投与の場合は残りの６日間、３回分割投与の場合は残りの５日間は休薬する。これを１週間ごとに繰り返す。１週間単位の投与量として16 mgを超えないようにする。

(6) 2

―マブはモノクローナル抗体製剤、―チニブはチロシンキナーゼ阻害型抗悪性腫瘍薬である。

1 × 上皮成長因子受容体（EGFR）チロシンキナーゼモノクローナル抗体。
2 ○ キメラ型抗ヒトTNFαモノクローナル抗体。
3 × 抗ヒト上皮増殖因子受容体２型（HER2）ヒト化モノクローナル抗体。
4 × 抗血管内皮増殖因子（VEGF）ヒト化モノクローナル抗体。
5 × EGFRチロシンキナーゼ阻害薬。

☐ (7) 関節リウマチに関する記述のうち、誤っているのはどれか。1つ選べ。 98-64

1 女性に多い。
2 初期症状に、朝の手指のこわばりがある。
3 関節の炎症は、対称性に起こる。
4 主な関節病変は、滑膜炎である。
5 腫瘍壊死因子α（TNF−α）の産生低下により発症する。

☐ (8) 関節リウマチに関する記述のうち、誤っているのはどれか。1つ選べ。 103-64

1 自己免疫疾患である。
2 罹患率は男性が女性に比べて高い。
3 多様な関節外症状を呈する。
4 関節炎は多発性で対称性である。
5 早期診断に抗環状シトルリン化ペプチド（抗CCP）抗体の検査が有用である。

☐ (9) 全身性エリテマトーデス（SLE）の症状として発現頻度が最も低いのはどれか。1つ選べ。 105-65

1 低体温　2 光線（日光）過敏症　3 関節痛
4 蝶形紅斑　5 口腔内潰瘍

☐ (10) 全身性エリテマトーデス(SLE)が関与すると思われるアレルギーのうち、最も適切なのはどれか。1つ選べ。

1 Ⅰ型アレルギー　2 Ⅱ型アレルギー　3 Ⅲ型アレルギー
4 Ⅳ型アレルギー　5 Ⅴ型アレルギー

☐ (11) 慢性GVHD（移植片対宿主病）の標的臓器といえないのはどれか。1つ選べ。

1 肺　2 心臓　3 肝臓　4 皮膚　5 唾液腺

☐ (12) GVHD（移植片対宿主病）が起こる臓器移植はどれか。1つ選べ。

1 肝移植　2 腎移植　3 骨髄移植　4 膵臓移植
5 心臓移植

(7) 5

関節リウマチは炎症細胞(免疫細胞)から分泌されたTNF-αなどのサイトカインが破骨細胞や軟骨細胞に作用する。その結果、破骨細胞は活性化され骨破壊が亢進し、軟骨細胞は軟骨構成成分(プロテオグリカンやII型コラーゲン)に対する分解酵素を分泌し、軟骨を破壊する。

(8) 2

関節リウマチ(RA)は、全身の滑膜関節の慢性・持続性・骨破壊性の多発性関節炎を特徴とする全身炎症性の自己免疫疾患である。男女比は約1:3で、30～50歳代に好発する。症状は関節症状(腫脹、疼痛、変形)と関節外症状(皮膚結節、間質性肺炎、シェーグレン症候群など)に分けられ、多発性関節炎は小さい関節から大きい関節へ拡がり、左右対称性である。抗CCP抗体はRAに対し高感度、高特異性の自己抗体で、RA発症早期から陽性となるため、早期診断の切り札として使用される。

(9) 1

全身性エリテマトーデスは、若年から中年女性に好発し、多様な自己抗体(抗核抗体、特に抗dsDNA抗体や抗Sm抗体)が産生されて発症する慢性炎症性疾患である。発熱、易疲労感、体重減少などの全身症状、蝶型紅斑、口腔内潰瘍、光線過敏症、レイノー現象などの皮膚・粘膜症状や、関節痛、変形を伴わない多発性関節炎などの関節症状の他、ループス腎炎、ネフローゼ症候群、うつ・躁うつ状態、幻覚・妄想、心膜炎、胸膜炎などがみられる。

(10) 3

SLEの病因はいまだ不明であるが、何らかの遺伝的要因を背景とし、免疫学的要因や環境要因などが複雑に関与していると考えられている。III型アレルギー（アルサス型)による組織障害が起こる。

(11) 2

慢性GVHDでは、皮膚、口腔粘膜、唾液腺、涙腺、肺気管支、肝、食道、膣・外陰部などの臓器が障害される。わが国では、口腔内病変が最も多く、次いで肝、眼、肺の順。心膜炎も報告されているが、頻度は低い。

(12) 3

GVHD（移植片対宿主病)は、ドナーの臓器が免疫応答によってレシピエントの臓器を攻撃することによって起こる症状の総称である。すなわち、提供者の免疫機構が被移植者の全身組織を攻撃、破壊する疾患なので、造血幹細胞移植(骨髄移植)や輸血のように免疫組織を直接移植する場合に起こる。

《骨・関節疾患の病態、薬物治療》

☐ (13) 骨に対して薬用量で骨形成促進作用のみを有する骨粗しょう症治療薬はどれか。1つ選べ。
1 テリパラチド　2 メナテトレノン
3 リセドロン酸ナトリウム水和物　4 バゼドキシフェン塩酸塩
5 エルカトニン

☐ (14) 骨粗しょう症の治療薬のうち、エストロゲン受容体に直接作用する薬物はどれか。1つ選べ。 **99-63**
1 デノスマブ　2 テリパラチド　3 イプリフラボン
4 ラロキシフェン塩酸塩　5 アルファカルシドール

☐ (15) 骨量に対する作用として、骨吸収抑制を主な作用機序としない骨粗しょう症治療薬はどれか。1つ選べ。 **101-62**
1 ビスホスホネート製剤
2 SERM（選択的エストロゲン受容体モジュレータ）
3 エストロゲン製剤
4 ビタミン K_2 製剤
5 カルシトニン製剤

☐ (16) 次の薬物のうち、変形性関節症に適応されるのはどれか。1つ選べ。
1 エポエチンアルファ　2 ポリスチレンスルホン酸カルシウム
3 ヒアルロン酸ナトリウム　4 コンドロイチン硫酸・鉄コロイド
5 アルテプラーゼ

(13) 1

1 ○ 薬用量で骨形成促進作用のみを有するヒト副甲状腺ホルモン製剤。
2 × 骨吸収抑制作用と骨形成促進作用を有するビタミンK_2製剤。
3 × 強力な骨吸収抑制作用を有するビスホスホネート製剤。
4 × 骨吸収抑制作用を有する選択的エストロゲン受容体モジュレーター。
5 × 骨吸収抑制作用と鎮痛作用を有するカルシトニン製剤。

(14) 4

1 × ヒト型抗RANKL（破骨細胞分化因子）モノクローナル抗体製剤。
2 × ヒト副甲状腺ホルモン製剤。
3 × 植物エストロゲンの一種で、直接的な骨吸収抑制作用、エストロゲンのカルシトニン分泌促進作用を増強することによる間接的な骨吸収抑制作用が考えられている。
4 ○ 選択的エストロゲン受容体モジュレーター（SERM）。重大な副作用に静脈血栓塞栓症がある。
5 × 活性型ビタミンD_3製剤。

(15) 4

1 × 破骨細胞のアポトーシスを誘導し、強力に骨吸収を抑制する。
2 × 骨に対してエストロゲン作用を示し、破骨細胞を抑制して骨吸収を抑える。
3 × 直接、破骨細胞を抑制するほか、RANKLの発現を抑制し、骨吸収を抑える。
4 ○ オステオカルシンのグラ化（γ-カルボキシル化）を介して骨形成を促進する。
5 × 骨吸収抑制作用の他、鎮痛作用を有するため、「骨粗しょう症における疼痛」に用いる。

(16) 3

ヒアルロン酸ナトリウムは軟骨の細胞外基質の構成成分で、正常な関節液にも含まれる。軟骨組織に結合して表面を被覆することで潤滑作用、関節変形抑制作用・修復作用などを発揮して関節痛を軽減し、関節水腫を軽減する効果がある。エポエチンアルファは腎性貧血に、ポリスチレンスルホン酸カルシウムは高カリウム血症に、コンドロイチン硫酸・鉄コロイドは鉄欠乏性貧血に、アルテプラーゼは抗血栓薬で虚血性脳血管障害、急性心筋梗塞に適応される。

Ⓒ循環器系・血液系・造血器系・泌尿器系・生殖器系の疾患

《循環器系疾患の病態、薬物治療》

□ (1) 刺激伝導の異常により生じる不整脈はどれか。1つ選べ。

1 心室性期外収縮　2 心房細動　3 心室細動
4 心室性頻拍　5 房室ブロック

□ (2) 次の不整脈のうち、徐脈を呈するのはどれか。1つ選べ。

1 心房細動　2 発作性上室性頻拍
3 洞不全症候群　4 心室頻拍　5 心房粗動

□ (3) 活動電位持続時間を短縮するのはどれか。1つ選べ。**105-63**

1 アミオダロン　2 ジソピラミド　3 ソタロール
4 フレカイニド　5 メキシレチン

□ (4) 弁膜症を合併しない心房細動の症例において、抗凝固療法の必要性を判断する上で、重要性が低い合併症はどれか。1つ選べ。**99-57**

1 高血圧　2 心不全　3 糖尿病　4 貧血　5 脳梗塞の既往

□ (5) 心不全に関する記述のうち、正しいのはどれか。1つ選べ。

1 右心不全では、肺水腫をきたし、呼吸困難を生じる。
2 右心不全は、後負荷の増大が原因となる。
3 左心不全では、静脈怒張が認められる。
4 急性心不全は、左心不全によるものが多い。
5 慢性心不全の病型分類にフォレスター（Forrester）分類が用いられる。

□ (6) 急性心不全の初期治療に用いられないのはどれか。1つ選べ。

1 ドブタミン塩酸塩　2 ニコランジル　3 カルベジロール
4 ジゴキシン　5 フロセミド

□ (7) 心不全の患者に使用が禁忌である薬物はどれか。1つ選べ。**99-59**

1 ボグリボース　2 グリベンクラミド　3 ナテグリニド
4 ピオグリタゾン塩酸塩　5 グリメピリド

(1) 5

不整脈の発生原因には刺激発生異常(発生部位、頻度)と興奮伝導異常がある。房室ブロック以外は、心房あるいは心室における異所性の刺激発生によるもの。

(2) 3

3以外は頻拍性不整脈である。

(3) 5

活動電位持続時間(APD)を短縮する抗不整脈薬は、K^+チャネル開口作用を有するVaughan Williams分類Ⅰb薬物群である(Ⅰ群はNa^+チャネル遮断薬)。Ⅰb群は心室性不整脈には非常に有効性が高いが、APDが元来短い心房筋では作用しないため、上室性不整脈に無効である。ジソピラミドはⅠa群、アミオダロンとソタロールはⅢ群に分類され、ともにK^+チャネル遮断作用を有するため、APDは延長し有効不応期も延長する。フレカイニドは、Ⅰc群の薬物で、K^+チャネルに作用しないため、APDは不変である。

(4) 4

心房細動に対しては塞栓症のリスクに応じた抗凝固療法もしくは抗血小板療法が求められる。高リスクとして脳梗塞、一過性脳虚血発作もしくは全身塞栓症の既往、僧帽弁狭窄、人工弁(機械弁)、中等度リスクとして75歳以上、高血圧、心不全または左室収縮力低下、糖尿病が挙げられる。

(5) 4

1 × 肺水腫は左心不全で生じる。
2 × 右心不全は、左心不全や肺塞栓、肺疾患による肺動脈圧の上昇(前負荷の上昇)によって起こることが多い。
3 × 静脈怒張は右心不全で生じる。
5 × フォレスター分類は、急性心不全の病型分類。慢性心不全ではNYHA分類が用いられる。

(6) 3

カルベジロールは$\alpha\beta$遮断薬で、虚血性心疾患または拡張型心筋症に基づく慢性心不全に適応があり、急性心不全でも用いるが、初期治療にはその心抑制作用のために用いない。

(7) 4

ピオグリタゾン塩酸塩は、動物試験において循環血漿量の増加に伴う代償性の変化と考えられる心重量の増加がみられており、また、臨床的にも心不全を増悪あるいは発症したとの報告があるため、心不全の患者及び心不全の既往歴のある患者には投与禁忌である。

☐ (8) 右心不全を伴わない左心不全の主な症状に<u>該当しない</u>のはどれか。1つ選べ。**104-60**

1 急性肺水腫　2 下肢浮腫　3 呼吸困難　4 血圧低下

5 尿量減少

☐ (9) 心筋梗塞およびその治療に関する記述のうち、正しいのはどれか。1つ選べ。

1 胸部痛は、心臓部から胸骨下部に限局して生じる。

2 血中乳酸脱水酵素値と心筋壊死の状態との間には相関性が認められない。

3 血中クレアチンホスホキナーゼは、発症早期に高値を示す。

4 心室性期外収縮は、発症後24時間以降に生じることが多い。

5 心電図上で冠状T波は発症6～12時間後に見られる。

☐ (10) 心筋梗塞に伴う胸痛治療に関する記述のうち、正しいのはどれか。1つ選べ。

1 リドカインは、胸部痛の寛解を目的に投与する。

2 ニトログリセリンは、胸部痛発作を効果的に改善する。

3 モルヒネは、胸部痛およびこれに伴う不安を改善する。

4 ヘパリンは、血行を回復させて胸痛を改善する。

5 血栓溶解薬は、発痛物質産生を抑制して鎮痛効果を発現する。

☐ (11) 狭心症に関する記述のうち、正しいのはどれか。1つ選べ。

1 労作性狭心症は、主に冠動脈のれん縮により起こる。

2 安静時狭心症は、冠状動脈の硬化による狭窄が原因となる。

3 異型狭心症では、心電図上でST下降が認められる。

4 冠れん縮性狭心症は、日中の活動期に起こることが多い。

5 不安定狭心症は、急性冠症候群に分類される。

☐ (12) 狭心症およびその治療に関する記述のうち、正しいのはどれか。1つ選べ。

1 15分以上持続する前胸部絞扼感を生じる。

2 血中クレアチンホスホキナーゼの上昇が認められる。

3 β受容体遮断薬は、安静時狭心症の第一選択となる。

4 ジヒドロピリジン系Ca拮抗薬は、異型狭心症には禁忌である。

5 ニトログリセリンは、初回通過効果が大きいので、舌下や貼付などで投与する。

(8) 2

左心不全では、左心拍出量低下、左心内圧上昇、左心室拡張、左心室壁肥大などが起こる。それに伴い、左心房・肺静脈圧が上昇し、肺静脈から肺内に水分が漏出して急性肺水腫をきたし、発作性夜間呼吸困難や起坐呼吸などの症状が発現する。同時に、左心室のポンプ機能低下が体循環の低酸素状態を招き、易疲労感を呈する。また、心拍出量の低下に伴い、血圧は低下する。一方、右心不全では体循環系にうっ血が生じるため、下肢浮腫、腹水・胸水、頸静脈怒張、肝腫大などの症状を呈する。

(9) 3

1 × 痛みは、左肩部、左腕内側、喉などへ放散する。

2 × 血中逸脱酵素値(LDH、AST、CPKなど)は心筋壊死の状態(発生と大きさ)に相関する。

3 ○ 血中逸脱酵素の上昇は、CPK(CK)→AST(GOT)→LDHの順に経時的に変化する(CPKは発症後1日目にピークを示す)。

4 × 急性期(24時間以内)に発生することが多く、心室細動に移行し、致死的経過をたどる。

5 × 冠状T波は、発症後1～4週間で出現する(発症6～12時間で見られるのはST上昇)。

(10) 3

1 × 致死的な不整脈（心室性期外収縮）を改善するために投与する。

2 × 心筋梗塞では、改善されない痛みが出現する（狭心痛との区別）。

3 ○ ほかに、末梢血管（静脈、動脈）を拡張させ、前負荷および後負荷を軽減する。

4 × 血流が回復した後に、新しい血栓形成を予防するために投与する。

5 × 血栓溶解薬（組織プラスミノーゲン活性化因子）は、血栓を溶解し血流を再開するために、心筋梗塞発症の6時間以内に投与する。

(11) 5

1 × 安静時狭心症の記述。

2 × 労作性狭心症の記述。

3 × 心電図でST上昇が認められる(冠れん縮性狭心症の一部)。

4 × 冠れん縮性狭心症は安静時(夜間から早朝)に起こりやすい(安静時狭心症)。

(12) 5

1 × 前胸部絞扼感(こうやくかん)(締めつけられるような痛み)や頸、左腕にかけた放散痛(狭心痛)は、通常2、3分で消失する。

2 × 狭心痛では心筋壊死を生じないので、血中逸脱酵素(CPK、LDH、AST)の上昇は認めない。

3 × β受容体遮断薬は労作性狭心症の第一選択薬。安静時狭心症は冠動脈のれん縮を誘発するので禁忌。

4 × Ca拮抗薬は冠れん縮性狭心症(異型狭心症を含む)の第一選択薬。

□ (13) 高度な徐脈を認める高血圧症患者（但し、他に合併症、臓器障害を有さない）に対して、使用すべきでない降圧薬はどれか。1つ選べ。**100-57**

1 リシノプリル水和物　2 アムロジピンベシル酸塩
3 アテノロール　4 トリクロルメチアジド
5 オルメサルタンメドキソミル

□ (14) 高血圧とその治療に関する記述のうち、正しいのはどれか。1つ選べ。

1 家庭血圧で、収縮期血圧が135 mmHg以上であると、高血圧と判定される。
2 高血圧患者は、血圧上昇に関係する基礎疾患を有するものが多い。
3 本態性高血圧は、副腎皮質からのアルドステロン分泌亢進が原因となる。
4 二次性高血圧の発症・進展には、環境因子の寄与が大きい。
5 妊娠高血圧の治療にはACE阻害薬が用いられる。

□ (15) アドレナリンの過剰分泌により二次性高血圧症をきたす原因となる内分泌臓器はどれか。1つ選べ。

1 副腎皮質　2 副腎髄質　3 卵巣　4 膵臓　5 甲状腺

□ (16) 閉塞性動脈硬化症に関する記述のうち、正しいのはどれか。1つ選べ。**102-57**

1 若い女性に好発する。
2 間欠性跛行が特徴的症状である。
3 上肢の動脈に多発する。
4 血管炎を伴う。
5 患肢に熱感がある。

□ (17) 特徴的な症状の1つとして、間欠性跛行がみられる疾患はどれか。1つ選べ。**108-61**

1 閉塞性動脈硬化症　2 筋ジストロフィー　3 変形性膝関節症
4 痛風　5 関節リウマチ

《血液・造血器系疾患の病態、薬物治療》

□ (18) 鉄欠乏性貧血とその治療に関する記述のうち、正しいのはどれか。1つ選べ。

1 小球性正色素性の赤血球が認められる。
2 造血幹細胞の異常が原因となる。
3 副腎皮質ステロイド投与が、症状の改善に有効である。
4 3価鉄の経口鉄剤が用いられる。
5 血清フェリチン値が正常化するまで鉄剤の投与を継続する。

(13) 3

アテノロールはβ遮断薬で、徐脈を起こすため、使用すべきではない。

(14) 1

1 ○ 高血圧の判定基準は診察室血圧(140/90 mmHg 以上)以外に家庭血圧(135/85 mmHg 以上)が設定されている。

2 × 高血圧患者は、原因が不明な本態性高血圧が多い(90 ～ 95%)。

3 × 副腎皮質からのアルドステロン分泌亢進による高血圧は二次性高血圧に分類される。

4 × 環境因子(食塩、アルコール、肥満、ストレスなど)の関与が大きいのは本態性高血圧である。

5 × ACE 阻害薬には催奇形性が認められるため、妊婦には禁忌である。

(15) 2

副腎髄質由来の腫瘍である褐色細胞腫では、過剰のカテコラミンが産生され、二次性高血圧をきたす。

(16) 2

閉塞性動脈硬化症は Fontaine 分類Ⅱ度で、特徴的な虚血症状である間欠性跛行がみられる。中高年（50 歳以上）の男性で、高血圧、糖尿病、脂質異常症の既往があると発症しやすい。慢性動脈閉塞症の主要疾患で、腹部大動脈末梢側から下肢の動脈に好発する。初期症状として、冷感、しびれがみられ、虚血の進行に伴い疼痛が出現する。4 は閉塞性血栓血管炎(TAO)(バージャー病）に関する記述である。

(17) 1

間欠跛行とは一定の距離を歩くと痛くなったりしびれたりすることで歩けなくなり、少し休むとまた歩けるようになる症状を言う。原因には血管性と神経性があり、それぞれ閉塞性動脈硬化症と腰部脊柱管狭窄症（脊柱管内の神経圧迫）が代表である。閉塞性動脈硬化症は、糖尿病、脂質異常症、高血圧、喫煙といった動脈硬化危険因子を持つ人で発症しやすい。

(18) 5

1 × 小球性低色素性の血球が認められる。

2 × ヘモグロビン合成に必要な鉄の欠乏が原因となる。

3 × 自己免疫疾患ではないので、ステロイドは無効。

4 × 消化管から 2 価鉄として吸収されるので、経口鉄は 2 価鉄塩。

5 ○ 貯蔵鉄が補充されないとすぐに鉄欠乏が再発するので、貯蔵鉄が補充されるまで鉄剤投与を継続する。貯蔵鉄はフェリチン値が指標になる。

☐ (19) 溶血性貧血に関する記述のうち、正しいのはどれか。1つ選べ。
1 血清ハプトグロブリン値の上昇が認められる。
2 血清間接ビリルビン値の低下が認められる。
3 血清中に抗胃壁抗体が出現する。
4 骨髄中の赤芽球の減少が認められる。
5 胆石を随伴することがある。

☐ (20) 特発性再生不良性貧血の治療に用いられるのはどれか。1つ選べ。
1 クロラムフェニコール
2 ピリドキサール
3 メコバラミン
4 抗胸腺細胞グロブリン
5 エポエチンアルファ

☐ (21) 播種性血管内凝固症候群(DIC)とその治療に関する記述のうち、正しいのはどれか。1つ選べ。
1 悪性腫瘍の罹患が引き金となる。
2 組織トロンボプラスチン(組織因子)の阻害により発症する。
3 プロトロンビン時間の短縮が認められる。
4 治療には、アシクロビルが用いられる。
5 出血傾向をきたすので、ヘパリンは禁忌である。

☐ (22) 汎血球減少症を呈する代表的な疾患はどれか。1つ選べ。 **102-58**
1 溶血性貧血　2 鉄欠乏性貧血　3 腎性貧血
4 再生不良性貧血　5 播種性血管内凝固症候群

☐ (23) 血栓・塞栓症に関する記述のうち、正しいのはどれか。1つ選べ。
1 線溶系が亢進している状態では血栓傾向が現れる。
2 静脈血栓は、主として血小板の凝集によって生じる。
3 動脈で生じた血栓は、肺に運ばれて肺塞栓を起こす。
4 手術後の長期臥床や長距離の旅客機旅行は肺塞栓症のリスク因子である。
5 ビタミンK欠乏症の患者では、血栓形成傾向が現れる。

☐ (24) 血友病とその治療に関する記述のうち、正しいのはどれか。1つ選べ。
1 常染色体劣性遺伝の疾患である。
2 プロトロンビン時間(PT)の延長が検出される。
3 血友病Aは、第Ⅸ血液凝固因子欠乏症である。
4 血友病患者は、血友病Bの患者のほうが多い。
5 血友病Aの治療には、デスモプレシンが用いられる。

(19) 5

1 × ハプトグロブリンは溶血により血中に放出されたヘモグロビンと結合して網内系に取り込まれるので、血清値は低下する。

2 × ヘムの代謝産物であるビリルビンの血中濃度は上昇する。

3 × 抗胃壁抗体が出現するのは悪性貧血である。

4 × 骨髄での赤血球産生が増大する(赤芽球は増加する)。

(20) 4

1 × 抗生物質、重大な副作用として再生不良性貧血

2 × ビタミンB_6、鉄芽球性貧血治療

3 × ビタミンB_{12}、巨赤芽球性(ビタミンB_{12}欠乏性)貧血治療

4 ○ T細胞による骨髄の血液幹細胞に対する細胞性免疫を抑制

5 × エリスロポエチン製剤、腎性貧血治療

(21) 1

2 × 組織因子の放出が引き金となる。

3 × プロトロンビンなどの凝固因子は消耗して不足するので、凝固関連の検査(プロトロンビン時間など)は延長する。

4 × アシクロビルは、ヘルペスに対する抗ウイルス薬で、DICを副作用として誘発する。

5 × 多発する血液凝固を阻止するために、ヘパリンあるいは低分子ヘパリンを用いた抗凝固療法がとられる。

(22) 4

汎血球減少症では、白血球減少による易感染性(発熱)、赤血球減少による貧血、血小板減少による出血傾向が出現する。再生不良性貧血のほか、巨赤芽球性貧血、骨髄異形成症候群(MDS)、急性白血病、多発性骨髄腫、発作性夜間ヘモグロビン尿症(PNH)などでも汎血球減少がみられる。

(23) 4

1 × 線溶系の亢進では出血傾向が現れる。

2 × 血小板血栓(白色血栓)は主として動脈で生じる。

3 × 肺塞栓は、深部静脈でできた血栓によって生じる。

4 ○ 血液の滞留により静脈血栓を生じ、これが肺塞栓の原因となる。

5 × ビタミンK欠乏で、凝固因子の生成が低下し、出血傾向をきたす。

(24) 5

1 × 伴性劣性遺伝する。

2 × 内因系に関わる血液凝固因子が欠乏しているので、活性化部分トロンボプラスチン時間は延長するが、プロトロンビン時間は変化しない。

3 × 血友病Aは第Ⅷ凝固因子、血友病Bは第Ⅸ因子の欠乏症である。

4 × 血友病Aの患者は、血友病Bの患者の5倍である。

《泌尿器系・生殖器系疾患の病態、薬物治療》

□(25) 腎不全により、血中濃度が低下するのはどれか。1つ選べ。

1 リン　2 クレアチニン　3 カリウム

4 血中尿素窒素(BUN)　5 カルシウム

□(26) 腎不全における高リン(P)血症に用いられるのはどれか。1つ選べ。

1 カルシトリオール　2 アロプリノール

3 沈降炭酸カルシウム　4 ダルベポエチンアルファ

5 フロセミド

□(27) ネフローゼ症候群に関する記述のうち、正しいのはどれか。1つ選べ。

98-58

1 すべての場合に、高血圧を呈する。

2 すべての場合に、低アルブミン血症を呈する。

3 高コレステロール血症になることはまれである。

4 浮腫を伴うことはまれである。

5 小児での発症はまれである。

□(28) 副腎皮質ステロイド薬が治療の第一選択となる腎疾患はどれか。1つ選べ。

1 急性糸球体腎炎　2 IgA腎症

3 非典型溶血性尿毒症症候群による腎障害

4 糖尿病性腎症　5 ループス腎炎

□(29) 尿路結石に関する記述のうち、誤っているのはどれか。1つ選べ。**98-59**

1 腎結石、尿管結石、膀胱結石及び尿道結石に分類される。

2 主症状は、疼痛と血尿である。

3 結石が膀胱に落下すると、痛みは消失する。

4 自然排石は、まれである。

5 超音波検査により診断できる。

□(30) 前立腺肥大症の症状として最も起こりにくいのはどれか。1つ選べ。

1 頻尿　2 尿路感染症　3 排尿困難

4 尿をしている時間が短い　5 残尿量が多い

(25) 5

腎不全では、腎でのビタミン D_3 活性化が低下し、小腸での Ca 吸収低下、腎での尿細管再吸収低下により、低 Ca 血症を呈し、腎性骨異栄養症となる。その他、高 P 血症、高 K 血症を起こし、GFR 低下により、血清クレアチニンや BUN 排泄は低下する。

(26) 3

腎不全ではビタミン D_3 活性化低下、P の排泄障害のため、低 Ca 血症、高 P 血症を呈する。高 P 血症には、P 吸着薬(腸管からの P 吸収を抑制)である沈降炭酸カルシウムのほか、セベラマー塩酸塩、クエン酸第二鉄水和物などが用いられる。

(27) 2

ネフローゼ症候群の確定診断には、高度タンパク尿(3.5 g / 日以上)と低タンパク血症(低アルブミン血症)(血清総タンパク 6.0 g/dL 以下、血清アルブミン 3.0 g/dL 以下)が必須であるが、高血圧は診断基準にも含まれない。膠質浸透圧低下により、浮腫、高コレステロール血症を生じる。70%が原発性で、そのほとんどを小児が占める。

(28) 5

全身性エリテマトーデス(SLE)が腎に生じたものがループス腎炎で、SLE そのものに対する治療が基本となるため、副腎皮質ステロイド薬が第一選択薬である。1、4 では原疾患の治療が基本となり、2 では有効性が確立していないため第一選択とならない。3 は血漿支援とエクリズマブが第一選択薬。

(29) 4

長径 5 mm 以下の尿管結石は自然排石が期待できるため、1 日の尿量が 2 L 以上になるように水分の多量摂取や点滴静注を行う。

(30) 4

前立腺肥大症では第 1 期(膀胱刺激期)は頻尿、尿意切迫、切迫性尿失禁、尿をしている時間が長いなどの症状があり、第 2 期(残尿発生期)には排尿困難、尿路感染症、急性尿閉などが起こる。第 3 期(慢性尿閉期)には高度の排尿困難、尿が絶えず漏れる、急性腎不全などが起こる。尿をしている時間が短くなることはない。

(31) 前立腺肥大症の治療薬はどれか。1つ選べ。 106-62

1 アナストロゾール
2 クロニジン塩酸塩
3 クロルフェニラミンマレイン酸塩
4 シルデナフィルクエン酸塩
5 デュタステリド

(32) 子宮内膜症に関する記述のうち、正しいのはどれか。1つ選べ。 103-58

1 無痛性の疾患である。
2 受精卵が着床しやすくなる。
3 血清中の CA125 が低値を示す。
4 エストロゲン分泌が減少する。
5 薬物治療には低用量黄体ホルモン・卵胞ホルモン配合剤を用いる。

(33) 子宮内膜症の治療に用いる薬剤はどれか。1つ選べ。 107-63

1 エチニルエストラジオール錠
2 エンザルタミド錠
3 オキシトシン注
4 リュープロレリン酢酸塩注
5 レトロゾール錠

(34) 切迫早産の治療に用いられる薬物はどれか。1つ選べ。 105-60

1 オキシトシン
2 クロミフェンクエン酸塩
3 クロルマジノン酢酸エステル
4 メチルエルゴメトリンマレイン酸塩
5 リトドリン塩酸塩

(31) 5

テストステロンは5α-還元酵素によってより活性の強いアンドロゲンであるジヒドロテストステロン(DHT)に変換され、前立腺細胞の増殖を促進する。前立腺肥大症はアンドロゲン依存性であり、治療にはクロルマジノン、アリルエストレノール、ゲストノロンなどの抗アンドロゲン薬や、5α-還元酵素阻害薬のデュタステリドが用いられる。

(32) 5

子宮内膜症は、子宮内膜やその組織が子宮内腔以外で異所性に発生する非悪性腫瘍性疾患であり、異所発生部位となるのは骨盤腔内、卵巣、子宮筋層などだが、遠隔に発生する場合もある。原因は不明だが、エストロゲンが関与しており、エストロゲンの作用で増殖する。月経時の下腹部痛、腰痛、性交痛などを呈し、不妊の原因となる。治療には低用量黄体ホルモン・卵胞ホルモン配合剤の他、LH-RHアゴニスト(ブセレリン、ナファレリン;点鼻、リュープロレリン、ゴセレリン;1回/4週皮下注)、エチステロン誘導体(ダナゾール)などが用いられる。

(33) 4

子宮内膜症の治療には、①低用量エストロゲン・プロゲスチン配合剤(LEP; low dose estrogen progestin製剤。Eはエチニルエストラジオール、Pはノルエチステロン、レボノルゲストレル、ドロスピレノン)、②プロゲスチン製剤(ジエノゲスト、ジドロゲステロン)、③LH-RHアゴニスト、④エチステロン誘導体(ダナゾール)が用いられる。リュープロレリンはLH-RHアゴニストである。エチニルエストラジオール錠単独に子宮内膜症の適応はない。

(34) 5

切迫早産とは、早産(日本では妊娠20週0日から36週6日までの出産)となる危険性が高いと考えられる状態、すなわち早産の一歩手前の状態のことをいう。切迫流・早産治療薬のリトドリン塩酸塩は子宮筋選択性のβ_2刺激薬であり、子宮運動や子宮収縮を抑制する。妊娠16週以降37週未満の妊婦に使用する。オキシトシンは分娩誘発・微弱陣痛治療薬、クロミフェンクエン酸塩は排卵誘発薬、クロルマジノン酢酸エステルは黄体ホルモン製剤、メチルエルゴメトリンマレイン酸塩は子宮収縮薬である。

❶呼吸器系・消化器系の疾患

《呼吸器系疾患の病態、薬物治療》

□(1) 気管支喘息に関する記述のうち、正しいのはどれか。1つ選べ。

1 ロイコトリエンは、喘息の防御因子としての作用をもつ。
2 好酸球が関与する気道の慢性炎症が基本的病態となる。
3 発作時の呼吸困難は、吸気が障害されることによる。
4 呼吸機能検査では、努力肺活量の低下が認められる。
5 発作は、夜間より日中の活動期に起こることが多い。

□(2) 気管支喘息の発作治療薬（リリーバー）として用いられる薬物はどれか。1つ選べ。 **104-69**

1 フルチカゾンプロピオン酸エステル
2 カルテオロール塩酸塩
3 アゼラスチン塩酸塩
4 モンテルカストナトリウム
5 プロカテロール塩酸塩水和物

□(3) 気管支喘息に関する記述のうち、正しいのはどれか。1つ選べ。 **105-61**

1 アトピー型では血中好酸球数が増加する。
2 発作は昼間に起こることが多い。
3 発作時には気管支が弛緩する。
4 発作時にはピークフローが増加する。
5 発作時には起坐位より臥位のほうが呼吸が楽になる。

□(4) 慢性閉塞性肺疾患に関する記述のうち、誤っているのはどれか。1つ選べ。 **100-60**

1 喫煙が主な原因である。
2 右心不全によって悪化する。
3 病期・重症度は、肺活量により評価する。
4 増悪予防のためインフルエンザワクチンの接種が推奨される。
5 抗コリン薬の吸入が有効である。

(1) 2

1 × ロイコトリエンは、喘息発作の発現に関与する(ロイコトリエン受容体刺激により気道平滑筋は収縮し、気道が閉塞する)が、速効性は期待できない。

2 ○ 喘息は、好酸球性の慢性炎症とみなされる。

3 × 呼吸困難は、吸気ではなく、呼気が障害されることによる。

4 × 気管支喘息も閉塞性気道疾患。努力肺活量ではなく、時間肺活量(1秒量)の低下が認められる。

5 × 発作は、夜間から早朝にかけて出現することが多い。

(2) 5

気管支喘息治療薬は発作寛解を目的としたリリーバー（発作治療薬）と発作予防を目的としたコントローラー（長期管理薬）に分類される。リリーバーは速効性が必要なため、ステロイド(経口、注射)や短時間作用型気管支拡張薬〔β_2刺激薬(プロカテロール吸入)、抗コリン薬、アミノフィリン〕が用いられる。フルチカゾンプロピオン酸エステルはステロイド薬で吸入により、モンテルカストナトリウムはロイコトリエン受容体遮断薬で経口によりコントローラーとして用いられる。アゼラスチンは抗アレルギー薬で、カルテオロールはβ遮断薬である。

(3) 1

気管支喘息は、慢性の気道炎症、気道過敏性の亢進、可逆性の気道閉塞(気流制限）を特徴とする疾患で、閉塞性換気障害をきたす。気管支喘息の発作は夜間から明け方にかけて多くみられ、患者は症状を軽減させるために起坐呼吸をすることが多い。発作時にはピークフロー値、1秒量（FEV_1）および1秒率（FEV_1%）は低下する。アトピー型と非アトピー型に分類され、前者はⅠ型アレルギー機序が関与するため、好酸球や好酸球塩基性タンパク(ECP)、IgEは増加する。

(4) 3

2 ○ 右心不全では肺血流量が減少し、呼吸困難などの症状が悪化する。

3 × 診断には1秒率(FEV_1%)が用いられ、病期分類には対標準1秒量(%FEV_1)が用いられる。

4 ○ インフルエンザワクチン接種により、COPDの増悪による死亡率は約50%低下する。65歳以上の患者あるいは65歳未満で%FEV_1 < 40%の患者には、肺炎球菌ワクチンの接種が推奨される。

5 ○ 気管支拡張薬として抗コリン薬、β_2刺激薬、テオフィリンなどが用いられる。

□ (5) かぜ症候群とその薬物療法に関する記述のうち、正しいのはどれか。1つ選べ。

1 ウイルスなどの感染による上気道の急性炎症を基盤とする病態である。
2 普通感冒では、鼻症状を主症状とし、咽頭痛は認めない。
3 症状の遷延を防ぐために、初期から抗生物質を用いる方がよい。
4 多量の痰を伴う湿性の咳は、鎮咳薬を用いて積極的に除くべきである。
5 鼻閉症状の改善にはアドレナリンα受容体遮断薬が用いられる。

□ (6) インフルエンザの治療について、正しいのはどれか。1つ選べ。

1 予防接種には、弱毒化ワクチンが用いられる。
2 B型ウイルスは、A型に比べ感染力が強く、症状も重篤である。
3 ノイラミニダーゼ阻害薬は、感染細胞からのウイルスの出芽を阻害する作用で、罹患期間を短縮する。
4 ノイラミニダーゼ阻害薬は、症状の重症化を防止するために用いられ、予防には用いられない。
5 小児のインフルエンザ脳症予防に、NSAIDsが投与される。

□ (7) 肺炎の薬物治療に関する記述のうち、正しいのはどれか。1つ選べ。

1 小児や高齢者の肺炎球菌肺炎の予防には、ワクチン接種が行われる。
2 ニューモシスチス肺炎には、マクロライド系抗生物質が有効である。
3 緑膿菌やセラチア菌による院内肺炎の治療にはトリメトプリムが第一選択で用いられる。
4 MRSA肺炎には、第3世代のセフェム系抗生物質が用いられる。
5 マイコプラズマ肺炎には、βラクタム系抗生物質が有効である。

□ (8) 肺結核に関する記述について、正しいのはどれか。1つ選べ。

1 肺結核は、結核菌感染後に直ちに発症する急性感染症である。
2 結核菌は、肺に限局して感染しており、転移することはない。
3 結核菌感染は、飛沫感染によるもので、空気感染することはない。
4 結核予防のために、ツベルクリン反応陰性者にBCGを接種する。
5 喀痰の結核菌塗沫検査で陽性を示した患者は、入院治療の必要がある。

(5) 1

1 ○ 普通感冒のほとんどがウイルス感染によるもので、遷延すると上気道感染に移行する。

2 × 咽頭痛(のどの痛み)を随伴するものが多い。

3 × ほとんどがウイルス感染によるので、抗菌薬の適応とはならない(二次感染を生じている場合は適用となる)。

4 × 咳は、痰排出のための防御反応であるので、むやみに除いてはならない(窒息のおそれがある)。

5 × 鼻閉にはナファゾリンなどのα受容体刺激薬やH_1受容体遮断薬が用いられる。

(6) 3

1 × インフルエンザワクチンは不活化ワクチン(HAワクチン)である。

2 × A型ウイルスの方が感染力が強く(流行する)、症状も重篤となる。

3 ○ ノイラミニダーゼ阻害薬は、ウイルスの遊離過程に働くノイラミニダーゼを阻害して出芽を阻害する。

4 × ノイラミニダーゼ阻害薬に、予防の保険適用がある。

5 × NSAIDs(特にアスピリン、ジクロフェナク、メフェナム酸)は、インフルエンザ脳症を誘発するおそれがあり、15歳未満には慎重投与する。

(7) 1

2 × ニューモシスチス(真菌)にはペンタミジンかスルファメトキサゾール・トリメトプリム(ST)合剤が用いられる。

3 × 薬剤抵抗性緑膿菌にはセフォペラゾンやセフタジジムが、セラチア菌にはセフタジジムやオフロキサシンが用いられる。トリメトプリムは耐性菌が多く、スルファメトキサゾールの合剤でのみ認可されている。

4 × MRSAはセフェム系抗生物質の使用により出現(無効)する。

5 × マイコプラズマには細胞壁がないので、細胞壁の生合成を阻害するβラクタム系抗生物質は無効である。

(8) 5

1 × 感染後発症しないで経過し、加齢など免疫の低下により再燃して発症する既感染発症が多い(幼児や高齢者では初期から発症することがある)。また、慢性から亜急性に経過する感染症(肺炎)である。

2 × 結核菌は血行性、リンパ行性に他臓器に転移し、結核性髄膜炎や腎結核、腸結核などを発症(粟粒結核では全身性に転移して結節を形成)。

3 × 結核菌感染は、患者から放出された菌を含む飛沫が乾燥して、空気中に浮遊する飛沫核(結核菌)を吸入することによる(空気感染)。

4 × BCGは、定期接種で、生後1歳になるまでの間に接種することになっている。

5 ○ 陽性であると排菌により集団感染の可能性が高く、入院加療する。

《消化器系疾患の病態、薬物治療》

☐ (9) 以下の胃潰瘍治療薬のうち、高プロラクチン血症を起こす危険性のある薬物はどれか。1つ選べ。 **98-57**

1 ミソプロストール　2 プログルミド　3 スルピリド
4 ピレンゼピン塩酸塩水和物　5 スクラルファート水和物

☐ (10) ヘリコバクター・ピロリの除菌治療に用いられない薬物はどれか。1つ選べ。 **101-67**

1 ランソプラゾール　2 アモキシシリン　3 メトロニダゾール
4 ファモチジン　5 クラリスロマイシン

☐ (11) 潰瘍性大腸炎の症状として最も起こりにくいのはどれか。1つ選べ。

1 粘血便　2 下痢と便秘の繰り返し　3 発熱
4 貧血　5 腹部圧痛

☐ (12) B型肝炎ウイルスやC型肝炎ウイルスへの感染による初期の症状および血液検査値として最も起こりにくいのはどれか。1つ選べ。

1 出血傾向　2 血清トランスアミナーゼのALTの上昇
3 感冒様症状　4 全身倦怠感　5 食欲不振

☐ (13) ウイルス性肝炎に関する記述のうち、最も適切なのはどれか。1つ選べ。 **102-65**

1 A型は多くが慢性化しやすい。
2 B型は経口感染である。
3 C型は血液感染である。
4 B型はRNAウイルスが原因である。
5 C型はDNAウイルスが原因である。

☐ (14) 急性膵炎または慢性膵炎の症状および血液検査値として最も起こりにくいのはどれか。1つ選べ。

1 放散痛
2 血中リパーゼの上昇
3 血中エラスターゼの上昇
4 血清P型アミラーゼの上昇
5 血清DUPAN–2抗原陽性

(9) 3

ドパミンD_2受容体の遮断により、脳下垂体前葉からプロラクチン(催乳ホルモン)が分泌される。選択肢のなかで、D_2受容体遮断作用を有する薬物はスルピリドのみである。パーキンソン病に用いられる麦角系ドパミンD_2受容体刺激薬には、乳汁漏出症に適応を有するものがある。

(10) 4

ヘリコバクター・ピロリ除菌療法では、1次除菌としてプロトンポンプ阻害薬、アモキシシリン水和物、クラリスロマイシンの3剤を併用し、除菌不成功の場合は、2次除菌としてはクラリスロマイシンに替えてメトロニダゾールの3剤併用を行う。

(11) 2

潰瘍性大腸炎の主症状は血性下痢で、腹痛や頻回の便意を伴う。持続性または反復性の粘血・血便、貧血、体重減少の徴候、腹部圧痛を認めることもある。重症以上では、発熱、頻脈、貧血などの全身症状を伴う。下痢と便秘の繰り返しがあるのは、過敏性腸症候群である。

(12) 1

肝炎ウイルスの感染は、一般に全身倦怠感、感冒様症状、食欲不振、悪感、嘔吐などの症状で急性に発症して、数日後に褐色尿や黄疸を伴うことが多い。劇症肝炎や肝硬変では肝臓が機能しにくくなるため、肝での代謝や生合成が行われなくなり、出血傾向、腹水、腹壁静脈瘤怒張(メデューサの頭)、女性化乳房、肝性脳症などが現われる。

(13) 3

C型は輸血などによる血液感染が多く、母子感染もある。最も慢性化しやすいのがC型であり、肝硬変の原因となる。A型は慢性化しない。B型は体液感染、血液感染する。経口感染はA・E型が多い。HAV、HCVはRNAウイルス、HBVはDNAウイルスである。

(14) 5

急性膵炎および慢性膵炎の悪化時には、強い腹痛、吐き気、ショックに陥ることがあり、放散痛を伴う。血中あるいは腹水中で膵酵素(アミラーゼ、リパーゼ、エラスターゼなど)の上昇がある。慢性膵炎では血中膵酵素は異常低値を示し、膵外・内分泌不全による脂肪便と糖尿病が出現する。DUPAN-2抗原はヒト膵がん培養細胞HPAF-1を免疫抗原として作成したモノクローナル抗体が認識する抗原で、体液中に微量ながら存在する。血清中では膵がん、胆道系がん、肝がんで高い陽性率を示す。

☐ (15) 急性膵炎で通常認められる所見はどれか。1つ選べ。 **108-62**

1 血中ヘモグロビン量の減少
2 血中リパーゼ活性の低下
3 白血球数の減少
4 心窩部痛
5 右腕への放散痛

☐ (16) 急性胆管炎の原因として胆道閉塞が挙げられるが、この胆道閉塞の原因として可能性が低いのはどれか。1つ選べ。

1 胆石　2 手術後　3 膵臓がん　4 急性胃潰瘍　5 膵炎

☐ (17) 急性胆管炎に関する記述のうち、正しいのはどれか。1つ選べ。 **107-64**

1 左下腹部に痛みを生じる。
2 発熱を伴うことはまれである。
3 血中白血球数が減少する。
4 血清 ALP（アルカリフォスファターゼ）活性が上昇する。
5 血中間接ビリルビン値が上昇する。

☐ (18) 急性大腸炎または慢性大腸炎の症状として最も起こりにくいのはどれか。1つ選べ。

1 腹痛　2 全身倦怠感　3 口渇　4 黄疸　5 粘血便

（15） 4

急性膵炎の初発症状としては心窩部痛が最も多く、次いで嘔吐、背部痛が多い。最も特徴的な徴候は上腹部の急性腹痛発作と痛みである。血液検査では血中膵酵素（アミラーゼ、リパーゼなど）の上昇をみる。

（16） 4

胆道が狭窄したり閉塞して腹痛、発熱、黄疸などの障害をきたす。細菌感染しやすくなり、胆管炎の原因となる。胆道閉塞の原因には胆石、手術による胆管の外傷、膵臓がん、胆道がん、膵炎、十二指腸潰瘍や良性狭窄などがある。

（17） 4

急性胆管炎では、悪寒を伴う間欠的発熱、右上腹部痛、黄疸（シャルコー；Charcot の三徴）に加え、意識障害、ショック（レイノルズ；Reynolds の五徴）などがみられる。血液検査で、急性炎症反応所見（白血球・CRP ↑）や閉塞性黄疸の所見〔直接ビリルビン・胆道系酵素（ALP、γ-GT）↑〕などが認められる。左腹部痛がみられる場合は、大腸疾患や尿路・泌尿器・生殖器系疾患およびそれらに関連する感染症が疑われる。

（18） 4

急性大腸炎では、腹鳴、腹痛、全身倦怠感が起こる。下痢は頻回で、粘血便が出ることもある。発熱は一定しない。慢性大腸炎では、腹部不快感、腹鳴、全身倦怠感、食欲不振を訴える。多くは下痢があるが、時に便秘を訴える。下痢と便秘が交代することもある。

Ⓔ代謝系・内分泌系の疾患

《代謝系疾患の病態、薬物治療》

☐(1) 毎食前5分以内に服用しなければならない糖尿病治療薬はどれか。1つ選べ。

1　グリベンクラミド　　2　アログリプチン安息香酸塩
3　メトホルミン塩酸塩　　4　ミチグリニドカルシウム水和物
5　ピオグリタゾン塩酸塩

☐(2) インスリン分泌を促進し、食後高血糖を改善する薬物はどれか。1つ選べ。**102-59**

1　メトホルミン塩酸塩　　2　ピオグリタゾン塩酸塩
3　ナテグリニド　　4　ボグリボース
5　イプラグリフロジンL-プロリン

☐(3) 糖尿病患者で心不全を併発した場合に禁忌となる医薬品はどれか。1つ選べ。**97-63**

1　グリメピリド　　2　ナテグリニド　　3　ボグリボース
4　ピオグリタゾン塩酸塩　　5　アログリプチン安息香酸塩

☐(4) 経口糖尿病用薬のうち、重度の腎障害患者に対して<u>禁忌でない</u>のはどれか。1つ選べ。**98-82** 改

1　ボグリボース　　2　メトホルミン塩酸塩
3　グリメピリド　　4　ピオグリタゾン塩酸塩

☐(5) 糖尿病の三大合併症に該当するのはどれか。1つ選べ。**97-64**

1　結膜炎　　2　角膜炎　　3　黄斑変性症　　4　網膜症
5　緑内障

☐(6) 低血糖を誘発するおそれがあるため、血糖降下薬で血糖をコントロールしている患者に注意を要するのはどれか。1つ選べ。

1　インターフェロンアルファ　　2　ヒドロクロロチアジド
3　リトナビル　　4　ジソピラミドリン酸塩
5　アミノフィリン

(1) 4

ミチグリニドは速効型食後血糖降下薬で、1日3回食前5分以内に用いる。食前30分では食事開始前に低血糖誘発のおそれがある。1はスルホニル尿素系血糖降下薬〔分1～2朝または朝夕(食前または食後)〕、2は選択的DPP-4 阻害薬(1日1回経口) 3はビグアナイド系経口血糖降下薬(1日2～3回食直前または食後)、5はインスリン抵抗性改善薬(1日1回朝食前または朝食後)である。

(2) 3

膵臓に作用してインスリン分泌を促進させる薬物には、SU薬およびその関連薬、フェニルアラニン誘導体（速効型SU薬)、DPP−4阻害薬、GLP−1アナログ製剤（皮下注）がある。食後過血糖を改善する薬物としては、フェニルアラニン誘導体とDPP−4阻害薬、GLP−1アナログ、α−グルコシダーゼ阻害薬がある。両者を満たすのはナテグリニドである。メトホルミン塩酸塩は膵外作用、ピオグリタゾン塩酸塩はインスリン抵抗性改善、ボグリボースはα−グルコシダーゼ阻害、イプラグリフロジン L−プロリンはSGLT2阻害により、血糖降下作用を示す。

(3) 4

ピオグリタゾン塩酸塩は、動物試験において循環血漿量の増加に伴う代償性の変化と考えられる心重量の増加がみられており、また、臨床的にも心不全を増悪あるいは発症したとの報告があるため、心不全の患者及び心不全の既往歴のある患者には禁忌である。

(4) 1

2　×　血中濃度上昇、乳酸アシドーシス

3　×　低血糖の発現

4　×　血中濃度上昇、乳酸アシドーシス、低血糖の発現、アログリプチンの血中濃度上昇

(5) 4

糖尿病の合併症には急性と慢性がある。急性合併症は主に代謝異常に基づく病態で、ケトアシドーシス(1型に多い)や高浸透圧昏睡(2型に多い)などがある。慢性合併症は高血糖の持続による血管障害が重要で、細小血管障害と大血管障害（動脈硬化性血管障害）に分類される。前者は糖尿病に特徴的で、糖尿病性網膜症、糖尿病性腎症、糖尿病性神経障害を三大合併症という。

(6) 4

ジソピラミドリン酸塩はVaughan Williams分類Ia群の抗不整脈薬で、血糖降下作用を有するため、脱力感、高度空腹感、冷汗、意識障害などの低血糖症状が認められた場合には直ちにブドウ糖投与などの処置を行う。このほか催不整脈作用、抗コリン作用などにも注意が必要である。他の薬物はすべて血糖値を上昇させる。

□ (7) 若年発症成人型糖尿病（MODY）の関連遺伝子として誤っているのはどれか。1つ選べ。

1　IPF-1　2　HNF-1α　3　HNF-1β
4　アディポネクチン遺伝子　5　グルコキナーゼ

□ (8) 主に血中トリグリセリドを低下させるのはどれか。1つ選べ。

1　コレスチミド　2　ベザフィブラート　3　シンバスタチン
4　プロブコール　5　エゼチミブ

□ (9) HMG-CoA 還元酵素阻害薬のプラバスタチンと併用する際に、横紋筋融解症の発生に注意が必要なのはどれか。1つ選べ。

1　コレスチラミン　2　イコサペント酸エチル　3　エゼチミブ
4　プロブコール　5　ベザフィブラート

□ (10) 高 LDL コレステロール血症に関する記述のうち、正しいのはどれか。1つ選べ。**97-57**

1　食事直後に血清 LDL コレステロール値が上昇する。
2　血清がクリーム状である。
3　LDL 受容体機能不全が原因となる。
4　冠動脈疾患の危険因子とはならない。
5　甲状腺機能亢進症に合併する。

□ (11) 痛風の典型的な症状として、正しいのはどれか。1つ選べ。

1　網膜障害　2　肝障害　3　聴覚障害
4　心臓障害　5　腎障害

□ (12) 尿酸産生過剰型の高尿酸血症治療に用いられる第一選択薬はどれか。1つ選べ。

1　アロプリノール　2　プロベネシド　3　コルヒチン
4　ジクロフェナクナトリウム
5　クエン酸カリウム・クエン酸ナトリウム

□ (13) 痛風発作に用いるべきでない非ステロイド性抗炎症薬はどれか。1つ選べ。

1　インドメタシン　2　ケトプロフェン　3　ナプロキセン
4　オキサプロジン　5　アスピリン

(7) 4

アディポネクチン遺伝子は、中年期以降発症の糖尿病の発症リスクを上昇させる感受性遺伝子である。MODY は単一遺伝子疾患として発症し、MODY 関連遺伝子には、他に HNF-4 α、GCK、NEUROD1 などがある。

(8) 2

ベザフィブラートはリポタンパクリパーゼ活性化などにより、主に血中トリグリセリドを低下させる。1 は陰イオン交換樹脂(レジン)で胆汁酸の腸管循環を阻害、3 は HMG-CoA 還元酵素阻害薬でコレステロール合成を阻害、5 は小腸コレステロールトランスポーター阻害、4 は機序不明だが、それぞれ主に血中コレステロールを低下させる。

(9) 5

HMG-CoA 還元酵素阻害薬(スタチン)は、フィブラート系薬剤と併用した場合、急激な腎機能悪化を伴う横紋筋融解症が現れやすいため、併用注意である。2018 年 10 月に HMG-CoA 還元酵素阻害薬の原則併用禁忌の項からフィブラート系薬剤が削除され、併用注意となった。

(10) 3

1 × 食事により摂取された脂質は小腸で吸収され、キロミクロンとして血中に入り、末梢組織に遊離脂肪酸を供給する (外因性経路)。

2 × 高 LDL コレステロール血症では、血清外観は透明である。キロミクロンや VLDL など、トリグリセリド含有率の高い物質が増加すると血清外観はクリーム状となる。

4 × 加齢、高血圧、糖尿病、喫煙、冠動脈疾患の家族歴、低 HDL コレステロール血症なども危険因子である。

5 × 甲状腺機能低下症では二次性脂質異常症を招くことがある。

(11) 5

痛風の三大症状として、急性関節炎発作、痛風結節、痛風腎が挙げられる。高尿酸血症により析出した尿酸炎が腎臓に結石を作り、水腎症から腎盂腎炎、慢性間質性腎炎を経て、腎不全に至る。

(12) 1

アロプリノールはキサンチンオキシダーゼを阻害し、尿酸生成を抑制するため、尿酸産生過剰型の高尿酸血症に用いられる。2 は尿酸排泄低下型に用いられ、3、4 は痛風発作寛解薬、5 は尿アルカリ化薬として使用される。

(13) 5

アスピリンは 1 ～ 2 g/ 日投与では尿細管からの分泌を抑制し、血中尿酸値を上昇させるが、3 g/ 日以上では再吸収も阻害される結果、尿中尿酸排泄を増加させる。通常の解熱鎮痛用量は 1 回 0.5 ～ 1.5 g 頓用で、原則 1 日 2 回までなので、使用すべきではない。他の NSAIDs は痛風発作に適応を有する。

☐(14) 低血糖の典型的な症状及び状態に該当しないのはどれか。1つ選べ。
101-60

1　動悸　　2　体温上昇　　3　意識レベルの低下
4　発汗　　5　頭痛

《内分泌系疾患の病態、薬物治療》

☐(15) バセドウ病で特異的に陽性となる自己抗体はどれか。1つ選べ。

1　抗サイログロブリン抗体　　2　抗副腎皮質抗体
3　抗内因子抗体　　4　抗 TSH 受容体抗体
5　抗甲状腺ペルオキシダーゼ抗体

☐(16) バセドウ病の動悸、振戦などに対症療法で用いられるのはどれか。1つ選べ。

1　プラゾシン塩酸塩　　2　バルプロ酸ナトリウム
3　プロプラノロール塩酸塩　　4　メキシレチン塩酸塩
5　タンドスピロンクエン酸塩

☐(17) バセドウ病に関する記述のうち、正しいのはどれか。1つ選べ。99-62

1　体重増加を認める。
2　脈拍数が減少する。
3　発汗が抑制される。
4　血清 TSH 値が増加する。
5　手指の振戦を認める。

☐(18) クッシング症候群の病態に関する記述のうち、誤っているのはどれか。1つ選べ。98-61

1　満月様顔貌　　2　中心性肥満　　3　高カリウム血症
4　耐糖能異常　　5　無月経

☐(19) クッシング症候群の臨床症状及び所見に該当するのはどれか。1つ選べ。
101-58

1　低血圧　　2　低血糖　　3　中心性肥満
4　筋力増強　　5　皮膚の肥厚

(14) 2

血糖値が急激に低下する場合は交感神経刺激症状が先行し、さらに血糖値が低下すると（血糖値が穏やかに低下する場合）は中枢神経症状が出現する。

・交感神経症状（自覚症状；心悸亢進、不安感など／他覚症状；頻脈、発汗、低体温、振戦、顔面蒼白、口唇乾燥、高血圧、瞳孔拡大など）
・中枢神経症状（自覚症状；頭痛、複視、空腹感、眠気、倦怠感など／他覚症状；意識混乱、奇異行動、集中力散漫、発語困難、けいれん、昏睡など）

(15) 4

自己免疫性甲状腺疾患では、TSH 受容体に対する抗体(抗 TSH 受容体抗体)と細胞成分(甲状腺ペルオキシダーゼ、サイログロブリン)に対する抗体(抗甲状腺抗体)が認められ、バセドウ病では抗 TSH 受容体抗体がほとんどの症例で陽性となるため、診断に有用である。抗甲状腺抗体は橋本病でほとんど陽性となるが、特異的でないため確定診断に有用ではない。

(16) 3

甲状腺ホルモンは体内の交感神経 β 受容体を介する作用を亢進させるため、バセドウ病における交感神経過敏症状に対して β 遮断薬を使用する。

(17) 5

1 × バセドウ病は甲状腺機能亢進症であり、食欲は亢進するが、それ以上にエネルギーの消費が大きいため、体重は減少する。
2 × びまん性甲状腺腫、眼球突出、頻脈を Merseburg 三徴といい、バセドウ病の特徴的所見である。
3 × 甲状腺機能亢進症であるから、発汗は上昇する。
4 × ネガティブ・フィードバックにより、下垂体前葉からの TSH 分泌は低下する。
5 ○ 甲状腺ホルモンは、体内の β 受容体を介する作用を亢進させる。

(18) 3

クッシング症候群は副腎皮質機能亢進症である。コルチゾールの過剰症状として、満月様顔貌、中心性肥満、耐糖能異常、高血圧、骨粗しょう症、易感染性などがあり、コルチゾールの鉱質コルチコイド作用により Na や水は貯留し、低 K 血症を起こす。無月経はアンドロゲン過剰症状である。

(19) 3

クッシング症候群は、副腎皮質から糖質コルチコイド(コルチゾール、ヒドロコルチゾン)の慢性的過剰分泌による病態である。したがって、糖質コルチコイド過剰分泌による症状として耐糖能異常、中心性肥満、赤紫色伸展性皮膚線条、筋萎縮・筋力低下、皮膚の萎縮などがみられる。

☐ (20) アジソン病で特徴的に認められる所見はどれか。1つ選べ。 **108-63**

1　高血圧
2　高血糖
3　体重増加
4　色素沈着
5　活動性亢進

☐ (21) 原発性副甲状腺機能亢進症で分泌が増加して高カルシウム・低リン血症を呈し、その誘導体が骨粗しょう症治療薬として用いられているホルモンはどれか。1つ選べ。

1　グルカゴン　　2　パラトルモン　　3　ソマトスタチン
4　カルシトニン　　5　オキシトシン

☐ (22) 続発性副甲状腺機能低下症の治療に用いられるのはどれか。1つ選べ。 **106-60**

1　アルファカルシドール　　2　エルカトニン　　3　チアマゾール
4　ブロモクリプチン塩酸塩　　5　プレドニゾロン

☐ (23) 原発性アルドステロン症の臨床所見として、正しいのはどれか。1つ選べ。 **107-65**

1　低血圧症
2　低ナトリウム血症
3　低カリウム血症
4　インスリン分泌の増加
5　レニン活性の上昇

☐ (24) 中枢性尿崩症の病態について、正しいのはどれか。1つ選べ。 **101-59**

1　オキシトシンの分泌が低下する。
2　尿浸透圧が上昇する。
3　バソプレシンの分必が低下する。
4　近位曲尿細管が障害される。
5　血清 Na 値が低下する。

☐ (25) 中枢性尿崩症の治療に関する記述のうち、適切なのはどれか。1つ選べ。 **103-59**

1　飲水を制限するよう指導する。
2　ヒドロクロロチアジドを投与する
3　デスモプレシンを投与する。
4　プレドニゾロンを投与する。
5　チアマゾールを投与する。

(20) 4

アジソン病とは後天性の成因による原発性の慢性副腎機能低下症をいう。副腎皮質ホルモンの欠落により、易疲労感、全身倦怠感、脱力感、筋力低下、体重減少、低血圧、低血糖などがみられる。食欲不振、悪心・嘔吐、下痢などの消化器症状や精神症状(無気力、不安、うつ)など様々な症状を訴える。色素沈着は皮膚、肘や膝などの関節部、爪床、口腔内にみられる。

(21) 2

パラトルモン(PTH)は副甲状腺ホルモンで、カルシトニンとともにカルシウム調節ホルモンと称される。カルシトニンは甲状腺傍ろ胞細胞(C細胞)から分泌され、血中カルシウム・リン濃度を共に低下させる。PTH (1-34)がテリパラチドで、骨粗しょう症に用いられる。

(22) 1

続発性副甲状腺機能低下症は、副甲状腺ホルモン(パラトルモンPTH)分泌不全により低Ca血症、高P血症をきたす疾患である。治療の目的は血清Caレベルを是正し、テタニーを防止することで、テタニー症状があればCaの緩徐な静注投与を行い、慢性期では活性型ビタミンD_3製剤のアルファカルシドール、カルシトリオール、ファレカルシトリオールが用いられる。

(23) 3

原発性アルドステロン症は、副腎皮質の腺腫や過形成などにより球状層からアルドステロンが自律的に過剰分泌され、Na^+の再吸収が促進されるために高血圧をきたす疾患である。一方で、K^+やH^+は排泄が促進されるため、低カリウム血症、代謝性アルカローシスを呈する症例もある。Naと水は体内に貯留するため、血清Naは正常高値となる。カリウム欠乏のためインスリン分泌は低下し、ネガティブ・フィードバックによりレニン分泌は抑制される。

(24) 3

1 × オキシトシン分泌の変動は尿崩症とは無関係である。
2 × 腎集合管において水の再吸収が阻害されるため、尿は薄く、低張、低比重である。
3 ○ 視床下部や下垂体後葉の障害により低下する。
4 × 近位曲尿細管障害は中枢性尿崩症と無関係である。
5 × 水利尿が起こるため、血清Naは正常上限～軽度高値となる。

(25) 3

尿崩症は、バソプレシン合成・分泌障害(中枢性尿崩症)または腎臓のバソプレシンに対する感受性低下(腎性尿崩症)により、腎集合管における水の再吸収が障害されて、多尿、多飲(冷水を好んで摂取)、口渇などの症状を呈する疾患である。治療にはV_2受容体選択的刺激薬であるデスモプレシン酢酸塩水和物が点鼻(液、スプレー)または経口(OD錠)で用いられる。

Ⓕ感覚器・皮膚の疾患

《眼疾患の病態、薬物治療》

□(1) 緑内障に関する記述のうち、正しいのはどれか。1つ選べ。
1 水晶体タンパク質の変性により発症する。
2 眼圧が正常ならば視野障害は進行しない。
3 初期には中心視野の障害が比較的少ない。
4 網膜に異常な色素沈着が起こる。
5 シュレム管からの房水流出が促進している。

□(2) 白内障に関する記述のうち、正しいのはどれか。1つ選べ。 **103-63**
1 若い女性に好発する。
2 発症の最大のリスク因子は喫煙である。
3 無痛性の視力低下を伴う。
4 水晶体の混濁は薬物治療で完治できる。
5 副腎皮質ステロイド薬の内服が有効である。

《耳鼻咽喉疾患の病態、薬物治療》

□(3) めまいに関する記述のうち、正しいのはどれか。1つ選べ。
1 病変部位により前庭性めまいと非前庭性めまいに分けられる。
2 浮動性めまいの症状は目がぐるぐるとまわる状態である。
3 非前庭性めまいは内耳前庭から小脳に至る部位の障害で起こる。
4 中枢性めまいの原因疾患としてメニエール病がある。
5 内耳の平衡感覚調節異常によるものを中枢性めまいという。

□(4) メニエール病の典型的な病態及び症状に該当しないのはどれか。1つ選べ。 **101-61**
1 難聴　2 耳鳴　3 浮動性めまい　4 眼振　5 耳閉感

□(5) 動揺病による嘔気の予防に用いられるのはどれか。1つ選べ。 **106-64**
1 アデノシン三リン酸二ナトリウム水和物　2 イソソルビド
3 エチゾラム　4 ジフェニドール塩酸塩　5 ジメンヒドリナート

□(6) 急性副鼻腔炎に関する記述のうち、正しいのはどれか。1つ選べ。
1 発症に感冒は関係しない。
2 蓄膿症ともいわれる。
3 起炎菌にはインフルエンザ菌や肺炎球菌がある。
4 鼻閉を示すが顔面痛、頭痛などはみられない。
5 治療薬としてペニシリン系抗菌薬は用いられない。

□(7) 慢性副鼻腔炎の治療に用いられるのはどれか。1つ選べ。 **108-64**
1 イソプロピルウノプロストン　2 ムピロシンカルシウム水和物
3 メトキサレン　4 ナフトピジル　5 クラリスロマイシン

薬理
薬剤
病態・薬治
法・制・倫
実務

(1) 3

周辺視野から障害が進行するため、中心視野の障害は比較的少ないので、進行末期まで視野異常や視力低下を自覚しないことがある。

(2) 3

白内障とは、水晶体タンパクの変性（凝集）により水晶体が混濁して無痛性の視力低下を伴う疾患で、加齢による加齢性白内障が最も多い。治療にはピレノキシンやグルタチオンが点眼で、チオプロニンが内服で用いられるが、あくまで進行防止が目的で、視力を回復させるためには手術療法しかない。

(3) 1

めまいは前庭性めまいと非前庭性めまいに分けられ、前庭性めまいはさらに中枢性めまいと末梢性めまいに分けられる。中枢性めまいが脳梗塞やてんかんが原因で起きるめまいであるのに対し、末梢性めまいはメニエール病など内耳を中心とした原因で起こるめまいである。

(4) 3

メニエール病は何の誘因もなく突然、反復性の回転性めまいが起こり、同時に、あるいは前兆として片耳の耳鳴り、耳閉感、難聴(低音障害型あるいは水平型の感音難聴)、平衡障害、眼振を随伴する。めまいが激しい場合には、嘔気・嘔吐、冷汗、動悸などを伴うことも多い。

(5) 5

動揺病とは、いわゆる乗り物酔いのことで、平衡感覚と見えている視界のずれなどの運動による前庭器官への過度の刺激が第一の原因である。しばしば漠然とした腹部不快感を伴う悪心、嘔吐、めまい、冷汗、蒼白などを呈する。ジフェンヒドラミンと8-クロルテオフィリンの塩であるジメンヒドリナートが予防に用いられる。

(6) 3

急性副鼻腔炎は、インフルエンザ菌や肺炎球菌などの細菌、風邪などのウイルスにより、副鼻腔の粘膜が障害を受けて発症する。蓄膿症は慢性副鼻腔炎である。

(7) 5

鼻閉や嗅覚障害を伴い、膿性の鼻漏や鼻茸（びじょう、はなたけ:鼻ポリープ）を認め、画像検査で副鼻腔に陰影を認める疾患を副鼻腔炎というが、その内、3カ月以上鼻閉、鼻漏、後鼻漏（鼻水がのどに流れる)、咳嗽といった呼吸器症状が続くものを慢性副鼻腔炎（蓄膿症）という。通常は12週間程度の14員環マクロライド（クラリスロマイシン、ロキシスロマイシン、エリスロマイシン）の少量投与が有効とされている。

☐(8) アレルギー性鼻炎の治療薬として、正しいのはどれか。1つ選べ。 **98-63**

1 シメチジン　2 タクロリムス水和物　3 クラリスロマイシン
4 レバミピド　5 セチリジン塩酸塩

☐(9) アレルギー性鼻炎に関する記述のうち、正しいのはどれか。1つ選べ。
103-61

1 鼻粘膜のⅡ型アレルギー性疾患である。
2 IgE 抗体が関与している。
3 ハウスダストやダニは季節性アレルギー性鼻炎の原因である。
4 花粉症の原因としてヒノキ花粉が最も多い。
5 アレルゲン免疫療法は即効性がある。

《皮膚疾患の病態、薬物治療》

☐(10) アトピー性皮膚炎の初期治療として適切なのはどれか。1つ選べ。
103-62

1 ベタメタゾン酪酸エステルプロピオン酸エステルの外用
2 プレドニゾロンの内服
3 タクロリムス水和物の内服
4 フェキソフェナジン塩酸塩の内服
5 ルリコナゾールの外用

☐(11) アトピー性皮膚炎の初期治療として適切なのはどれか。1つ選べ。
105-64

1 タクロリムス水和物の内服
2 テルビナフィン塩酸塩の外用
3 ヒドロコルチゾン酪酸エステルの外用
4 モンテルカストナトリウムの内服
5 ナジフロキサシンの外用

☐(12) アトピー性皮膚炎に関する記述のうち、最も適切なのはどれか。1つ選べ。 **102-62**

1 皮膚のバリア機能が亢進している。
2 対症療法が治療の中心となる。
3 湿疹は左右非対称にみられる。
4 おもにⅡ型アレルギーが関与している。
5 抗ヒスタミン薬が第1選択薬である。

☐(13) じん麻疹に関する記述のうち、正しいのはどれか。1つ選べ。

1 紅斑性の膨疹が繰り返し現れる。
2 かゆみはほとんどない。
3 発症はすべてアレルギー性である。
4 症状は数時間以内に消退することが多い。
5 治療に抗コリン薬が用いられる。

(8) 5

アレルギー性鼻炎に適応を有するのは第二世代 H_1 受容体遮断薬のセチリジンのみで、肥満細胞からのケミカルメディエーター遊離を抑制する。シメチジン、レバミピドは消化性潰瘍治療薬、タクロリムスは免疫抑制薬、クラリスロマイシンはマクロライド系抗生物質である。

(9) 2

アレルギー性鼻炎は、鼻粘膜のマスト細胞や好塩基球に結合したIgEに外界から侵入した抗原が結合して起こるⅠ型アレルギー性疾患である。通年性と季節性に分類され、通年性はハウスダストやダニ、季節性（花粉症）は花粉がアレルゲンの中心となっており、くしゃみ、鼻水、鼻閉を三徴とする。花粉症の原因としてはスギ花粉が最多である。アレルゲン免疫療法（減感作療法）はアレルゲンを少量から投与することで体をアレルゲンに慣らす方法で、治療に長期間を要する。

(10) 1

アトピー性皮膚炎の治療では、まず原因・悪化因子を検索し、除去対策を行う。また、皮膚機能異常是正のために皮膚の清潔を保ち、保湿薬によるスキンケアが重要である。治療の第一選択となるのは、皮膚の炎症を抑える副腎皮質ステロイド性薬外用療法で、Ⅰ群(strongest)～Ⅴ群(weak)に分類されており、皮疹の重症度、使用する部位、年齢などを考慮して選択される。ベタメタゾン酪酸エステルプロピオン酸エステルはⅡ群(very strong)に属する。

(11) 3

アトピー性皮膚炎は様々な要因による発症であるため、対症療法が中心となる。すなわち、清潔を保ち、保湿剤を使用したスキンケアを継続的に行いつつ、重症度に応じた抗炎症薬(ステロイド外用薬、タクロリムス軟膏)や、瘙痒対策として抗ヒスタミン薬(フェキソフェナジンなど)を用いる。タクロリムス内服、抗真菌薬のテルビナフィンやルリコナゾール外用、ロイコトリエン受容体遮断薬のモンテルカストナトリウム内服、ニューキノロン系抗菌薬のナジフロキサシン外用にはアトピー性皮膚炎の適応はない。

(12) 2

1 × 角層内脂質のセラミド低下による皮膚のバリア機能の低下。
3 × 普通の湿疹とは異なり、左右対称性かつ汎発性に生じるのが特徴。
4 × 主にⅠ型アレルギーが主体だが、Ⅳ型アレルギーの機序の関与も示唆されている。
5 × (10)、(11) の解説を参照。

(13) 4

症状は一般に、30分から数時間で消退する一過性限局性膨疹であり、激しいかゆみを伴う。

□(14) テープ剤が光線過敏症の原因となりやすいのはどれか。1つ選べ。
108-65

1 ビソプロロールフマル酸塩
2 ケトプロフェン
3 オキシブチニン塩酸塩
4 硝酸イソソルビド
5 ツロブテロール

□(15) 活性型ビタミン D_3 外用薬が適用される皮膚疾患はどれか。1つ選べ。
107-66

1 接触性皮膚炎
2 爪白癬
3 アトピー性皮膚炎
4 じん麻疹
5 尋常性乾癬

Ⓖ感染症・悪性新生物（がん）

《細菌感染症の病態、薬物治療》

□(1) レジオネラ・ニューモフィラ（*Legionella pneumophila*）感染症及びその治療について正しいのはどれか。1つ選べ。98-65

1 原因菌は、グラム陰性球菌である。
2 主に血液を介して感染する。
3 市中肺炎の中で最も頻度が高い。
4 集団発生が見られる。
5 ペニシリン系抗生物質の静脈内投与が、第一選択である。

□(2) 結核に関する記述のうち、正しいのはどれか。1つ選べ。100-64

1 2週間以上持続する高熱が主訴である。
2 肺に限定した疾患である。
3 ツベルクリン反応検査は、I型アレルギー反応を利用している。
4 初感染経路は飛沫による経気道感染である。
5 病変は、血行性に広がる様式はとらない。

(14) 2

薬剤性光線過敏症の原因薬剤には抗菌薬｛ニューキノロン系(ロメフロキサシン、スパルフロキサシン)、テトラサイクリン系(ドキシサイクリン)、イソニアジド｝、抗真菌薬(ボリコナゾール)、NSAIDs（ケトプロフェン、ピロキシカム)、利尿薬(ヒドロクロロチアジド)、抗癌剤(ベキサロテン、ベムラフェニブ)、ボリコナゾール、アミオダロン、ARB（テルミサルタン)、ピルフェニドンなどがある。、

(15) 5

タカルシトール、カルシポトリオール、マキサカルシトール(合剤あり)などの活性型ビタミン D_3 外用薬は、乾癬や角化症の治療に用いられる。接触性皮膚炎には副腎皮質ステロイド薬や抗ヒスタミン薬、爪白癬には抗真菌薬外用、アトピー性皮膚炎には副腎皮質ステロイド薬外用、タクロリムス外用のほか、シクロスポリン内服、抗ヒトIL−4/13受容体抗体デュピルマブ皮下注、JAK阻害薬(バリシチニブ、ウパダシチニブ、アブロシチニブ)内服、じん麻疹には抗ヒスタミン薬、副腎皮質ステロイド薬のほか、抗ヒトIgE抗体オマリズマブ皮下注が用いられる。

---

(1) 4

1 × *L. pneumophila* は好気性グラム陰性桿菌である。

2 × もともと水系、環境中に生息し、レジオネラ属菌を含んだ細かい水滴や土ぼこりなどを吸い込むことで呼吸器感染を引き起こす。

3 × 市中肺炎の主な原因菌は、マイコプラズマ、肺炎球菌、インフルエンザ桿菌である。

4 ○ 銭湯や温泉施設などでの日和見感染により集団発生する。

5 × βラクタム系抗生物質は無効のうえ重症化しやすい。レジオネラは細胞内寄生細菌であり、治療には細胞内移行性が良好なマクロライド系抗生物質、ニューキノロン系抗菌薬、リファンピシンなどを用いる。

(2) 4

1 × 2週間以上持続する咳などを主訴とする。発熱は微熱のことが多い。

2 × 肺結核症が約8割を占めるが、結核性胸膜炎、リンパ節結核、粟粒結核、骨・関節結核、腸結核などの肺外結核もある。

3 × ツベルクリン反応は、Ⅳ型アレルギーが関与する。

4 ○ 結核菌の飛沫核の吸入(空気感染)により経気道的に発症する。

5 × 大量の結核菌が血行性に全身播種したのが粟粒結核である。

☐ (3) クラミジアに関する記述のうち、正しいのはどれか。1つ選べ。 **105-67**

1 淋病の起因菌である。
2 細胞内寄生菌である。
3 細胞壁にペプチドグリカンを有する。
4 宿主はダニである。
5 感染症にはβ-ラクタム系抗菌薬が有効である。

☐ (4) マイコプラズマ肺炎の治療に用いられるのはどれか。1つ選べ。 **108-67**

1 アシクロビル錠
2 イベルメクチン錠
3 テビペネムピボキシル細粒
4 アジスロマイシン錠
5 リネゾリド錠

☐ (5) 院内感染の原因菌の1つであるメチシリン耐性黄色ブドウ球菌（MRSA）の主要な感染経路はどれか。1つ選べ。 **101-83**

1 空気感染　2 飛沫感染　3 接触感染
4 昆虫媒介感染　5 垂直感染

《ウイルス感染症の病態、薬物治療》

☐ (6) 単純ヘルペスウィルス感染症に関する記述のうち、正しいのはどれか。1つ選べ。 **102-64**

1 性器感染の多くは、HSV-1による。
2 免疫機能亢進時に発症する。
3 性器ヘルペスは、性交の翌日に好発する。
4 成人の口唇ヘルペスの多くは、ウイルスの再活性化により発症する。
5 確定診断は、細胞診により行う。

☐ (7) ヒトヘルペスウイルスおよびその感染症に関する記述のうち、誤っているのはどれか。1つ選べ。 **100-63**

1 感染症状が消失していれば、ウイルスも体内から消失している。
2 水痘と帯状疱疹の原因ウイルスは同じ型である。
3 DNAウイルスである。
4 突発性発疹を引き起こす。
5 口唇に水疱や潰瘍を引き起こす。

(3) 2

クラミジアとリケッチアは増殖に宿主細胞を必要とする偏性細胞寄生性細菌である。クラミジアは呼吸器疾患(クラミジア肺炎、オウム病)や性器クラミジア感染症の原因菌である。クラミジア感染症の治療には、テトラサイクリン・マクロライド系抗菌薬やニューキノロン系抗菌薬を用いるが、クラミジアの細胞壁にはペプチドグリカンが存在しないため、細胞壁合成を阻害するβ-ラクタム系抗菌薬は無効である。淋病の起因菌となるのは、グラム陰性球菌の淋菌である。

(4) 4

マイコプラズマ肺炎治療の第一選択薬はマクロライド系薬(ロキシスロマイシン、クラリスロマイシン、ジョサマイシン、ロキタマイシン)の7～10日間投与(アジスロマイシンは3日間)が推奨されている。マクロライド系薬が無効の場合はテトラサイクリン系またはキノロン系薬の7～10日間投与をする。

(5) 3

1 × 麻しんウイルス、水痘ウイルス、結核菌などの感染経路。
2 × インフルエンザウイルス、マイコプラズマなどの感染経路。
4 × 代表的なものに蚊による日本脳炎やマラリアなどの感染症、シラミによる発疹チフスの媒介がある。
5 × 母子感染のこと。

(6) 4

1 × 性器ヘルペスの原因となるのは、主にHSV-2 (HHV-2) である。
2 × 免疫力低下や過労がリスクファクターとなる。
3 × 感染後4～10日前後で性器の軽いかゆみ、発赤、痛み、排尿時痛などがみられる。
5 × 病理検査 (病変部擦過物)、ウイルス学的診断、血清学的診断などで総合的に判断する。

(7) 1

1 × ヘルペスウイルスは、一度感染すると生涯にわたって宿主内の特定の組織・細胞に潜伏し、宿主の免疫力が低下すると再活性化して回帰感染する。
2 ○ 水痘・帯状疱疹ウイルス(VZV)の初感染が水痘、回帰感染が帯状疱疹である。
3 ○ 核酸の構造は、二本鎖DNAである。
4 ○ 突発性発疹は、母親からの移行抗体が消失する生後6カ月頃に発症する予後良好な疾患で、原因ウイルスはHHV-6、HHV-7である。

☐(8) 帯状疱疹の治療薬はどれか。1つ選べ。 106-66

1　ガンシクロビル
2　ザナミビル水和物
3　バラシクロビル塩酸塩
4　ラルテグラビルカリウム
5　リトナビル

☐(9) インフルエンザの薬物治療に関する記述のうち、正しいのはどれか。1つ選べ。 97-58

1　ザナミビル水和物は、B 型の患者に有効である。
2　アスピリンは、小児の解熱薬として推奨される。
3　アマンタジン塩酸塩は、B 型の患者に有効である。
4　ニューキノロン系抗菌薬が第一選択薬である。
5　オセルタミビルリン酸塩は、症状発現直後の使用では有効性がない。

☐(10) 後天性免疫不全症候群（AIDS）について、正しいのはどれか。1つ選べ。

1　ヒトTリンパ球向性ウイルス（HTLV）が引き起こす。
2　原因ウイルスは、DNA ウイルスである。
3　CD8 陽性細胞が標的となる。
4　罹患者は、厚生労働大臣に届け出をする。
5　合併症には、日和見感染が多い。

☐(11) ヒト免疫不全ウイルス（HIV）の感染経路として最も<u>考えにくい</u>のはどれか。1つ選べ。

1　膣性交　　2　血液製剤　　3　母児感染　　4　キス　　5　肛門性交

☐(12) 次の抗 HIV 薬のうち、B 型肝炎ウイルスの増殖抑制作用に適応があるのはどれか。1つ選べ。

1　ジドブジン　　2　リトナビル　　3　ラルテグラビル
4　エファビレンツ　　5　ラミブジン

☐(13) 風しんについて<u>誤っている</u>のはどれか。1つ選べ。 99-65

1　妊娠初期の罹患は胎児に奇形を発症させるリスクがある。
2　RNA ウイルスによる感染である。
3　発しんは、治療しなくても数日で消退する。
4　特異的 IgM 抗体が急性期の血清中に出現する。
5　予防には、不活化ワクチンを接種する。

(8) 3

ガンシクロビルはサイトメガロウイルス感染症、ザナミビルはA・B型インフルエンザウイルス感染症、ラルテグラビルおよびリトナビルはHIV感染症の治療薬である。バラシクロビルはアシクロビルのプロドラッグで、帯状疱疹に有効である。

(9) 1

1 ○ ノイラミニダーゼ阻害薬であるザナミビル水和物やオセルタミビルは、A、B両型に有効性を示す。

2 × アスピリンにはライ症候群合併の報告があるため、15歳未満の水痘、インフルエンザなどの患者には原則投与しない。

3 × アマンタジン塩酸塩の作用点であるM2タンパクはA型のみに存在するため、B型には無効である。

4 × ニューキノロン系抗菌薬はインフルエンザウイルスには無効。

5 × インフルエンザ様症状の発現から2日以内に投与を開始する。

(10) 5

1 × HTLVは、成人T細胞白血病を引き起こす。ヒト免疫不全ウイルス(HIV)がAIDSを引き起こす。

2 × HIVは、レトロウイルスに分類され、RNAウイルスである。

3 × HIVの標的は、CD4陽性細胞である。

4 × 罹患者は、保健所長経由で都道府県知事に届け出をする。

5 ○ 細胞性免疫が低下するので、ニューモシスチス肺炎などの日和見感染が起こりやすくなる。

(11) 4

HIVの感染源は血液、精液、膣分泌物である。母児感染では主として胎盤を介する子宮内感染が起こる。HIVは唾液によっては感染しない。

(12) 5

ジドブジン、ラミブジン、エファビレンツはリン酸化されてHIV逆転写酵素阻害作用を示す。リトナビルはHIVプロテアーゼ阻害作用を示す。ラルテグラビルはHIVインテグラーゼ阻害作用を示す。

(13) 5

1 ○ 妊娠16週までの風しん初感染により、胎児に白内障、難聴、心疾患などのさまざまな奇形を合併する(先天性風しん症候群)。

2 ○ 風しんウイルスは、トガウイルス科ルビウイルス属のプラス鎖RNAウイルスである。

3 ○ 発しんは発熱と同時に出現し、2～3日で消退する。「3日ばしか」ともいわれる。

4 ○ 血清中抗風しんIgM抗体は、発症後4～28日に検出率が高い。

5 × 風しんワクチンは、麻しんワクチンとともにMR(麻しん・風しん)混合ワクチン(弱毒生ワクチン)として投与する。

☐(14) 空気感染する病原体はどれか。1つ選べ。 **106-65**

1 インフルエンザウイルス　2 ヒト免疫不全ウイルス（HIV）
3 ポリオウイルス　4 風しんウイルス
5 麻しんウイルス

《真菌感染症の病態、薬物治療》

☐(15) 真菌が原因となるのはどれか。1つ選べ。

1 重症呼吸器症候群（SARS）　2 帯状疱疹　3 成人T細胞白血病
4 後天性免疫不全症候群　5 ニューモシスチス肺炎

☐(16) 次の疾患のうち皮膚真菌症はどれか。1つ選べ。

1 アスペルギルス症
2 帯状疱疹
3 クリプトコッカス症
4 接触性皮膚炎
5 白癬

《原虫・寄生虫感染症の病態、薬物治療》

☐(17) メトロニダゾールあるいはチニダゾールを治療薬として用いる寄生虫感染症はどれか。1つ選べ。

1 アメーバ赤痢　2 トリパノソーマ症　3 マラリア
4 トキソプラズマ症　5 クリプトスポリジウム症

《悪性腫瘍》

☐(18) 膵がんとの関連が最も高い腫瘍マーカーはどれか。1つ選べ。 **101-56** **97-56**（類）

1 AFP（α−fetoprotein）
2 PSA（prostate specific antigen）
3 CYFRA 21−1（cytokeratin 19 fragment）
4 CA 19−9（carbohydrate antigen 19−9）
5 SCC 抗原（squamous cell carcinoma related antigen）

☐(19) 乳がんの腫瘍マーカーとして有用なのはどれか。1つ選べ。 **102-56**

1 CA 15−3（carbohydrate antigen 15−3）
2 CYFRA 21−1（cytokeratin 19 fragment）
3 NSE（neuron specific enolase）
4 SCC（squamous cell carcinoma related antigen）
5 PIVKA−Ⅱ（protein induced by vitamin K absence or antagonist−Ⅱ）

(14) 5

インフルエンザは主に飛沫感染、HIVは接触感染（経粘膜感染）または垂直感染、ポリオウイルスは媒介物感染（経口感染）、風しんウイルスは飛沫感染（経気道感染）、麻しんウイルスは空気感染（飛沫核感染）である。

(15) 5

1 × SARSコロナウイルス感染症
2 × 水痘・帯状疱疹ウイルス感染症。HHV-3も関与する。
3 × 成人T細胞白血病ウイルス（HTLV-1）感染症
4 × ヒト免疫不全ウイルス（HIV）感染症
5 ○ 酵母様真菌であるニューモシスチス・イロヴェチ（*Pneumocystis jirovecii*）感染症

(16) 5

1 × アスペルギルスは真菌であるが、アスペルギルス症は主として肺の感染症である。
2 × 帯状疱疹は水疱・帯状疱疹ウイルスによる感染症であり、真菌症ではない。
3 × クリプトコッカスは真菌であるが、主に肺感染、髄膜炎を引き起こす。
4 × 接触性皮膚炎はⅣ型アレルギー（細胞性免疫型または遅延型）であり、真菌症ではない。
5 ○ 白癬以外に皮膚カンジダ症も皮膚真菌症（表在性真菌症）である。

(17) 1

トリパノソーマ症の有効な治療薬はほとんどない。マラリアはメフロキンあるいはアルテメテルとルメファントリンの合剤などが用いられる。先天性トキソプラズマ症にはスピラマイシンが用いられる。クリプトスポリジウム症は有効な治療薬はない。

(18) 4

1 × AFPは肝細胞がんのマーカーである。他にPIVKA-Ⅱがある。
2 × PSAは前立腺がんのマーカーである。
3 × CYFRA 21-1は非小細胞肺がんのマーカーである。
4 ○ CA 19-9は膵がんや胆道がんのマーカーである。
5 × SCCは子宮頸がんや肺がんなどの扁平上皮がんのマーカーである。

(19) 1

乳がんの腫瘍マーカーには、糖鎖抗原（CA）15-3の他、シリアルLe^x（CSLEX）、BCA225、エストロゲン受容体（ER）、プロゲステロン受容体（PgR）、HER2タンパクなどがある。サイトケラチン19フラグメント（CYFRA21-2）は非小細胞肺がんのマーカー、神経特異エノラーゼ（NSE）は小細胞肺がんや神経内分泌腫瘍のマーカー、SCCは肺がんや子宮頸がんなど扁平上皮がんのマーカー、PIVKA-Ⅱは肝細胞がんのマーカーである。

☐(20) 肺腺がんの診断に有用な腫瘍マーカーはどれか。1つ選べ。 **103-56**

1 NSE　2 CA125　3 CEA　4 PSA　5 AFP

☐(21) 食道がんの腫瘍マーカーとして有用なのはどれか。1つ選べ。 **104-59**

1 AFP　2 NSE　3 SCC 抗原　4 PIVKA−II　5 CA 15−3

☐(22) 小細胞肺がんの腫瘍マーカーとして有用なのはどれか。1つ選べ。 **105-57**

1 PIVKA−II（protein induced by vitamin K absence or antagonist−II）
2 PSA（prostate specific antigen）
3 CYFRA21−1（cytokeratin 19 fragment）
4 CEA（carcinoembryonic antigen）
5 NSE（neuron specific enolase）

《悪性腫瘍の病態、疾患》

☐(23) がん化学療法において、制吐に用いられる医薬品として、適切なのはどれか。1つ選べ。 **97-65**

1 ブロモクリプチンメシル酸塩
2 ランソプラゾール
3 ラニチジン塩酸塩
4 スクラルファート水和物
5 アプレピタント

☐(24) がん化学療法による好中球減少症に対して用いられるのはどれか。1つ選べ。 **100-65**

1 メスナ
2 レノグラスチム
3 ラスブリカーゼ
4 ホリナートカルシウム
5 パロノセトロン塩酸塩

(20) 3

CEA は、特に肺・消化器系腺がんで高値を示し、その診断補助および術後・治療後の経過観察の指標として有用である。NSE は小細胞肺がん、CA125 は卵巣がんや子宮体がんなど、PSA は前立腺がん、AFP は肝細胞がんでそれぞれ高値を示す腫瘍マーカーである。

(21) 3

食道がんは約 90%が扁平上皮がんなので、SCC 抗原（扁平上皮がん関連抗原）や CYFRA21－1（サイトケラチン 19 フラグメント）などが高値を示す。AFP（α－フェトプロテイン）と PIVKA－Ⅱ（ビタミン K 欠乏性タンパク－Ⅱ）は肝細胞がん、NSE（神経特異エノラーゼ）は小細胞肺がん、神経芽細胞腫、甲状腺髄様がんなど、CA15－3 は（糖鎖抗原 15－3）は乳がんで高値となる。

(22) 5

主に、PIVKA－Ⅱ（ビタミン K 欠乏性タンパク－Ⅱ）は肝細胞がん、PSA（前立腺特異抗原）は前立腺がん、CYFRA21－1（サイトケラチン 19 フラグメント）は非小細胞肺がん、CEA（がん胎児抗原）は各種悪性腫瘍（特に消化器がんや肺がんなどの腺がん）で有意に上昇する。肺腺がんは非小細胞がんに分類されるため、小細胞肺がんにおける CEA の有用性は低い。NSE（神経特異エノラーゼ）や ProGRP（ガストリン放出ペプチド前駆体）は小細胞肺がんで特異的に上昇し、診断や経過観察、治療効果判定によく用いられる。

(23) 5

1 × パーキンソン病治療薬（D_2 受容体刺激）。

2 × 消化性潰瘍治療薬（攻撃因子抑制薬、プロトンポンプ阻害）。

3 × 消化性潰瘍治療薬（攻撃因子抑制薬、H_2 受容体遮断）。

4 × 消化性潰瘍治療薬（防御因子増強薬、胃粘膜保護）。

5 ◯ ニューロキニン 1(NK1) 受容体を遮断して制吐作用を発現する。遅発性嘔吐にも有効で、5－HT_3 受容体拮抗薬（急性期）やデキサメタゾン（急性期・遅発期）と併用する。

(24) 2

1 × イホスファミドやシクロホスファミドの投与に伴う泌尿器系障害（出血性膀胱炎等）に用いる。

2 ◯ その他、骨髄異形成症候群や再生不良性貧血に伴う好中球減少症にも用いる。

3 × がん化学療法に伴う高尿酸血症に用いる。

4 × 葉酸代謝拮抗薬の毒性軽減などに用いる。

5 × 抗悪性腫瘍薬投与に伴う消化器症状（悪心・嘔吐）に用いる。

☐ (25) 催吐性リスクの高い抗がん薬に対する制吐療法に用いるのはどれか。1つ選べ。 **101-64**

1　オキセサゼイン
2　モルヒネ塩酸塩
3　パロノセトロン塩酸塩
4　ラニチジン塩酸塩
5　ブロモクリプチンメシル酸塩

☐ (26) 以下は骨肉腫に対するメトトレキサート・ホリナート救援療法の初日の処方例である。副作用回避の目的で用いる薬剤Aとして最も適切なのはどれか。1つ選べ。 **108-66**

処方 1)	9：00	静注	グラニセトロン注 0.04 mg/kg 生理食塩液 10 mL
処方 2)	9：30 ～ 9：45	点滴静注	A
処方 3)	10：00 ～ 16：00	点滴静注	メトトレキサート注　12 g/m^2 7%炭酸水素ナトリウム注 80 mL 生理食塩液 500 mL

— 以下、省略 —

1　アセタゾラミドナトリウム注　　2　ピペラシリンナトリウム注
3　フィルグラスチム（遺伝子組換え）注　　4　フロセミド注
5　メスナ注

☐ (27) ＿＿＿ に当てはまる最も適切な臨床検査値はどれか。1つ選べ。 **103-84**

がん化学療法などの副作用の1つに骨髄抑制があり、特に ＿＿＿ が減少すると、感染症の発症リスクが高くなる。

1　EO（好酸球比率）　　2　SEG（分節核（分葉核）好中球比率）
3　PLT（血小板数）　　4　RBC（赤血球数）
5　Hb（ヘモグロビン濃度）

☐ (28) 白血病に関する記述のうち、正しいのはどれか。1つ選べ。

1　日本では、急性白血病の患者に比べて慢性白血病の患者の方が多い。
2　急性リンパ性白血病は、高齢者に好発し、若年での発症は極めて少ない。
3　急性白血病では、正常造血が障害されて赤血球や血小板も減少する。
4　慢性白血病の血液像は、末梢血中に成熟中間段階の白血球を欠く。
5　ミエロペルオキシダーゼ染色は慢性白血病の分類に用いられる。

☐ (29) 白血病および類縁疾患に関する記述のうち、誤っているのはどれか。1つ選べ。

1　成人T細胞白血病は、ウイルス感染が原因となる。
2　わが国では、非ホジキンリンパ腫よりホジキンリンパ腫の頻度が高い。
3　非ホジキンリンパ腫では、B細胞が腫瘍化するものが多い。
4　多発性骨髄腫では、B細胞から分化した形質細胞が腫瘍化する。
5　多発性骨髄腫では、骨痛や病的骨折を生じることが多い。

(25) 3

パロノセトロン塩酸塩は、セロトニン5−HT_3受容体遮断薬で、抗悪性腫瘍薬投与に伴う悪心・嘔吐に用いる。オキセサゼインは、食道炎、胃炎、胃・十二指腸潰瘍、過敏性腸症候群に伴う悪心・嘔吐を抑える。モルヒネは、CTZでドパミンD_2受容体を刺激するため、催吐作用を有する。ラニチジン塩酸塩は、ヒスタミンH_2受容体遮断薬であり、抗がん薬の嘔吐は抑えられない。ブロモクリプチンメシル酸塩は、麦角系ドパミンD_2受容体アゴニストで、副作用として悪心・嘔吐を起こす。

(26) 1

メトトレキサートは腎排泄型で、腎臓を保護するために尿のアルカリ化のために炭酸水素ナトリウムと利尿薬（アセタゾラミド：炭酸脱水酵素阻害により尿をアルカリ化する）を併用する。また、メトトレキサートは核酸合成に必要な葉酸を枯渇させて腫瘍細胞の増殖を抑制する一方で、骨髄抑制、粘膜障害などの副作用を生じるため、副作用を軽減させるために、メトトレキサート投与開始24時間後から72時間後まで、6時間おきにホリナート（活性葉酸）を投与する。尿量を確保するためには十分な輸液が必要である。

(27) 2

1 × アレルギー反応の指標。好酸球は通常、白血球の1～5%を占める程度だが、クッシング症候群や敗血症の治療などで減少することがある。
2 ○ 細菌などの異物を処理し、体を外敵から守る働きをしている。骨髄抑制の指標となっている。
3 × 血を止める働きをする。少なくなると出血しやすくなる。
4 × 赤血球は酸素を運ぶ細胞であり、貧血の指標となる。
5 × 赤血球の色素の量。貧血の指標となる。

(28) 3

1 × 急性白血病の方が多い(急性7：慢性3)。
2 × 急性リンパ性白血病は若年者、急性骨髄性白血病は高齢者に多い。
3 ○ 骨髄中で白血病細胞が異常増殖するので、赤血球や血小板の造血も障害され汎血球減少をきたす。
4 × 慢性骨髄性白血病では骨髄芽球から成熟顆粒球までの各分化段階の白血球像がみられる。記述の白血病裂孔は、急性白血病の特徴である。
5 × ミエロペルオキシダーゼ染色は急性白血病の分類に用いられる。

(29) 2

1 ○ HTLV−1ウイルス感染CD4細胞がT細胞を腫瘍化する因子を放出することで発症する。
2 × 非ホジキンリンパ腫のほうが多い(約90%)。
3 ○ B細胞型、T細胞型、NK細胞型があるが、B細胞型が最も多い。
5 ○ 腫瘍化した形質細胞が破骨細胞を刺激する因子(IL−6)を放出するので、骨吸収が促進され、病的骨折を生じる。

☐ (30) 白血病細胞の分化を誘導し、急性前骨髄球性白血病の寛解導入療法に用いられるのはどれか。1つ選べ。**106-61**

1 イマチニブ　2 シクロスポリン　3 シクロホスファミド
4 トレチノイン　5 メトトレキサート

☐ (31) 急性前骨髄球性白血病について、正しいのはどれか。1つ選べ。**99-58**

1 フィラデルフィア染色体が形成される。
2 CD20抗原が認められる。
3 転座染色体t（8：22）が認められる。
4 *PML*−*RAR*α融合遺伝子が認められる。
5 *BRCA1*遺伝子に変異が認められる。

☐ (32) 分子標的薬（生物学的製剤）とその適応の組合せのうち、正しいのはどれか。1つ選べ。

1 トラスツズマブ――多発性骨髄腫
2 エタネルセプト―― HER2過剰発現が確認された乳がん
3 ボルテゾミブ――フィラデルフィア染色体陽性急性リンパ性白血病
4 リツキシマブ―― CD20陽性のB細胞性非ホジキンリンパ腫
5 デノスマブ―― EGFR遺伝子変異陽性非小細胞肺がん

☐ (33) 大腸がんに関する記述のうち、正しいのはどれか。1つ選べ。

1 近年、わが国では罹患率が減少している。
2 大部分が扁平上皮がんである。
3 40歳代の中年の発症が多く、老齢期の発症は少ない。
4 高脂肪食は、発がんのリスクファクターである。
5 腺腫性大腸ポリープは良性であり、がん化する可能性は低い。

☐ (34) 食道がんとその治療に関する記述のうち、正しいのはどれか。1つ選べ。

1 食道がんの好発部位は、上部食道である。
2 食道がんは男性より女性に好発する。
3 喫煙と飲酒が危険因子である。
4 ほとんどが腺がんである。
5 初期治療は、薬物療法が第一選択となる。

(30) 4

(白血病および類縁疾患とその分子標的治療薬)

慢性骨髄性白血病…………イマチニブ、ニロチニブ

急性骨髄性白血病…………ゲムツズマブオゾガマイシン

急性前骨髄球性白血病……トレチノイン、タミバロテン

(両者とも分化誘導療法)

(31) 4

フィラデルフィア染色体は慢性骨髄性白血病でほぼ全例で陽性となるが、成人急性リンパ球白血病では約25%しか陽性とならない。CD20は成熟B細胞で陽性となる細胞表面マーカーで、骨髄系細胞ではみられない。急性前骨髄球性白血病では15番と17番染色体の相互転座{t(15:17)}が起こり、*PML-RARα*キメラ遺伝子が形成される。*BRCA1*は、がん抑制遺伝子の一種で、その変異により最終的に乳がんや卵巣がんをもたらす。

(32) 4

トラスツズマブ:HER2過剰発現が確認された①乳がん、②治癒切除不能な進行・再発の胃がんなど

エタネルセプト:関節リウマチ

ボルテゾミブ:多発性骨髄腫、マントル細胞リンパ腫、全身性ALアミロイドーシスなど

デノスマブ:①骨粗しょう症、関節リウマチに伴う骨びらんの進行抑制、②多発性骨髄腫による骨病変、固形がん骨転移による骨病変、骨巨細胞腫

(33) 4

1 × 罹患率は上昇しており、死亡数は肺がんに次いで第2位。

2 × 大部分が腺がんである。

3 × 発がんのリスクは年齢とともに増加し、その多くは60歳代から70歳代で発症する。

4 ○ 脂肪吸収に必要な胆汁酸は、消化管内で代謝されて発がん性をもつ2次胆汁酸を生成する。

5 × 腺腫性ポリープから発生するものが多い。

(34) 3

1 × 好発部位は胸部の食道中部で、次いで食道下部が多い。

2 × 男性が多く(男女比5:1)、40歳以降、加齢とともに増加する。

3 ○ この他、熱い飲み物や食べ物の摂取も危険因子である。

4 × ほとんどが扁平上皮がんである(90%以上)。

5 × 外科治療(内視鏡によるものを含む)が第一選択となる。薬物療法は、手術不能例や転移により手術が困難な進行がんが適応となる。

□(35) 胃がんとその治療に関する記述のうち、誤っているのはどれか。1つ選べ。

1 胃がんは、腺がんが多い。

2 ヘリコバクター・ピロリによる慢性胃炎は、胃がんの危険因子の1つである。

3 胃がんのうち、がんの浸潤が粘膜下層にとどまるものを早期がんという。

4 ボールマン(Borrmann)分類は、早期がんについての分類である。

5 胃がんの化学療法として、フッ化ピリミジン系代謝拮抗薬とシスプラチンが中心となる。

□(36) 肝臓がんとその治療に関する記述のうち、正しいのはどれか。1つ選べ。

1 肝がんは、A型肝炎ウイルス感染患者に発生するものが多い。

2 胆管に発生する胆管細胞がんが多い。

3 CTおよび超音波診断は不感応で検出には用いられない。

4 腫瘍部を支配する動脈に栓子を注入して封鎖する肝動脈塞栓療法が用いられる。

5 経皮的エタノール注入療法や経皮的マイクロ波凝固療法は、大型肝がんの治療に適している。

□(37) 肺がんとその治療に関する記述のうち、正しいのはどれか。1つ選べ。

1 日本では近年、肺がんによる死亡数は低下傾向にある。

2 小細胞肺がんが最も多く、他は非小細胞肺がんとしてまとめられる。

3 小細胞がんは、悪性度は最も低く予後は良好である。

4 小細胞肺がんには、主として手術療法や放射線療法がとられる。

5 ゲフィチニブは、EGFRに変異がある非小細胞肺がんに有効である。

□(38) *ALK*融合遺伝子陽性の非小細胞肺がんに用いる薬物として最も適切なのはどれか。1つ選べ。 **101-65**

1 ゲフィチニブ　　2 クリゾチニブ　　3 パゾパニブ

4 ソラフェニブ　　5 ダサチニブ

□(39) 乳がん発症の危険因子はどれか。1つ選べ。 **106-67**

1 初経年齢が早い

2 初産年齢が早い

3 出産歴がある

4 授乳歴がある

5 閉経年齢が早い

□(40) ヒト上皮増殖因子受容体2型（HER2）過剰発現が確認された手術不能乳がんの治療に用いられる薬物はどれか。1つ選べ。 **100-70**

1 エルロチニブ塩酸塩　　2 ラパチニブトシル酸塩水和物

3 クリゾチニブ　　4 スニチニブリンゴ酸塩

5 ゲフィチニブ

(35) 4

3 ○ がんが筋層にまで達したものを進行がんとする。

4 × 進行がんの形状を肉眼的にⅠ～Ⅳ型に分類したものである(分類不能型をⅤ型とすることもある)。

5 ○ 一次治療として、HER2 陰性の胃がんでは、TS-1 やカペシタビンなどのフッ化ピリミジン系代謝拮抗薬とシスプラチンが中心となる。HER2 陽性の胃がんでは、前述の薬剤にトラスツズマブを加えた三剤併用で化学療法が行われる。

(36) 4

1 × 肝(細胞)がんの 80%は C 型肝炎ウイルス感染が関与する。

2 × 原発性肝がんは、肝細胞がんと胆管細胞がんがあるが、90%は肝細胞がんである。

3 × CT および超音波検査は、肝がん診断では最も重要な診断技術である。

4 ○ ゼラチン・スポンジなどの栓子が用いられ、抗腫瘍薬の局所注入療法と併用される。

5 × これらの療法は、腫瘍数が少なく小型(3 cm 以下)の場合に適用される。

(37) 5

1 × 肺がんは男性のがん死亡数の第一位であり、増加の傾向にある。

2 × 小細胞肺がん(約 15%)と非小細胞肺がん(約 85%)に分類される。

3 × 未分化肺がんで、悪性度が高い。

4 × 小細胞肺がんは抗悪性腫瘍薬に高い感受性を示す(進行型では化学療法が第一選択)。放射線治療にも反応するので、手術はまれである。

(38) 2

ゲフィチニブは *EGFR* 遺伝子変異陽性の非小細胞肺がんに用いる。3～5はマルチキナーゼ阻害薬で、パゾパニブは悪性軟部腫瘍、腎細胞がん、ソラフェニブは腎細胞がん、肝細胞がん、分化型甲状腺がん、ダサチニブは慢性骨髄性白血病、フィラデルフィア染色体陽性急性リンパ性白血病に用いる。

(39) 1

乳がんはエストロゲン依存性であり、発症の危険因子としては、早い初経・遅い閉経、未産、高齢初産など高エストロゲン期間の延長、閉経後の肥満および家族歴などが挙げられる。乳がんの 5～10%は遺伝性と考えられており、その約半分が遺伝性乳がん卵巣がん症候群（HBOC）とされる。

(40) 2

1 × 非小細胞肺がん、膵臓がんに用いる。

3 × 非小細胞肺がんに用いる。

4 × イマチニブ抵抗性消化管間質腫瘍、腎細胞がん、膵神経内分泌腫瘍に用いる。

5 × 非小細胞肺がんに用いる。

□ (41) 前立腺がんに関する記述のうち、正しいのはどれか。1つ選べ。
1 前立腺外腺に発生する悪性腫瘍で、ほとんどが扁平上皮がんである。
2 ほとんどが前立腺肥大症からの移行である。
3 骨シンチグラフィで、造骨性・溶骨性の骨転移を認めることが多い。
4 アンドロゲン依存性がんであり、治療の第一選択は内分泌療法である。
5 LH-RH アゴニストと抗アンドロゲン薬は作用が拮抗し、併用できない。

□ (42) 子宮頸がんに関する記述のうち、正しいのはどれか。1つ選べ。 **98-66**
1 60 歳代に発症のピークがある。
2 ヘルペスウイルスが、発症の主な原因となる。
3 予防には、ワクチンが有効である。
4 組織学的には、腺がんの割合が多い。
5 血清 CEA（carcinoembryonic antigen）値が上昇する。

□ (43) 子宮体がんに関する記述のうち、正しいのはどれか。1つ選べ。
100-59
1 子宮筋層に発生する。
2 ヒトパピローマウイルスが原因である。
3 若年者に高頻度に発症する。
4 発症にエストロゲンが関与している。
5 不正性器出血はまれである。

《がん終末期医療と緩和ケア》

□ (44) モルヒネによるがん疼痛管理に関する記述のうち、正しいのはどれか。
1つ選べ。
1 経口剤の定時投与が標準となる。
2 投与開始時期は、予測生存期間を考慮に入れて決定する。
3 投与初期は、副作用の発現しない用量に設定する。
4 突出痛にはブプレノルフィンの追加投与で対処する。
5 悪心・嘔吐の副作用軽減には 5-HT_3 受容体遮断薬を用いる。

(41) 3

1 × 前立腺がんは95%以上が腺がんである。

2 × 前立腺肥大症から前立腺がんになることはない。

3 ○ 前立腺がんは造骨性骨転移をしやすく、溶骨性骨転移が混在することも多い。

4 × 前立腺内にがんが留まる場合は摘除術が第一選択で、放射線療法を組み合わせる。前立腺外に浸潤がある場合や転移がみられる場合は内分泌療法を行う。

5 × LH−RH アゴニストは、通常、抗アンドロゲン薬と併用する。フレアアップ現象（LH−RH アゴニスト投与初期にアンドロゲン分泌が増加することによって生じる尿閉や骨痛などの症状）も抑えられる。

(42) 3

1 × 子宮頸がんの罹患率は40歳代前半にピークがある(2012年)。設問は子宮体がんの記述である。

2 × ヒトパピローマウイルス(HPV)との関係が明らかになっている。

3 ○ HPV ワクチンにより予防可能だが、ワクチンが無効のウイルスも存在するため、予防可能なのは全体の約7割とされる。

4 × 約90%は扁平上皮がんである。近年、腺がんが増加傾向にある。

5 × 主に扁平上皮がん関連抗原(SCC 抗原)がマーカーとして用いられる。CEA は主に消化器がんや肺がん(腺がん)で上昇する。

(43) 4

1 × 原発巣は子宮内膜である。

2 × 頸がんの記述。体がんの多くはエストロゲン依存性である。

3 × 体がんは、50歳代をピークに、40～60歳に好発する。

4 ○ エストロゲンの相対的過剰が長期持続することにより、子宮内膜異型増殖症を経てがんに至る。

5 × 初期には疼痛を伴わず、閉経後不正性器出血、水様性帯下、下腹部痛が主な症状である。

(44) 1

1 ○ 患者の QOL を確保するために経口投与が優先される。

2 × 予測生存期間とは関係なく、痛みの強さに応じて使用を開始する。

3 × 投与量は、個々の患者について鎮痛に必要な量が設定される。

4 × ブプレノルフィンは、μ受容体に対して部分活性薬として作用し、モルヒネの鎮痛効果を減弱させるので、併用しない。

5 × 悪心・嘔吐の副作用は主に CTZ の D_2 受容体を介して発現するため、5−HT_3 受容体遮断薬は無効である。

☐ (45) モルヒネ換算比が最も小さい医療用麻薬製剤はどれか。1つ選べ。
105-66

1 オキシコドン塩酸塩水和物徐放錠
2 トラマドール塩酸塩錠
3 メサドン塩酸塩錠
4 フェンタニルクエン酸塩注射液
5 フェンタニル貼付剤

☐ (46) がん疼痛管理におけるNSAIDsの使用に関する記述のうち、正しいのはどれか。1つ選べ。

1 投与中痛みが残存する場合には増量する。
2 投与中痛みが残存する場合には他のNSAIDsを併用する。
3 炎症を伴う疼痛や骨転移痛に対して用いられる。
4 神経因性の疼痛に対して推奨される。
5 侵害受容性の痛みには無効である。

☐ (47) がん性疼痛の病態及び薬物治療に関する記述のうち、正しいのはどれか。1つ選べ。**102-63**

1 速放性製剤のレスキュー投与は、突出痛に対して用いられる。
2 WHO方式がん疼痛治療法では、痛むときに素早く鎮痛薬を投与することを基本とする。
3 骨転移による限局的な鋭い痛みのほとんどは、神経障害性疼痛に分類される。
4 軽度の痛みであっても、アセトアミノフェンは用いない。
5 口腔粘膜吸収フェンタニル製剤は、過量投与による呼吸抑制を起こさない。

☐ (48) がんに伴う疼痛のうち、プレガバリンが最も有効なのはどれか。1つ選べ。**104-65**

1 神経障害による痛み
2 臓器へのがん浸潤による痛み
3 術後の創部の痛み
4 消化管閉塞による痛み
5 骨転移による痛み

☐ (49) がん終末期における呼吸困難に対する治療薬はどれか。1つ選べ。
107-67

1 アセトアミノフェン　2 アドレナリン　3 スキサメトニウム
4 デキストロメトルファン　5 モルヒネ

(45) 4

経口モルヒネを1とした場合の各オピオイドの用量換算比は、経口オキシコドン塩酸塩水和物は2/3、経口トラマドール塩酸塩は5、注射フェンタニルクエン酸塩は1/100、1日貼付フェンタニルは1/30である。メサドン塩酸塩は有効性が高い一方、半減期が長く、個人差が大きい。例えば、モルヒネ少量であれば換算比は1:1だが、モルヒネが100 mg/日を超えると1:5、1,000 mg/日を超えると1:15となるといわれている。

(46) 3

1 × 有効限界(ceiling effect)があるため、最大有効量以上に増量しても効果は期待できない。

2 × NSAIDsに感受性を示さない痛みが発現している可能性があるので、NSAIDs以外の鎮痛薬を併用すべきである。

3 ○ 骨転移では炎症により強い痛みが発現するので、NSAIDsが有効。

4 × 神経因性の痛みには、有効性は低い。

5 × プロスタグランジンが関与するので、NSAIDsは有効である。

(47) 1

1 ○ がん性疼痛には持続痛と突発痛があり、持続痛にはモルヒネ徐放錠、突発痛にはモルヒネ内服液剤を用いたレスキュー療法が行われる。

2 × 鎮痛薬のレギュラー・ユースにより、常に痛みのない状態を醸し出すのが原則である。

3 × 骨転移による局所の痛みは、侵害受容性疼痛に分類される。

4 × WHOの3段階除痛ラダー第1段階でNSAIDsまたはアセトアミノフェンが推奨される。

5 × バッカル錠と舌下錠があるが、両者とも副作用で呼吸抑制を起こす可能性がある。

(48) 1

一般に、神経障害性疼痛には非オピオイド鎮痛薬やオピオイドの効果が乏しいことがあるため、鎮痛補助薬が併用される。プレガバリンはGABA誘導体で、興奮性神経伝達物質の遊離を抑制するため、神経傷害性疼痛や線維筋痛症に伴う疼痛に神経障害性疼痛緩和薬として有用である。侵害受容性疼痛(体性痛、内臓痛)やその他の疼痛には非オピオイド性鎮痛薬やオピオイドが有効な場合が多く、骨転移痛にはビスホスホネート系のゾレドロン酸や抗RANKL抗体のデノスマブが有効である。

(49) 5

がん患者の呼吸困難緩和には、オピオイド(モルヒネ、コデイン)、副腎皮質ステロイド薬(デキサメタゾン、ベタメタゾン)、ベンゾジアゼピン系薬(ジアゼパム、アルプラゾラム、ロラゼパム、エチゾラム)、気管支拡張薬(β_2刺激薬、吸入ステロイド薬、抗コリン薬、吸入抗コリン薬)などが推奨されている(日本緩和医療学会「がん患者の呼吸器症状の緩和に関するガイドライン」)。

Ⓗ医療の中の漢方薬

《漢方薬の基礎》

(1) 桂枝湯の構成生薬はどれか。1つ選べ。

1 シャクヤク　2 マオウ　3 サイコ　4 オウゴン　5 ニンジン

(2) 瀉心湯類に君薬として配合される生薬はどれか。1つ選べ。

1 シャクヤク　2 マオウ　3 サイコ　4 オウレン　5 ニンジン

(3) ケイヒとマオウが配合されており、悪寒、発熱、頭痛、項背部のこりを伴う風邪の初期に用いられる漢方処方はどれか。1つ選べ。

1 大柴胡湯　2 防風通聖散　3 半夏瀉心湯　4 葛根湯　5 桂枝湯

(4) ダイオウが配合されており、比較的体力がある人の婦人疾患に適応される漢方処方はどれか。1つ選べ。

1 加味逍遙散　2 桂枝茯苓丸　3 桃核承気湯
4 当帰芍薬散　5 大柴胡湯

(5) 主に胸脇苦満に適応される漢方薬に配合される生薬はどれか。1つ選べ。

1 ケイヒ　2 マオウ　3 サイコ　4 オウレン　5 ニンジン

(6) 呼吸器疾患において、虚血性心疾患、重篤な不整脈および重症の高血圧症などの患者に原則として禁忌である漢方薬の構成生薬はどれか。1つ選べ。

1 ケイヒ　2 マオウ　3 サイコ　4 オウレン　5 ニンジン

(7) 腎疾患および泌尿器疾患において、体力の充実している患者、暑がりでのぼせが強く赤ら顔の患者には慎重に投与する必要のある漢方処方の構成生薬はどれか。1つ選べ。

1 ケイヒ　2 マオウ　3 ブシ　4 オウレン　5 ニンジン

(8) 漢方方剤の剤形において実際にあるのはどれか。1つ選べ。

1 注射剤　2 点眼剤　3 噴霧剤　4 眼軟膏剤　5 丸剤

(9) 処方名に料の文字が付されているものの意味はどれか。1つ選べ。

1 煎液にしないで服用する処方薬を特に煎液としたこと。
2 散剤にしないで服用する処方薬を特に散剤としたこと。
3 丸剤にしないで服用する処方薬を特に丸剤としたこと。
4 膏剤にしないで使用する処方薬を特に膏剤としたこと。
5 酒剤にしないで服用する処方薬を特に酒剤としたこと。

(1) 1

桂枝湯の構成生薬は、ケイヒ、シャクヤク、カンゾウ、タイソウ、ショウキョウの５つである。

(2) 4

瀉心湯類に君薬としてオウレンとオウゴンを用いる。

(3) 4

葛根湯は自然発汗がなく、比較的体力のある人の風邪の初期に用いられる。

(4) 3

1～4は婦人疾患に適応される漢方処方であるが、比較的体力があり、のぼせて便が秘結する人のお血症状(月経不順、月経痛、それに伴う精神不安、頭痛、めまいなど)に適応されるのは桃核承気湯である。

(5) 3

サイコは胸脇苦満に適応される漢方薬に配合される生薬である。

(6) 2

マオウの成分であるエフェドリンは交感神経興奮作用をもつ。

(7) 3

問題文のような患者にブシを投与した場合、副作用として発疹、発赤、そう痒などの過敏症状が現れるおそれがある。

(8) 5

古来の漢方方剤のおもな剤形には、散剤、丸剤、湯剤、膏剤、丹剤、酒剤がある。

(9) 1

漢方エキス製剤には「五苓散料」のように処方名に料の文字が付されているものがある。これは散や丸のように煎液にしないで服用する処方薬を特に煎液としたことを示している。

《漢方薬の応用》

☐ (10) 漢方医学における五臓論の概念において、五臓に含まれるのはどれか。1つ選べ。

1 脳　2 血　3 筋　4 水　5 腎

☐ (11) 漢方薬に関する記述のうち、正しいのはどれか。1つ選べ。

1 西洋薬と併用はできない。
2 対症療法で用いられる。
3 作用機序の解明は困難である。
4 保険薬価基準には収載されていない。
5 副作用の報告がない。

☐ (12) 麻杏甘石湯の適応として正しいのはどれか。1つ選べ。

1 気管支喘息　2 尿路疾患　3 不眠症　4 下痢　5 便秘

☐ (13) トウキが配合されており、疲れやすく、体質虚弱な婦人の不安神経症や不眠、冷え性、月経不順、更年期障害などに用いられる漢方処方はどれか。1つ選べ。

1 黄連解毒湯　2 加味逍遙散　3 芍薬甘草湯
4 八味地黄丸　5 桂枝茯苓丸

☐ (14) 感冒における「水様鼻汁」や「くしゃみ」などの症状に用いられる漢方薬はどれか。1つ選べ。 **98-89**

1 大建中湯　2 大黄甘草湯　3 小青竜湯　4 芍薬甘草湯
5 牛車腎気丸

☐ (15) 脳梗塞後遺症で、興奮症状を伴う場合に用いられる漢方薬はどれか。1つ選べ。 **108-68**

1 葛根湯　2 大建中湯　3 抑肝散　4 五苓散　5 猪苓湯

《漢方薬の注意点》

☐ (16) 甘草の副作用として注意すべき電解質異常はどれか。1つ選べ。 **106-68**

1 低カルシウム血症
2 低カリウム血症
3 低ナトリウム血症
4 低マグネシウム血症
5 低リン血症

(10) 5

五臓とは、肝・心・脾・肺・腎のことである。

(11) 3

漢方薬は、副作用を軽減する目的で西洋薬と併用されることもある。漢方理論に基づき、証を決定し治療を行う。漢方薬は多成分で成り立っているため作用機序の解明は困難である。漢方医療に用いられる漢方処方の約150種は保険薬価基準に収載される医療用医薬品である。

(12) 1

麻杏甘石湯は、発熱、発汗し、虚弱でない人の咳嗽、肺炎、気管支喘息の改善あるいは補助療法として用いられる。麻黄と石膏の組合せは熱性疾患による熱感、口渇をさまし、止汗的に作用する。

(13) 2

トウキは駆お血生薬で、婦人病疾患に適用される漢方処方に配合されることが多い。当帰芍薬散、加味逍遙散、温経湯、女神散などに配合されている。

(14) 3

1 × 腹痛やお腹の張りをやわらげる。
2 × 便通をつける。
3 ○ アレルギー性鼻炎や喘息などに用いる。
4 × けいれん性の痛みをやわらげる。
5 × 体の弱った機能を補う。おもに足腰の痛みや排尿異常などに用いる。

(15) 3

抑肝散は神経過敏で興奮しやすく、怒りやすい、イライラする、眠れないなどの精神神経症状を訴える場合に用いる。

葛根湯は自然発汗がなく、頭痛、発熱などを伴う感冒などに用いる。大建中湯は四肢や腹部が冷え、腹痛、腹部膨満、鼓腸のある場合に用いる。五苓散は口渇ならびに尿量減少がある場合に用いる。猪苓湯は尿量減少、残尿感、排尿痛などの排尿障害のある場合に用いる。

(16) 2

甘草の有効成分であるグリチルリチンは、腎尿細管で11 β-ヒドロキシステロイドデヒドロゲナーゼ(コルチゾール→コルチゾン)を阻害し、増加したコルチゾールが鉱質コルチコイド受容体に結合することで、偽アルドステロン症を発現する。偽アルドステロン症ではアルドステロンの過剰分泌がないにも関わらず、原発性アルドステロン症と同様に、高血圧、低K血症を呈する。

❶バイオ・細胞医薬品とゲノム情報

《組換え体医薬品》

☐ (1) 組換え医薬品とその作用について、正しいのはどれか。1つ選べ。

1　インターフェロンアルファ……慢性骨髄性白血病の治療薬
2　インフリキシマブ………………利尿作用
3　カルペリチド……………………抗腫瘍作用
4　テセロイキン……………………腎移植後の拒絶反応の治療薬
5　ベドリズマブ……………………関節リウマチの治療薬

☐ (2) 組換え体医薬品でないのはどれか。1つ選べ。 **107-68**

1　アルテプラーゼ
2　カルペリチド
3　ソラフェニブ
4　ニボルマブ
5　レノグラスチム

《遺伝子治療》

☐ (3) 遺伝子治療で最も使われるベクターはどれか。1つ選べ。

1　コスミド　　2　プラスミド　　3　バクテリオファージ
4　DNA ウイルス　　5　RNA ウイルス

《細胞、組織を利用した移植医療》

☐ (4) 次の移植医療に関する副作用の中で、自家造血幹細胞移植で最も起こりにくいのはどれか。1つ選べ。

1　白血球減少
2　粘膜障害
3　出血
4　感染症
5　移植片対宿主病（GVHD）

☐ (5) 同種移植の末梢血幹細胞移植に比較して骨髄移植の特徴でないのはどれか。1つ選べ。

1　移植に必要な細胞数が確保しやすい。
2　ドナーの自己血貯血を必要とする場合が多い。
3　ドナーからの採取時に全身麻酔が必要になる。
4　採取に伴うドナーの合併症の頻度が高くなる。
5　移植後のドナーの造血の回復が早い。

(1) 1

1 ○ インターフェロンの組換え体で、慢性骨髄性白血病治療薬である。

2 × 腫瘍壊死因子-α（TNF-α）に対するモノクローナル抗体であり、関節リウマチ治療薬である。

3 × 心房性ナトリウム利尿ホルモンの組換え体であり、cGMPの産生を介して利尿作用を示す。

4 × インターロイキン-2（IL-2）の組換え体であり、キラーT細胞を誘導して、抗腫瘍作用を示す。

5 × T細胞表面に発現するα4β7インテグリンに対するモノクローナル抗体で、潰瘍性大腸炎やクローン病の治療薬となる。

(2) 3

組換え体医薬品とは、生体内で重要な役割を担うペプチドやタンパク質を遺伝子組換え技術を応用して製造したものを有効成分とする医薬品のことである。酵素（t-PAなど）、ホルモン（カルペリチドなど）、抗体（ニボルマブなど）、サイトカイン（レノグラスチムなど）がある。ソラフェニブは、VEGFRチロシンキナーゼをはじめ種々のキナーゼを阻害する小分子薬で、腎細胞がん、肝細胞がん、甲状腺がんに用いられる。

(3) 5

遺伝子治療は、疾病治療を目的として遺伝子を導入した細胞を人の体内に導入する方法である。RNAウイルス（レトロウイルスなど）は、遺伝子治療で最もよく使われるベクターである。目的遺伝子を組込んだレトロウイルスをヒトの細胞に感染させ、その細胞を増殖させたのちにヒト体内に導入する。

(4) 5

造血幹細胞移植の前処置としての大量の抗がん剤投与により、骨髄腫瘍細胞と正常な血液細胞の両者を傷害させるので、血球減少や粘膜障害、血球減少に関連して起こる感染症、貧血、出血などの副作用が起こる。同種造血幹細胞移植（同種移植）ではGVHDが起こるが、自家造血幹細胞移植（自家移植）ではGVDHは起こらない。

(5) 5

骨髄移植での骨髄採取はドナーに全身麻酔をかけ、穿刺針を用いて、後腸骨稜から複数回吸引採取するため、麻酔に伴う合併症や、穿刺部からの感染症、破損穿刺針の腸骨内残存、後腹膜への出血などが報告されている。骨髄液をドナーと患者の体格にあわせて合計500～1000 mL採取するので、骨髄移植のドナーの造血の回復は遅くなるので、輸血が必要なことが多い。

III　薬物治療に役立つ情報

Ⓐ医薬品情報

《情報》

□(1) 医薬品情報を扱う職種とその職種が所属する組織の組合せで、誤っているのはどれか。1つ選べ。

1　医薬情報担当者(MR)――――製薬企業
2　医薬品卸営業担当者(MS)―――医薬品卸売業
3　薬剤師――――――――――病院、薬局
4　医薬品情報管理官―――――医薬品・医療機器総合機構
5　GVPに関わる安全管理責任者――製薬企業

□(2) 後発医薬品の承認申請資料として必要なのはどれか。1つ選べ。 **102-66**

1　加速試験に関する資料
2　効力を裏付ける試験に関する資料
3　副次的薬理・安全性薬理に関する資料
4　反復投与毒性に関する資料
5　がん原性に関する資料

□(3) 市販後に比べ、治験で得られる情報には限界がある。その原因となる治験の特徴として、誤っているのはどれか。1つ選べ。 **98-67**

1　症例数が少ない。　　2　交絡要因が多い。
3　使用期間が短い。　　4　併用薬や併用療法に制限が加えられている。
5　被験者の年齢幅が狭い。

□(4) 次の制度のうち、副作用、感染症の情報を早期に収集するための副作用・感染症報告制度に関するもので報告者が厚生労働省であるのはどれか。1つ選べ。

1　医薬品・医療機器等安全性情報報告制度　　2　再審査制度
3　企業報告制度　　4　WHO国際医薬品モニタリング制度
5　医薬品副作用モニター制度

《情報源》

□(5) 二次資料はどれか。1つ選べ。

1　メルクマニュアル　　2　今日の治療薬　　3　薬学雑誌
4　医学中央雑誌　　5　PDR(Physicians' Desk Reference)

(1) 4

医薬品情報管理官と公的に呼称される職種はない。安全管理責任者は製薬企業においてGVP（Good Vigilance Practice）に従って医療機関などからの自発報告や文献、学会報告からの副作用、感染症に関する安全性情報を収集・評価して必要な安全確保措置を講じる。

(2) 1

後発医薬品の製造販売承認申請の際に必要な提出資料は以下のとおり。

製造方法（個々の医薬品による）、規格及び試験方法、加速試験、生物学的同等性、添付文書記載事項である。安定性に関する資料の中で、長期保存試験及び苛酷試験に関する資料は必要とされていないので注意すること。

(3) 2

選択肢1、3、4、5の要因があるために市販後調査が必要になる。交絡をいかになくすかが治験の最大課題である。既知の要因は限定やマッチングでなくし、未知の要因はランダム化でなくす。

(4) 4

副作用・感染症報告制度は「医薬品・医療機器等安全性情報報告制度」、「企業報告制度」、「WHO国際医薬品モニタリング制度」の3本柱からなる。医療者、製薬企業、海外からもれなく情報を収集するための制度である。1は各医療機関が、3は製造販売業者が、4は厚生労働省がそれぞれ報告者である。

(5) 4

二次資料とは、一次資料を検索するために加工した資料であり、三次資料とは、一次資料を特定の観点から整理しまとめた資料である。「薬学雑誌」は日本薬学会が発行する一次資料であり、「メルクマニュアル」「今日の治療薬」「PDR」は三次資料である。「医学中央雑誌」はわが国で発行される医学、歯学、薬学、看護学関連の一次資料を網羅した二次資料誌であり、インターネットでの利用可能とした二次資料データベースとしては「医中誌Web」がある。

☐ (6) 医薬品等の安全性に関する重要な情報であり、緊急安全性情報に準じ厚生労働省の指示で製造販売業者が作成し、指示後1ヶ月以内に医療関係者へ伝達するものはどれか。1つ選べ。**99-66**

1　PMDA 医療安全情報　　2　安全性速報　　3　医薬品安全対策情報

4　医薬品・医療機器等安全性情報　　5　医療用医薬品製品情報概要

☐ (7) 厚生労働省が発行する資料はどれか。1つ選べ。**107-69**

1　医療用医薬品添付文書

2　医薬品インタビューフォーム

3　医薬品リスク管理計画

4　医薬品・医療機器等安全性情報

5　くすりのしおり

☐ (8)「Drug Safety Update」とよばれている医薬品情報源はどれか。1つ選べ。**100-66**

1　緊急安全性情報　　2　医薬品安全対策情報

3　重篤副作用疾患別対応マニュアル　　4　安全性速報

5　医薬品・医療機器等安全性情報

☐ (9) 医療用医薬品の「使用上の注意」改訂を取りまとめた医薬品情報源はどれか。1つ選べ。**108-69**

1　医薬品リスク管理計画（RMP）

2　重篤副作用疾患別対応マニュアル

3　緊急安全性情報

4　医薬品安全対策情報（DSU）

5　医療用医薬品製品情報概要

(6) 2

安全性速報はブルーレターともいい、厚生労働省の指示で医薬品または医療機器の製造販売業者が、青色用紙に「安全性速報」の文字を黒枠・黒字で記して作成した情報である。PMDA医療安全情報は総合機構、医薬品安全対策情報(DSU)は日本製薬団体連合会、医薬品・医療機器等安全性情報は厚生労働省、医療用医薬品製品情報概要は製造販売業者が発出する。

(7) 4

1 × 医療用医薬品添付文書は医薬品医療機器等法に基づいて製薬企業が発行する。

2 × 医薬品インタビューフォームは日本病院薬剤師会が記載要領を策定し、製薬企業が発行する。

3 × 医薬品リスク管理計画（RMP：Risk Management Plan）は医薬品製造販売業者が情報提供し、医薬品医療機器総合機構（PMDA：Pharmaceuticals and Medical Devices Agency）に提出され、PMDAのウェブサイトで公表される。

4 ○ 医薬品・医療機器等安全性情報は医薬品・医療機器等のより安全な使用に有用な情報などを厚生労働省がとりまとめて発行している。

5 × くすりのしおりはくすりの適正使用協議会（RAD−AR）が作成基準を制定し、製薬企業が発行する。

(8) 2

医薬品安全対策情報(DSU)は、日本製薬団体連合会(日薬連)が全国の医療機関へ提供している医療用医薬品添付文書の「使用上の注意」の改訂情報である。基本的に年10回発行される。改訂内容は、重要度に応じて、最重要・重要・その他の3段階に分類され、薬効ごとに記載されている。

(9) 4

前問の解説を参照。

☐（10）図中の［ア］に入る語句はどれか。1つ選べ。**106-69**

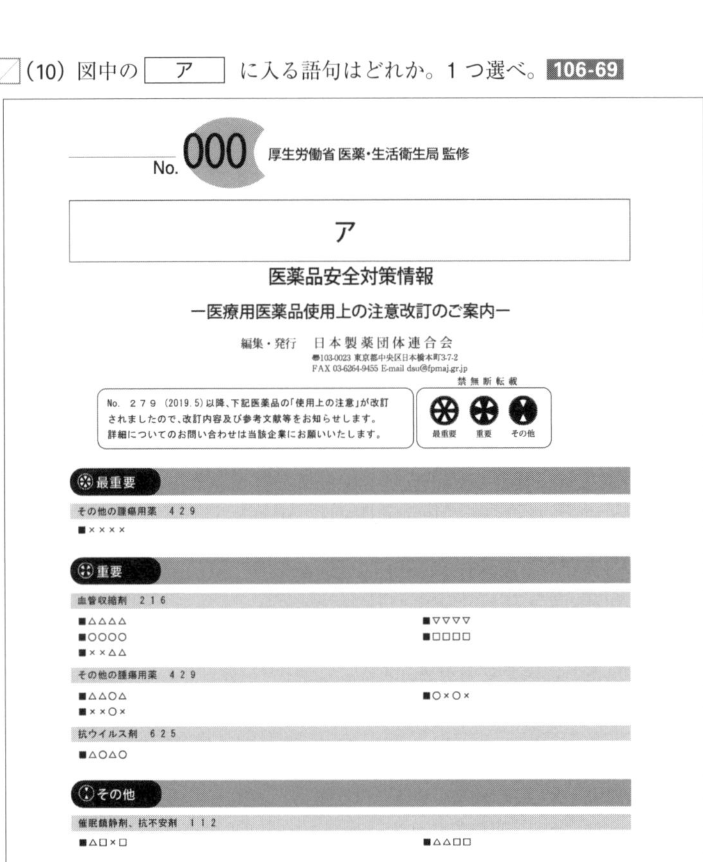
No.000 厚生労働省 医薬・生活衛生局 監修

ア

医薬品安全対策情報

ー医療用医薬品使用上の注意改訂のご案内ー

編集・発行 日本製薬団体連合会
〒103-0023 東京都中央区日本橋本町3-7-2
FAX 03-6264-9455 E-mail dsu@fpmaj.gr.jp

禁無断転載

No. 279（2019.5）以降、下記医薬品の「使用上の注意」が改訂されましたので、改訂内容及び参考文献等をお知らせします。
詳細についてのお問い合わせは当該企業にお願いいたします。

最重要　重要　その他

最重要

その他の腫瘍用薬 429

■××××

重要

血管収縮剤 216

■△△△△　■▽▽▽▽
■○○○○　■□□□□
■××△△

その他の腫瘍用薬 429

■△△○△　■○×○×
■××○×

抗ウイルス剤 625

■△○△○

その他

催眠鎮静剤、抗不安剤 112

■△□×□　■△△□□

解熱鎮痛消炎剤 114

■×△×△　■□△○△

抗パーキンソン剤 116

■□×□×

精神神経用剤 117

■×□×△

その他の中枢神経系用薬 119

■○×△□

1 COCHRANE LIBRARY
2 DRUG SAFETY UPDATE
3 INTERVIEW FORM
4 PHYSICIANS' DESK REFERENCE
5 RISK MANAGEMENT PLAN

（10）2

表紙の１例を示す。日本製薬団体連合会が編集･発行し、厚生労働省 医薬･生活衛生局が監修している。

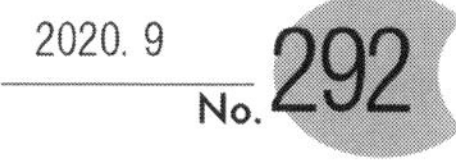

厚生労働省 医薬・生活衛生局 監修

URL https://www.pmda.go.jp/safety/info-services/drugs/calling-attention/dsu/0001.html

DRUG SAFETY UPDATE

医薬品安全対策情報

―医療用医薬品使用上の注意改訂のご案内―

編集・発行　日本製薬団体連合会

〒103-0023 東京都中央区日本橋本町3-7-2

FAX 03-6264-9455　E-mail dsu@fpmaj.gr.jp

☐ (11)「患者向医薬品ガイド」に関する記述のうち、正しいのはどれか。1つ選べ。 **102-67**

1 厚生労働省が作成している。
2 処方箋医薬品では、すべての品目で作成される。
3 一般用医薬品についても作成されている。
4 PMDA の医薬品医療機器情報提供ホームページに掲載されている。
5 別名「くすりのしおり」ともよばれる。

☐ (12) 医薬品医療機器総合機構が関与する業務として、誤っているのはどれか。1つ選べ。

1 緊急安全性情報の作成　　2 承認審査業務
3 健康被害救済制度　　4 医薬品添付文書改訂情報の提供業務
5 安全対策業務

☐ (13) 一般用医薬品の添付文書に記載する必要のない項目はどれか。1つ選べ。 **101-66**

1 改訂年月　　2 添付文書の必読及び保管に関する事項
3 製品の特徴　　4 薬効薬理　　5 消費者相談窓口

☐ (14) 要指導医薬品及び一般用医薬品の添付文書への記載項目に該当しないのはどれか。1つ選べ。 **104-67**

1 製品の特徴　　2 使用上の注意　　3 効能又は効果
4 臨床成績　　5 用法及び用量

☐ (15) 次の医薬品情報のうち、製薬企業が作成し、記載事項に関して医薬品、医療機器等の品質、有効性及び安全性の確保等に関する法律（医薬品医療機器等法）で規制されているのはどれか。1つ選べ。

1 緊急安全性情報　　2 製品情報概要　　3 医療用医薬品添付文書
4 医薬品・医療機器等安全性情報　　5 インタビューフォーム

☐ (16) 医薬品の安定性に関して最も詳細な情報が得られるのはどれか。1つ選べ。 **97-67**

1 医療用医薬品添付文書
2 Drug Safety Update
3 医療用医薬品製品情報概要
4 医薬品・医療機器等安全性情報
5 医薬品インタビューフォーム

(11) 4

患者向医薬品ガイド(製薬会社が作成)は、すべての医療用医薬品について作成するものではなく、重篤な副作用の早期発見等を促すために、特に患者へ注意喚起すべき適正使用に関する情報等を有する医療用医薬品について、作成が望まれている。「くすりのしおり」は、患者さんにわかりやすい表現で、必要最小限の内容を盛り込んだ薬の情報である。製薬企業が作成し、くすりの適正使用協議会が管理している。「患者向医薬品ガイド」とは異なる。

(12) 1

医薬品医療機器総合機構の業務は、承認審査業務、健康被害救済制度、安全対策業務の3種類が基本業務となる。緊急安全性情報は、製薬企業が作成および配布する。

(13) 4

一般用医薬品の添付文書の記載項目は以下の通りである。

改訂年月、添付文書の必読及び保管に関する事項、販売名、薬効名及びリスク区分、製品の特徴、使用上の注意、効能又は効果、用法及び用量、成分及び分量、保管及び取扱い上の注意、消費者相談窓口、製造販売業者等の氏名又は名称及び住所。

(14) 4

要指導医薬品及び一般用医薬品の添付文書記載項目は、①改訂年月、②添付文書の必読及び保管に関する事項、③販売名、薬効名及びリスク区分、④製品の特徴、⑤使用上の注意、⑥効能又は効果、⑦用法及び用量、⑧成分及び分量、⑨保管及び取扱上の注意、⑩消費者相談窓口、⑪製造販売業者等の氏名又は名称及び住所、である。その対象が一般消費者であるため、臨床成績は記載の必要がない。

(15) 3

製薬企業が作成している情報は、「医薬品・医療機器等安全性情報」以外のすべてであるが、記載事項が医薬品医療機器等法により規制されているのは添付文書だけである。

(16) 5

1 × 医療用医薬品添付文書では、医薬品の組成・性状については記載されているが、安定性については通常、記載されていない。

2 × DSU(医薬品安全対策情報)は、医薬品を使用するうえでの新たな注意事項について製薬業界がまとめた情報である。

3 × 医療用医薬品製品情報概要は企業が個々の医薬品の適正使用を目的として医薬品に関する情報をまとめたものである。

4 × 厚生労働省が収集した副作用をもとに行った重要な添付文書の改訂などを医療関係者に直接提供するために発行される文書である。

5 ○ 薬剤師の日常業務に必要な詳細な学術情報で、製剤に関する項目があり、安定性について詳しく記載されている。

☐ (17) 医薬品インタビューフォームに関する記述のうち、正しいのはどれか。1つ選べ。 **103-66**

1　医薬品医療機器等法で定められた公文書である。
2　医療用医薬品添付文書を補完する三次資料である。
3　記載事項は医療用医薬品添付文書と同一である。
4　独立行政法人医薬品医療機器総合機構（PMDA）が作成し、提供している。
5　厚生労働省が記載要領を策定している。

《収集・評価・加工・提供・管理》

☐ (18) 医薬品の妊婦に対する投与の可否を検討する資料として、最も適切なのはどれか。1つ選べ。 **97-66**

1　Index Medicus
2　Drug Interaction Facts
3　Drugs in Pregnancy and Lactation
4　Meyler's Side Effects of Drugs
5　Goodman & Gilman's The Pharmacological Basis of Therapeutics

☐ (19) 最新の臨床上のエビデンスが要約されている情報集を用い、効率的にEBMを実践したい。情報源として最も適切なものはどれか。1つ選べ。 **99-68**

1　USP-DI
2　Up to Date
3　Drug Safety Update
4　Physicians' Desk Reference
5　British National Formulary

☐ (20) 医薬品情報のデータベースに該当しないのはどれか。1つ選べ。

1　MEDLINE　　2　EMBASE　　3　コクランライブラリー
4　JMEDPlus　　5　Drug Safety Update

☐ (21) エビデンスの明らかな情報を臨床現場で活用することを目的とし、治療や予防に関する無作為化比較試験のシステマティックレビューなどを収載したものはどれか。1つ選べ。 **103-67**

1　TOXLINE
2　Drug Safety Update
3　MEDLINE
4　Cochrane Library
5　Physicians' Desk Reference

(17) 2

1 × 医薬品医療機器等法で定められた公文書は、添付文書である。

3 × 記載事項は、医療用医薬品添付文書よりも情報量が多い。

4 × 医薬品インタビューフォームは製薬会社が作成し、提供している。

5 × 日本病院薬剤師会が記載要領を策定している。

(18) 3

1 × Medline はアメリカ国立医学図書館のオンライン医学文献検索サービスで、Index Medicus はその冊子体である。

2 × 文字どおり、薬物相互作用や薬物－食品間の相互作用の臨床上の重要性についてのデータベース。

3 ○ 妊婦と授乳婦への薬物投与の適否に関する資料である。

4 × 副作用と相互作用に関する百科事典的な資料。

5 × 薬物治療の基本となる薬理学書（医学部の薬理学の教科書的存在）。

(19) 2

1 × 米国薬局方収載医薬品を使用するにあたっての指導的な資料。

2 ○ 診断、治療、予防などに関する臨床上の疑問に対し、専門医の回答や診療指針を収録した電子教科書。

3 × 医薬品安全対策情報。

4 × 米国主要製薬会社の汎用処方箋薬の添付文書を主に収載したもの。

5 × 英国国民医薬品集のことで、英国の国民保健サービス（NHS）で利用できるすべての医薬品に関するリファレンス書籍。

(20) 5

「Drug Safety Update」は日本製薬団体連合会が各企業の添付文書における「使用上の注意」の改訂情報を成分ごとにまとめて収載し、月１回、全国の医療機関に送付するもので、データベースではない。

「MEDLINE」、「EMBASE」はともに海外の医学、生物学分野の二次資料データベースであり、「JMEDPlus」はわが国の医学関連分野の二次資料データベースである。「コクランライブラリー」は質の高い臨床試験の論文のシステマティックレビューなどからなるデータベースである。

(21) 4

1 毒物学に係わる書誌事項を有するデータベースである。

2 医薬品安全対策情報のことであり、厚生労働省医薬・生活衛生局が監修し、日本製薬団体連合会が編集・発行している。

3 NLM（アメリカの国立医学図書館）が提供する医学を中心とした生命科学に係わる幅広い情報を有した文献情報データベースである。

5 米国の製薬会社から提供される医薬品の添付文書である。この情報は PDR net から検索できる。

□ (22) 学術論文収載雑誌の評価指標で、掲載された研究論文の被引用数に基づいて算出される値はどれか。1つ選べ。 **104-68**

1 リスクファクター
2 インパクトファクター
3 国際標準図書番号（ISBN）
4 デジタルオブジェクト識別子（DOI）
5 フェイススケール

□ (23) 文中の ＿＿＿ に入る適切な語句はどれか。1つ選べ。

患者から医薬品を使用後に重篤な副作用が現れたとの訴えがあった。添付文書に記載されていない症状であったため、＿＿＿ に基づき薬剤師から厚生労働大臣に状況を報告した。 **97-86**

1 日本薬局方　2 再審査制度
3 医薬品の臨床試験の実施に関する基準（GCP）
4 医薬品・医療機器等安全性情報報告制度　5 プレアボイド報告

□ (24) 医薬品の使用によって健康被害が生じた場合に、医療従事者が厚生労働大臣（情報の整理を独立行政法人医薬品医療機器総合機構（PMDA）に行わせることとした場合には、PMDA）に提出するのはどれか。1つ選べ。 **101-82**

1 インシデント報告書　2 プレアボイド報告書　3 DIニュース
4 安全性情報　5 医薬品安全性情報報告書

《EBM（Evidence-Based Medicine）》

□ (25) EBMの実践手順で、＿＿＿ に入る適当な語句はどれか。1つ選べ。 **100-81**

患者の問題の定式化→情報の収集→ ＿＿＿ →患者への適用

1 患者満足度の推察　2 情報の批判的吟味
3 治療アウトカムの設定　4 医療者の臨床経験
5 動物実験による確認

□ (26) EBMの実践において、以下の情報源の中でエビデンスレベルが最も高い情報源はどれか。1つ選べ。 **98-68**

1 メタアナリシス　2 症例報告　3 ケースコントロール研究
4 専門家の意見　5 アウトカム研究

□ (27) 研究デザインを、エビデンスのレベルの高い順に記載しているのはどれか。1つ選べ。 **100-68**

1 ランダム化比較試験＞症例対照研究＞前向きコホート研究
2 前向きコホート研究＞非ランダム化比較試験＞症例集積
3 ランダム化比較試験＞前向きコホート研究＞症例対照研究
4 症例集積＞非ランダム化比較試験＞症例報告
5 症例対照研究＞前向きコホート研究＞ランダム化比較試験

(22) 2

リスクファクターは疾患そのもの、あるいはその治療・検査等における危険因子を指す。ISBN（International Standard Book Number）は書籍出版物を識別するために用いられる国際的なコード番号をいう。DOI（Digital Object Identifier）はインターネット上の電子資料を一意的に識別するコードをいう。フェイススケールは痛みの評価において、笑った顔（まったく痛くない）から泣き顔（非常に痛い）までの6段階の表情の変化で表す尺度である。

(23) 4

薬局開設者、病院・診療所等の開設者、医師、歯科医師、薬剤師、登録販売者、その他の医薬関係者は、医薬品・医療機器について、当該品目の副作用その他の事由によるものと疑われる疾病、障害、死亡の発生又は当該品目の使用によるものと疑われる感染症の発生に関する事項を知った場合において、保健衛生上の危害の発生又は拡大を防止するため必要があると認めるときは、その旨を厚生労働大臣に報告しなければならない。

(24) 5

1 × 患者に傷害を及ぼすことはなかったが、日常診療の現場でヒヤリとしたりハットした経験（インシデント）に関する報告書。
2 × 日本病院薬剤師会では、薬学的患者ケアを実践して患者の不利益を回避あるいは軽減した事例を“プレアボイド”と称して報告を収集している。
3 × 医療従事者ならびに患者への医薬品情報の提供を目的とした小冊子。
4 × ブルーレターともいう。医薬品・医療機器の添付文書が改訂された際、製薬企業から出される文書。

(25) 2

EBM（Evidence Based Medicine：根拠に基づく医療）とは、患者の問題点を定式化し、解決のための情報収集を行い、収集した情報の批判的吟味を行ったうえで患者へ適用し、さらに結果を評価するサイクルから成り立つ。

(26) 1

エビデンスレベル（研究の信頼性）は高いものから、メタアナリシス／システマティック・レビュー＞ランダム化比較試験＞非ランダム化比較臨床試験＞分析疫学的研究｛コホート研究や症例対照（ケースコントロール）研究｝＞記述研究（症例集積＞症例報告）＞患者データに基づかない専門委員会や専門家個人の意見 の順である。

(27) 3

レベルの高いほうから示すと、メタアナリシス・システマティックレビュー＞ランダム化比較試験＞非ランダム化比較試験＞コホート研究（要因対照研究）＞ケースコントロール研究（症例対照研究）＞症例報告＞論説・専門家の意見、となる。

☐ (28) ある病院で新たに降圧薬Aを採用することになった。そこで薬剤師Xは当該病院において、高血圧患者にAを投与した場合と投与しない場合との間で、消化器症状の発現率に差があるかを観察・調査する研究を計画した。なお、高血圧患者にAを投与するか否かは、それぞれの主治医による薬物治療上の判断に基づき、薬剤師Xは介入しないものとした。この研究に該当するのはどれか。1つ選べ。 **102-69**

1 randomized controlled trial
2 prospective cohort study
3 retrospective cohort study
4 case-control study
5 meta-analysis

☐ (29) 複数の試験の治療効果の大きさを統計的に統合して定量的に評価する方法がメタアナリシスであるが、その結果（治療効果の有意性）はどのような方法で示され、評価されるのが最も適切か。1つ選べ。

1 t値　2 標準誤差　3 オッズ比　4 95%信頼区間　5 P値

《生物統計》

☐ (30) 名義変数に該当するのはどれか。1つ選べ。

1 血圧　2 大中小の3段階分類　3 血液中の薬物濃度
4 血液型（A、B、O、AB）　5 出産回数

☐ (31) 全身状態の指標であるパフォーマンスステータス（PS）の値を統計処理する際の、データ尺度はどれか。1つ選べ。 **108-70**

1 分類度　2 間隔尺度　3 名義尺度　4 順序尺度
5 比例尺度

☐ (32) データ値の分布が正規分布に従う場合、「平均値 ± 1.96 × 標準偏差」の範囲にデータ全体の約 ＿＿＿ %が含まれる。＿＿＿ に入る数値に最も近いのはどれか。1つ選べ。 **105-68**

1 5　2 50　3 67　4 95　5 99

(28) 2

1 × ランダム化比較試験:治療群をランダム(無作為)に割り付け(介入)、治療効果(転帰)を研究する方法。

2 ○ 前向きコホート研究:曝露したか否かによる発現率の差を現在から未来に向かって調査するもの。

3 × 後ろ向きコホート研究:すでに曝露が起こってしまった後で、事後的に(後ろ向きに)その状況を調べて、追跡調査する。

4 × 症例対照研究:ある疾患を有する患者群と有しない患者群を用いて危険因子の曝露を調査する。

5 × メタアナリシス:過去に行われた複数の研究結果を統合し、より信頼性の高い結果を求めること。

(29) 4

試験デザインによってはオッズ比を用いて結果を表現することがあるが、治療効果が有意か否かはオッズ比の95%信頼区間が1を含むか否かでみる。メタアナリシスでは元の試験の指標を統合させ、95%信頼区間で表し、比の場合は1を含むか否か、差の場合は0を含むか否かで有意か否かを判断する。

(30) 4

その他の名義変数として、性別、2分法(有無)などがあり、本質的に順序のない変数を示す。1、3は間隔変数(連続変数)、5は間隔変数(離散変数)、2は順序変数である。

(31) 4

パフォーマンスステータス(英:Performance Status; PS)とは、全身症状の医学的指標であり、各種指標が開発されている。以下はその一例である。

0:全く問題なく活動できる。
1:肉体的に激しい活動は制限されるが、歩行可能で、軽作業は行える。
2:歩行可能で、自分の身のまわりのことは全て可能だが、作業はできない。
3:限られた自分の身のまわりのことしかできない。
4:全く動けない。

このように、順序や大小に意味があるが間隔には意味がないもので、順序尺度に当たる。

(32) 4

標準正規分布におけるX軸の値(Z値)は、両側確率95%が1.96、片側確率95%が1.64、両側確率99%が2.58である。

☐ (33) 被験者100人について、ある臨床検査値Xを調べた時のヒストグラムが以下のようになった。同じデータに基づいて作成した箱ひげ図として、妥当なのはどれか。1つ選べ。 **107-70**

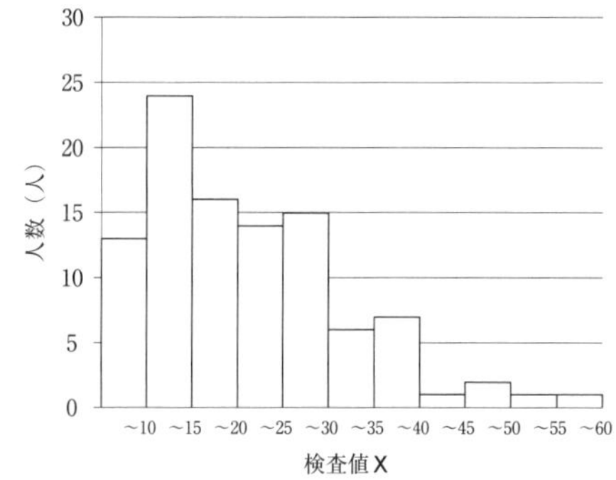

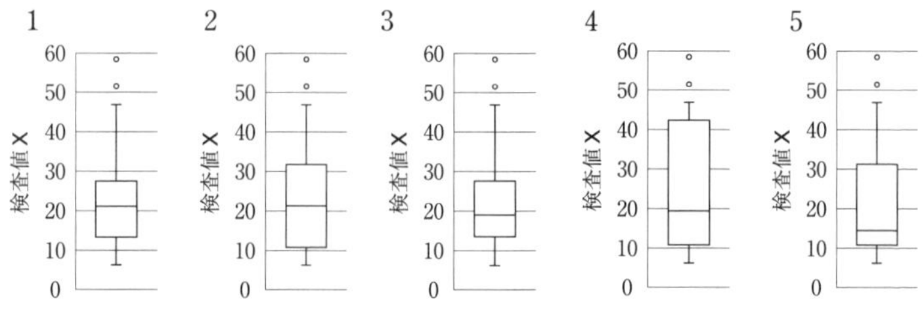

☐ (34) 仮説検定における第一種の過誤はどれか。1つ選べ。 **100-67**

1　誤った統計手法で対立仮説を棄却する過誤
2　棄却すべきでない対立仮説を誤って棄却する過誤
3　棄却すべきでない帰無仮説を誤って棄却する過誤
4　棄却すべき対立仮説を棄却し損なう過誤
5　棄却すべき帰無仮説を棄却し損なう過誤

☐ (35) 起こりうる結果が2つしか存在しない場合であり、n回の独立な試行を行ったときの成功数で表される離散確率分布を何というか。1つ選べ。

1　二項分布
2　ポアソン分布
3　χ^2分布
4　t分布
5　F分布

☐ (36) t分布に関する記述のうち、正しいのはどれか。1つ選べ。 **102-68**

1　平均値に対して左右非対称の分布である。
2　平均値は1である。
3　ガウス分布ともよばれる。
4　母集団の標準偏差が未知のときの統計解析に使用される。
5　順序尺度データの統計解析に使用される。

(33) 3

箱ひげ図では、第一四分位から第三四分位を箱で表し、中央値を箱内部の線で表す。中央値（第二四分位数；箱の中央）は臨床検査値Xの小さい値から数えて50番目と51番目の平均となり、ヒストグラムより15～20の範囲に位置することが読み取れる。25%地点（第一四分位数；箱の下位置）は小さい値から数えて、25番目と26番目の平均となり、ヒストグラムより10～15の範囲に位置することが読み取れる。75%地点（第三四分位数；箱の上位置）は小さい値から数えて75番目と76番目の平均となり、ヒストグラムより25～30の範囲に位置することが読み取れる。

これらに該当する図は選択肢3となる。

(34) 3

第一種の過誤は、帰無仮説が正しいにも関わらず、帰無仮説を棄却してしまう過誤である。一方、第二種の過誤は、帰無仮説が正しくないにも関わらず、帰無仮説を棄却しない過誤である。

(35) 1

2 ×　所定の時間内に平均λ回発生する事象がκ回発生する確率の分布。

3 ×　確率変数が互いに独立の標準正規分布である場合のその確率変数の2乗の総和の分布。

4 ×　正規分布する母集団から抽出された標本数が少ない場合、その標本の分布をいう。

5 ×　2つの標本（XとY）が互いに確率的に独立であり、それぞれのχ^2値（$\chi^2(m)$と$\chi^2(n)$）に従うとき、両者の比（X/m／Y/n）の分布を自由度（m, n）のF分布という。

(36) 4

1 ×　左右対称の分布である。

2 ×　平均値は0である。

3 ×　ガウス分布とは、正規分布のことである。

4 ○　正規分布する母集団の平均と分散が未知であり、標本サイズが小さい場合に平均を推定する時にt分布は利用される。

5 ×　順序尺度は、順序はあるが、順序の間隔が明らかでないもの（例:大・中・小）である。t分布では、間隔が明らかな間隔尺度データが使用される。

□(37) パラメトリック法に分類される仮説検定法はどれか。1つ選べ。 **106-70**

1　Mann−Whitney の U 検定　　2　t 検定　　3　カイ二乗検定
4　フィッシャーの直接確率検定　　5　ログランク検定

□(38) 正規分布が仮定できる数値データについて、2群間の平均値の差の検定に用いる統計手法はどれか。1つ選べ。 **99-67**

1　符号検定　　2　カイ二乗検定　　3　Student の t 検定
4　Fisher の直接確率法　　5　Wilcoxon の順位和検定

《臨床研究デザインと解析》

□(39) 医療機関において治験責任医師の重要な協力者として治験全体の調整を担うスタッフの名称はどれか。1つ選べ。 **103-83**

1　Clinical Research Associate
2　Clinical Research Coordinator
3　Coordinating Investigator
4　Principal lnvestigator
5　Site Management Associate

□(40) 二重盲検試験における「盲検」の説明として、正しいのはどれか。1つ選べ。 **100-69**

1　被験者の背景情報がわからない状態で、処置群と対照群に割り付けること
2　被験者を処置群と対照群に、無作為に割り付けること
3　前向き試験と後ろ向き試験を、それぞれ独立に行うこと
4　被験者にエンドポイントを知らせずに試験を行うこと
5　処置群か対照群かがわからない状態で試験をすること

□(41) 研究のデザインを、エビデンスのレベルが高い順に並べたのはどれか。1つ選べ。 **105-69**

1　コホート研究 ＞ 症例集積研究 ＞ 無作為化比較試験
2　コホート研究 ＞ 無作為化比較試験 ＞ 症例集積研究
3　症例集積研究 ＞ コホート研究 ＞ 無作為化比較試験
4　症例集積研究 ＞ 無作為化比較試験 ＞ コホート研究
5　無作為化比較試験 ＞ コホート研究 ＞ 症例集積研究
6　無作為化比較試験 ＞ 症例集積研究 ＞ コホート研究

(37) 2

代表的なパラメトリック検定には、対応のある t 検定、Student の t 検定、Welch の t 検定、分散分析、Dunnet 検定、Tukey 検定などがある。

(38) 3

1 × 符号検定は Wilcoxon の順位和検定で、データに対がある場合の検定法である。

2 × カイ二乗検定は、計数値のデータの検定方法である。

4 × Fisher の直接確率法はカイ二乗検定と同様に、計数値データの検定方法であるが、各項目(分割表のセル)のなかに標本数が少ない項目があった場合に、各セルの場合の数を計算して確率を求める方法である。

5 × Wilcoxon の順位和検定は、計量値データが正規分布していないときに、数値を順位に置き換えて検定する方法である。

(39) 2

1 × 臨床開発モニター。GCP 等を遵守して治験業務運営が行われているかの監視およびチェックを行う。

2 ○ 治験コーディネーター。治験を実施する医療機関において被験者・医師・治験依頼者間の調整役となり、治験に関する医学的判断を伴わない業務全般にかかわる。

3 × 治験調整医師。多施設共同治験の実施において治験依頼者が選定することのできる、治験に参加する各医療機関の治験責任医師を調整する責任を担う医師または歯科医師。

4 × 治験責任医師。病院内で治験全体を監督する役目を担う責任者。

5 × 治験事務局担当者。治験実施に関する事務的な業務の支援を行う者。

(40) 5

二重盲検試験は、プラセボ効果や被験者あるいは観察者のバイアスを防ぐために、処置群か対照群かがわからない状況で試験をする科学的な方法。

(41) 5

比較があり介入のある無作為化比較試験（ランダム化比較試験)、比較はあるが介入のない観察的研究に該当するコホート研究、比較も介入もない記述的研究に該当する症例集積研究の順にレベルが下がる。

□(42) 抗悪性腫瘍薬の治療効果に関する真のエンドポイントとして適切なのはどれか。1つ選べ。 98-69

1 腫瘍径の縮小　2 生存期間の延長　3 投与薬剤の減量
4 腫瘍マーカー値の低下　5 体重の増加

□(43) 臨床試験におけるプライマリーエンドポイント（主要エンドポイント）について、正しいのはどれか。1つ選べ。 101-68

1 最終目標となる死亡率の低下のことである。
2 1つの試験において、複数あるのが望ましい。
3 主観的に評価できるものが望ましい。
4 主としてQOLに関する評価項目である。
5 臨床試験の主要な目的に基づく、客観的評価が可能な項目である。

□(44) すでに病気にかかった人とかかっていない人を集めてきて、飲酒や喫煙など生活習慣を調べ、病気の発症に関わるものを特定するような「後ろ向き研究」の場合、利用できる指標はどれか。1つ選べ。

1 相対危険度(リスク比)
2 オッズ比
3 Event 発生率
4 絶対リスク減少率
5 治療必要数(Number Needed to Treat)

《医薬品の比較・評価》

□(45) 後発医薬品（ジェネリック医薬品）に関する記述のうち、正しいのはどれか。1つ選べ。

1 後発医薬品の薬価は、必ず先発医薬品よりも低い。
2 承認を得るには、苛酷試験が必要である。
3 規格及び試験方法の規格値には、一定の幅が設定されている。
4 添加剤は、先発医薬品と同じでなければならない。
5 後発医薬品には、医薬品副作用被害救済制度が適用されない。

(42) 2

「治療の目的は何か」が真のエンドポイントとなる。抗悪性腫瘍薬の治療の目的は延命なので「生存期間の延長」が正解となる。他の選択肢は代替エンドポイントで、真のエンドポイントを採用すると薬効判定までにいたずらに時間がかかるため、1、3、4、5のような項目の代替エンドポイントを基準に治療効果を判定し、有効と思われる薬物を患者の元に早く届けることが行われている。

(43) 5

エンドポイントには、真のエンドポイント(最終的に判断されるもの)と代用(代理)エンドポイント(短期間で評価できるもの)がある。代用(代理)エンドポイントには、行われた治療に効果があるかを確かめるために、プライマリーエンドポイント(主要評価項目)という客観的評価を可能とした項目と主要な評価項目以外の効果を評価するためのセカンダリーエンドポイント(副次的評価項目)がある。

1、4 × 真のエンドポイント。プライマリーエンドポイントではない。

2 × 基本は1つのエンドポイントである。

3 × 主観的評価は望ましくない。

(44) 2

オッズ比以外は、「前向き研究」のデータから算出する。オッズ比（下式）は症例と対照におけるばく露された頻度を比較するため指標として利用できる。

$$オッズ比 = \frac{症例中のばく露数 \times 対照中の非ばく露数}{症例中の非ばく露数 \times 対照中のばく露数}$$

(45) 3

1 × 一般に後発医薬品の薬価は先発医薬品より低く設定されているが、薬価改定の影響などにより、後発医薬品の薬価が先発医薬品と同じまたは高くなることがある。

2 × 承認申請時に必要な書類は、規格および試験方法、加速試験、生物学的同等性試験のみである。

3 ○

4 × 先発医薬品と製造工程が違ったり、添加物などの副成分が異なることがある。

5 × 先発品、後発品に関係なく、許可医薬品（医療用医薬品だけではなく一般用医薬品も含む）の副作用により健康被害が生じた場合に、医療費等の給付を行う。

❸患者情報

《情報と情報源》

□(1) 薬物治療に必要な患者の基本情報の主なものはどれか。1つ選べ。
1 患者の出身地　2 勤務先の名称
3 患者のかかっている診療科　4 かかりつけ薬局の名称
5 保険の種類

□(2) 患者情報源とならないのはどれか。1つ選べ。
1 患者のインタビュー　2 お薬手帳　3 看護記録
4 画像データ　5 面会者のインタビュー

《収集・評価・管理》

□(3) 患者の立場に立って、医療上の問題を1つずつ解決していくシステムとして、正しいのはどれか。1つ選べ。
1 POS　2 POMR　3 SOAP　4 EBM　5 QOL

□(4) 問題志向型システム(POS)の説明として、適切なのはどれか。1つ選べ。 **97-68**
1 処方設計支援システムの一部である。
2 EBMで問題点を定式化する際の手法の1つである。
3 服薬遵守のための方法論である。
4 患者の抱える医療上の問題に焦点をあてる問題解決法である。
5 臨床研究の計画を決定するために必要な手法である。

□(5) 問題志向型システム（POS）による問題解決の過程として、該当しないのはどれか。1つ選べ。 **104-70**
1 患者情報の収集
2 情報の公開
3 問題の明確化
4 初期計画の立案
5 計画の実施

□(6) 患者の抱える医療上の問題点を問題ごとに明確化し、患者の立場で解決していくシステム（略号）はどれか。1つ選べ。 **100-87**
1 PEM　2 PMS　3 SOAP　4 POS　5 POMR

□(7) SOAPの構成に含まれないのはどれか。1つ選べ。
1 主観的データ　2 客観的データ　3 評価　4 議論　5 計画

(1) 3
主なものとしては、病院での患者の登録番号やID、受診日、患者氏名、生年月日、現住所、主治医、緊急連絡先などがある。

(2) 5
インタビューによる情報収集の対象は、患者や家族または介護者である。

(3) 1
POMR：POSを活用するための診療記録の記載方法。
SOAP：POSを活用するための薬剤服用歴管理簿の記載方法。
EBM：科学的根拠に基づく医療のこと。
QOL：生活の質。医療における重要な概念。

(4) 4
1 × 処方設計支援システムは、薬物動態、個人の遺伝子多型、嗜好品等の情報を入れて患者の投与設計の最適化を図るシステムである。
2 × EBMを実践するためには、例えばPICOがある。解決すべき問題を、P：何のために、I：何をする、C：比較対照、O：転帰、と定式化して解決する。
3 × アドヒアランスの記述である。
4 ○ POSは患者の視点に立ってその患者の問題を解決する方法である。
5 × 臨床研究を計画実施するにあたっては臨床試験実施計画書（プロトコル）を作成し、IRBによる承認を得る必要がある。

(5) 2
POSとは、患者の医療上における問題点に焦点をあわせ、最良の方法で論理的に解決していくためのシステムである。患者の問題解決のプロセスとして、①患者情報の収集 → ②問題の明確化 → ③初期計画の立案 → ④計画の実施及び実施・経過記録 → ⑤監査（オーディット）、が1サイクルとなっており、1つの問題ごとにサイクルを回す。

(6) 4
各医療従事者が患者の抱える問題点に焦点を合わせ、最もよい方法で解決していくシステムを、問題指向型システム（Problem Oriented System: POS）と呼ぶ。POSを機能させるための経過記録の記載方法はSOAP方式と呼ばれる。また、SOAP方式で書かれた診療録をPOMR（Problem Oriented Medical Record）という。

(7) 4
S：Subjective data　主観的データ
O：Objective data　客観的データ
A：Assessment　評価
P：Plan　計画

□ (8) 喘息患者の薬剤管理指導記録のうち、SOAPのSとして記載すべきものはどれか。1つ選べ。 **105-70**

1　両側肺で喘鳴が聴取される。
2　咳き込んでつらく、夜も眠れなかった。
3　点滴加療を必要とする。
4　明日も改善がなければ来院を指示する。
5　薬剤の吸入が正しくできているかを確認する。

□ (9) SOAP形式による患者記録の作成において、A（Assessment）に記すべき内容として適切なのはどれか。1つ選べ。 **98-70**

1　患者は、先週末より筋肉痛があると訴えている。
2　2週間前に、シンバスタチンの服用を開始した。
3　薬剤性の筋障害が疑われる。
4　薬物アレルギーの既往はない。
5　処方医に、シンバスタチンの中止を提案する。

□ (10) SOAP方式による薬剤管理指導記録でOに記載するのはどれか。1つ選べ。

1　患者の訴え　　2　検査データ　　3　薬剤師の分析・評価
4　治療方針　　5　服薬指導内容

(8) 2

SOAP 形式では、S (subjective data)に主観的(自覚的)事項、O (objective data)に客観的(他覚的)事項、A (assessment)に評価(分析)と考察、P (plan)に計画、が記載される。薬剤師がSOAP 形式で記録を記載すれば、他の医療従事者が患者の状況をよく把握することができ、問題点が浮き彫りとなることによって問題解決への道筋が開けることになる。Sには患者の訴えや自覚症状、質問事項などが記載され、本問では2の記述がこれに相当する。1はO、3はA、4、5はPに相当する。

(9) 3

SOAP 形式では、S：subjective date（患者の主訴などの主観的情報）とO：objective date（薬剤師としての所見などの客観的情報）から分析し、薬剤師として実際に行ったことをP：plan（検査や治療の指針、治療計画に関わる内容)、Pを行った理由をA（評価、分析、判断の内容）として記載する。1はS、2、4はO、5はPの記載項目である。

(10) 2

SはSubjective dataの略で、患者の訴えなど主観的事項を記載する。OはObjective dataの略で検査値などの客観的事項を記載する。AはAssessmentの略で、薬剤師としての分析・評価事項を記載する。PはPlanの略で、今後の方針を記載する。

©個別化医療

《遺伝的素因》

☐ (1) 薬物代謝などの個人差の主要因となる遺伝子上の違いはどれか。1つ選べ。

1　遺伝子組換え　　2　共優性　　3　スプライシング　　4　SNP
5　フレームシフト変異

☐ (2) テーラーメイド医療の記述のうち、誤っているのはどれか。1つ選べ。

1　患者の遺伝的体質を治療に反映させる。
2　患者ごとに投与量の設定ができる。
3　遺伝子情報により患者を分ける。
4　オーダーメイド医療ともいう。
5　バイオバンクとテーラーメイド医療とは関係がない。

☐ (3) フェニトイン代謝の個人差に関連がある薬物代謝酵素はどれか。1つ選べ。

1　CYP2D6　　2　CYP2C9
3　UDP-グルクロニルトランスフェラーゼ
4　チオプリンメチルトランスフェラーゼ
5　ジヒドロピリミジンデヒドロゲナーゼ

☐ (4) 遺伝子多型がワルファリンの薬効に最も影響する薬物代謝酵素はどれか。1つ選べ。 **97-69**

1　CYP1A2　　2　CYP2C9　　3　CYP2C19　　4　CYP2D6　　5　CYP3A4

☐ (5) イマチニブが標的としているのはどれか。1つ選べ。

1　EGFR　　2　HER2　　3　Bcr-Abl　　4　VEGF　　5　CD20

《年齢的要因》

☐ (6) 成人と比べた新生児の特徴として正しいのはどれか。1つ選べ。

1　体重当たりの水分量が少ない。
2　胃内容排出速度が速い。
3　胃内 pH が高い。
4　体重当たりの体表面積が小さい。
5　消化管における薬物吸収速度が速い。

(1) 4

ゲノムの塩基配列は、人によって異なっている。そのうち、1つの塩基が異なっている場所（一塩基多型、SNP）が多数存在し、このSNPがヒトゲノムの多様性（個人差）をもたらす。

(2) 5

バイオバンクがテーラーメイド医療実現に向けての鍵となっている。

(3) 2

CYP2C9は、フェニトイン、ジクロフェナク、トルブタミド、ワルファリンなどの代謝に関与するP450分子種である。CYP2D6はメトプロロール、イミプラミン、フレカイニドなどの代謝に関与、UDP–グルクロニルトランスフェラーゼはイリノテカンの代謝に関与、チオプリンメチルトランスフェラーゼは6–メルカプトプリンの代謝に関与、ジヒドロピリミジンデヒドロゲナーゼは5–フルオロウラシルの代謝に関与する酵素である。

(4) 2

2007年に「医薬品・医療機器等安全性情報235号」が厚生労働省から発信され、ワルファリンの至適用量の個人差が大きいことの一因に、遺伝子多型があると紹介された。ワルファリンの標的分子はビタミンK依存性凝固因子の生成に関係するビタミンKエポキシド還元酵素（VKORC1）であり、S体が薬理作用を示す。S体の主代謝酵素はCYP2C9で、これらの遺伝子多型によりワルファリンの感受性が左右される。

(5) 3

イマチニブの標的は、フィラデルフィア染色体の遺伝子産物であるBcr–Ablチロシンキナーゼである。EGFRはゲフィチニブ、HER2はトラスツズマブ、VEGFはベバシズマブ、分化抗原CD20はリツキシマブの標的である。

(6) 3

新生児の胃内pHは5以上で高い。体重当たりの水分量は多い。胃内容排出速度は低い。体重当たりの体表面積の割合は大きい。消化管での薬物吸収速度は遅い。

□(7) 新生児の特徴を成人と比較したとき、正しいのはどれか。1つ選べ。
102-70

1 胆汁酸塩の生成が多い。
2 肝臓のグルクロン酸抱合能が高い。
3 薬物の皮膚透過性が低い。
4 成人とは異なるシトクロム P450 分子種が発現している。
5 胃内 pH が低い。

□(8) 小児への薬物投与について、正しいのはどれか。1つ選べ。

1 カルバマゼピンのクリアランスは、成人より小さい。
2 *S*−ワルファリンのクリアランスは、成人より小さい。
3 ラニチジンを投与する場合、肝クリアランスを考慮すべきである。
4 小児薬用量の算出法の一つに Calvert の式がある。
5 小児の用量や用法、安全性などが確立されている薬物は約 30%である。

□(9) 新生児の特性に関する記述のうち、正しいのはどれか。1つ選べ。

1 生後1年未満の小児をさす。
2 胃内容排出速度は速く、消化管滞留時間は短い。
3 体重あたりの肝重量は成人の約2倍ある。
4 薬物代謝能は成人より高い。
5 腎機能は成人と変わらない。

□(10) 加齢に伴い増大するのはどれか。1つ選べ。**97-70**

1 肺活量　2 体脂肪率　3 腎血漿流量
4 胃酸分泌量　5 血漿中アルブミン濃度

《臓器機能低下》

□(11) 腎疾患時の薬物投与設計に利用される指標はどれか。1つ選べ。

1 AST　2 ALT　3 クレアチニンクリアランス
4 CPK　5 LDH

□(12) 重篤な腎機能障害のある患者に禁忌となっている薬物はどれか。1つ選べ。**103-70**

1 アレンドロン酸　2 チクロピジン　3 メトトレキサート
4 クエチアピン　5 シルニジピン

(7) 4

新生児ではCYP3A7が胎生早期から発現しており、生後まもなくその発現は減少し、生後1年までにほとんど検出されなくなる。胆汁酸塩形成のほか、胃酸分泌、胃内容排泄時間、腸蠕動運動が成人に比べて低く、胃酸分泌が未発達なため、胃内pHは高い。また、皮膚角質層の厚さが成人より薄いため、経皮的な薬物の吸収はよい。グルクロン酸転移酵素(UGT)は、各分子種で新生児の活性は低い。

(8) 5

1 × 小児におけるカルバマゼピンのクリアランスは、成人より大きい。
2 × 小児における*S*-ワルファリンのクリアランスは、成人より大きい。
3 × 小児にラニチジンを投与する場合、腎クリアランスを考慮すべきである。
4 × 小児薬用量の算出法の1つにAugsberger式がある。Calvert式は抗がん剤の投与量の算出方法である。

(9) 3

1 × 生後4週間までの小児をさす。
2 × 胃内容排出速度は遅く、消化管滞留時間は長い。
3 ○ 記述の通り。
4 × 代謝酵素が未発達のため、薬物代謝能は成人より低い。
5 × 腎機能は大きく低下している。

(10) 2

1 × 肺機能は弱まるので、肺活量は減少する。
2 ○ 筋肉の減少のために基礎代謝量は少なくなり、体脂肪率は上昇する。
3 × 腎機能は低下するので、腎血漿流量は減少する。
4 × 胃もたれなどが起こるが、これは胃の機能（胃酸分泌、胃蠕動運動）が衰えるためである。
5 × 胃腸や肝臓の機能が弱まるので、血漿中アルブミン量は減少する。

(11) 3

腎糸球体のろ過能を表すクレアチニンクリアランスが腎全体の機能の指標として、薬物投与設計に利用されることが多い。

(12) 3

メトトレキサートは、排泄遅延により副作用が強くあらわれる可能性があるため、腎障害のある患者には禁忌である。

□(13) 消失経路の観点から、腎機能障害時に投与量の補正が必要な薬物はどれか。1つ選べ。**101-69**

1 アテノロール　2 プロプラノロール　3 アセトアミノフェン
4 デキストロメトルファン　5 アミオダロン

□(14) 経口投与する上で、患者の腎機能を考慮する必要性が最も高いのはどれか。1つ選べ。**99-90**

1 ピルシカイニド塩酸塩水和物カプセル
2 ラベプラゾールナトリウム錠
3 バルプロ酸ナトリウム錠
4 プロプラノロール塩酸塩錠
5 ニフェジピンカプセル

□(15) 腎機能が低下した患者へ投与する際、減量の必要性が少ないのはどれか。1つ選べ。**97-83**

1 アルベカシン硫酸塩　2 メロペネム水和物　3 レボフロキサシン水和物
4 セファゾリンナトリウム水和物　5 アジスロマイシン水和物

□(16) 重症肝硬変がもたらす薬物動態学的影響として、正しいのはどれか。1つ選べ。**101-70**

1 肝細胞への酸素供給の増加
2 肝細胞への薬物取り込みの増加
3 酸性薬物の血漿中非結合形分率の増大
4 肝血流量の増加
5 CYP2C19の活性亢進

《その他の要因》

□(17) 正常妊娠に関する記述のうち、正しいのはどれか。1つ選べ。**98-60**

1 受精直後から、尿妊娠反応検査が陽性となる。
2 妊娠の経過とともに、母体のクレアチニンクリアランスが低下する。
3 妊娠の経過とともに、母体の血清アルブミン値が上昇する。
4 妊娠の経過とともに、薬物の催奇形性に対する感受性が高くなる。
5 妊娠の経過とともに、母体は鉄欠乏性貧血を起こしやすい。

□(18) 催奇形性における絶対過敏期(絶対感受期)はどれか。1つ選べ。

1 受精後約1～2週間　2 受精後約3～8週間
3 受精後約16～20週間　4 受精後約20～30週間
5 受精後約30～40週間

(13) 1

1 ◯ アテノールはほとんど未変化体のまま腎から排泄されるので、腎機能障害では体内蓄積が起こる。

2 × 肝臓で約70%が初回通過効果を受け、尿中に排泄される。

3 × ほとんどが肝臓で代謝され、尿中に排泄される。

4 × 主に肝臓で代謝を受け、その多くは尿中から排泄される。

5 × 多くは肝臓で代謝を受け、胆汁を介した糞排泄が主排泄経路である。

(14) 1

1 ◯ 抗不整脈薬、腎排泄型の薬剤で尿中未変化排泄率が約80%と高い。

2 × プロトンポンプ阻害剤、肝代謝型薬物

3 × 中枢作用薬、肝代謝型薬物

4 × 末梢神経作用薬、肝代謝型薬物

5 × カルシウム拮抗薬、肝代謝型薬物

(15) 5

アジスロマイシン以外はすべて腎排泄型で、腎機能低下時には減量が必要。

(16) 3

1 × 肝細胞への酸素供給は低下する。

2 × 肝細胞への薬物取り込みは低下する。

3 ◯ 酸性薬物の多くは、アルブミンと結合する。血中アルブミン値の低下により、血漿タンパク結合率が低下し、非結合型分率が増大する。

4 × 肝血流量は低下する。

5 × 肝代謝が低下することでCYP2C19をはじめ、種々CYPの活性は低下する。

(17) 5

1 × 妊娠反応検査は尿中に排泄されたヒト絨毛性ゴナドトロピン（hCG）を測定するもので、受精直後から陽性になることはない。

2 × 妊娠中は体液量の増加により、糸球体ろ過量（GFR）が増加し、母体のクレアチニンクリアランスは非妊娠時に比べて上昇する。

3 × 正常妊娠では循環血液量増加のため血清アルブミン値は低下する。

4 × 薬物に対する感受性は妊娠2カ月(4～7週;絶対過敏期)が最も高く、奇形の発生が危険視される。それ以降は催奇形性に対する感受性が低下し、胎児毒性が問題となる。

5 ◯ 妊娠中は胎児や胎盤の成長のため鉄の需要量が増大し、母体自体でも赤血球が増殖するため、鉄欠乏性貧血になりやすい。

(18) 2

受精後約3～8週間(妊娠2カ月頃、最終月経初日から28日～58日目)は、胚細胞の分化が最も著しい時期であり、絶対過敏期(絶対感受期)といわれる。

☐ (19) 妊娠に伴い低下するのはどれか。1つ選べ。**103-69**

1　胃内 pH　　2　糸球体濾過速度　　3　心拍出量
4　肝血流量　　5　血清アルブミン濃度

☐ (20) 乳汁分泌を抑制することから、授乳婦に投与すべきでない薬物はどれか。1つ選べ。**99-70**

1　アミオダロン塩酸塩　　2　シクロスポリン
3　ドキソルビシン塩酸塩　　4　ブロモクリプチンメシル酸塩
5　炭酸リチウム

☐ (21) 27歳女性。現在、妊娠している。感染性膀胱炎と診断された。治療薬として最も推奨されるのはどれか。1つ選べ。**103-86**

1　ミノサイクリン塩酸塩
2　イトラコナゾール
3　セフカペンピボキシル塩酸塩
4　レボフロキサシン水和物
5　スルファメトキサゾール・トリメトプリム

(19) 5

妊娠時では組織間液量や循環血流量が増加し、その結果として分布容積が増加するため、血清アルブミン濃度は低下する。血清グロブリン濃度は上昇するため、A/G 比も低下する。一方、胃酸の分泌は妊娠中期までは低下するため、胃内 pH は上昇する。糸球体濾過速度、腎血漿流量は妊娠初期から増加し、妊娠中期の初めには非妊娠時の 50% まで増加する。全身の血管抵抗減少と心拍数増加により、妊娠初期から心拍出量は増加する。肝血流量はほとんど不変か増加する。

(20) 4

ドパミン D_2 受容体を刺激すると、下垂体前葉からのプロラクチン(乳汁分泌ホルモン)分泌が抑制される。選択肢中、ドパミン D_2 受容体刺激薬はブロモクリプチンメシル酸塩で、パーキンソン症候群や乳汁漏出症に用いられる。

(21) 3

膀胱炎の起炎菌は大腸菌が最多で、第一選択薬はニューキノロン系、セフェム系などである。しかし、今回は患者が妊娠しているため、薬の選択には配慮が必要である。

1 × 膀胱炎の適応はあるが、胎児に一過性の骨発育不全、歯牙の着色・エナメル質形成不全を起こすことがあるため、推奨できない。

2 × 膀胱炎の適応はない。

3 ○ 膀胱炎の適応があり、妊婦においても比較的安全な薬剤として推奨されている。

4 × 膀胱炎、腎盂腎炎などに適応あり。妊婦または妊娠している可能性のある婦人には禁忌であるため、この場合は推奨できない。

5 × 複雑性膀胱炎の適応はあるが、妊娠中に本剤を単独または併用投与された患者の児において、先天異常があらわれたとの報告がある。また、動物試験で催奇形作用が報告されているため、禁忌である。

法規・制度・倫理

I　プロフェッショナリズム

Ⓐ薬剤師の使命

《薬剤師の活動分野》

□(1) 薬剤師に対する社会のニーズとして誤っているのはどれか。1つ選べ。
1　薬剤師の三大業務は、調剤、医薬品の供給、薬事衛生である。
2　薬剤師には、患者と医師の橋渡しの役割も期待されている。
3　薬物治療で、薬剤師に求められるのは「薬剤関連業務」のみである。
4　処方箋の鑑査と疑義照会の徹底は、薬物治療の安全性確保と質の向上のための業務である。
5　患者の支援には、患者が問題だと感じていることを把握することが大切である。

□(2) 医薬品の流通過程の中で「MR」とは、どの職種をさすか。1つ選べ。
1　医薬品卸売業の販売担当者　　2　医薬品卸売業の管理薬剤師
3　医薬品卸売業の納品担当者　　4　製薬企業の医薬品開発者
5　製薬企業の医薬情報担当者

《患者安全と薬害の防止》

□(3) 医療事故予防について、誤っているのはどれか。1つ選べ。
1　人間は誤りを犯す存在である。
2　医療過誤とは、医療事故等の原因に、医療従事者等の過失がある場合のことである。
3　ヒューマンエラーを防ぐためには、罰則を強化すべきである。
4　ヒヤリ・ハット事例の約2割は、調剤に関する内容である。
5　医療事故とは、医療の全過程中に発生する人身事故のことである。

□(4) 以下の略語のうち、医薬品の開発段階から安全対策を実施することで、製造販売後の医薬品の安全性の確保を図ることを目的とするのはどれか。1つ選べ。**105-74**
1　DPC　　2　EBM　　3　IRB　　4　RMP　　5　SDG

□(5) 薬剤師の責任について、正しいのはどれか。1つ選べ。
1　誤った処方を見逃した場合も、薬剤師の過誤といえる。
2　服薬指導の不備は、調剤過誤とはいえない。
3　実害がなくても、過誤があれば、損害賠償の要件となる。
4　損害賠償の責を負えば、刑事責任を負うことはない。
5　損害賠償の責を負えば、行政処分の対象とはならない。

□(6) サリドマイドによって引き起こされた薬害で問題となった有害事象はどれか。1つ選べ。**97-76**
1　アザラシ肢症　　2　亜急性脊髄視神経症　　3　劇症肝炎
4　無顆粒球症　　5　アナフィラキシーショック

(1) 3

医療現場において薬剤師には、「薬剤関連業務」だけでなく、他の医療従事者の支援(医療連携)、患者の支援(患者中心の医療)による質の高い、きめ細かい医療(テーラーメイド医療)の達成が求められている。

(2) 5

MRとはMedical Representativeの頭文字をとったもので、製薬会社の医薬情報担当者のことを意味する。

(3) 3

「人間は誤りを犯す存在」であるから、ヒューマンエラーを100%防ぐことはできない。ヒューマンエラーを起こした個人を責めるよりも、日頃の予防教育を行うと共に、ヒューマンエラーが起きても医療事故につながらないシステム(フェイルセーフ)の構築が重要である。

(4) 4

医薬品リスク管理計画：RMP (Risk Management Plan)は、医薬品の開発段階から安全対策を実施することで、製造販売後の医薬品の安全性の確保を図ることを目的とするものである。

(5) 1

2 × 服薬指導は調剤に附帯する義務であり、不備は調剤過誤を形成する。
3 × 民事訴訟における損害賠償は、実際の損害発生に基づく。
4 × 民事的問題解決と刑事的責任は別のものと考えられている。
5 × 民事的問題解決と、薬剤師の職権・職責・職能を全うできなかったことについての責任は、別のものと考えられている。

(6) 1

2 × キノホルムによる薬害で起きた有害事象。
3 × 抗悪性腫瘍薬、高尿酸血症治療薬などで発症するおそれがある。
4 × 抗菌薬、抗悪性腫瘍薬、抗甲状腺薬などで白血球が減少する症状。
5 × 過敏症のアレルギー反応で毛細血管拡張を引き起こし、ショックに陥る。ハチ毒、食物、薬物などがあげられる。

□(7) 次の薬物のうち、他の薬物との相互作用が原因となった薬害事象を引き起こしたのはどれか。1つ選べ。**100-76**

1 サリドマイド　2 クロロキン　3 キノホルム
4 ソリブジン　5 アミノピリン

□(8) ヒト乾燥硬膜の使用により発現した疾患であって、医薬品医療機器等法に生物由来製品に関する規定が設けられる契機となったのはどれか。1つ選べ。**99-74**

1 B型肝炎　2 無菌性髄膜炎　3 ギラン・バレー症候群
4 クロイツフェルト・ヤコブ病　5 後天性免疫不全症候群

□(9) 我が国において健康被害をもたらし社会問題となった薬物とその症状あるいは疾病の組合せのうち、正しいのはどれか。1つ選べ。**99-84**

	薬　物	症状あるいは疾病
1	サリドマイド	ショック死
2	クロロキン	慢性肝炎
3	キノホルム	知覚神経障害
4	ペニシリン	四肢奇形
5	ソリブジン	網膜症

□(10) 薬害エイズの原因となった非加熱濃縮血液製剤を用いて治療されていた疾患はどれか。1つ選べ。**103-75**

1 血友病　2 マラリア　3 C型肝炎
4 多発性骨髄腫　5 ハンセン病

□(11) 薬害事案として、血友病患者への非加熱血液製剤の使用が原因となり生じたのはどれか。1つ選べ。**107-74**

1 HIV感染症　2 クロイツフェルト・ヤコブ病　3 アザラシ肢症
4 スモン病　5 クロロキン網膜症

□(12) 長期大量投与により網膜症を生じて、薬害の原因となった医薬品はどれか。1つ選べ。**101-76**

1 ソリブジン　2 クロロキン　3 サリドマイド
4 ペニシリン系抗生物質　5 アミノピリン

(7) 4

抗ウイルス薬ソリブジンは、その代謝産物ブロモビニルウラシルに、ピリミジン代謝系律速酵素であるジヒドロチミンデヒドロゲナーゼ阻害作用があり、フルオロウラシル系抗がん剤と併用すると、抗がん剤の血中濃度を高め、重篤な有害作用が発生しやすくなる。

(8) 4

脳外科手術の際に切除した硬膜を補充するために使用されたヒト乾燥硬膜によって、クロイツフェルト・ヤコブ病の感染被害が発生した。この事件を契機として、薬事法（現医薬品医療機器等法：以下同様）に生物由来製品の規定が設けられた。

(9) 3

1 × 発売当時は、睡眠薬、つわりの治療薬として使用された。強い催奇形性のため多数の奇形児を生み出した。

2 × 抗マラリア薬として発売された。長期服用により視野が狭くなるクロロキン網膜症を引き起こした。

3 ○ 整腸剤として発売された。服用者に脊髄炎・末梢神経障害のため下肢対麻痺に陥る例（スモン）が多発した。

4 × ペニシリンの注射を受けショック死する事件が起きた。

5 × ヘルペスウイルス属に有効な抗ウイルス薬として発売された。フルオロウラシル系抗がん剤の代謝を抑制し、骨髄抑制などの重篤な副作用を増強した。

(10) 1

薬害エイズとは、血友病患者に非加熱血液製剤を使用したことでHIV（ヒト免疫不全ウイルス）に感染し、社会問題となった薬害である。

(11) 1

血友病患者への非加熱血液製剤の使用が原因となった薬害事案は、HIV感染症である。

(12) 2

1～4 (9) の解説を参照。

5 × 水溶液内服剤という剤形が、多用･重用しやすく、吸収されやすかったため、急激な血中濃度上昇をもたらし、重篤なショック症状を多発させた。

☐ (13) ソリブジン事件に関する記述のうち、正しいのはどれか。1つ選べ。 **102-77**

1 市販直後に副作用である間質性肺炎を多数発症した。
2 長期大量投与により亜急性脊髄視神経症を発症した。
3 アナフィラキシーショックにより死亡例が発生した。
4 他の医薬品との相互作用により死亡例が発生した。
5 慢性疾患への投与により網膜症を発症した。

☐ (14) フルオロウラシルとの相互作用により市販直後に多数の死亡例が発生した薬害・事件に関わるのはどれか。1つ選べ。 **108-75**

1 ソリブジン　2 サリドマイド　3 クロロキン
4 キノホルム　5 ゲフィチニブ

《薬学の歴史と未来》

☐ (15) 薬学の始祖と呼ばれるのは誰か。1つ選べ。

1 ペラギウスII世　2 ガレノス　3 ヒポクラテス
4 ディオコリデス　5 アヴィセンナ

☐ (16) 病原菌による感染の成立に関する3原則を提唱したドイツの病理学者は誰か。1つ選べ。

1 E. Jenner　2 L. Pasteur　3 R. Koch　4 A. Leeuwenhoek
5 J. Lister

☐ (17) 長井長義によって世界で初めて単離されたのはどれか。1つ選べ。 **108-72**

1 モルヒネ　2 エフェドリン　3 アトロピン
4 サリチル酸　5 コカイン

(13) 4

1 × 抗がん剤ゲフィチニブによる事例と考えられる。

2 × キノホルムによるSMON事件と考えられる。

3 × ペニシリン注射による死亡例と考えられる。

4 ○ ソリブジンの代謝物、ブロモビニルウラシルがフルオロウラシル系抗がん剤の代謝を阻害し、フルオロウラシル系抗がん剤の血中濃度の上昇、白血球減少や血小板減少などの重篤な血液障害が引き起こされた。

5 × 誤った適応拡大でクロロキンが長期投与され網膜症患者が多発した。

(14) 1

ソリブジンの代謝物であるブロモビニルウラシルがフルオロウラシル系抗がん剤の代謝を阻害し、フルオロウラシル系抗がん剤の血中濃度の上昇、白血球減少や血小板減少などの重篤な血液障害を引き起こした。

(15) 2

ガレノスは、様々な剤形に調製する技術を考案し、薬剤学の原型ともいうべき分野を切り開いた。

(16) 3

1 × E. Jenner：イギリスの医師で天然痘ワクチンを開発。

2 × L. Pasteur：フランスの生化学者・細菌学者。狂犬病ワクチン等を発明。

3 ○ R. Koch：ドイツの医師・細菌学者。結核菌、コレラ菌等を発見。

4 × A. Leeuwenhoek：オランダの博物学者。顕微鏡により微生物を発見。

5 × J. Lister：イギリスの外科医で、フェノールによる消毒法を確立。

(17) 2

長井長義は、1885年、麻黄のアルコール抽出物のエキス中よりエフェドリンを発見し、日本の薬学の父と呼ばれている。

Ⓑ薬剤師に求められる倫理観

《生命倫理》

☐(1) 生命倫理の四原則に含まれないのはどれか。1つ選べ。 104-79
1 善行原則　2 正義原則　3 自律尊重原則
4 優生原則　5 無危害原則

☐(2) 医療に携わる者の意思決定において重要とされる生命倫理の4原則に含まれないのはどれか。1つ選べ。 108-79
1 自立尊重　2 無危害　3 善行　4 医学の進歩　5 正義

☐(3) 尊厳死について、正しいのはどれか。1つ選べ。
1 自分の意思で治療を拒否すること。
2 安楽死と同義語である。
3 ペインコントロールも拒否する。
4 法的に認められている。
5 リビング・ウィルは、生前の意思表示である。

☐(4) 生前に、終末期の延命措置に関することについて、意思表示をしておくことを表す語句として最も適切なのはどれか。1つ選べ。 103-79
1 セカンドオピニオン　2 インフォームドコンセント
3 クリニカルパス　4 リビングウィル
5 コンプライアンス

☐(5) 次の選択肢のうち、生殖医療に相当しないのはどれか。1つ選べ。
1 不妊治療　2 避妊手術　3 人工妊娠中絶
4 臓器移植　5 代理出産

《医療倫理》

☐(6) 臨床試験を遂行するに当たり、公開してはいけないのはどれか。1つ選べ。 104-82
1 利益相反　2 被験者個人情報　3 研究資金源
4 主要評価項目　5 倫理的配慮

☐(7) 医療の担い手である薬剤師に求められる倫理観として、適切でないのはどれか。1つ選べ。 99-80
1 積極的に自己研鑽に励む。
2 患者の利益のために職能の最善を尽くす。
3 安全性よりも利便性を優先して医薬品を供給する。
4 品位と信用を損なう行為をしない。
5 職務上知り得た患者の秘密を、正当な理由なく漏らさない。

(1) 4

1979年にビーチャム(T. L. Beauchamp)とチルドレス(J. F. Childress)が著書「生命医学倫理」の中で示したもので、①自律尊重、②無危害、③善行、④正義の四原則である。

(2) 4

前問の解説を参照。

(3) 5

1 × 不治かつ末期の患者が自己の意思で延命治療を拒否すること。治療の拒否ではない。

2 × 安楽死は苦痛を訴えている患者を第三者が積極的に死亡させること。

3 × ペインコントロールは望まれる治療である。

4 × 認められていない。

(4) 4

回復の見込みのない終末期の状態になったときに、死にゆく過程を引き延ばすだけに過ぎない延命措置をしないで、人間としての尊厳を保ちながら死を迎える尊厳死を望む場合、その意思を生前に書面(リビングウィル Living Will＝生前の意思)で明らかにし、家族や医師に了解を得るものである。

(5) 4

生殖医療とは、生殖を抑制する医療、不妊を克服するための治療技術、子の質を選択・操作する技術のことをいう。

(6) 2

臨床試験を遂行して医療や公衆衛生の利益につなげるためには、情報の適切な管理・公開が欠かせない。臨床試験の透明性を確保するうえで利益相反、研究資金源、主要評価項目ならびに倫理的配慮は公開すべき情報である。一方、臨床試験参加者の情報に対する権利保護の観点から、個人のプライバシーにかかわる情報は公開されないように保護されるべきである。

(7) 3

一般にいわれる医療倫理4原則（①自律尊重原則、②無危害原則、③善行原則、④正義原則)、及び医療法、薬剤師法、刑法などに示される薬剤師に対する社会的期待に照らせば、患者における利便性は患者における安全性に優先する利益とはなり得ず、医療者にとって善行原則、無危害原則に反することにつながる。

☐ (8) 医療法に基づく医療の基本理念に含まれていないのはどれか。1つ選べ。
97-74

1 生命の尊重　　2 個人の尊厳の保持　　3 相互信頼
4 包括医療　　5 安楽死

☐ (9) 2018年に制定された「薬剤師行動規範」の内容として、適切でないのはどれか。1つ選べ。107-78

1 患者の自己決定権の尊重　　2 差別の排除
3 医療資源の公正な配分　　4 収益性を優先した医薬品供給
5 国民の主体的な健康管理への支援

《患者の権利》

☐ (10) 医療の担い手にふさわしい態度として不適切なのはどれか。1つ選べ。

1 患者の立場に立った服薬指導を心がける。
2 双方向のコミュニケーションを心がける。
3 患者の話を聴くときは受容と共感を心がける。
4 医療の専門家として指導的態度を心がける。
5 患者の問題を共有し解決に向けた協働提案を心がける。

☐ (11) 日本国憲法第25条において保障されている権利として、最も適切なのはどれか。1つ選べ。102-71

日本国憲法第25条
1 すべて国民は、健康で文化的な最低限度の生活を営む権利を有する。
2 国は、すべての生活部面について、社会福祉、社会保障及び公衆衛生の向上及び増進に努めなければならない。

1 財産権　　2 参政権　　3 自己決定権　　4 人格権　　5 生存権

☐ (12) (　　) の中に入る字句として、正しいのはどれか。1つ選べ。

日本国憲法第13条
すべて国民は、個人として尊重される。生命、自由及び幸福追求に対する国民の権利については、(　　　) に反しない限り、立法その他国政の上で、最大の尊重を必要とする。

1 国家の利益　　2 社会の利益　　3 公共の利益
4 公共の福祉　　5 社会の福祉

☐ (13) 1981年に出されたリスボン宣言は何に関する宣言か。1つ選べ。106-71

1 医師の専門職としての倫理　　2 ヘルスプロモーション
3 ヒトを対象とする医学研究の倫理　　4 プライマリヘルスケア
5 患者の権利

(8) 5

安楽死は記載されていない。

医療の理念(医療法第1条の2):「医療は、生命の尊重と個人の尊厳の保持を旨とし、医師、歯科医師、薬剤師、看護師その他の医療の担い手と医療を受ける者との信頼関係に基づき、及び医療を受ける者の心身の状況に応じて行われるとともに、その内容は、単に治療のみならず、疾病の予防のための措置及びリハビリテーションを含む良質かつ適切なものでなければならない。」

(9) 4

薬剤師行動規範は、「前文、1. 任務、2. 最善努力義務、3. 法令等の遵守、4. 品位及び信用の維持と向上、5. 守秘義務、6. 患者の自己決定権の尊重、7. 差別の排除、8. 生涯研鑽、9. 学術発展への寄与、10. 職能の基準の継続的な実践と向上、11. 多職種間の連携と協働、12. 医薬品の品質、有効性及び安全性等の確保、13. 医療及び介護提供体制への貢献、14. 国民の主体的な健康管理への支援、15. 医療資源の公正な配分」から成る薬剤師としての具体的な行動の価値判断の基準を示した「行動規範」である。

4の「収益性を優先した医薬品供給」は上記に該当しない。

(10) 4

患者にとってより良い意思決定ができるように医療の専門家として支援的な態度を心がける。

(11) 5

憲法第25条第1項に述べられる「健康で文化的な最低限度の生活を営む権利」を生存権という。

(12) 4

すべて国民は、個人として尊重される。生命、自由及び幸福追求に対する国民の権利については、公共の福祉に反しない限り、立法その他国政の上で、最大の尊重を必要とする。

(13) 5

リスボン宣言とは、患者の権利を明文化したものである。

□(14) リスボン宣言に関する記述のうち、正しいのはどれか。1つ選べ。
102-79

1 人を対象とする医学系研究の倫理的原則である。
2 日本では法的拘束力がある。
3 患者が他の医師の意見を求める権利が示されている。
4 研究倫理委員会の役割が示されている。
5 医療従事者の権利が示されている。

□(15) ニュルンベルク綱領を踏まえ「人間を対象とする医学研究の倫理的原則」を内容とする、世界医師会が採択した宣言はどれか。1つ選べ。107-79

1 リスボン宣言
2 ヘルシンキ宣言
3 世界人権宣言
4 ジュネーブ宣言
5 ポツダム宣言

□(16) インフォームド・コンセントに関する記述のうち、正しいのはどれか。1つ選べ。101-71

1 治療におけるデメリットについても説明する必要がある。
2 プライバシーの保護のために必須とされている。
3 医療従事者が治療を受ける場合には必要とされない。
4 説明を受ける側の理解度は考慮しなくてよい。
5 パターナリズムに基づくものである。

□(17) 医療を受ける患者の権利として認めるべきものはどれか。1つ選べ。
98-80

1 別の患者の薬剤服用歴を閲覧する。
2 希望する薬剤の処方を医師に強要する。
3 自動車運転を避けるべき旨の服薬指導に従わない。
4 医学研究に参加することを拒否する。
5 受けた治療の自己負担金の支払いを拒否する。

□(18) 薬剤師が業務上知り得た人の秘密を漏らすと、秘密漏示罪に問われる場合があるが、その根拠となる法律はどれか。1つ選べ。105-79

1 民法
2 薬剤師法
3 刑法
4 医薬品医療機器等法
5 個人情報の保護に関する法律(個人情報保護法)

(14) 3

1 × ヘルシンキ宣言の記述である。

2 × リスボン宣言は倫理規定であり、法的拘束力を有するものではない。

3 ○ リスボン宣言の中の選択の自由の権利に「患者はいかなる治療段階においても、ほかの医師の意見を求める権利を有する」がある。

4 × ヘルシンキ宣言に基づく「人を対象とする医学系研究に関する倫理指針」などに明記されている。

5 × 薬剤師法などの身分法に規定される。

(15) 2

ヘルシンキ宣言は、ニュルンベルク綱領をもとに、1964年ヘルシンキで開催された世界医師会総会で採択されたものである。その内容は、人間を対象とする医学研究に関わる医師、その他の関係者が守るべき倫理的原則であり、臨床研究を行う場合の国際的倫理規定である。

(16) 1

2 × インフォームド・コンセント確保の目的は「患者の自己決定権の適正な発動」にあるので、必ずしもプライバシー保護が主目的ではない。

3 × 医療従事者であっても、十分な情報共有と相互的理解、合意の形成のため、インフォームド・コンセントは必須である。

4 × 患者の理解を確保することが大前提である。

5 × パターナリズム(父権主義)は、理解判断能力の乏しい者に代わって、優れた者が意思決定を行うことであり、インフォームド・コンセントの対極にあるものである。

(17) 4

1 × 「別の患者」の法益を侵す行為である。

2 × 強要はそれ自体医師の法益を侵す行為である。

3 × 自己の生命を侵害する行為である。

4 ○ ヘルシンキ宣言、リスボン宣言、わが国のGCPでも、「不利益を被ることなく治験等への参加を取りやめることができる」旨が保証されている。

5 × 社会的法益を侵害する行為である。

(18) 3

医師、薬剤師、医薬品販売業者、助産師、弁護士、弁護人、公証人又はこれらの職にあった者が、正当な理由がないのに、その業務上取り扱ったことについて知り得た人の秘密を漏らしたときは、6月以下の懲役または10万円以下の罰金に処する。(刑法第134条第1項)

Ⓒ薬学研究

《薬学における研究の位置づけ》

☐(1) 研究活動において、テクニシャン(技術補助者)に求められるのはどれか。1つ選べ。
1 研究計画の策定　2 実験の実施　3 実験結果のまとめ
4 法則性への展開　5 研究の発表

☐(2) 医薬品の安全性に関する非臨床試験の実施の基準はどれか。1つ選べ。 101-79
1 GLP　2 GCP　3 GMP　4 GVP　5 GPSP

《研究に必要な法規範と倫理》

☐(3) 臨床研究の実施について、<u>誤っている</u>のはどれか。1つ選べ。
1 臨床研究に携わる者は、倫理教育を受ける必要がある。
2 研究者は、被験者の生命、健康、プライバシー及び尊厳を守る必要がある。
3 研究計画は、倫理審査委員会の審査を受ける必要がある。
4 被験者と研究者の間で、インフォームド・コンセントは必要である。
5 「臨床研究に関する倫理指針」違反の場合、法的な罰則規定がある。

☐(4) 治験薬に記載しては<u>ならない</u>事項はどれか。1つ選べ。
1 治験用である旨　2 化学名　3 用法・用量
4 治験依頼者の氏名　5 貯蔵方法

☐(5) 臨床試験等の実施につき、被験者の人権保護の最優先を掲げた世界医師会採択宣言はどれか。1つ選べ。
1 世界人権宣言　2 ポツダム宣言　3 権利宣言
4 ヘルシンキ宣言　5 リスボン宣言

☐(6) ヘルシンキ宣言の理念に準拠した基準はどれか。1つ選べ。 103-80
1 GLP　2 GCP　3 QMS　4 GQP　5 GMP

☐(7) ヘルシンキ宣言における倫理的原則に<u>あてはまらない</u>のはどれか。1つ選べ。 100-80
1 研究の実施内容を研究計画書に明示すること
2 研究によって生じるリスクを最小化させるための措置を講じること
3 被験者のプライバシー及び尊厳を守ること
4 被験者に研究に関する十分な説明を行うこと
5 被験者の利益にかかわらず、研究目的の重要性を優先すること

(1) 2

テクニシャン（技術補助者）とは、研究の一部である「実験」を受け持つ専門家のことをいう。

(2) 1

医薬品の安全性に関する非臨床試験の実施の基準は、GLP（Good Laboratory Practice）である。

(3) 5

「臨床研究に関する倫理指針」は、法律ではなく「指針」（行政指導）であるため、罰則規定はない。

(4) 3

予定される販売名、効能・効果、用法・用量は、バイアス（心理的な偏り）を避けるために記載してはならない。

(5) 4

ヘルシンキ宣言の序言には「ヒトを対象とする医学研究においては、被験者の福利に対する配慮が科学的および社会的利益よりも優先されなければならない」と書かれている。

(6) 2

医薬品の臨床試験の実施の基準（GCP）は、ヘルシンキ宣言に基づいて制定された。

(7) 5

ヘルシンキ宣言は、「人間を対象とする医学研究の倫理的原則」で、GCPや「臨床研究に関する倫理指針」などの基盤となっているものである。この倫理原則の最も重要な事項は「患者の人権・利益を最優先すること」である。研究内容の明示やリスク最小化、被験者のプライバシーや人権の尊重、研究に関する十分な説明は、いずれもそこに向かうものである。一方、患者利益よりも研究を重視するというのは、この原理原則に反する。

☐ (8) ヘルシンキ宣言の内容に含まれるのはどれか。1つ選べ。
1　基礎実験　　2　動物実験　　3　臨床試験
4　動物実験及び臨床試験　　5　基礎実験及び動物実験

☐ (9) 治験における被験者候補への説明として、適切でないのはどれか。1つ選べ。 **103-78**
1　あなた自身の治療方法として最善のものです。
2　参加しなくても不利益は受けません。
3　参加する場合には守っていただくことがあります。
4　参加しても途中でやめることができます。
5　医薬品の開発に役立つものです。

☐ (10) 製造販売後臨床試験の実施において、臨床研究コーディネーターである薬剤師が被験者候補者である患者に行った説明（下線部）のうち、適切でないのはどれか。1つ選べ。 **101-80**
患　者「副作用が出たときはどうなるのですか。」
薬剤師「健康被害が生じた場合は、適切な治療が行われます。」①
薬剤師「健康被害を補償する保険にも加入しています。」②
患　者「この試験に参加しなければ、どうなりますか。」
薬剤師「参加しなくても、不利益を受けることはありません。」③
患　者「参加しない場合、主治医のA先生に申し訳ないように思うのですが。」
薬剤師「A先生に良く思われたければ、参加したほうがよいと思います。」④
患　者「途中でやめられますか。」
薬剤師「参加してからも、いつでもやめることができます。」⑤
1　①　　2　②　　3　③　　4　④　　5　⑤

《研究の実践》

☐ (11) GLPについて、正しいのはどれか。1つ選べ。
1　特殊毒性試験は対象外である。
2　非臨床試験に関する基準である。
3　製造販売後の試験に適用されることはない。
4　試験の実施体制や設備などについては規定されていない。
5　試験の実施方法のみが規定されている。

☐ (12) 非臨床試験について、正しいのはどれか。1つ選べ。
1　臨床試験開始後に行われることはない。
2　GMPが適用される。
3　主にコンピュータ内でのシミュレーションを行う。
4　候補品の有効性や安全性を研究する。
5　候補品の適切な剤形を研究する。

(8) 3

ヘルシンキ宣言はヒトを対象とする医学研究の倫理的原則である。

(9) 1

被験者や被験者候補に対し、治験に参加しないこと又は参加を取りやめることによる不利益な取扱いを受けない旨の説明は適切である。被験者候補に対して、治験への参加の強要や治療効果等の暗示や期待感を持たせるような説明は不適切である。

(10) 4

1 ○ 説明文書の必要的記載事項に「健康被害が発生した場合には必要な治療が行われる」旨の記載が定められ、治療の保証について説明するのは適切である。

2 ○ 説明文書の必要的記載事項に「健康被害の補償に関する事項」があり、その説明は適切である。

3 ○ 説明文書の必要的記載事項に「治験に参加しないこと又は参加を取りやめることにより不利益な取り扱いを受けない」旨の記載が定められ、この説明は適切である。

4 × 解説3を参照。

5 ○ 説明文書の必要的記載事項に「治験の参加をいつでも取りやめることができる」旨の記載が定められ、この説明は適切である。

(11) 2

GLPの対象は安全性薬理試験の一部と一般毒性試験、特殊毒性試験である。試験の実施体制や設備などについて規定されている。製造販売後であっても非臨床試験を行う場合はGLPを順守する必要がある。

(12) 4

非臨床試験は、主に動物を使って候補品の有効性や安全性を研究し臨床試験への移行の是非を検討する。臨床試験の前に行うが、必要があれば臨床試験開始後であっても適宜行う。GLPが適用される。

☐ (13) 臨床試験のうち、少数の健康な成人志願者を被験者として、忍容性、薬物動態などを中心に検討することを目的とするのはどれか。1つ選べ。

103-77

1　探索的試験　　2　臨床薬理試験　　3　検証的試験
4　有効性比較試験　　5　医療経済学的試験

☐ (14) 臨床試験について、正しいのはどれか。1つ選べ。

1　目的の用途に適応する患者のみが対象となる。
2　インフォームド・コンセントをとる必要はない。
3　被験者の福利よりも試験依頼者の利益が優先される。
4　GCPが適用される。
5　第Ⅰ相から第Ⅲ相までである。

☐ (15) 少人数の健康成人で、ごく少量から少しずつ「薬の候補物質」の投与量を増やしていき、安全性について調べる試験はどれか。1つ選べ。

1　非臨床試験　　2　第Ⅰ相試験　　3　第Ⅱ相試験
4　第Ⅲ相試験　　5　第Ⅳ相試験

（13）2

臨床試験の第Ⅰ相で主に行われる臨床薬理試験では、原則として少数の健康な成人志願者が参加し、忍容性、薬物動態などが調べられる。

（14）4

臨床試験（治験）は第Ⅰ相から第Ⅳ相まであり、第Ⅰ相では健康な成人男性も対象になる。ヘルシンキ宣言では、他のすべての利益よりも被験者の福利が優先されること、インフォームド・コンセント取得の義務が規定されている。

（15）2

第Ⅰ相試験は薬の安全性と薬が体内に入ってどのように変化し、排泄されるかを明らかにするために健康成人で行われる試験である。第Ⅱ相試験は「薬の候補物質」が効果を示すと予想される比較的少人数の患者で、有効性、安全性、使い方（投与量・投与方法など）を調べる試験である。第Ⅲ相試験は多数の患者で、有効性、安全性、使い方を確認する試験である。

Ⓓ信頼関係の構築

《コミュニケーション》

□(1) 患者と面談する際、上から見た位置関係のうち、最も患者が薬剤師と抵抗なく話し合えるとされるのはどれか。1つ選べ。ただし、顔の向きは下記に示したものとする。 **99-86**

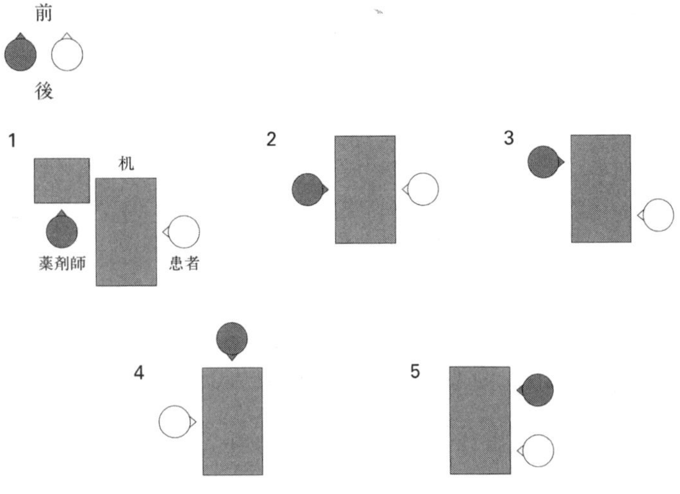

□(2) コミュニケーションの構成要素について、誤っているのはどれか。1つ選べ。

1 情報を符号化するのは送り手である。
2 符号化した情報を運ぶ経路をチャンネルという。
3 すべての符号化された情報は言語的メッセージである。
4 マスメディアもチャンネルの1つである。
5 受け手は、送られたメッセージを解読する。

□(3) 日本人の文化的な土壌をベースとした「以心伝心」のコミュニケーションはどれか。1つ選べ。

1 マスコミュニケーション
2 高コンテキストコミュニケーション
3 パーソナルコミュニケーション
4 低コンテキストコミュニケーション
5 非言語的コミュニケーション

□(4) コミュニケーションにおける言語メッセージはどれか。1つ選べ。 **104-80**

1 手話　2 対人距離　3 声の調子　4 姿勢　5 表情

薬理
薬剤
病態・薬治
法・制・倫
実務

(1) 4

1 × 意外と緊張する。こういう場合には、間が必要なので、2以降を使い分けたい。

2 × 対面法。きちんと言うべきことを言うことが必要な場合。ただし、対決をする形になり、緊張を強いられる。

3 × 少しずらした斜めの対面だと緊張を緩和する効果がある。

4 ○ 直角法。視線を交わせなくて済むので、話しやすい位置関係。

5 × 平行法。車の運転席と助手席に隣り合わせた感じで、一番自然な位置関係。少しなれなれしい感じがして医療面接には向かない。

(2) 3

符号化された情報には、言語的メッセージと非言語的メッセージがある。

(3) 2

1 × 一度に多数の受け手に情報(メッセージ)を送ることのできる新聞、ラジオ、テレビなどの媒体を用いたコミュニケーション

2 ○ 人間関係が緊密で情報が広く共有され、言語を駆使しなくとも、状況(コンテキスト)から意味を読み取るコミュニケーション

3 × 通常は1対1、または少人数間でのコミュニケーション

4 × 言語で明確な説明が要求される英語圏のコミュニケーション

5 × 音声言語や文字言語で情報を伝えるのではなく、身体動作や身体接触などで伝えるコミュニケーション

(4) 1

手話はコミュニケーションにおける言語メッセージである。身だしなみ、患者との位置関係、動作、声の調子、姿勢、表情や視線等は、非言語的コミュニケーションである。

☐ (5) 文化や習慣の影響を受けにくく異文化で共有されている非言語コミュニケーションはどれか。1つ選べ。

1　ボディランゲージ　　2　身体接触　　3　対人距離
4　顔の表情　　　　　　5　視線

☐ (6) 患者とコミュニケーションを行う際に、<u>不適切な</u>行為はどれか。1つ選べ。

1　アイコンタクト　　2　共感やうなずき　　3　経過時間の確認
4　オウム返し　　　　5　患者が必要とする情報提供

☐ (7) 患者心理の特徴として<u>不適切</u>なのはどれか。1つ選べ。

1　対象喪失には、事故や病気で身体の一部を失うことも含まれる。
2　否認とは、現実の状況が認められず、その現実がなかったかのようにふるまうことである。
3　退行とは、精神的に年齢不相応なふるまいをすることである。
4　知性化とは、現実に対する不安や葛藤を知的に理解しようとすることである。
5　身体的な回復と心理的な回復は同時に起こっている。

☐ (8) 開放型質問についての説明のうち、<u>誤っている</u>のはどれか。1つ選べ。

1　患者の気持ちを確認しやすい。
2　時間がかからない。
3　患者が自分を表現しづらい場合に有用。
4　行った説明に対する患者の理解度を確認しやすい。
5　患者が知りたい情報を把握しやすい。

☐ (9) 他者の価値観に配慮しつつ、自分の欲求、考え、気持ちを適切に表現することを何というか。1つ選べ。 **108-80**

1　ラポール　　　　2　パターナリズム　　3　アサーション
4　ミラーリング　　5　コーチング

(5) 4

1　×　日本人は欧米人に比べて、ボディランゲージが少ないといわれている。

2　×　文化圏によっては愛情や親しみを表す表現として抱き合ったりするが、日本人はあまり身体的接触をしない。

3　×　日本人は親しい人以外は対人距離をあまり近くとらないが、初対面から抱擁してあいさつするという国もある。

5　×　視線をあわす文化もあれば、視線をそらす文化もある。

(6) 3

時間がなく忙しい、あまり相手をしていられない、などの印象を患者に与えしまう可能性がある。

(7) 5

身体的な回復と心理的な回復には時間的なギャップがあり、それが患者特有の心理状態を生み出している。

(8) 2

開放型質問を行う際のデメリットとして、話題が分散したり、ぼやけたりすることが多く、時間がかかる場合が多い。

(9) 3

アサーションとは、相手に配慮しながらも、自分自身の意見を伝えるコミュニケーションスタイルの一つである

II　薬学と社会

Ⓐ人と社会に関わる薬剤師

《人と社会に関わる薬剤師》

□(1) 法律の規定を実施するため内閣が定めるのはどれか。1つ選べ。**103-71**

1　憲法　　2　政令　　3　省令　　4　条例　　5　条約

□(2) 法令等の構成について、正しいのはどれか。1つ選べ。

1　薬剤師法施行令は、薬剤師法関連省令である。
2　薬局業務運営ガイドラインは、医薬品医療機器等法関連省令である。
3　市区町村の行政単位で薬事関連条例を制定することはできない。
4　医療法施行規則は、医療法関連政令である。
5　告示は、公の機関が決定事項を広く社会に知らせる行為である。

□(3) 以下の組合せについて、正しいのはどれか。1つ選べ。

1　政令の制定………………国会
2　省令の制定………………内閣府
3　憲法改正の発議…………内閣府
4　条約の承認………………国会
5　都道府県条例の制定……総務省

(1) 2
政令（施行令）は、内閣が制定する。

(2) 5
1 × 省令ではなく、政令である。
2 × 省令ではなく、厚生労働省が発した通知である。
3 × 条例とは、法律の範囲で、地域の実状に応じた取り決めを行うものであるから、地方自治体の議会であれば制定可能である。
4 × 政令ではなく、省令である。

(3) 4
1 × 政令とは、命令（法律の実施に必要な行政機関による取り決め：法的強制力がある）の1つであり、内閣府によって制定される。
2 × 省令とは、命令の1つであり、法律、政令等に基づき、主管する行政機関の長が発する。
3 × 憲法改正の発議は、立法府（国会）の権限である。実際の改正の是非は国民投票によって決する。
4 ○ 条約が国内効力を持つためには、立法府による承認が必要である。なお、締結自体は行政府（内閣）の権限である。
5 × 条例は、地方自治体ごとの取り決め（地方自治体議会の権限）であるので、国の機関が制定することはない。また、条例の内容の是非についても、国の行政機関が関与することはない。

Ⓑ薬剤師と医薬品等に係る法規範

《薬剤師の社会的位置づけと責任に係る法規範》

(1) 薬剤師の任務は薬剤師法第1条に規定されている。この条文の［　　］に当てはまるのはどれか。1つ選べ。 **98-81**

「薬剤師は、調剤、医薬品の供給その他［　　］をつかさどることによって、公衆衛生の向上及び増進に寄与し、もって国民の健康な生活を確保するものとする。」

1　医薬品管理　2　地域医療　3　薬事衛生　4　医薬品開発
5　医薬品適正使用

(2) 薬剤師の任務は薬剤師法第1条に規定されている。この条文の［　　］に当てはまるのはどれか。1つ選べ。 **108-71**

「薬剤師は、調剤、医薬品の供給その他の薬事衛生をつかさどることによって、［　　］の向上及び増進に寄与し、もって国民の健康な生活を確保するものとする。」

1　医療の質　2　地域連携　3　公衆衛生　4　健康サポート
5　薬剤師の経済的利益

(3) 薬剤師免許の発効時点はいつか。1つ選べ。

1　薬剤師国家試験に合格した時点
2　薬剤師国家試験合格証の交付を受けた時点
3　薬剤師免許証が発行された時点
4　薬剤師名簿に登録された時点
5　薬剤師免許証の交付を受けた時点

(4) 薬剤師法第6条に定める薬剤師名簿の登録事項はどれか。1つ選べ。 **106-72**

1　現住所　2　卒業大学名　3　勤務先名　4　認定薬剤師の資格
5　登録年月日

(5) 薬剤師免許に関する記述のうち、正しいのはどれか。1つ選べ。 **98-73**

1　免許を取り消された経歴を持つ者には与えられない。
2　米国の薬剤師免許を有していれば、我が国の免許が与えられる。
3　免許証の再交付申請中は、薬剤師業務に従事することはできない。
4　現住所を変更した場合は、免許証の訂正を申請しなければならない。
5　薬剤師名簿に登録されて免許が発効する。

(6) 厚生労働大臣が、薬剤師の免許の取消し等の処分をするにあたって、あらかじめ意見を聴かなければならないのはどれか。1つ選べ。 **102-73**

1　医道審議会　2　都道府県知事　3　内閣府
4　薬事・食品衛生審議会　5　裁判所

(1) 3

薬剤師法第1条（薬剤師の任務）は以下の通り。

薬剤師は、調剤、医薬品の供給その他薬事衛生をつかさどることによって、公衆衛生の向上及び増進に寄与し、もって国民の健康な生活を確保するものとする。

(2) 3

前問の解説を参照。

(3) 4

薬剤師の免許効力は、薬剤師名簿登録をもって発生する。

1、2　×　国試合格は免許の第一段階にすぎない。

3　×　免許証は、薬剤師名簿登録を受けて作成、発行される。

5　×　薬剤師名簿に登録された時点で、すでに免許効力は発生している。

(4) 5

薬剤師名簿の登録事項：①登録番号及び登録年月日　②本籍地都道府県名　③氏名　④生年月日及び性別　⑤薬剤師国家試験合格の年月　⑥免許の取消し、業務の停止又は戒告の処分に関する事項　⑦再教育研修を修了した旨　⑧その他厚生労働大臣の定める事項

(5) 5

1　×　薬剤師免許を取り消された者であっても、その者がその取り消しの理由となった事項に該当しなくなったときは、再免許を与えることがある。

2　×　我が国の薬剤師国家試験を受験し合格しなければ与えられない。

3　×　薬剤師免許の発効要件は、免許証の有無ではなく薬剤師名簿登録である。

4　×　薬剤師名簿の登録事項には現住所は含まれていない。

(6) 1

厚生労働大臣は、相対的欠格事由その他による戒告、3年以内の業務停止、免許取り消し処分をするに当たっては、あらかじめ、医道審議会の意見を聴かなければならない。（薬剤師法第8条第4項）

☐ (7) 薬剤師免許に関する記述のうち、正しいのはどれか。1つ選べ。 **100-72** 改

1 未成年者には、免許は与えられない。
2 免許の申請書は、卒業した大学を経由して厚生労働大臣に提出する。
3 免許の効力は、申請者が免許証を受け取った時から生じる。
4 免許を取り消されても、免許証を厚生労働大臣に返納する必要はない。
5 免許証が破れたという理由では、再交付を申請することはできない。

☐ (8) 薬剤師に関する記述のうち、正しいのはどれか。1つ選べ。 **104-71**

1 薬剤師の免許の効力は、薬剤師国家試験に合格した時から生じる。
2 薬剤師以外の者が調剤を行うことは、例外なく禁止されている。
3 薬剤師名簿への登録を行えば、自動的に保険薬剤師として登録される。
4 薬剤師でなければ、薬剤師又はこれにまぎらわしい名称を用いてはならない。
5 薬剤師の品位を損するような行為を行っても、免許を取り消されることはない。

☐ (9) 薬剤師のみが資格要件を満たすのはどれか。1つ選べ。 **97-72**

1 薬局の管理者　2 店舗販売業の店舗管理者
3 医薬部外品製造販売業の総括製造販売責任者
4 生物由来製品の製造管理者　5 麻薬管理者

☐ (10) 薬剤師法に定める薬剤師の<u>任務又は業務でない</u>のはどれか。1つ選べ。
99-72

1 調剤　2 医薬品の供給
3 処方せん中の疑わしい点の医師、歯科医師又は獣医師への照会
4 調剤した薬剤についての患者等への情報提供　5 検査のための採血

☐ (11)「正当な調剤拒否事由」に該当<u>しない</u>のはどれか。1つ選べ。

1 薬剤師が病気の場合
2 薬剤師が不在の場合
3 病院の調剤所に、他病院の処方箋が提示された場合
4 処方箋記載の医薬品の備蓄がない場合
5 患者の意思で、処方箋記載量以上の調剤を求めた場合

☐ (12) 以下の［　　　］に入る語句はどれか。1つ選べ。 **106-73**

薬剤師法第23条
薬剤師は、医師、歯科医師又は獣医師の［　　　］によらなければ、販売又は授与の目的で調剤してはならない。

1 指示　2 カルテ　3 処方せん　4 診断書　5 診療方針

(7) 1
1 ○ 薬剤師免許の絶対的欠格事由。
2 × 免許は個人に対して与えられるので、個人の申請による。
3 × 薬剤師名簿に登録された時点で薬剤師である。
4 × 免許を取り消されたときは、5日以内に、住所地の都道府県知事を経由して、免許証を厚生労働大臣に返納しなければならない。
5 × 免許証の再交付を申請できる。

(8) 4
1 × 薬剤師名簿に登録された時点で薬剤師である。
2 × 条件付きで医師等の自己処方箋に基づき、自ら調剤できる。
3 × 別途、保険薬剤師として登録が必要である。
5 × 取り消されることはある。

(9) 1
2 × 薬剤師又は登録販売者である。
3 × 厚生労働省令で薬剤師以外に大学で化学を修了した者、業務経験者などである。
4 × 厚生労働大臣の承認を受けて、自ら管理者になるか、医師、細菌学的知識を有する者その他技術者が該当する。
5 × 医師、歯科医師、獣医師又は薬剤師である。

(10) 5
業として人体から採血することは、医師法に規定する医業に該当するため、薬剤師が検査の目的で採血を行うことはできない。したがって、現在、薬局では、簡易血液検査を実施しているところもあるが、患者の自己穿刺から採取された血液により行っている。

(11) 4
1、2 ○ 正当な理由である。
3 ○ 病院勤務の薬剤師は、院内処方のみ取り扱うことができる。
4 × 備蓄がないことは正当な理由として認められない。
5 ○ 処方内容を変更したい場合、処方医の同意を得なければならない。

(12) 3
薬剤師は、医師、歯科医師又は獣医師の処方せんによらなければ、販売又は授与の目的で調剤してはならない。(例外事項なし)

(13) 調剤済みとなった処方箋に薬剤師が記載しなければならないのはどれか。1つ選べ。 107-71

1 患者の病名　2 患者の住所　3 調剤年月日

4 調剤した薬剤師の薬剤師名簿登録番号　5 服薬指導の内容

(14) 医師法に規定する医師の行為について、正しいのはどれか。1つ選べ。

1 他の医師が交付した処方箋の調剤を行うことができる。

2 一定の要件に基づく場合、無診察で処方箋を交付できる。

3 薬剤交付の際は、薬剤の被包に、交付年月日を明記しなければならない。

4 自ら調剤を行う場合、交付する薬剤の容器に用法・用量の記載は不要である。

5 覚醒剤を施用する場合、処方箋を交付しなければならない。

(15) 医師法、歯科医師法、薬剤師法の第一条によって定められる医師、歯科医師、薬剤師の共通の任務はどれか。1つ選べ。 100-74

1 医療を効率的に提供する体制の確保　2 国民の健康な生活の確保

3 医療を受ける者の利益の保護　4 各職種間の業務連携

5 生命の尊重と個人の尊厳の保持

(16) 以下のように法律で規定されているのはどれか。1つ選べ。 108-73

「厚生労働大臣の免許を受けて、傷病者若しくはじょく婦に対する療養上の世話又は診療の補助を行うことを業とする者」

1 保健師　2 助産師　3 看護師　4 介護福祉士

5 介護支援専門員

(17) 日本国内において就業者数が最も多いのはどれか。1つ選べ。 101-77

1 医師　2 歯科医師　3 薬剤師　4 看護師　5 臨床検査技師

(18) 病院及び診療所について、正しいのはどれか。1つ選べ。

1 病院と診療所の違いは、入院設備の有無である。

2 診療所は、必ず専任の薬剤師を設置しなければならない。

3 薬剤師の員数基準は、病院の機能に関わりなく同じである。

4 特定機能病院には、医薬品情報管理室が必要である。

5 病院は、要件を満足すれば届出で開設できる。

(19) 病院開設の手続きについて、正しいのはどれか。1つ選べ。

1 厚生労働大臣の許可を受ける。

2 開設地の都道府県知事の許可を受ける。

3 あらかじめ厚生労働大臣に届け出る。

4 あらかじめ開設地の都道府県知事に届け出る。

5 開設後10日以内に厚生労働大臣に届け出る。

(13) 3

薬剤師は、調剤したときは、その処方箋に、調剤済みの旨（その調剤によって、当該処方箋が調剤済みとならなかったときは、調剤量）、調剤年月日その他厚生労働省令で定める事項を記入し、かつ、記名押印し、又は署名しなければならない。（薬剤師法第26条）

(14) 3

1 × 法で定められた条件下で自己処方箋に基づき、自ら調剤できる。

2 × 医師は、自ら診察しないで処方箋を交付してはならない。

3 ○ 用法・用量、交付の年月日、患者の氏名及び病院もしくは診療所の名称及び所在地又は医師の住所及び氏名を明記しなければならない。

4 × 用法・用量の記載は必要である。

5 × 「覚醒剤を投与する場合」は、処方箋交付の例外である。

(15) 2

各法第1条（任務条項）の共通部分は、「公衆衛生の向上及び増進に寄与し、もって国民の健康な生活を確保するものとする」であり、これが、共通に果たさなければならない社会的役割＝任務である。

(16) 3

「看護師」とは、厚生労働大臣の免許を受けて、傷病者若しくはじょく婦に対する療養上の世話又は診療の補助を行うことを業とする者をいう。（保健師助産師看護師法第5条）

(17) 4

厚生労働省の推計（令和2年末現在）によれば、医師数：339,623人、歯科医師数：107,443人、薬剤師数：321,982人、看護師数：1,280,911人、准看護師数：284,589人、保健師数：55,595人、臨床検査技師数：61,350人（常勤換算の数値）である。

(18) 4

1 × 20人以上の患者を入院させる施設を有するものを病院といい、病床を有しない又は19人以下の患者を入院させる施設を有するものを診療所という。

2 × 原則として、常勤医師が3名以上勤務する診療所で薬剤師が必要。

3 × 病院の機能によって員数基準は異なる。

5 × 病院の開設は、開設者が個人、法人のいずれであっても許可を要する。

(19) 2

病院開設には、開設者が臨床研修修了医師等であるなしに関わらず、都道府県知事の許可が必要である。

□ (20) 医療法に規定される病院の病床の種別に該当しないのはどれか。1つ選べ。 97-75

1　精神病床　　2　感染症病床　　3　救急病床
4　療養病床　　5　一般病床

□ (21) 病院が必ず有しなければならない施設はどれか。1つ選べ。 103-72

1　集中治療室　　2　病理の検査施設　　3　調剤所
4　研究室　　5　病理解剖室

□ (22) 薬剤師を「医療の担い手」と明記している法律はどれか。1つ選べ。 100-71

1　薬剤師法　　2　医薬品医療機器等法（旧称：薬事法）　　3　医療法
4　健康保険法　　5　国民健康保険法

□ (23) 医療法の目的として、正しいのはどれか。1つ選べ。 101-74

1　保険給付の確保
2　副作用被害の救済
3　良質かつ適切な医療を効率的に提供する体制の確保
4　医薬品等の品質の確保
5　薬物乱用の防止

□ (24) 医療を受ける者に対する医療の担い手の責務として、医療法に規定されているのはどれか。1つ選べ。 102-74

1　福祉サービスの提供　　2　医療技術の普及　　3　医療計画の策定
4　効率的な説明　　5　良質かつ適切な医療の提供

□ (25) 医療法で規定する医療提供の理念に該当しないのはどれか。1つ選べ。 98-74

1　生命の尊重と個人の尊厳の保持を旨とする。
2　医療を受ける者の意向を十分に尊重する。
3　国民自ら健康の保持増進に努める。
4　医療の担い手の地位向上に努める。
5　医療の担い手と医療を受ける者との信頼関係を基本とする。

(20) 3

医療法第７条において、病院等の開設の許可にあたって病床の種別を記載することになっている。その種別は、①精神病床、②感染症病床、③結核病床、④療養病床、⑤一般病床、の５種類に分けられる。救急病床は含まれていない。

(21) 3

病院は、各科専門の診察室、手術室、処置室、臨床検査施設、エックス線装置、調剤所、給食施設、診療科名中に産婦人科又は産科を有する病院にあっては、分べん室及び新生児の入浴施設、療養病床を有する病院にあっては、機能訓練室、その他都道府県の条例で定める施設を有しなければならない。（医療法第21条第１項）

(22) 3

医療法第１条の２（患者本位の医療）：医療は、生命の尊重と個人の尊厳の保持を旨とし、医師、歯科医師、薬剤師、看護師その他の医療の担い手と医療を受ける者との信頼関係に基づき、及び医療を受ける者の心身の状況に応じて行われるとともに、その内容は、単に治療のみならず、疾病の予防のための措置及びリハビリテーションを含む良質かつ適切なものでなければならない。

(23) 3

1 × 健康保険法第１条に掲げる同法の目的。医療法は保険制度を規律する法ではない。
2 × 独立行政法人医薬品医療機器総合機構法第３条「機構の目的」に掲げる機構の業務である。
4 × 医薬品医療機器等法第１条に規定される目的の１つである。
5 × 薬物乱用防止を直接の目的とした法は現存しない。

(24) 5

医師、歯科医師、薬剤師、看護師その他の医療の担い手は、第１条の２に規定する理念に基づき、医療を受ける者に対し、良質かつ適切な医療を行うよう努めなければならない。（医療法第１条の４第１項）

(25) 4

1 ○ 医療法第１条の２第１項に述べられる。生命倫理原則。
2 ○ 同条第２項に述べられる。患者の自己決定権の尊重。
3 ○ 同条第２項。患者参加型の医療。
4 × 先述の通り、医療実施側の利益に言及するものではない。
5 ○ 同条第１項に述べられる。例えば、インフォームド・コンセントなどの根拠を成す。

☐(26) 医療法において、医療提供体制の確保を図るための計画（医療計画）を定めると規定されているのはどれか。1つ選べ。**100-73**
1　国　　　　2　都道府県　　3　市町村
4　医療法人　　5　保健所を設置する市又は特別区

☐(27) 医療法において、地域医療支援病院の要件に該当しないのはどれか。1つ選べ。**99-73**
1　救急医療を提供する能力
2　原則として200床以上の病床
3　他の医療機関から紹介された患者に対する医療の提供
4　医薬品情報管理室の設置
5　高度な医療技術の開発を行う能力

☐(28) 医療法の規定に基づく「医療計画」を定めることが義務づけられているのはどれか。1つ選べ。**105-76**
1　厚生労働省　　2　都道府県　　3　地方厚生局　　4　保健所
5　市区町村

☐(29) 個人情報の保護に関する法律について、正しいのはどれか。1つ選べ。
1　故人の情報も「個人情報」として取り扱われる。
2　本人が個人データの訂正を求めることはできない。
3　処方箋は「個人情報」に該当し得る。
4　全国民が、個人情報取扱上の規制を受ける。
5　薬局が個人情報取扱事業者となるには許可が必要である。

☐(30) 個人情報取扱事業者について、誤っているのはどれか。1つ選べ。
1　保有する個人データの正確性を保つ努力をする。
2　個人情報の利用目的をできる限り特定する。
3　利用目的を逸脱した個人情報の取扱いは禁止である。
4　個人情報の利用目的の変更は、本人に通知する。
5　処方箋の疑義照会に際し、患者の同意が必要である。

☐(31) 製造物責任法上の製造物に該当しないのはどれか。1つ選べ。
1　医薬品　　　　2　ワクチン　　3　化粧品
4　調剤された薬剤　　5　医療機器

☐(32) 製造物責任法において身体に蓄積した場合に人の健康を害することになる物質による損害は次のどの時点から起算して10年か。1つ選べ。
1　当該製造物を入手したとき
2　加害責任者を知ったとき
3　損害が生じたとき
4　当該製造物を使用し始めたとき
5　当該製造物が市販され始めたとき

（26）2

医療計画を作成実施する責務は都道府県が担う。

都道府県は、基本方針に即して、かつ、地域の実情に応じて、当該都道府県における医療提供体制の確保を図るための計画（以下「医療計画」という。）を定めるものとする。（医療法第 30 条の 4）

（27）5

地域医療支援病院のキーとなる機能は地域単位の医療の支援、特定機能病院のキーとなる機能は高度医療の担当・教育・開発である。

（28）2

都道府県は、基本方針に即して、かつ、地域の実情に応じて、当該都道府県における医療体制の確保を図るための計画（以下「医療計画」という。）を定めるものとする。（医療法第 30 条の 4）

（29）3

1 × 個人情報とは、生存する個人に関する情報、かつその記述により個人を識別できるもの。

2 × 個人データの開示、訂正、利用停止を求めることができる。

3 ○ 処方箋は、その記載等から個人の特定が可能である。

4 × この法律は、「個人情報取扱事業者」を定義し、その個人情報の取扱いの適正化を図るものである。

5 × 個人情報取扱事業者は、許可等によりなるものではない。

（30）5

処方箋の疑義照会は、医療上必要な措置であり、その意味ではいわゆる「個人情報の利用」の制限に優先する。

（31）4

薬剤師の調剤行為はサービス行為とみなされ、製造物責任法上の製造行為に該当しない。したがって調剤された薬剤は、製造物責任法上の製造物に該当しない。

（32）3

身体に蓄積した場合に人の健康を害することになる物質による損害及び一定の潜伏期間が経過した後に症状が現れる損害については、被害の救済を図ることが難しいため、損害が生じたときから起算する。

《医薬品の品質、有効性及び安全性の確保に係る法規範》

(33) 希少疾病用医薬品の指定の条件において、我が国におけるその用途に係る対象者数として規定されているのはどれか。1つ選べ。 **99-71**

1 5,000人未満　2 10,000人未満　3 50,000人未満
4 100,000人未満　5 200,000人未満

(34) 希少疾病用医薬品に関する記述のうち、適切なのはどれか。1つ選べ。 **105-80**

1 指定難病の患者に対する治療薬のことである。
2 国が主体となって製品化を行う。
3 指定された後に、取り消されることはない。
4 承認されるまで、指定されたことは公開されない。
5 他の医薬品に優先して承認審査を受けられる。

(35) 法律において、条件及び期限付き承認の仕組みが規定されているのはどれか。1つ選べ。 **105-75**

1 医薬品　2 医療機器　3 医薬部外品　4 再生医療等製品
5 化粧品

(36) 医薬品の承認申請資料の非臨床試験のうち、GLP（Good Laboratory Practice）が適用されない試験はどれか。1つ選べ。 **99-78**

1 単回投与毒性試験　2 遺伝毒性試験　3 がん原性試験
4 薬効薬理試験　5 依存性試験

(37) 各分野の専門家で構成され、承認申請医薬品の審査にあたる機関はどれか。1つ選べ。

1 治験審査委員会　2 薬事・食品衛生審議会　3 医道審議会
4 医薬品医療機器総合機構　5 厚生労働省

(38) 医薬品のGLPの説明として正しいのはどれか。1つ選べ。 **104-78**

1 医薬品の製造管理及び品質管理の基準
2 医薬品の臨床試験の実施の基準
3 医薬品の安全性に関する非臨床試験の実施の基準
4 医薬品の製造販売後安全管理の基準
5 医薬品の適正な流通管理の基準

(39) 治験に関する記述のうち、正しいのはどれか。1つ選べ。 **105-78**

1 GLPを遵守する必要がある。
2 医療機器の試験も含まれる。
3 健常人に対する試験では、安全性より試験の実施が優先される場合がある。
4 製造販売業者から依頼されなければ実施できない。
5 実施施設内に治験審査委員会を設置する義務がある。

(33) 3

希少疾病用医薬品の指定条件は、①その用途に係る対象者の数がわが国において5万人に達しないこと、②製造販売の承認が与えられるとしたならば、その用途に関し、特に優れた使用価値を有すること、のいずれにも該当することである。

(34) 5

希少疾病用医薬品は、他の医薬品に優先して承認審査を受けられる。(医薬品医療機器等法第14条)

(35) 4

再生医療等製品は、条件及び期限付き承認の仕組みが設けられている。(医薬品医療機器等法第23条の26)

(36) 4

GLPの遵守が求められる非臨床試験は、安全性薬理試験の一部(コアバッテリー試験)及び毒性試験である。選択肢1、2、3、5は、毒性試験に該当するためGLPの遵守が求められるが、薬効薬理試験(効力を裏付ける試験)は、GLPの適用対象ではない。

(37) 2

薬事・食品衛生審議会への必要的諮問事項は、新医薬品の承認、局方の制定・改定、救済給付における因果関係等の判定などがある。

(38) 3

GLPとは、Good Laboratory Practiceの略であり、医薬品の安全性に関する非臨床試験の実施基準のことである。

(39) 2

治験とは、医薬品、医療機器又は再生医療等製品の製造販売の承認申請をするために行われる臨床試験のことである。

□ (40) 新有効成分薬物などの初回治験計画を届け出る場合、保健衛生上の危害の発生を防止するために、厚生労働大臣が必要な調査を行う期間が設けられている。そのため、届出した日から（ア）日を経過した後でなければ、治験を依頼し、又は自ら実施してはならない。（ア）にあてはまる数値として正しいのはどれか。1つ選べ。 **107-72**

1 3　2 7　3 15　4 30　5 60

□ (41) 治験審査委員会に必須の構成員はどれか。1つ選べ。 **97-79**

1 治験実施医療機関の長　2 治験責任医師　3 治験依頼者の代表
4 医学・薬学等の専門的知識を有する者以外の者　5 治験薬管理者

□ (42) 医薬品の治験における一般的な第Ⅰ相試験に関する記述のうち、正しいのはどれか。1つ選べ。 **98-79**

1 多数の患者を対象とする。　2 薬物動態を調べる。
3 至適用法・用量を決定する。　4 有効性を検証する。
5 二重盲検比較試験によって実施する。

□ (43) 質の高い治験を倫理的な配慮の下に科学的に、適正かつ円滑に進めるため、被験者との調節を行い、治験責任医師等を支援するのはどれか。1つ選べ。

1 治験審査委員会　2 医薬情報担当者　3 治験薬管理者
4 治験コーディネーター　5 治験事務局

□ (44) 治験薬管理者は誰によって指名されるか。1つ選べ。

1 治験依頼者の長　2 治験審査委員会の長
3 治験施設支援機関　4 治験責任医師　5 治験実施機関の長

□ (45) GCP省令において、「治験を行うことの適否」について、あらかじめ治験審査委員会の意見を聴かなければならないと定められているのは誰か。1つ選べ。 **106-74**

1 治験実施医療機関の長　2 治験責任医師
3 治験依頼者　4 被験者の代表
5 独立行政法人医薬品医療機器総合機構（PMDA）の審査役

□ (46) 医薬品の製造所の品質管理について、誤っているのはどれか。1つ選べ。

1 製造管理部門、品質管理部門が独立していなければならない。
2 製造管理責任者は製品の製造所からの出荷の可否を決定する。
3 GMPに規定されている。
4 標準操作手順書(SOP)を作成する。
5 製造工程を科学的に検証し、文書化する。

(40) 4

新有効成分薬物などの初回治験計画を届け出る場合は、届出をした日から30日を経過した後でなければ、治験を依頼し、又は自ら実施してはならない。(医薬品医療機器等法第80条の2)

(41) 4

1 × 治験実施医療機関の長は委員会の必須要件にない。

2 × 治験責任医師は、実施医療機関において治験に係る業務を統括する医師又は歯科医師をいう。必須要件にない。

3 × 治験依頼者の代表は必須要件にない。

5 × 治験薬管理者は必須要件にない。

(42) 2

1 × 第I相試験では、通常、比較的少数の健常人(志願者)を対象とする。

2 ○ 主として安全性と薬物動態を調べる。

3 × 至適用法・用量を設定するのは、第II相試験である。

4 × 有効性を検証するのは、第III相試験である。

5 × 無作為化二重盲検比較試験を実施するのは、第III相試験である。

(43) 4

治験コーディネーターはインフォームド・コンセントや同意説明、参加者の心のケアなどの、被験者に係わる医学的判断を伴わない業務や、治験が円滑に行われるように、治験(臨床試験)に係わる事務的業務、治験(臨床試験)に携わるチーム内の調整をする業務を担当する。

(44) 5

治験実施機関の長によって指名される。治験薬管理者は原則として薬剤師であり、実施されるすべての治験薬を医薬品の臨床試験の実施基準(GCP)に従い、管理・保管しなければならない。

(45) 1

実施医療機関の長は、当該実施医療機関において治験を行うことの適否について、あらかじめ、実施医療機関の長が他の医療機関の長と共同で設置した治験審査委員会、又は外部の治験審査委員会の意見を聴かなければならない。(医薬品の臨床試験の実施の基準に関する省令第30条)

(46) 2

製造管理及び品質管理の結果を適正に評価し、製品の製造所からの出荷の可否を決定するのは、品質管理責任者である。

☐ (47) 再審査制度について、誤っているのはどれか。1つ選べ。
1 新医薬品のみが対象となる。
2 特定使用成績調査は、高齢者・小児・妊婦などにおける有効性及び安全性を調査する。
3 厚生労働大臣が指示した品目ごとに審査する。
4 1回限りの制度である。
5 GCP、GLP、GPSP 基準に適合した資料の提出が必要である。

☐ (48) 品質再評価の結果が掲載されているのはどれか。1つ選べ。
1 医薬品・医療機器等安全性情報
2 緊急安全性情報(イエローペーパー)
3 医療用医薬品品質情報集(オレンジブック)
4 医薬品インタビューフォーム　5 医薬品安全対策情報

☐ (49) すでに承認されている医薬品について、その時点での知見に基づいて承認の可否を見直す制度はどれか。1つ選べ。**101-78**
1 使用成績調査　2 医薬品のリスク管理　3 薬価改定
4 再評価　5 製造販売後臨床試験

☐ (50) GVP 省令に基づき、新医薬品の適正使用のための情報提供と副作用情報の把握のために、市販後のある一定期間、製造販売業者が行う調査はどれか。1つ選べ。**107-73**
1 一般使用成績調査　2 製造販売後臨床試験　3 市販直後調査
4 特定使用成績調査　5 使用成績比較調査

☐ (51) 企業報告制度における、未知の副作用の報告期限はどれか。1つ選べ。
1 5日以内　2 10日以内　3 15日以内　4 20日以内　5 30日以内

☐ (52) 医薬品・医療機器等安全性情報報告制度において、副作用情報等の報告義務を負うのはどれか。1つ選べ。
1 日本医師会　2 日本薬剤師会　3 都道府県知事
4 製造販売業者　5 病院・診療所、薬局

☐ (53) 市販直後調査の実施期間はどれか。1つ選べ。
1 販売開始後2カ月間　2 販売開始後3カ月間　3 販売開始後6カ月間
4 販売開始後10カ月間　5 販売開始後12カ月間

☐ (54) 治験業務上の略語として使われないのはどれか。1つ選べ。
1 CRC　2 GCP　3 GPSP　4 IC　5 IRB

☐ (55) GPSP に定められている事項はどれか。1つ選べ。
1 総括製造販売責任者　2 市販直後調査
3 製造販売後調査等管理責任者　4 安全管理統括部門
5 安全確保業務

(47) 1

新医薬品及び新再生医療等製品を対象に実施する。

(48) 3

品質再評価は、医薬品の溶出性に関わる品質の確認、適当な溶出試験法の設定を行うことで、製剤の品質を一定の水準に保つことを目的としている。医療用医薬品品質情報集(オレンジブック)には、後発医薬品の品質再評価の進捗状況、溶出パターン等の情報が記載されている。

(49) 4

過去に承認されている医薬品について、現時点での知見に基づいて承認の可否を見直す制度は再評価である。

(50) 3

製造販売業者は、新医薬品の販売開始6カ月間については適正使用を促し、重篤な副作用が発生した場合の情報収集体制を強化する目的で、市販直後調査を行う。(GVP省令第10条)

(51) 3

未知の副作用等による死亡・重篤症例と、既知の副作用による死亡症例は15日以内、既知の副作用による重篤症例は15日又は30日以内に報告しなければならない。

(52) 5

すべての医療機関や薬局、医師、薬剤師等の医療関係者は、副作用情報等を厚生労働大臣に報告しなければならない。

(53) 3

販売開始後6カ月間、医薬品の適正使用を促し、重篤な副作用等の発生を迅速に把握するために行う。

(54) 3

1　Clinical Research Coordinator　治験コーディネーター
2　Good Clinical Practice　医薬品の臨床試験の実施の基準に関する省令
3　Good Post−market Study Practice　医薬品の製造販売後の調査及び試験の実施の基準に関する省令
4　Informed Consent　説明と同意
5　Institutional Review Board　治験審査委員会

(55) 3

GPSPは医薬品の製造販売後の調査及び試験の実施の基準であり、再審査・再評価資料を収集・作成するために製造販売後に実施する試験・調査について規定している。

☐ (56) 医薬品等に係る GVP は何の基準か。1つ選べ。 **103-74**

1　安全性に関する非臨床試験の実施　　2　臨床試験の実施
3　製造管理及び品質管理　　4　製造販売後の調査及び試験の実施
5　製造販売後安全管理

☐ (57) 製造販売業者が対応すべき医薬品等の品質管理の基準を定めた省令はどれか。1つ選べ。 **108-74**

1　GCP　　2　GLP　　3　GMP　　4　GQP　　5　GVP

☐ (58) 医薬品製造販売業の許可を得るために適合する必要がある基準はどれか。1つ選べ。 **98-72**

1　GCP（Good Clinical Practice）　　2　GLP（Good Laboratory Practice）
3　GVP（Good Vigilance Practice）
4　GMP（Good Manufacturing Practice）
5　GPSP（Good Post-marketing Study Practice）

☐ (59) 薬局について、正しいのはどれか。1つ選べ。

1　薬局開設者は、薬剤師でなければならない。
2　薬局開設の許可の有効期間は5年である。
3　店舗販売だけでなく、配置販売も可能である。
4　調剤に従事する薬剤師の員数は、売上高により決まる。
5　薬局開設の許可は都道府県知事より受ける。

☐ (60) 医薬品医療機器等法で薬局の管理者の義務とされているのはどれか。1つ選べ。 **98-71**

1　薬局開設許可証を掲示すること
2　薬局の業務内容について都道府県知事に報告すること
3　薬局の管理に関する事項を記録するための帳簿を備えること
4　勤務する薬剤師その他の従業者を監督すること
5　薬局の休止、廃止又は再開に関する届出をすること

☐ (61) 専ら薬局開設者等に医薬品を販売するのはどれか。1つ選べ。 **101-72**

1　店舗販売業　　2　配置販売業　　3　卸売販売業
4　医薬品製造業　　5　医薬品製造販売業

☐ (62) 薬局において、登録販売者が販売できるのはどれか。1つ選べ。 **103-73**

1　薬局製造販売医薬品　　2　要指導医薬品　　3　第一類医薬品
4　指定第二類医薬品　　5　処方箋医薬品

☐ (63) 有効期間が6年と定められているのはどれか。1つ選べ。

1　第一種医薬品の製造販売業の許可　　2　医薬部外品の製造業の許可
3　高度管理医療機器の販売業の許可　　4　化粧品の製造販売業の許可
5　医薬品の製造業の許可

薬理
薬剤
病態・薬治
法・制・倫
実務

(56) 5

GVPとは、Good Vigilance Practiceの略で、「医薬品、医薬部外品、化粧品、医療機器及び再生医療等製品の製造販売後安全管理の基準」のことである。

(57) 4

製造販売業の許可要件として、医薬品等の品質管理の方法に関する基準である医薬品、医薬部外品、化粧品及び再生医療等製品の品質管理の基準に関する省令に適合する必要がある。

(58) 3

医薬品製造販売業の許可の基準は、① GQP、② GVP、③申請者の人的要件である。GCPは医薬品の臨床試験の実施の基準、GLPは医薬品の安全性に関する非臨床試験の実施の基準、GMPは医薬品及び医薬部外品の製造管理及び品質管理の基準、GPSPは医薬品の製造販売後の調査及び試験の実施の基準である。

(59) 5

1　×　薬剤師という資格要件はない。
2　×　有効期間は6年である。
3　×　配置販売は行えない。
4　×　売上高ではなく、1日平均取扱処方箋数によって決まる。

(60) 4

1　×　薬局開設者の遵守事項である。
2　×　薬局開設者の義務である。
3　×　薬局開設者の遵守事項である。薬局開設者が薬局の管理に関する帳簿を備え、管理者が管理事項を帳簿に記載する。
5　×　薬局開設者の義務である。薬局開設者は、薬局を廃止、休止、再開したときは30日以内に都道府県知事に届け出る。

(61) 3

専ら薬局開設者等（薬局開設者の他、医薬品の製造販売業者、医薬品の製造業者、医薬品の販売業者、病院や診療所の開設者など）に対して、医薬品を販売又は授与する業務を行うのは、卸売販売業である。（医薬品医療機器等法第25条）

(62) 4

登録販売者は、第二類医薬品（指定第二類医薬品）及び第三類医薬品の販売若しくは授与に従事するために必要な資質を有する者である。（医薬品医療機器等法第36条の8第2項）

(63) 3

高度管理医療機器の販売業の許可の有効期間は6年、その他の許可の有効期間は5年である。

☐(64) 店舗販売業において販売できないのはどれか。1つ選べ。 **104-72**

1 要指導医薬品　2 第一類医薬品　3 第二類医薬品
4 第三類医薬品　5 処方箋医薬品

☐(65) 毒薬は、直接の容器又は直接の被包に「 ① 地に ② 枠、 ② 字をもって、品名及び「毒」の文字」を記載する。色の組合せとして正しいのはどれか。1つ選べ。 **105-72**

	①	②
1	黒	白
2	白	黒
3	赤	白
4	白	赤
5	黄	黒

☐(66) 医薬品医療機器等法上の「副作用等の報告」における報告義務者でないのはどれか。1つ選べ。

1 医薬部外品の製造販売業者　2 化粧品の製造販売業者　3 薬剤師
4 登録販売者　5 医薬部外品の販売業者

☐(67) 医薬品医療機器等法上の「副作用等の報告」における報告先はどれか。1つ選べ。

1 都道府県知事　2 厚生労働大臣　3 地方厚生局長
4 保健所長　5 市町村及び特別区の区長

☐(68) 希少疾病用医薬品について、正しいのはどれか。1つ選べ。 **102-72**

1 治験の届出が免除される。
2 期限付の製造販売承認となる。
3 試験研究は中止することができない。
4 指定が取り消されることがある。
5 再審査期間は4年である。

☐(69) 希少疾病用医薬品の開発促進等の措置として誤っているのはどれか。1つ選べ。

1 助成金の交付　2 税制上の優遇　3 非臨床試験の一部免除
4 優先審査　5 長期再審査期間の付与

☐(70) 生物由来製品について、正しいのはどれか。1つ選べ。

1 医療機器は含まれない。
2 薬事・食品衛生審議会が指定する。
3 製造販売業者は、感染症定期報告義務を無期限で負う。
4 製造管理者は、薬剤師でなければならない。
5 特定生物由来製品の使用記録の保存年限は10年である。

(64) 5

店舗販売業者は、薬局医薬品（要指導医薬品及び一般用医薬品以外の医薬品）を販売し、授与し、又は販売若しくは授与の目的で貯蔵し、若しくは陳列してはならない。（医薬品医療機器等法第27条）

(65) 1

毒薬は、その直接の容器又は直接の被包に、黒地に白枠、白字をもって、その品名及び「毒」の文字が記載されていなければならない。（医薬品医療機器等法第44条）

(66) 5

報告義務者は、①医薬品、医薬部外品、化粧品、医療機器、再生医療等製品の製造販売業者、②医薬関係者（診療施設や薬局の開設者、医師、薬剤師、登録販売者等）である。したがって、医薬部外品の場合、使用に係る業態である販売業レベルは、積極的に報告の義務は負わない。

(67) 2

「副作用等の報告」の目的は、保健衛生上の危害の発生・拡大の防止であるから、国レベルの波及が考えられるので、地方自治体の首長等ではこと足りず、国政の主管大臣への報告が相当である。PMDAが窓口となる。

(68) 4

1　×　治験の届け出が免除されることはないが、製造販売承認の審査を他の医薬品より優先してくれる制度がある。
2　×　再生医療等製品であれば7年を超えない範囲の期限を付して承認を与えることがある。
3　×　希少疾病用医薬品の試験研究を途中で中止することはできるが、その際はあらかじめ、その旨を厚生労働大臣に届け出なければならない。
5　×　再審査期間は6年を超え10年を超えない範囲内である。

(69) 3

希少疾病用の医薬品・医療機器、再生医療等製品は要件に基づき指定をうける必要がある（要件：対象者5万人未満、優れた使用価値、指定権者：厚生労働大臣）。指定を受けた場合、開発促進等の措置による支援が受けられる。
支援内容：①助成金交付（医薬基盤・健康・栄養研究所を通じて交付）　②税制上の優遇　③開発指導・助言の無料化　④優先審査　⑤長期再審査期間。

(70) 3

1　×　医薬品だけでなく、医療機器等も含まれる。
2　×　厚生労働大臣が指定する。
4　×　厚生労働大臣の承認を受けて、医師、細菌学的知識を有する者その他の技術者を置かなければならない。
5　×　医療関係者の特定生物由来製品使用記録の保存期間は使用した日から20年、製造販売業者の使用記録の保存期間は出荷日から30年である。

☐ (71) 国内自給確保の基本理念が法律で規定されているのはどれか。1つ選べ。 **106-75**

1 ワクチン製剤　2 血液製剤　3 麻薬製剤　4 漢方製剤
5 抗生物質製剤

☐ (72) 血液製剤で、国内自給を達成できていないのはどれか。1つ選べ。

1 全血製剤　2 赤血球製剤　3 アルブミン製剤
4 血漿製剤　5 血小板製剤

☐ (73) わが国で流通している「輸血用血液製剤」はどれか。1つ選べ。

1 人血清アルブミン　2 人免疫グロブリン　3 人血小板濃厚液
4 乾燥人フィブリノゲン　5 人ハプトグロビン

☐ (74) 特定生物由来製品について、直接の容器又は直接の被包に記載しなければならない「特生物」の表示方法はどれか。1つ選べ。 **104-73**

1 白地に赤枠、赤字
2 白地に赤枠、黒字
3 白地に黒枠、黒字
4 白地に黒枠、赤字
5 赤地に白字（枠なし）

☐ (75) 医薬品副作用被害救済制度について、正しいのはどれか。1つ選べ。

1 医療機器の不具合による被害も救済対象とする。
2 いわゆる危険ドラッグによる健康被害は救済対象としない。
3 抗悪性腫瘍薬による有害事象例は、全て救済対象としない。
4 生物由来製品による感染症被害は救済対象となる。
5 予め予測・告知されている有害事象例については救済対象としない。

☐ (76) 医薬品副作用被害救済制度において、支給決定を行うものはどれか。1つ選べ。

1 主治医　2 薬事・食品衛生審議会
3 独立行政法人医薬品医療機器総合機構
4 独立行政法人医薬基盤研究所　5 都道府県知事

☐ (77) 医薬品副作用被害救済制度における副作用救済給付の対象として、誤っているのはどれか。1つ選べ。 **102-76**

1 医療費　2 医療手当　3 障害年金　4 休業保障　5 葬祭料

☐ (78) 医薬品副作用被害救済制度発足の直接の契機となった薬害事案はどれか。1つ選べ。 **98-76**

1 ペニシリンによるショック　2 キノホルムによるスモン（SMON）
3 ソリブジンとフルオロウラシル系抗がん剤の併用による骨髄抑制
4 血液製剤によるC型肝炎ウイルス感染　5 血液製剤によるHIV感染

（71）2

血液製剤は、国内自給（国内で使用される血液製剤が原則として国内で行われる献血により得られた血液原料として製造されることをいう。以下同じ。）が確保されることを基本とするとともに、安定的に供給されるようにしなければならない。（安全な血液製剤の安定供給の確保等に関する法律第3条第2項）

（72）3

令和3年度の国内自給率は64.9％である。

（73）3

輸血用血液製剤：赤血球成分製剤、血漿成分製剤、血小板成分製剤、全血製剤

（74）3

特定生物由来製品の表示は、白地に黒枠、黒字をもって記載する「特生物」の文字とする。（医薬品医療機器等法施行規則第231条）

（75）2

1　×　副作用被害救済制度では、医薬品の副作用被害が救済事由となる。

2　○　許可医薬品の適正目的による適正使用によっても発生した副作用被害が救済事由で、危険ドラッグの使用によるものは救済対象ではない。

3　×　抗悪性腫瘍薬でも救済対象となる品目、及び用法がある。

4　×　生物由来製品による感染症被害は、副作用被害救済制度ではなく、生物由来製品感染症等被害救済制度による救済を受ける。

5　×　因果関係が認められても、責任関係が明らかでない場合は、本制度による迅速救済を行う主旨がある。

（76）3

支給の決定は、独立行政法人医薬品医療機器総合機構が行う。

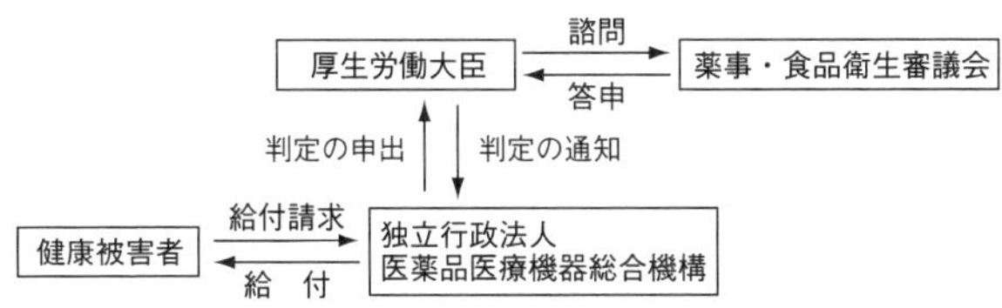

（77）4

救済給付には、医療費、医療手当、障害年金、障害児養育年金、遺族年金、遺族一時金、葬祭料が設けられており、休業保障という給付項目はない。

（78）2

昭和28年に製造販売された整腸剤キノホルムの服用により、スモン（SMON：Subacute Myelo-Optico-Neuropathy）を発症した患者が多数出た。この事件を契機として、昭和54年に医薬品副作用被害救済制度が設立された。

(79) レギュラトリーサイエンスに関する記述について、[　　] に入る適切な語句はどれか。1つ選べ。 **108-76**

「科学技術の成果を人と社会に役立てることを目的に、根拠に基づく的確な予測、評価、判断を行い、科学技術の成果を人と社会との調和の上で最も望ましい姿に [　　] するための科学」（第4次科学技術基本計画で示された定義より）

1 置換　2 調整　3 修飾　4 管理　5 制限

《特別な管理を要する薬物等に係る法規範》

(80) 麻薬はどれか。1つ選べ。

1 0.5%のジヒドロコデイン含有製剤　2 ニトラゼパム
3 ペチジン　4 ペンタゾシン　5 フェニルメチルアミノプロパン

(81) 麻薬及び向精神薬取締法で規制される麻薬はどれか。1つ選べ。 **98-75**

1 オキサゾラム　2 メタンフェタミン　3 ブプレノルフィン
4 フェニルプロパノールアミン　5 コカイン

(82) 家庭麻薬に該当するのはどれか。1つ選べ。

1 エフェドリン塩酸塩散 10%　2 モルヒネ塩酸塩散 1%
3 ブプレノルフィン塩酸塩坐剤 0.4g
4 メタンフェタミン塩酸塩錠 1 mg　5 コデインリン酸塩水和物散 1%

(83) 麻薬処方箋により調剤された麻薬を譲り渡すことを業とする者はどれか。1つ選べ。 **106-76**

1 麻薬製造業者　2 麻薬卸売業者　3 麻薬小売業者
4 麻薬施用者　5 麻薬管理者

(84) 在宅医療・終末期医療参画のために、薬局・薬剤師が備えるべきものはどれか。1つ選べ。

1 麻薬施用者の免許　2 麻薬小売業者の免許
3 覚醒剤施用機関の指定　4 覚醒剤原料取扱者の指定
5 毒物劇物販売業の登録

(85) 麻薬及び向精神薬の取扱いについて、正しいのはどれか。1つ選べ。

1 麻薬と向精神薬は一緒に保管できる。
2 麻薬と覚醒剤は一緒に保管できる。
3 調剤した向精神薬を廃棄した場合は、届出が必要である。
4 調剤した麻薬を廃棄する場合には、所定の許可が必要である。
5 麻薬は、店舗又は営業所以外の場所で保管しなければならない。

(79) 2

レギュラトリーサイエンスとは、「科学技術の成果を人と社会に役立てることを目的に、根拠に基づく的確な予測、評価、判断を行い、科学技術の成果を人と社会との調和の上で最も望ましい姿に調整するための科学」とされている。

(80) 3

1 × 家庭麻薬に該当する。
2 × 第3種向精神薬に該当する。
3 ○ 麻薬に該当する。
4 × 第2種向精神薬に該当する。
5 × 覚醒剤に該当する。

(81) 5

1 × オキサゾラムは第3種向精神薬。
2 × メタンフェタミン（フェニルメチルアミノプロパン）は覚醒剤。
3 × ブプレノルフィンは第2種向精神薬。
4 × フェニルプロパノールアミン（50%を超えて含有するもの）は覚醒剤原料。

(82) 5

千分中の十分以下のコデイン、ジヒドロコデインまたはこれらの塩類を含有し、これら以外の麻薬を含有しないものが家庭麻薬である。

(83) 3

麻薬小売業者：都道府県知事の免許を受けて、麻薬施用者の麻薬を記載した処方せん（以下「麻薬処方せん」という。）により調剤された麻薬を譲り渡すことを業とする者をいう。（麻薬及び向精神薬取締法第2条第17号）

(84) 2

1 × 医師、歯科医師、獣医師がなることができる。医療機関で必要となる要素である。
2 ○ がん患者における疼痛の緩和には医療用麻薬が有用である。その調剤応需のため、麻薬小売業者の免許を受けていることが望ましい。
3 × 特定の医療機関で必要となる要素である。
4 × 調剤にあたって、覚醒剤原料取扱者の指定は必要ない。
5 × 終末期医療に特に必要な機能とはいえない。

(85) 2

1 × 麻薬は、麻薬及び覚醒剤以外の医薬品と一緒に保管できない。
3 × 回収することが困難な方法で廃棄すればよく、届出は不要である。
4 × 廃棄後30日以内に都道府県知事に届出をする。
5 × 麻薬業務所内で保管する。

□ (86) 麻薬小売業者の免許を受けている薬局における麻薬（ジアセチルモルヒネを除く）の取扱いのうち、事前に許可を受ける必要があるのはどれか。1つ選べ。 101-75

1 家庭麻薬の廃棄
2 同一都道府県内の麻薬卸売業者からの購入
3 麻薬処方箋に基づく調剤
4 同一都道府県内の薬局間での譲渡・譲受
5 調剤済麻薬の廃棄

□ (87) 法に規定された条件のもと、麻薬中毒者の症状緩和のために施用できるのはどれか。1つ選べ。

1 メサドン　2 ナロルフィン　3 ケタミン　4 メスカリン
5 ジヒドロコデイン

□ (88) 患者が自らの治療のために、2週間程度の海外旅行に携帯する場合、地方厚生(支)局長の許可が必要となるのはどれか。1つ選べ。なお、地方厚生(支)局長は、厚生労働大臣から権限が委任されているものとする。 106-77

1 麻薬　2 向精神薬　3 あへん　4 覚醒剤　5 大麻

□ (89) 次のうち、麻薬及び向精神薬取締法に基づく「証紙による封かん」の封が施されていない麻薬を譲り渡すことができる業者はどれか。1つ選べ。 107-76

1 麻薬輸入業者　2 麻薬製造業者　3 麻薬元卸売業者
4 麻薬卸業者　5 麻薬小売業者

□ (90) 薬局で向精神薬を取扱う場合、法令に基づいて届出が必要とされているのはどれか。1つ選べ。なお、薬局は、向精神薬営業者に関して別段の申し出はしていないものとする。 102-75

1 処方箋に基づく譲渡
2 他の薬局への譲渡
3 向精神薬卸売業者からの譲受
4 廃棄
5 一定量以上の滅失、盗取等の事故

□ (91) 向精神薬小売業者について、正しいのはどれか。1つ選べ。

1 薬局開設者は、向精神薬小売業者の免許を取得できない。
2 向精神薬の販売を業とする者をいう。
3 向精神薬処方箋により調剤された向精神薬を譲渡するものである。
4 調剤した薬剤の容器に「㊐」の記号を記載しなければならない。
5 免許の有効期限は5年である。

(86) 4

1 × 家庭麻薬は麻薬ではないため、廃棄の際に許可等を要しない。

2 × 麻薬卸売業者から麻薬小売業者が麻薬を購入する際に必要な許可等はない。

3 × 麻薬処方箋に基づき麻薬を調剤する際に必要な許可等はない。

4 ○ 同一都道府県内の麻薬小売業者間で、調剤時の不足分の麻薬を譲渡・譲受するには、事前に都道府県知事の許可が必要である。

5 × 麻薬小売業者が調剤された麻薬を廃棄したときは、30日以内に法定事項を都道府県知事に届け出る。事前に許可を受ける必要はない。

(87) 1

一般に、麻薬中毒者の治療または症状緩和の目的で、麻薬を施用することは禁じられているが、措置入院にかかる精神保健指定医が行うものとして特に許されているのが、①診断目的でのナロルフィンの施用、②症状緩和等の目的でのメサドンの施用である。

(88) 1

厚生労働大臣の許可（地方厚生（支）局長に委任）を受けて、自己の疾病の目的で携帯して麻薬（ジアセチルモルヒネを除く）を輸出及び輸入することができる。（麻薬及び向精神薬取締法第13条、第17条、第62条の3及び同法施行規則第6条の2）

(89) 5

麻薬を収めた容器又は直接の被包に、政府発行の証紙で

- 封を施して譲り渡す：麻薬輸入者、麻薬製造業者、麻薬製剤業者
- 封を施したまま譲り渡す：麻薬営業者（麻薬小売業者を除く。）
- 封を開いて譲り渡す：麻薬施用者、麻薬小売業者（ただし、厚生労働大臣の許可を受けて譲り渡す場合は、この限りではない。）（麻薬及び向精神薬取締法第30条）

(90) 5

薬局開設者は、別段の申し出をしない限り、向精神薬小売業者及び向精神薬卸売業者の免許を受けたものとみなされる。一定量（例：錠剤であれば120個）以上の滅失、盗取、所在不明その他の事故が生じたときは、免許権者である都道府県知事に届け出なければならない。

(91) 3

1 × 別段の申出がない限り、向精神薬小売業者の免許を受けたものとみなす。

2 × 向精神薬処方箋により調剤された向精神薬を譲渡する者である。

4 × 「㊐」の記号が記載されていない向精神薬を譲り渡してはならないのは、向精神薬小売業者以外の向精神薬営業者である。

5 × 6年である。

□ (92) 薬局開設者が、都道府県知事に別段の申出をしない限り、免許を受けたとみなされるのはどれか。1つ選べ。 **105-71**

1 向精神薬輸入業者　2 向精神薬輸出業者
3 向精神薬製造製剤業者　4 向精神薬使用業者
5 向精神薬小売業者

□ (93) 次の物質の原体のうち、覚醒剤原料として規制されているのはどれか。1つ選べ。 **100-75**

1 リゼルギン酸　2 フェニルプロパノールアミン　3 サフロール
4 アンフェタミン　5 無水酢酸

□ (94) 薬局において、医薬品である覚醒剤原料を取扱う場合について、正しいのはどれか。1つ選べ。

1 覚醒剤原料取扱者の指定を受けなければならない。
2 処方箋に基づいて調剤したものを譲渡できる。
3 麻薬と同じ場所に保管できる。
4 廃棄する場合は、処理後、10日以内に届け出なければならない。
5 盗取された時は、速やかに必要事項を警察に届け出なければならない。

□ (95) 覚醒剤取締法で規制されるのはどれか。1つ選べ。 **105-77**

1 大麻　2 モルヒネ　3 亜硝酸イソブチル
4 フェニルアミノプロパン　5 ペンタゾシン

□ (96) 指定薬物について、正しいのはどれか。1つ選べ。

1 取締りのため、警察庁長官が指定する。
2 乱用の実態が認められる医薬品から指定される。
3 中枢神経系に作用する蓋然性の高い物質から指定される。
4 麻薬、向精神薬、覚醒剤が含まれる。
5 個人の使用は制限されない。

□ (97) 大麻取締法でいう「大麻」に該当するのはどれか。1つ選べ。

1 大麻草の成熟した茎　2 大麻草の種子　3 大麻樹脂
4 大麻草の成熟した茎の製品　5 大麻草の種子の製品

□ (98) 大麻取締法の規定について、正しいのはどれか。1つ選べ。

1 大麻の輸入は全面的に禁止されている。
2 大麻栽培者は、研究上の用途に供する目的で大麻草を栽培できる。
3 大麻研究者は、大麻から製造された医薬品を施用してはならない。
4 大麻取扱者は、厚生労働大臣より免許を受ける。
5 大麻とは、樹脂以外の大麻草及びその製品をいう。

(92) 5

薬局開設者は、向精神薬卸売業者、向精神薬小売業者の免許を受けた者とみなす。(麻薬及び向精神薬取締法第50条の26)

(93) 2

〈覚醒剤原料〉

①エフェドリン、その塩類及びこれらを含む製剤(エフェドリンとして10%以下のものを除く)。

②メチルエフェドリン、その塩類及びこれらを含む製剤(メチルエフェドリンとして10%以下のものを除く)。

③セレギリン、その塩類及びこれらを含む製剤。

④フェニルプロパノールアミン、その塩類及びこれらを含む製剤(フェニルプロパノールアミンとして50%以下のものを除く)。

(94) 2

1 × 調剤を目的とする限りにおいては、かならずしも覚醒剤原料取扱者の指定は必要ない。

3 × 麻薬と同じ場所に保管可能なものは覚醒剤である。

4 × 事前に都道府県知事に届出し、職員立会のもとで廃棄する。

5 × 法律上「必要事項の届出義務」は都道府県知事に行うべきもの。

(95) 4

覚醒剤取締法で「覚醒剤」とは、フェニルアミノプロパン、フェニルメチルアミノプロパン及び各その塩類をいう。(覚醒剤取締法第2条第1項第1号)

(96) 3

1 × 指定権限は厚生労働大臣に帰属する。

2 × 実態が報告されていなくても、乱用により甚大な保健衛生上の危害が発生する蓋然性があれば、指定対象となる。また、正規流通している医薬品は対象外である。

4 × 他の法律で規制されている正規流通品は、指定対象外である。

5 × 指定を受けたものについては、流通一般が禁止されるが、その目的は使用・乱用禁止である。

(97) 3

大麻とは、大麻草(カンナビス・サティバ・エル)及びその製品と樹脂である。

(98) 3

1 × 大麻研究者は、厚生労働大臣の許可を受けて輸入することができる。

2 × 大麻研究者の定義である。大麻栽培者は、繊維もしくは種子を採取する目的で大麻草を栽培する者をいう。

4 × 都道府県知事より免許を受ける。

5 × 樹脂も含まれる。

□ (99) あへん法の規定について、正しいのはどれか。1つ選べ。

1 法の唯一の目的は、学術研究用あへんの適正供給である。
2 けしの栽培は、国の権能である。
3 あへんの輸入は、原則として禁止である。
4 あへんとは、けしの液汁の凝固物を医薬品として加工したものをいう。
5 けしすべてが本法律の規制対象になる。

□ (100) 毒物、劇物の譲渡記録書面の記載事項でないのはどれか。1つ選べ。

1 毒物又は劇物の名称　2 毒物又は劇物の数量
3 譲受人の年齢　4 譲受人の職業　5 譲受人の氏名

□ (101) 毒物及び劇物取締法の規定について、正しいのはどれか。1つ選べ。

1 農薬は、規制対象としない。
2 特定毒物使用者であれば、いずれの特定毒物でも使用できる。
3 薬局開設の許可があれば、毒物又は劇物を販売できる。
4 業務上取扱者の場合は、貯蔵場所に特段の表示は不要である。
5 一般販売業者は、すべての毒物又は劇物を販売できる。

□ (102) 毒物及び劇物取締法の規定について、正しいのはどれか。1つ選べ。

1 毒物劇物営業者の各営業所には、原則的に、毒物劇物取扱責任者を置く。
2 毒物を廃棄する場合、都道府県知事に届出が必要である。
3 トルエンは引火性、発火性又は爆発性のある毒物・劇物に該当する。
4 ピクリン酸は興奮、幻覚又は麻酔の作用のある毒物・劇物に該当する。
5 薬剤師の免許では、毒物劇物取扱責任者になれない。

□ (103) 毒物劇物営業者が行う毒物の容器及び被包への表示方法として、正しいのはどれか。1つ選べ。 **107-75**

1 「医薬用外」の文字及び白地に黒色をもって「毒物」の文字
2 「医薬用外」の文字及び黒地に白色をもって「毒物」の文字
3 「医薬用外」の文字及び赤地に白色をもって「毒物」の文字
4 「医薬用外」の文字及び白地に赤色をもって「毒」の文字
5 「医薬用外」の文字及び白地に黒色をもって「毒」の文字

(99) 3

1 × 医療及び学術研究用あへんの供給の適正を図ることを目的としている。

2 × けしの栽培は、けし栽培者が行う。けしから採取したあへんの収納・売渡を国が行う。

4 × あへんとは、けしから採れる液汁を凝固したものと加工したもので、医薬品として加工を施したものは除く。

5 × けし属のパパヴェル・ソムニフェルム・エルなど厚生労働大臣が指定したものが本法の対象となる。

(100) 3

年齢は不要である。

(101) 5

1 × 毒物又は劇物の性状に該当すれば規制を受ける。

2 × 政令で指定された品目のみ使用できる。

3 × 毒物劇物販売業の登録が必要である。

4 × 業務上取扱者であっても表示は必要である。

(102) 1

2 × 政令で定める技術上の基準に従って廃棄する。届出は不要である。

3 × トルエンは興奮、幻覚又は麻酔の作用のある毒物・劇物に該当する。

4 × ピクリン酸は、引火性、発火性、爆発性のある毒物・劇物に該当する。

5 × 薬剤師、厚生労働省令で定める学校で応用化学に関する学課を修了した者、都道府県知事が行う毒物劇物取扱者試験に合格した者がなることができる。

(103) 3

毒物劇物営業者及び特定毒物研究者は、毒物又は劇物の容器及び被包に、「医薬用外」の文字及び毒物については赤地に白色をもって「毒物」の文字、劇物については白地に赤色をもって「劇物」の文字を表示しなければならない。(毒物及び劇物取締法第12条)

Ⓒ社会保障制度と医療経済

《医療、福祉、介護の制度》

☐(1) わが国の社会保障制度について、正しいのはどれか。1つ選べ。
1 基本方針は『社会保障の実施に関する法律』に定められている。
2 所得保障、医療保障、社会福祉の3部面からなる。
3 医療保障制度は、イギリスと同じ保健サービス方式で運営されている。
4 生活保護を受けている者は、国民健康保険の加入者とみなされる。
5 生活保護等の公的扶助の財源は、保険料である。

☐(2) 日本における社会保障制度に含まれないのはどれか。1つ選べ。 **106-78**
1 生活保護　2 児童福祉　3 年金　4 感染症予防
5 学校教育

☐(3) 後期高齢者医療制度の運営主体はどれか。1つ選べ。
1 国　2 共済組合　3 市町村又は特別区
4 後期高齢者医療広域連合　5 健康保険組合

☐(4) 地域保険はどれか。1つ選べ。 **97-77**
1 組合管掌健康保険　2 国民健康保険　3 国家公務員共済組合
4 船員保険　5 全国健康保険協会管掌健康保険

☐(5) 自営業などの人を対象とする医療保険はどれか。1つ選べ。 **102-78**
1 船員保険　2 国民健康保険　3 共済組合
4 組合管掌健康保険　5 全国健康保険協会管掌健康保険

☐(6) 医療保険制度において、「療養の給付」に含まれないのはどれか。1つ選べ。 **100-77**
1 診察　2 薬剤又は治療材料の支給　3 食事療養
4 処置、手術その他の治療　5 居宅における療養上の管理

☐(7) 健康保険制度について、正しいのはどれか。1つ選べ。
1 現金給付が大半を占める。
2 高額療養費基準額は、患者の所得に関係しない。
3 社会保険診療報酬支払基金は、診療報酬請求の審査を行う。
4 使用する医薬品の範囲に制限はない。
5 調剤報酬点数表は、都道府県によって異なる。

(1) 2

1 × 各部面において異なる法律に基づき実施されている。
3 × 社会保険方式（医療保険に全員加入）で運用されている。
4 × 生活保護を受けている者の医療は、医療扶助で実施される。
5 × 公的扶助の財源は租税である。

(2) 5

社会保障制度には、社会保険（年金、医療保険、雇用保険、労災保険、介護保険）、公的扶助（生活保護）、社会福祉（児童福祉、高齢者福祉、障害者福祉）、公衆衛生（生活習慣病対策、現在の感染症予防も該当する）が含まれている。

(3) 4

後期高齢者医療制度は、その運営主体を後期高齢者医療広域連合とし、保険料徴収等は市町村が行うとしている。

(4) 2

国民健康保険は健康保険等の適用を受けない者や自家営業、農業など地域住民が対象の市町村国民健康保険と、同種同業者が集まり作る国民健康保険組合がある。

(5) 2

国民健康保険は健康保険等の適用を受けない者や自営業者、農業等地域住民が対象となるものと、同種同業者が集まり作る国民健康保険組合がある。

船員保険は船員として船舶所有者に使用される者が対象で、全国健康保険協会が保険者である。共済組合は、公務員や私立学校教職員を対象とした全国規模の健康保険。組合管掌健康保険は、社員700人以上の企業が単独で、又は3,000人以上の同業者が組合を設置して健康保険事業を行っている。全国健康保険協会管掌保険は、中小企業で働くサラリーマンやその家族が加入している健康保険。

(6) 3

「療養の給付」に含まれる給付は、1 診察 2 薬剤又は治療材料の支給 3 処置、手術その他の治療 4 居宅における療養上の管理及びその療養に伴う世話その他の看護 5 病院又は診療所への入院及びその療養に伴う世話その他の看護、である。

なお、「療養の給付」には含まれない給付も定義されており、食事療養、生活療養、評価療養、選定療養は、保険給付の一般原則とは若干異なる考え方に基づく給付の形態となる。

(7) 3

1 × 現物給付が大半を占める。
2 × 所得により上限額が異なる。
4 × 原則として薬価収載医薬品のみである。
5 × 全国統一である。

(8) 保険医療機関及び保険医療養担当規則について、正しいのはどれか。1つ選べ。

1 保険処方箋の使用期間は、予め制限を設けてはならない。
2 明細書の交付は有償で行うことができる。
3 保険医は、適正な保険調剤確保のため、特定の保険薬局を指示することができる。
4 原則的に、投薬量は予見できる必要期間に従うべきである。
5 療養の給付の範囲には、薬剤の支給は含まない。

(9) [　　　] に入る適切な語句はどれか。1つ選べ。 **99-75**

保険薬局及び保険薬剤師療養担当規則において、保険薬局が担当する療養の給付及び被扶養者の療養は、薬剤又は治療材料の支給並びに [　　　] における薬学的管理及び指導とされている。

1 居宅　2 病院　3 診療所　4 介護老人保健施設
5 調剤を実施する薬局

(10) 介護保険給付について、正しいのはどれか。1つ選べ。

1 給付の種類は、介護給付と市町村特別給付の2種類である。
2 要支援者を対象とするサービスの給付はない。
3 サービスの給付を受けるには、医師による要介護認定が必要である。
4 福祉用具貸与は、居宅サービスに含まれる。
5 費用は、公費と介護保険料のみで賄われる。

(11) 介護保険制度について、正しいのはどれか。1つ選べ。

1 第1号被保険者は、60歳以上である。
2 介護保険加入者は、50歳以上である。
3 第1号被保険者は、随時随意に介護サービスを受給できる。
4 限度額以上のサービスを受けた場合、全費用が自己負担となる。
5 介護報酬は、介護給付費単位数表に基づき算定される。

(12) 介護保険給付対象である「特定疾病」に該当しないのはどれか。1つ選べ。

1 末期がん　2 初老期認知症　3 糖尿病　4 関節リウマチ
5 閉塞性動脈硬化症

(13) 薬価基準に収載されていないのはどれか。1つ選べ。

1 生薬　2 後発医薬品　3 一般用医薬品
4 精製水　5 インスリン製剤

(8) 4

1 ×　4日以内である。

2 ×　明細書の交付は無償で行わなければならない。

3 ×　行ってはならない。

5 ×　薬剤の支給も含まれる。

(9) 1

わが国の保険医療の大要を定める健康保険法では、保険医療機関及び保険医並びに保険薬局及び保険薬剤師に対して療養を担当するうえで遵守すべき規則を定めている。保険医療機関及び保険医療養担当規則（いわゆる療担）、保険薬局及び保険薬剤師療養担当規則（薬担）である。保険薬局及び保険薬剤師療養担当規則第1条で示す療養の給付の担当の範囲は「薬剤又は治療材料の支給並びに居宅における薬学的管理及び指導」とされる。

(10) 4

1 ×　介護給付、予防給付、市町村特別給付の3種類である。

2 ×　予防給付が相当するものである。

3 ×　要介護認定は市町村、特別区（保険者）が行う。

5 ×　サービス受給者の自己負担などがある。

(11) 5

1 ×　介護保険の第1号被保険者は「当該市区町村区域内に住所を有する65歳以上の者」とされる。

2 ×　40歳以上。なお、40歳以上65歳未満の者は第2号被保険者となる。

3 ×　介護保険では、認定に基づく利用限度額設定とその範囲におけるケアプラン作成が必要となる。

4 ×　利用限度額を超えた分を自己負担する。

5 ○　医療保険と異なり、点数表ではなく、単位数表である。

(12) 3

介護保険第2号被保険者は、「加齢性疾患に基づく要介護状態」についてサービス給付を受けることができる。介護対象となる加齢性疾患（特定疾病）には、上記1、2、4、5が含まれるが、糖尿病については、糖尿病それ自体ではなく、糖尿病合併症である糖尿性神経症、糖尿性腎症、糖尿性網膜症が指定されている。

(13) 3

薬価基準収載医薬品は、保険医療で使用できる医薬品である。一般用医薬品は、保険の対象外であるため、薬価基準には収載されていない。

□ (14) 薬価基準制度について、正しいのはどれか。1つ選べ。

1　医療法に基づき、制定されている制度である。
2　薬価は中央社会保険医療協議会が定める。
3　保険医療の薬剤費算定の基礎となる価格が決められている。
4　新規収載品以外の薬価は変更しない。
5　薬価には、実際の市場価格は一切反映されない。

□ (15) 薬価基準について、正しいのはどれか。1つ選べ。

1　一部、一般用医薬品の収載が認められている。
2　後発医薬品の収載は認められていない。
3　医科と歯科では、同一医薬品でも薬価が異なる場合がある。
4　地域保険と職域保険では、異なる薬価基準を用いている。
5　薬価基準に収載されていなくても、保険医療に使用できる場合がある。

□ (16) 診療報酬の改定の内容に関する、厚生労働大臣の諮問先はどれか。1つ選べ。**108-77**

1　医道審議会　2　薬事・食品衛生審議会　3　国民健康保険連合会
4　中央社会保険医療協議会　5　社会保険診療報酬支払基金

□ (17) 保険薬局の調剤報酬に関する記述のうち、正しいのはどれか。1つ選べ。
106-79

1　薬剤料は薬剤の納入価格で算定する。
2　調剤基本料は、全ての保険薬局で同じ点数である。
3　薬学管理料が含まれる。
4　報酬の請求は厚生労働大臣に対して行う。
5　薬局で自ら点数を定めて請求できる。

□ (18) 図は、保険医療における医薬品供給の流れの一例を示している。薬価どおりの価格による取引はどれか。1つ選べ。**107-77**

製造業 →(A) 製造販売業 →(B) 卸売販売業 →(C) 保険薬局 →(E) 患者
製造販売業 →(D) 保険薬局

1　A　2　B　3　C　4　D　5　E

□ (19) 診療報酬点数表について、正しいのはどれか。1つ選べ。

1　保険診療で取り扱うことのできる医療の内容を規定している。
2　疾患ごとに項目化され、報酬が決められている。
3　診療報酬点数は、1点を100円として換算する。
4　保険医療機関と保険薬局は、同一の点数表を使用する。
5　保険医療で使用できる医薬品の品目が収載されている。

(14) 3

「薬価」とは、保険医療における薬剤費用算定基準額である。

1 × 健康保険法及び関係法令に定めるところによる。

2 × 決定の最終権限は厚生労働大臣にある。

4 × 実勢市場価格、医療上の必要に応じ、一定の方式により、変更が加えられる。

5 × 解説4参照。

(15) 5

薬価基準とは、国民皆保険制度下、保険医療に使用できる医薬品の品目、価格の一覧である。収載されるのは医療用医薬品であり、後発品も含まれる。また、医科と歯科、あるいは保険の種類で薬価や品目の違いがあるわけではない。なお、薬価未収載で保険医療に使用されるものとは、価格評価等が定まらず未収載である場合、評価療養に該当するような場合（治験薬の使用など）がある。

(16) 4

中央社会保険医療協議会は、厚生労働省に置かれ、療養の給付など診療報酬に関する内容などを審議及び答申する厚生労働大臣の諮問機関である。

(17) 3

調剤報酬とは、保険薬局で保険調剤を行った場合に要した費用等のことである。健康保険法等に基づき「調剤報酬点数表」をもとに、必要項目をすべて加算して算出する。

調剤報酬＝調剤技術料（調剤基本料＋薬剤調整料）＋薬剤料＋薬学管理料＋特定保険医療材料料

(18) 5

薬価とは、保険医療機関及び保険薬局が薬剤の支給に要する単位当たりの平均的な費用の額として銘柄毎に定める額をいう。

(19) 1

2 × 疾患別ではなく、医療の実施内容・行為別に組み立てられている。

3 × 1点を10円として換算する。

4 × 保険医療機関は診療報酬点数表、保険薬局は調剤報酬表を使用する。

5 × 保険医療で使用できる医薬品の品目及び価格は、薬価基準に収載されている。

《医薬品と医療の経済性》

(20)「製造販売業者が、卸売販売業者による医療機関・薬局への販売価格の決定に関与し、価格の下落を阻止する行為」を規制している法律はどれか。1つ選べ。

1　私的独占の禁止及び公正取引の確保に関する法律（独占禁止法）
2　製造物責任法　　3　医療法　　4　医薬品医療機器等法
5　健康保険法

(21) 国民医療費に含まれるのはどれか。1つ選べ。 103-76

1　帝王切開による分娩　　2　一般用医薬品の購入
3　特定健康診査の受診　　4　肺炎球菌感染症の予防接種
5　介護保険法におけるリハビリテーション

(22) 令和3年度における国民医療費に最も近いのはどれか。1つ選べ。

1　約25兆円　　2　約35兆円　　3　約45兆円
4　約55兆円　　5　約65兆円

(23) 令和3年度の国民1人あたりの国民医療費に最も近いのはどれか。1つ選べ。

1　約25万円　　2　約35万円　　3　約45万円
4　約55万円　　5　約65万円

(24) 令和3年度国民医療費の傷病分類別医科診療医療費に占める割合が最も高いのはどれか。1つ選べ。

1　新生物　　2　呼吸器系疾患　　3　循環器系疾患
4　消化器系疾患　　5　尿路性器系疾患

(25) 国民医療費の増加要因として、適切でないのはどれか。1つ選べ。
105-73

1　医療技術の高度化　　2　疾病構造の変化
3　高齢化社会の急速な進行　　4　介護保険制度の創設
5　医療供給体制の整備

(26) 令和3年度の医薬品生産金額に近いのはどれか。1つ選べ。

1　約1兆円　　2　約2兆円　　3　約4兆円
4　約7兆円　　5　約10兆円

(27) 過去10年間の統計を踏まえて、施設数の多い順序を正しく表示しているのはどれか。1つ選べ。 99-77

1　一般診療所＞病院＞薬局　　2　一般診療所＞薬局＞病院
3　薬局＞病院＞一般診療所　　4　薬局＞一般診療所＞病院
5　病院＞薬局＞一般診療所

（20）1
自己の供給する商品を購入する相手方に対し、販売価格の維持その他販売価格の自由な決定を拘束することを禁止している。

（21）1
国民医療費には、正常な分娩や妊娠等に要する費用は含まれないが、帝王切開による分娩は含まれる。

（22）3
令和3年度推計で、45兆359億円である。

（23）2
35万8,800円である。

（24）3
傷病別の国民医療費では循環器系疾患が最も高く、約6兆円で全体の約20%を占める。次いで、新生物〈腫瘍〉、筋骨格系及び結合組織の疾患となっている。

（25）4
国民医療費とは、当該年度内の医療機関等における保険診療の対象となり得る傷病の治療に要した費用を類推したものである。一方、介護保険制度は、社会全体で介護を支える仕組みとして創設されたものである。

（26）5
9兆1,802億円である。

（27）2
令和3年の医療施設数の調査によれば、多い順に、①一般診療所（約10万施設）＞②薬局（約6.2万施設）＞③病院（約8,200施設）となっている。

☐ (28) 後発医薬品はその先発医薬品との生物学的同等性が求められている。同じ規格の内用固形製剤において、後発医薬品がその先発医薬品と同一であることが必要なのはどれか。1つ選べ。 **99-76**

1 製造方法　2 定量法　3 有効成分の含量　4 添加物の種類
5 製品の重量

☐ (29) 後発医薬品を対象としていない制度はどれか。1つ選べ。 **98-78**

1 再審査制度　2 再評価制度　3 副作用・感染症報告制度
4 医薬品・医療機器等安全性情報報告制度
5 医薬品副作用被害救済制度

☐ (30) 薬物療法の経済評価手法である費用効用分析ではアウトカム指標としてQALYを用いる。QALYに加味されている要素はどれか。1つ選べ。
108-78

1 患者の医療費　2 介護に要する費用　3 生活の質
4 処方薬剤数　5 平均寿命

(28) 3

後発医薬品は、先発医薬品と同じ有効成分であって、その有効成分の含量等も同じであるが、添加剤などは先発医薬品と異なる。その他、製造方法や定量法、製品の重量なども先発医薬品とは異なる場合がある。

(29) 1

再審査制度は、「新医薬品及び再生医療等製品」を対象に審査する制度であり、後発医薬品は対象にならない。再審査制度は、製造販売承認後の一定期間、使用成績の調査を行い、承認時に得られた有効性及び安全性を再確認する制度である。後発医薬品は、先発医薬品の再審査終了後(お墨付きが得られた後)に製造販売されるため、再審査の対象にはならない。

(30) 3

QALY は、単なる生存した年数ではなく、生活の質への影響を加味したアウトカムである。

Ⓓ地域における薬局と薬剤師

《地域における薬局の役割》

☐(1) 地域薬局の役割に該当しないのはどれか。1つ選べ。 **97-78**

1　セルフメディケーションの支援　2　医薬品の販売　3　調剤
4　地域住民の健康診断　5　在宅医療への参画

☐(2) 地域における薬局の役割に該当しないのはどれか。1つ選べ。 **104-77**

1　在宅医療への参画　2　地域住民の健康診断
3　医薬品の販売・調剤　4　生活習慣病等の健康相談応需
5　薬物乱用防止活動

☐(3) 法令で以下のとおり定義されているのはどれか。1つ選べ。 **106-80**

「患者が継続して利用するために必要な機能及び個人の主体的な健康の保持増進への取組を積極的に支援する機能を有する薬局」

1　保険薬局　2　薬剤師会会営薬局　3　健康サポート薬局
4　地域包括支援センター　5　ドラッグストア

☐(4) 医薬分業率（%）を表す計算式はどれか。1つ選べ。 **100-79**

1　$\frac{\text{薬局への処方せん枚数}}{\text{外来患者数}}\times 100$　2　$\frac{\text{外来処方せん件数}}{\text{外来患者数}}\times 100$

3　$\frac{\text{薬局への処方せん枚数}}{\text{外来処方件数}}\times 100$　4　$\frac{\text{薬局への処方せん枚数}}{\text{外来処方件数+入院処方件数}}\times 100$

5　$\frac{\text{処方せん発行医療機関数}}{\text{全医療機関数}}\times 100$

☐(5) 令和4年度における医薬分業率が最も高い都道府県はどれか。1つ選べ。

1　秋田県　2　福井県　3　和歌山県
4　京都府　5　富山県

☐(6) 医薬分業について、正しいのはどれか。1つ選べ。

1　一部負担金の減額が、メリットとしてあげられる。
2　薬歴管理により、重複投与や相互作用の確認等が可能になる。
3　一般用医薬品の使用状況に関しては、薬歴に記載すべきではない。
4　医薬分業は、情報開示の要請に合致していない。
5　医療機関が薬局を開設し、点分業を行う体制が望ましい。

☐(7) わが国の医薬分業制度について、正しいのはどれか。1つ選べ。

1　医療分業法によって規定される制度である。
2　医療機関の調剤所で薬剤師が調剤することも医薬分業である。
3　患者の安全確保のために処方箋を疑義照会することは、薬剤師の義務である。
4　患者の薬歴管理は、個人のプライバシー保護の観点から好ましくない。
5　チーム医療の観点から、医療機関による薬局開設が望ましい。

(1) 4

健康診断は医療行為であるため、医療機関等の医師によって行われている。地域薬局は、調剤業務のみならず、薬局製剤、一般用医薬品および健康食品等を通じたセルフメディケーションの支援、在宅医療への参画、学校保健活動等、その役割が逐次拡大している。

(2) 2

健康診断は医療行為であるため、現在、医療機関等の医師によって行われている。地域薬局は、調剤業務のみならず、セルフメディケーションの支援、在宅医療への参画、学校保健活動等、その役割が逐次拡大している。

(3) 3

健康サポート薬局とは、患者が継続して利用するために必要な機能及び個人の主体的な健康の保持増進への取組を積極的に支援する機能を有する薬局をいう。(医薬品医療機器等法施行規則第1条第2項第五号)

(4) 3

医薬分業を可視化する方法の1つとして、医薬分業率がある。病院・診療所に係る外来患者のうち、薬剤処方をうけた者がどの程度院外の薬局で調剤交付をうけているかを算出する。したがって、分母は外来処方件数であり、分子は、院外処方箋枚数となる。

(5) 1

秋田県 89.3%、福井県 59.3%、和歌山県 61.1%、京都府 63.8%、富山県 70.4%。

(6) 2

1 × 一部負担額は増加する。デメリットの1つである。
3 × 一般用医薬品の販売にあたっては、必要に応じ薬歴管理を行うとともに、適切な服薬指導を実施することが望ましい。
4 × 処方箋発行により患者自身が処方内容を確認できる。
5 × 面分業が理想である。

(7) 3

1 × 医薬分業法という独立した法律はない。医師法と薬剤師法が根拠条文である。
2 × 医療機関の医師が患者に処方箋を交付し、薬局の薬剤師が調剤する体制をいう。
4 × かかりつけ薬局が患者の薬歴管理を行うことは、医薬分業のメリットである。
5 × 薬局は医療機関から経済的、機能的、構造的に独立すべきである。

《地域における保健、医療、福祉の連携体制と薬剤師》

☐ (8) 医療計画記載事項でないのはどれか。1つ選べ。
1 薬局数の確保　2 へき地医療の確保　3 薬剤師の確保
4 救急医療の確保　5 周産期医療の確保

☐ (9) 地域チーム医療の一員として、薬局薬剤師の参加が期待されている業務はどれか。1つ選べ。
1 ケアマネージャー業務　2 在宅医療への参加　3 医師との共同経営
4 介護士補助業務　5 院内感染委員会への参加

☐ (10) 在宅医療における薬剤師の役割に該当しないのはどれか。1つ選べ。
1 残薬の確認　2 緊急時の処方箋なしの調剤
3 副作用等のモニタリング　4 医療福祉関係者に対する薬に関する教育
5 患者宅への衛生材料の供給

☐ (11) 薬剤師が、居宅等の要介護者等からの相談に応じ、ケアプランの作成や居宅サービス等を利用できるよう様々な調整を行うために必要な資格はどれか。1つ選べ。
1 理学療法士　2 介護ヘルパー　3 ケアマネージャー
4 ケースワーカー　5 介護福祉士

☐ (12) 学校薬剤師の設置が法律で義務付けられていないのはどれか。1つ選べ。
107-80
1 幼稚園　2 小・中学校　3 高等学校　4 大学
5 特別支援学校

☐ (13) 学校薬剤師の業務でないのはどれか。1つ選べ。
1 学校保健安全計画の立案　2 学校のプール等の水質検査
3 環境衛生の維持改善に関しての助言および指導
4 学校内においての調剤
5 学校で使用する医薬品等の管理に関しての助言及び指導

☐ (14) 学校薬剤師について、正しいのはどれか。1つ選べ。
1 都道府県知事の登録を受けなければならない。
2 5年以上の実務経験を要件とする。
3 学校保健安全法において、学校への設置が定められている。
4 薬局勤務の薬剤師はなることができない。
5 都道府県知事の行う試験に合格しなければならない。

(8) 1

医療計画は、医療法により都道府県が策定する。医療計画には記述のような救急医療等確保事業の他に、薬剤師、医師等の確保等が盛り込まれている。

(9) 2

在宅医療において、薬局薬剤師には服薬管理・服薬指導・服薬支援や副作用等の確認などの業務のみならず、多職種との情報共有･連携など、地域チーム医療の一員としての役割が求められている。

(10) 2

処方箋なしの調剤は認められていない。

(11) 3

薬剤師がケアマネージャーになるためには、5 年以上の実務経験が必要であり、都道府県が行う介護支援専門員実務研修受講試験に合格し、実務研修を受講しなければならない。

(12) 4

大学以外の学校には、学校歯科医師及び学校薬剤師を置くものとする。(学校保健安全法第 23 条)

(13) 4

学校の環境衛生検査や快適な学校環境づくりへの指導及び助言であり、調剤業務は含まれない。

(14) 3

1、2、4、5 の記述のような規定はない。

実　務

I　薬学臨床基本事項

Ⓐ医療人としての基本

《医療人として》

☐(1) E.Kübler-Rossが提唱した「死の5段階」の第2段階目にあたるのは次のうちどれか。1つ選べ。

1　抑鬱　　2　孤立　　3　取引　　4　怒り　　5　受容

☐(2) 家族や近しい友人など大切な人を亡くし、大きな悲嘆に襲われている人に対するサポートを表す語句として最も適切なのはどれか。1つ選べ。

1　インフォームド・コンセント　　2　グリーフケア
3　セルフメディケーション　　4　リビングウィル　　5　アサーション

☐(3) 不信感を抱いた患者に対する対応として、適切なのはどれか。1つ選べ。

1　強い口調で対応する。　　2　患者の機嫌を取るように対応する。
3　患者の苦情に気づいていないように話を進める。
4　苦情発生の原因を探る。　　5　無視して、必要なことだけ伝える。

☐(4) ＿＿＿に当てはまる適切な語句はどれか。1つ選べ。 **106-84**

　がんの宣告を受ける、交通事故に遭遇する、あるいは愛する人を失うと不安を抱き混乱した状態になる。このような不安を軽減しようとするために示す無意識な反応を＿＿＿と呼ぶ。

1　行動変容　　2　心理的防衛機制　　3　健康信念
4　アサーション　　5　エンパワーメント

☐(5) 心の通じあった良好な関係を意味するものはどれか。1つ選べ。

1　ラポールの形成　　2　QOL　　3　ファーマシューティカルケア
4　SOAP　　5　コンプライアンス

☐(6) 患者に死期が迫ったときに尊厳死を望む宣告書を表すのはどれか。1つ選べ。

1　セカンドオピニオン　　2　ターミナルケア　　3　リビングウィル
4　ホスピス　　5　インフォームド・コンセント

☐(7) 患者の基本的権利に関して<u>誤っている</u>のはどれか。1つ選べ。

1　患者には「知る権利」がある。
2　患者には「知らされない権利」がある。
3　医療者には「説明の義務」がある。
4　患者の自己決定権を確保するためには、パターナリズムが重要である。
5　患者の自己決定権が尊重されることは、人格が尊重されることである。

☐(8) 日本薬剤師会が1996年より行っている医薬品適正使用の啓発運動はどれか。1つ選べ。

1　アンチドーピング　　2　ゲット・ジ・アンサーズ　　3　お薬手帳
4　リスクマネージメント　　5　ブラウンバッグ

(1) 4

死の5段階は、癌告知を受けた患者の心理状態を表したものである。

第1段階：否認と孤立　　第2段階：怒り
第3段階：取引　　第4段階：抑鬱
第5段階：受容

(2) 2

グリーフケアは、対象者が事実を受け入れて環境変化に対応するまでのプロセスを、遺族に寄り添って支援することであり、薬剤師においても在宅や緩和ケアなどチーム医療や地域医療に参加するなかで求められている。

(3) 4

対応のまずさや心情を無視した対応が信頼を失墜させる大きな要因である。

(4) 2

（心理的）防衛機制とは、がんの告知など人が自分では対処しきれないような不安や脅威にさらされたときに、心の安定を保つために自動的に働く防御の仕組みである。行動変容とは、人が自発的に行動を変えることであり、健康信念とは、健康についての主観的な受け止め方である。また、アサーションとは、相手の価値観に配慮しつつ自分の考えを適切に表現することであり、エンパワーメントとは、個人や組織が本来持つ能力を引き出すことである。

(5) 1

効果的な意志・情報の伝達をするためには、ラポール（相互信頼の関係）の形成が必要である。

(6) 3

自己の意思をあらかじめ文書で宣言しておくことで、延命措置を行わないことが可能となる。

(7) 4

患者の自己決定権を確保するためには、パターナリズムのように医師の裁量権で一方的に治療方針を決めるのではなく、患者に情報提供をし、患者の理解や納得を得たうえで、患者自身の意思を尊重する姿勢が重要である。

(8) 2

1 ×　うっかりドーピングを防止するための取り組み。
3 ×　調剤薬局や医療機関にて調剤された薬の履歴をまとめた手帳のこと。
4 ×　リスクを組織的にマネージメントし、危害の発生源・発生原因、損失などを回避もしくは、それらの低減をはかるプロセスをいう。
5 ×　薬局薬剤師が中心となって患者が日常的に服用している処方薬、OTC、サプリメントなどの副作用や相互作用などの問題をチェックし、残薬の管理を行うプログラムのこと。

☐ (9) DNAR (Do Not Attempt Resuscitation) の説明として正しいのはどれか。1つ選べ。**106-83**

1 生物学的製剤の投与を行わないこと。
2 特定の疾患を有する患者を差別しないこと。
3 患者の意向を無視して独善的な医療をしないこと。
4 胎児の染色体異常の有無を知るための検査を行わないこと。
5 終末期において本人あるいは代理人の同意を得て二次心肺蘇生措置を行わないこと。

☐ (10) インフォームド・コンセントの目的として、適切でないのはどれか。1つ選べ。**97-80**

1 医療過誤の責任を回避する。
2 提供する医療について患者の同意を得る。
3 提供される医療について患者が理解する。
4 患者の自己決定権を尊重する。
5 患者の知る権利を尊重する。

☐ (11)「インフォームド・コンセント」に関する記述のうち、正しいのはどれか。1つ選べ。**107-81**

1 治験の被験者に対してのみ実施する。
2 同意後には撤回できない。
3 同意後には患者情報は個人名で一般公開する。
4 本人に意思決定能力があれば、患者の主体性を重んじる。
5 患者の心情に配慮するため、不安を与える内容は伝えない。

☐ (12) 薬剤師の法的義務について、正しいのはどれか。1つ選べ。

1 守秘義務は、個人情報の保護に関する法律に規定されている。
2 薬剤師免許を失ったのちも、守秘義務は継続して負う。
3 薬剤師は、刑法の秘密漏示罪の対象ではない。
4 業務上知り得たヒトの秘密は、絶対的に漏らしてはならない。
5 処方箋の疑義は、患者に伝えてはならない。

☐ (13) 薬剤師が倫理的に配慮すべき事項として、ふさわしくないのはどれか。1つ選べ。**97-71**

1 職務上知り得た患者の秘密を守る。
2 薬剤師職能間の相互協調に努める。
3 医薬品の安全性の確保に努める。
4 地域医療の向上のための施策に協力する。
5 社会全体の医薬品消費量の増加を促す。

☐ (14) 一次救命処置の手法に該当するのはどれか。1つ選べ。

1 QOL　2 CPR　3 ICU　4 RMP　5 ICT

(9) 5

蘇生拒否(DNR；do not resuscitation)は尊厳死の概念に通じ、がん末期など救命の可能性がない患者で、本人または家族の希望で二次心肺蘇生法※を行わないことである。DNARは、DNRに蘇生の可能性が極めて低い中において、蘇生のための処置を試み(attempt)ないとの説明を加えた用語である。

※医療従事者のチームによる心肺蘇生法。

(10) 1

インフォームド・コンセントは、医療従事者による十分な説明と患者の理解、納得、同意及び選択によって、患者の知る権利・自己決定権を尊重するものである。「過誤」を回避する効果はあるが、医療過誤の「責任」を回避するものではない。

(11) 4

狭義のインフォームド・コンセント（説明と同意：IC）は、医師が患者に治療等に関する説明を与え、患者が納得したうえで同意を得ることを意味する。薬剤師の活動においても、患者からICを得ることが求められている。IC取得の際は、必要かつ十分な情報に基づいて説明され、患者の同意を含めた情報は個人情報として適切に管理されなければならない。また、患者はICを提示後も同意を撤回することができる。

(12) 2

1 × 刑法134条秘密漏示に規定される。

3 × 刑法134条に、特に名前をあげて対象とされている。他に、医師、医薬品販売業者、公証人、弁護士、助産師等がある。

4 × 刑法134条では、「正当な理由なく」とされている。

5 × 必ずしも伝えなくてもよい場合も多いが、病名の告知がされているかどうかなどが薬剤師の薬学的判断に影響する場合もあるので、絶対的に禁止というのは不合理である。

(13) 5

薬剤師は生命の尊厳と基本的人権に立脚した専門的知識及び技能の発揮が求められる。特に選択肢1については倫理的な配慮にとどまらず、刑法の秘密漏示罪に薬剤師が明記されている。患者の経済的負担、社会的資源である医薬品の有効活用および医薬品の適正使用の観点から、選択肢5のような無意味に医薬品の消費拡大を促すという行為は、薬剤師の使命として有り得ない。

(14) 2

CPR（CardioPulmonary Resuscitation）は心肺蘇生法とも呼ばれ、呼吸をしていない又は正常な呼吸でない場合に行われる。

QOL（Quality Of Life）：患者の生活の質

ICU（Intensive Care Unit）：集中治療室

RMP（Risk Management Plan）：医薬品リスク管理計画

ICT（Infection Control Team）：感染対策チーム

Ⓑ薬剤師業務の基礎

《臨床業務の基礎》

☐(1) 医薬品の適正使用について、最も不適切なのはどれか。1つ選べ。
1　的確な診断
2　患者の希望にかなった薬剤・剤形の選択と用法・用量の決定
3　最新の医薬品情報の活用
4　薬剤についての患者への説明と患者の十分な理解
5　患者の正確な薬剤使用

☐(2) ファーマシューティカルケアに関する記述について、正しいのはどれか。1つ選べ。
1　概念は1960年代に生まれた。　　2　調剤を中心とした考え方である。
3　目的は医療スタッフの利便性にある。
4　作業システムとしてPOS（問題志向システム）がある。
5　日本で発達した。

☐(3) 文中の［　　］に入る適切な語句はどれか。1つ選べ。
世界保健機関（WHO）は、「ファーマシューティカルケアとは、薬剤師の活動の中心に［　　］を据える行動哲学である。ファーマシューティカルケアは、患者の保健及び生活の質の向上のため、明確な治療効果を達成するとの目標をもって、薬物療法を施す際の、薬剤師の姿勢、行動、関与、倫理、機能、知識、責務ならびに技能に焦点を当てるものである」と定めている。 **97-81**
1　国民医療の経済性　　2　国際保健への貢献
3　無報酬での奉仕　　4　薬剤師の権利　　5　患者の利益

☐(4)「患者の生活の質（quality of life）を改善するという明確な結果をもたらすためにとられる薬物療法を、責任をもって遂行すること」と定義される行動哲学を示す用語として正しいのはどれか。1つ選べ。 **101-81**
1　care plan　　2　evidence-based medicine
3　narrative-based medicine　　4　pharmaceutical care
5　problem-oriented system

☐(5) 薬局の保険調剤業務において取り扱い可能なのはどれか。1つ選べ。
1　禁煙補助剤　　2　薬局製造販売医薬品　　3　避妊薬
4　適応外使用医薬品　　5　増毛剤

☐(6) 薬歴簿（薬剤服用歴管理簿）は、最終記載の日から起算して何年間保存しなければならないか。1つ選べ。
1　2か月　　2　1年間　　3　2年間　　4　3年間　　5　5年間

(1) 2

患者の状態にかなった最適な薬剤、剤形と適切な用法・用量を決定する必要がある。患者の希望ももちろん考慮する必要はあるが、患者の希望どおりの処方が必ずしも適正な薬物療法となるわけではない。

(2) 4

1 × 概念は1990年代以降に生まれた。
2 × 調剤や服薬指導、薬物療法等にわたる幅広い考え方である。
3 × 目的は患者のQOLの向上にある。
5 × 欧米で発達した。

(3) 5

世界保健機関（WHO）は、「薬剤師の行動の中心に患者の利益を据える行動哲学である。」と定義している。

(4) 4

1 × 介護保険制度で要介護認定を受けた場合に、本人の希望や必要性と利用限度額や回数に基づいて作成される介護サービスの計画。
2 × 根拠に基づく医療。略称はEBM。
3 × 物語に基づく医療。略称はNBM。
5 × 問題志向システム。略称はPOS。

(5) 1

禁煙補助剤であるチャンピックスなどは保険適用がなされているが、他は保険適用がない。

(6) 4

薬歴簿は最終記入日から3年間は保管しておかなければならない。

☐ (7) 薬剤師が保険調剤の調剤録を作成するタイミングとして最も適切なのはどれか。1つ選べ。ただし、分割調剤の場合を除く。 **100-82**

1 処方箋を受け付けた時　2 処方監査を終了した時
3 計数・計量調剤を終了した時　4 調剤薬鑑査を終了した時
5 処方箋が調剤済となった時

☐ (8) 薬局において、薬剤師法に基づき、作成が義務づけられているのはどれか。1つ選べ。 **102-87**

1 薬剤情報提供書　2 お薬手帳　3 領収書
4 明細書　5 調剤録

☐ (9) 調剤録を作成するにあたり、該当する事項があった場合、記載が必要なのはどれか。1つ選べ。 **101-89**

1 後発医薬品の使用に関する患者の意向　2 患者の身長及び体重
3 患者の副作用歴　4 疑義照会の結果　5 残薬の状況

☐ (10) 調剤録の法的保存期間はどれか。1つ選べ。

1 1年　2 2年　3 3年　4 4年　5 5年

☐ (11) 調剤録を備えなければならない責任者はどれか。1つ選べ。

1 管理者　2 開設者　3 調剤者　4 鑑査者　5 投薬者

☐ (12) 調剤済み処方箋に記載する必要のない項目はどれか。1つ選べ。

1 「調剤済」の旨
2 調剤年月日
3 調剤をした薬局の所在地、名称
4 疑義照会した時はその内容
5 薬を代理人が受け取った場合はその氏名

☐ (13) 調剤済み処方箋の法的保存期間は次のどれか。1つ選べ。

1 1年　2 2年　3 3年　4 4年　5 5年

☐ (14) 調剤済となった保険処方箋に薬局で記載しなければならない事項はどれか。1つ選べ。 **99-81**

1 保険医療機関コード　2 調剤年月日　3 薬局開設者の氏名
4 調剤した医薬品のロット番号　5 後発医薬品への変更希望の有無

(7) 5

保険薬局及び保険薬剤師療養担当規則において、「保険薬剤師は、患者の調剤を行った場合には、遅滞なく、調剤録に当該調剤に関する必要事項を記載しなければならない。」とあり、処方箋が調剤済となったときが最も適切である。

(8) 5

薬局開設者は、薬局に調剤録を備え、最終の記入の日から3年間、保存しなければならない。

(9) 4

調剤録への記載事項は以下の通り。

・患者の氏名及び年齢　・薬名及び分量　・調剤年月日　・調剤量
・調剤した薬剤師の氏名　・処方箋の発行年月日
・処方箋を交付した医師、歯科医師又は獣医師の氏名
・処方箋を交付した医師等の住所又は勤務する医療施設等の名称及び所在地
・医師等の指示に基づく変更があればその内容及び疑義照会を行った場合はその回答の内容

(10) 3

薬剤師法第28条第3項において「薬局開設者は調剤録を最終の記載の日から3年間保存しなければならない」とされている。

(11) 2

薬剤師法第28条において「薬局開設者は薬局に調剤録を備えなければならない」とされている。

(12) 5

薬剤師法第26条に調剤済み処方箋の記載事項が定められているが、「薬を代理人が受け取った場合はその氏名」の記載はない。

(13) 3

薬剤師法第27条に「薬局開設者は当薬局で調剤済みとなった処方箋を調剤済みとなった日から3年間保存しなければならない」とある。

(14) 2

処方箋に記入しなければならない事項は、調剤済みの旨又は調剤量及び調剤年月日のほか、次のとおりとする。

一　調剤した薬局又は病院若しくは診療所若しくは飼育動物診療施設の名称及び所在地
二　医師、歯科医師又は獣医師の同意を得て処方箋に記載された医薬品を変更して調剤した場合には、その変更の内容
三　医師、歯科医師又は獣医師に疑わしい点を確かめた場合には、その回答の内容

☐ (15) セルフメディケーションにおける薬剤師の役割として適切でないのはどれか。1つ選べ。

1 相互作用・重複投与の確認　2 適切な情報提供　3 受診勧告
4 医療機関への斡旋　5 一般用医薬品の使用方法

☐ (16) 自殺防止における薬剤師の役割として、該当しないのはどれか。1つ選べ。

1 見守り　2 声掛け　3 受診同伴　4 話を聞く　5 気づき

☐ (17) 以下のうち、病棟に常駐する薬剤師の行う業務として最も適切なのはどれか。1つ選べ。 **106-82**

1 麻薬施用者としての院内の麻薬管理
2 入院患者の点滴の交換
3 人工呼吸器の操作や管理
4 入院患者の薬物アレルギー歴の確認
5 口腔がん摘除術を受けた患者に対する嚥下指導

☐ (18) 持参薬の鑑別報告で必要性が低いのはどれか。1つ選べ。

1 商品名・規格　2 一般名　3 採用の有無
4 代替薬の名称　5 メーカー名

☐ (19) 入院患者に対する薬剤師の業務内容のうち、薬剤管理指導料算定の要件となるのはどれか。1つ選べ。 **98-87**

1 注射薬の混合調製　2 投薬・注射歴の管理
3 定数配置薬の管理　4 バイタルサインの測定
5 摂取栄養量管理

☐ (20) 微生物学的検査、血清学的検査、血液学的検査、病理学的検査等を、医師又は歯科医師の指導の下に業として行う者は次のうちどれか。1つ選べ。

1 理学療法士　2 臨床検査技師　3 臨床工学技士　4 看護師
5 介護福祉士

☐ (21) 救急医療における薬学的管理に該当しないのはどれか。1つ選べ。

1 持参薬の確認　2 緊急時の体制の確保
3 医療スタッフへの情報提供　4 投与設計への助言
5 ハイリスク薬の処方

(15) 4

セルフメディケーションを行う際に、薬剤師は、症状にあわせた適切なOTCの選定や使用方法などの相談や症状によっては受診勧告も必要である。医療機関への受診の相談応需は必要であるが、斡旋をすることは役割ではない。

(16) 3

心のケアの近年の薬局や薬剤師の取り組みの一つであり、地域、家族や医療機関と連携をとることが必要である。受診相談などには対応するが受診同伴については家族や近親者の協力が必要である。

(17) 4

薬剤師は麻薬管理者として、院内の麻薬を管理する。また、注射薬の混合調製は行うが、点滴の交換は行わない。人工呼吸器の操作・管理は、医師や臨床工学技士の業務であり、術後の嚥下指導は、医師、歯科医師、看護師、薬剤師などがチームで取り組む業務である。「薬物アレルギー歴」は薬学的管理において重要な情報であり、その確認は薬剤師が行うべき業務である。

(18) 5

商品名がわかれば、特に必要とされることはない。

(19) 2

薬剤管理指導料は、薬剤師が医師の同意を得て薬剤管理指導記録に基づき、直接服薬指導、服薬支援その他の薬学的管理指導(処方された薬剤の投与量、投与方法、投与速度、相互作用、重複投薬、配合変化、配合禁忌等に関する確認並びに患者の状態を適宜確認することによる効果、副作用等に関する状況把握を含む)を行った場合に算定できる。

(20) 2

理学療法士：理学療法(主として基本的動作能力の回復を量るための運動や物理的手段を加える)を行う者。
臨床工学技士：生命維持管理装置の操作及び保守点検を行う者。
看護師：傷病者やじょく婦に対する療養上の世話又は診療の補助を行う者。
介護福祉士：専門的知識・技術をもって、心身の状況に応じた介護等を行う者。

(21) 5

救急医療では、厳密に投与速度の調整が必要なハイリスク薬も多く用いられる。また、患者の容態変化に伴い処方変更がたびたび行われることも多いので、自ら処方を行うのではなく、助言や投与設計等のチェックを行う必要がある。

☐ (22) 器官形成期に該当し、薬剤による催奇形性のリスクが最も高いと考えられる妊娠週はどれか。1つ選べ。**105-83**

1 2週未満　2 2～3週　3 4～7週　4 8～12週
5 13週以降

☐ (23) 妊婦の特徴としてあてはまるのはどれか。1つ選べ。

1 胃内容排出速度の増大　2 心拍出量の低下
3 血漿中ステロイド濃度の上昇　4 糸球体ろ過速度の低下
5 血漿アルブミン濃度の上昇

☐ (24) 吸収による甲状腺機能異常を起こさないよう、新生児への大量投与を避ける消毒薬はどれか。1つ選べ。

1 アルコール　2 クロルヘキシジン　3 ベンザルコニウム塩化物
4 次亜塩素酸ナトリウム　5 ポビドンヨード

(22) 3

妊娠周期のうち、器官形成期に該当し薬剤による催奇形性のリスクが最も高い時期は、絶対過敏期である。絶対過敏期(妊娠4～7週)には、心臓等の重要な器官が作られる。妊娠8～12週は相対過敏期と呼ばれ、重要な器官の形成がずれ込むことがある。妊娠0～3週は無影響期であり、13週以降は比較過敏期から潜在過敏期であり、奇形の心配はほとんどない。

(23) 3

胃内容排出速度および血漿アルブミン濃度は低下、心拍出量および糸球体ろ過速度は増大する。

(24) 5

ポビドンヨードはヨウ素を含む消毒薬である。

II　薬学臨床実践

Ⓐ処方箋に基づく調剤

《処方箋と疑義照会》

□ (1) 調剤時の処方箋記載事項はどれか。1つ選べ。
1　処方箋持参者が患者でない場合、その氏名及び住所
2　併用薬がある場合、併用薬の名称
3　服薬指導の内容
4　調剤時に知り得た患者の特記すべき事項
5　調剤済みとならなかった場合には、調剤量

□ (2) 薬局開設者は、調剤済みとなった処方箋を調剤済みとなった日から何年間保存しなければならないか。1つ選べ。
1　1年間　　2　2年間　　3　3年間　　4　5年間　　5　10年間

□ (3) 処方オーダリングシステムについて、正しいのはどれか。1つ選べ。
1　薬剤師の処方鑑査は不要となる。
2　処方箋の記載漏れが増加する。
3　医師の負担が増加する。
4　不要な医薬品が継続投与される可能性がある。
5　患者にとって待ち時間が延びる。

□ (4) 麻薬が処方された場合、一般の処方箋記載事項のほかに記載しなければならない事項はどれか。1つ選べ。
1　患者の氏名　　2　処方箋の発行年月日
3　調剤した薬剤師名　　4　患者の住所　　5　医師の免許証番号

□ (5) 使用期間の欄に記載がない処方箋を受けた。処方箋の使用期間として正しいのはどれか。1つ選べ。
1　交付日を含め3日以内　　2　交付日を除く3日以内
3　交付日を含め4日以内　　4　交付日を除く4日以内
5　交付日を含め7日以内

□ (6) 7日間連日服用できないのはどれか。1つ選べ。 **104-81**
1　アトルバスタチンカルシウム水和物　　2　アムロジピンベシル酸塩
3　葉酸　　4　メトトレキサート　　5　メトホルミン塩酸塩

□ (7) セベラマー塩酸塩錠の用法として適切なのはどれか。1つ選べ。 **98-83**
1　朝昼夕食前　　2　朝昼夕食直前　　3　朝昼夕食直後　　4　朝昼夕食後
5　朝昼夕食2時間後

(1) 5
1～4 × 処方箋記載事項ではない。

(2) 3
薬剤師法第27条：薬局開設者は、当該薬局で調剤済みとなった処方箋を、調剤済みとなった日から3年間、保存しなければならない。

(3) 4
1 × 処方鑑査は必要である。
2 × 記載漏れは大幅に減少するが、ゼロではない。
3 × 医師の負担は増加しないかむしろ減少する。
5 × 待ち時間は短縮する。

(4) 4
麻薬処方箋には、通常の処方箋の記載事項のほかに、患者住所と麻薬施用者の免許証番号の記載が必要となる。

(5) 3
保険処方箋では、使用期間の欄に特に記載がなければ、交付日を含め4日が使用期限である。又、日曜、祝祭日も含まれる。疑義照会の必要はない。

(6) 4
メトトレキサート（MTX）はリウマチや白血病の治療に使用される。リウマチの標準的治療薬として通常毎週1～2日間だけ服用し、残りの5～6日間は休薬する。葉酸はMTXによる副作用軽減を目的とする場合、MTX投与1～2日後に頓用で服用するが、葉酸欠乏症等に対しては連日服用する。また、アトルバスタチンカルシウム水和物、アムロジピンベシル酸塩、メトホルミン塩酸塩は、通常連日服用する医薬品である。

(7) 2
セベラマー塩酸塩は、透析中の慢性腎不全患者における高リン血症の改善に用いられる。その用法・用量は、「通常、成人には、セベラマー塩酸塩として1回1～2gを1日3回食直前に経口投与する。なお、年齢、症状、血清リン濃度の程度により適宜増減するが、最高用量は1日9gとする」である。

☐(8) 商品名と一般名の組合せのうち、正しいのはどれか。1つ選べ。

	商品名		一般名
1	アダラート	……………………	プロプラノロール
2	テオドール	……………………	テガフール
3	メバロチン	……………………	シンバスタチン
4	ミカルディス	……………………	テルミサルタン
5	ガスター	……………………	シメチジン

☐(9) 注射剤の適用法に関して、英略号が正しいのはどれか。1つ選べ。

1　皮下注射　i.m.　　2　皮内注射　s.c.　　3　筋肉注射　i.c.
4　静脈注射　i.v.　　5　動脈注射　d.i.

☐(10) レッドネック症候群などの副作用が発現することがあるため、60分以上かけて点滴静注するのはどれか。1つ選べ。

1　塩化カリウム　　2　5%ブドウ糖溶液　　3　フロセミド
4　バンコマイシン塩酸塩　　5　シスプラチン

☐(11) 保険薬局での処方箋鑑査について、正しいのはどれか。1つ選べ。

1　初回面談時に得た現疾患から禁忌を鑑査する。
2　薬剤の規格が不明な場合、前回処方から判断する。
3　お薬手帳から患者の家族構成を調べる。
4　使用期限の記載がないので疑義照会する。
5　通常の処方箋に患者住所の記載がないので疑義照会する。

☐(12)「アシクロビル 400 mg 3錠 1日3回毎食後 14日分」の処方箋に関し、医師への疑義照会を行った結果、単純疱疹と判明した。変更後の処方はどれか。1つ選べ。

1　1回 200 mg　1日5回5日分　　2　1回 200 mg　1日3回14日分
3　1回 400 mg　1日5回3日分　　4　1回 400 mg　1日5回14日分
5　1回 400 mg　1日1回5日分

☐(13) 処方箋鑑査、疑義照会について、正しいのはどれか。1つ選べ。

1　処方オーダリングシステムでは、処方箋鑑査は不要である。
2　重篤な相互作用が確認された場合は、薬剤師の判断で変更を行う。
3　併用禁忌の組合せの薬物がある場合は、処方医に疑義照会する。
4　アレルギー歴のある薬物が処方された場合、疑義照会は不要である。
5　調剤時に添加剤を加える必要が生じた場合は、医師に疑義照会をする。

☐(14) 薬剤服用歴管理記録の記述法の1つとしてSOAPがある。このうち、「O」の表現として正しいのはどれか。1つ選べ。 **104-89**

1　Objective data　　2　Optimal data　　3　Outbreak data
4　Outcome data　　5　Outstanding data

(8) 4

1の一般名は、ニフェジピン、2はテオフィリン、3はプラバスタチン、5はファモチジンである。

(9) 4

注射剤の適用法の英略号
皮下注射：s.c.　皮内注射：i.c　筋肉注射：i.m.　静脈注射：i.v.
動脈注射：i.a.

(10) 4

非特異的ヒスタミン遊離による顔面、上部体幹部の紅潮が起こる。通常は短時間で消退する。

(11) 1

2 ×　薬剤の規格が不明な場合、疑義照会を行う必要がある。
3 ×　お薬手帳では他施設からの処方を含めた患者の服用歴を調べる。
4 ×　使用期限は、記載がない場合、交付の日を含めて原則4日間となる。
5 ×　通常の処方箋に患者住所の記載は必要ない。

(12) 1

抗ウイルス薬のアシクロビルは、適応症により投与量が大きく異なる。単純疱疹に用いる場合は1回200 mgを1日5回で5日間、帯状疱疹に用いる場合は1回800 mgを1日5回で7日間投与する。

(13) 3

1 ×　医薬品の入力ミスや選択ミスが起こりうるため、処方箋鑑査は必要である。
2 ×　処方箋鑑査の段階で処方薬の間に重篤な相互作用がある場合は、処方医に疑義照会する。
4 ×　必要である。
5 ×　賦形剤、安定化剤などの添加は薬剤師の判断でできる。

(14) 1

問題志向型システム（POS）における経過記録の記載方法のうち、SOAP形式による経過記録はプロブレムごとにS（Subjective Data）、O（Objective Data）、A（Assessment）、P（Plan）に分けて、薬剤師が初期計画に基づいて実践した内容を記録する。

☐ (15) 横紋筋融解症が現れやすくなるので、シンバスタチンとの併用が禁忌とされているのはどれか。1つ選べ。 **97-85**

1　コレスチラミン　　2　ハロペリドール
3　イトラコナゾール　　4　プロプラノロール塩酸塩　　5　葛根湯

☐ (16) インターフェロン製剤を投与中のC型肝炎の患者に禁忌である薬剤はどれか。1つ選べ。 **100-88**

1　小柴胡湯　　2　葛根湯　　3　ラクツロース
4　ウルソデオキシコール酸　　5　リバビリン

☐ (17) 妊婦への投与が禁忌である医薬品はどれか。1つ選べ。 **102-84**

1　アセトアミノフェン　　2　インスリン　　3　炭酸リチウム
4　プレドニゾロン　　5　ヘパリンナトリウム

☐ (18) 三環系抗うつ薬に対して過敏症の既往歴のある患者に使用を避けるのはどれか。1つ選べ。 **99-87**

1　フェノバルビタール　　2　カルバマゼピン　　3　フェニトイン
4　アセタゾラミド　　5　ジアゼパム

☐ (19) プロトンポンプ阻害薬と併用禁忌の医薬品はどれか。1つ選べ。 **108-84**

1　セベラマー塩酸塩錠　　2　エンパグリフロジン錠
3　アタザナビル硫酸塩カプセル　　4　沈降炭酸カルシウム錠
5　レパグリニド錠

☐ (20) 疑義照会についての記述のうち、正しいのはどれか。1つ選べ。

1　照会は、処方箋発行時にのみ行う。
2　照会は、処方した医師に直接行う。
3　照会の前に他の薬剤師と相談してはいけない。
4　照会後、変更が生じなければ記録を残さなくてもよい。
5　照会は、電話で行うべきではない。

☐ (21) 疑義照会する前に行っておくべきものはどれか。1つ選べ。

1　照会の準備より一刻も早く電話する。
2　予想される回答を予め処方箋に記載する。
3　医師に明らかな不備があることを患者に伝える。
4　他に疑義がないか確認する。
5　代替薬は医師から問い合わせがあれば調べることにする。

(15) 3

イトラコナゾールがCYP3A4を阻害することにより、シンバスタチンの血中濃度が上昇し、横紋筋融解症が発現しやすくなると考えられている。

(16) 1

間質性肺炎が現れるおそれがあるため、併用禁忌である。

(17) 3

炭酸リチウムは動物実験（ラット・マウス）で催奇形作用が、また、人で心臓奇形の発現頻度の増加が報告されているので、妊婦又は妊娠している可能性のある婦人は禁忌である。

(18) 2

カルバマゼピンの禁忌患者は以下のとおりである。

①本剤の成分又は三環系抗うつ剤に対し過敏症の既往歴のある患者
②重篤な血液障害のある患者
③第Ⅱ度以上の房室ブロック、高度の徐脈（50拍/分未満）のある患者
④ボリコナゾール、タダラフィル（アドシルカ)、リルピビリン等を投与中の患者
⑤ポルフィリン症の患者

(19) 3

アタザナビル硫酸塩は、難溶性で溶解性はpHに依存する薬物である。プロトンポンプ阻害薬を併用すると胃酸分泌抑制により、アタザナビル硫酸塩の溶解性が低下し、吸収が抑制されるおそれがあるため、オメプラゾール、ランソプラゾール、ラベプラゾール、エソメプラゾール、ボノプラザンフマル酸塩との併用は禁忌となっている。

(20) 2

1　×　調剤の流れの中で適時行う。
3　×　他の薬剤師と相談してもよい。
4　×　変更の有無にかかわらず記録は残す。
5　×　電話でする場合がほとんどである。

(21) 4

1　×　迅速な対応ができるよう予め準備して電話する。
2　×　予想される回答を予め処方箋に記載することはしない。
3　×　確認のための疑義照会に少し時間が必要なことは患者に伝える。
4　○　数回電話しなくてもよいように、疑義が複数ないか事前に確認する。
5　×　代替薬は医師から問い合わせがあれば即答できるよう調べておく。

□ (22) 保険薬局において、調剤を行う上で疑義照会が不要な場合はどれか。1つ選べ。 97-84

1　賦形剤の使用が必要と考えられた。
2　医薬品の規格が特定できなかった。　3　併用禁忌の組合せを発見した。
4　医薬品名が略号で記載されていた。　5　用量の記載が抜けていた。

《処方箋に基づく医薬品の調製》

□ (23) 薬袋に記載する事項として必須なのはどれか。1つ選べ。 102-83

1　処方医名　　2　処方箋発行日　　3　薬品名
4　使用上の注意　　5　調剤年月日

□ (24) 薬剤師法に基づき薬袋への記載が必須である事項はどれか。1つ選べ。 108-83

1　調剤した薬剤師氏名　　2　処方した医師氏名　　3　使用上の注意
4　処方箋発行日　　5　医薬品名

□ (25) 処方箋中の薬剤の記載はすべて先発医薬品で、後発品変更不可ではなかった。疑義照会不要で、変更に問題がないのはどれか。1つ選べ。

1　軟膏製剤 → 後発医薬品のクリーム製剤に変更
2　先発医薬品 → 別銘柄の先発医薬品に変更
3　カプセル剤 → 後発医薬品の顆粒剤に変更
4　カプセル剤 → 後発医薬品の同一規格の錠剤に変更
5　先発医薬品 30 mg 2 錠→ 同銘柄先発医薬品 60 mg 1 錠に変更

□ (26) 処方箋には先発医薬品が記載されていたが、患者が後発医薬品を希望した。そこで、後発医薬品の分割調剤1回目として7日分の調剤を行った。次回、残りをこの後発医薬品で調剤する場合に必要な最大錠数はどれか。1つ選べ。なお、処方箋には変更不可の記載はない。 104-85

（処方）
ムコダイン® 錠 250 mg　　1回2錠（1日6錠）
　　1日3回　朝昼夕食後　28日分

（分割調剤1回目）
L−カルボシステイン錠 500 mg　　1回1錠（1日3錠）
　　1日3回　朝昼夕食後　7日分

1　21錠　　2　42錠　　3　63錠　　4　84錠　　5　126錠

(22) 1

調剤学上当然の措置として、薬剤師の判断により行われるものには、①賦形剤の添加、②保存剤・安定化剤の添加、③溶解補助剤や乳化剤・懸濁化剤の添加、④等張化剤・緩衝剤の添加、⑤組み合わせ剤の調製等がある。選択肢2～5に関しては、処方箋を交付した医師に問い合わせて、その疑わしい点を確かめた後でなければ、これによって調剤してはならない。

(23) 5

薬袋の記載事項は、①患者の氏名、②用法・用量、③調剤年月日、④調剤した薬剤師の氏名、⑤調剤した薬局の名称及び所在地、の5点が必須事項となる。

(24) 1

調剤された薬剤に表示する項目は、①患者の氏名、②用法・用量、③調剤年月日、④調剤した薬剤師の氏名、⑤調剤した薬局、病院又は診療所の名称及び所在地である。表示項目の①と②は薬剤師法（法律）第25条に、③、④及び⑤は薬剤師法施行規則（省令）第14条により規定されている。

(25) 4

1 × 外用剤の後発医薬品への変更調剤では剤形変更は認められていない。

2 × 先発医薬品から別銘柄の先発医薬品の変更の場合、疑義照会が必要である。

3 × カプセル剤から後発医薬品に変更する場合、類似剤形でない剤形への変更は認められていない。

5 × 先発医薬品の規格変更の場合、疑義照会が必要であるが、後発医薬品に変更する場合、変更調剤後の薬剤料が変更前と比較して同額以下となる場合は変更調剤が可能である。

(26) 3

処方より分割調剤1回目として7日分の調剤を行ったので、残りは21日分である。後発品の含量から、1日の用量は3錠なので、残りの錠数は3錠×21日＝63錠である。

(27) 下記の処方に従って薬剤調製した後の鑑査で指摘すべき項目はどれか。1つ選べ。なお、投薬びんと処方薬剤は無色透明である。**104-87**

(処方)アンブロキソール塩酸塩シロップ 0.3%　1回2 mL（1日6 mL）
1日3回 朝昼夕食後 8日

1　遮光の必要性
2　薬剤の総量
3　計量カップの必要性
4　薬札（ラベル）の必要性
5　投薬びんにおける服用量の目盛の必要性

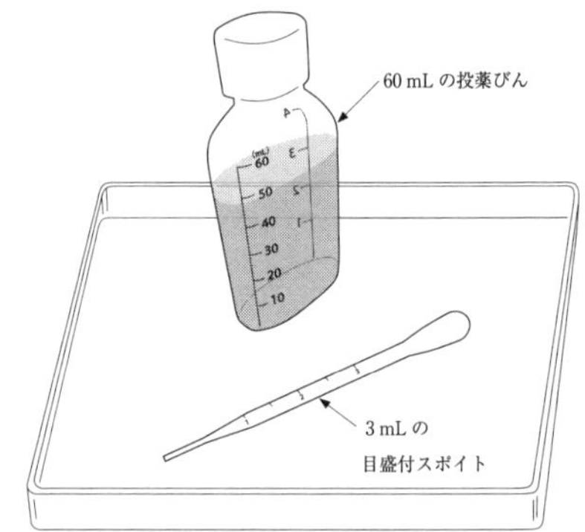

(28) 患児に対する以下の処方箋を持参した母親より、「前回、量が多すぎて全部飲ませるのにとても苦労した」と相談を受けた。そこで、医師と協議の結果、薬剤の規格を変更し、調剤することとなった。

(処方)アモキシシリン水和物細粒 10%　1回2.6 g（1日7.8 g）
1日3回　朝昼夕食後　4日分

上記薬剤の規格を20%に変更して調剤する場合、秤量する全量として正しいのはどれか。1つ選べ。**105-82**

1　5.2 g　　2　10.4 g　　3　15.6 g　　4　31.2 g　　5　62.4 g

(29) 錠剤の粉砕及びカプセル剤の開封に関する記述のうち、正しいのはどれか。1つ選べ。

1　錠剤の粉砕は薬剤師の判断で行うことができる。
2　腸溶性製剤は原則として粉砕使用しない。
3　薬物動態や安定性に問題がない場合でも、カプセル剤の開封はしない。
4　錠剤を粉砕した場合、篩過は行わない。
5　フィルムコーティング錠は、いかなる場合も粉砕しない。

(30) 湿潤のため一包化調剤をしない薬物はどれか。1つ選べ。

1　ニフェジピン錠　　2　テプレノンカプセル　　3　ジアゼパム錠
4　プレドニゾロン錠　　5　バルプロ酸ナトリウム錠

(31) 注射剤の製剤的な特徴のうち、メイラード反応防止を目的としているのはどれか。1つ選べ。

1　ビタミンCへの酸化防止剤添加
2　高カロリー輸液とビタミン剤のキット製剤
3　インスリン製剤への保存剤の添加
4　ビタミン B_{12} 注の1本単位包装
5　高カロリー輸液の2バッグ化

（27）4

水剤調剤後の調剤鑑査で確認する事項として、調剤方法〔目盛り表示／秤量表示（mL)、賦形、配合変化〕、秤取量、全量、色調、混合状態、異物混入、薬袋（ラベル）および保存方法などがある。水剤のラベルには、患者氏名、用法・用量、調剤年月日、調剤した薬剤師の氏名、調剤した薬局の名称および所在地を記入しなければならない。保存方法について、アンブロキソール塩酸塩シロップは遮光保存である。

（28）3

アモキシシリン水和物細粒 10％が 1 日 7.8 g で 4 日分処方されているので、秤量する製剤量※は、7.8 × 4 ＝ 31.2 g となる。これを 20％製剤※に変更すると秤量が半分になるので、全量は 31.2 ÷ 2 ＝ 15.6 g となる。

※10％製剤、20％製剤ともに表示の濃度は製剤 1 g 中のアモキシシリン水和物の含有量（力価）を示している。

（29）2

1 × 疑義照会が必要である。
2 ○ ただし、経管投与において留置チューブの先端が胃よりも下部である場合には可能である。
3 × 薬物動態や安定性に問題がなければ、開封は可能である。
4 × 必要に応じて篩過を行う。
5 × シルニジピン、バルサルタンなどは条件付きで粉砕は可能である。

（30）5

バルプロ酸ナトリウム錠は極度に湿度に不安定なため、一包化はしない。

（31）5

高カロリー輸液の 2 バッグ化は、糖とアミノ酸のメイラード反応防止のためである。

(32) 成人に対する栄養輸液療法における静注用脂肪乳剤（20%イントラリポス輸液 250 mL 袋）の投与方法として、最も適切なのはどれか。1つ選べ。 108-82

1 遮光して保存する。
2 他の栄養輸液製剤に混合して投与する。
3 フィルターを使用して投与する。
4 シリンジポンプを使用して投与する。
5 ゆっくり（3時間以上かけて）投与する。

(33) 下図は、ある生理食塩液製剤のラベルの一部を示したものである。①の値として正しいのはどれか。1つ選べ。 101-87

日本薬局方

生理食塩液 1000 mL

組成：1本（1000 mL）中　塩化ナトリウム 9 g
注意－医師等の処方箋により使用すること

電解質濃度　mEq/L	
Na^+	Cl^-
①	154

1 23　　2 58.5　　3 77　　4 154　　5 308

(34) 皮下注射で投与されるのはどれか。1つ選べ。 103-81

1 BCG ワクチン　　2 インフルエンザワクチン
3 パクリタキセル注射液　　4 ハロペリドール注射液
5 フェニトインナトリウム注射液

(35) 中心静脈栄養の絶対的適応となるのはどれか。1つ選べ。

1 短腸症候群　　2 消化管手術直後　　3 消化管出血
4 重症熱傷　　5 多発外傷

(36) 完全静脈栄養法（TPN）施行時のビタミン B_1 不足によって発症することがあるのはどれか。1つ選べ。 98-85

1 溶血性貧血　　2 高アンモニア血症　　3 壊血病
4 代謝性アルカローシス　　5 乳酸アシドーシス

(37) 生理食塩液や低張電解質製剤の中で、最も Na イオン濃度が高いのはどれか。1つ選べ。

1 生理食塩液　　2 開始液（1号液）　3 脱水補給液（2号液）
4 維持液（3号液）　　5 術後回復液（4号液）

(32) 5

脂肪乳剤は、大豆油を精製卵黄レシチンで乳化した白色の注射製剤であり、他の注射剤との混合により沈殿や混濁を生じても判別できないため、混合は避ける。また、脂肪乳剤の粒子は、注射用フィルターの孔径（200 nm）より大きいため、フィルターを通過しない。脂肪乳剤は、含まれるトリグリセリドの代謝にかかる時間を考慮して、通常、成人の場合1日250 mL（20%製剤）を3時間以上かけて投与する必要があるため、成人の栄養輸液療法における静注用脂肪乳剤の投与にシリンジポンプは使用しない。

(33) 4

生理食塩液は0.9% NaClを含む。血漿とほぼ等張である細胞外液補充剤である。

(34) 2

1 × BCGワクチンは、経皮用接種針法(管針法)による経皮接種である。

2 ○ 6カ月以上3歳未満のものには0.25 mLを皮下に、3歳以上13歳未満のものには0.5 mLを皮下におよそ2～4週間の間隔をおいて2回注射する。13歳以上のものについては、0.5 mLを皮下に、1回またはおよそ1～4週間の間隔をおいて2回注射する。

3 × 非小細胞肺がんおよび子宮体がんなどでは、500mLの5%ブドウ糖注射液または生理食塩液に混和し、3時間かけて点滴静注する。

4 × ハロペリドールとして、通常成人1回5 mgを1日1～2回静脈内または筋肉内注射する。

5 × 通常成人には、フェニトインナトリウム注射液2.5～5 mL（フェニトインナトリウムとして125～250 mg)を1分間1 mLを越えない速度で徐々に静脈内注射する。

(35) 1

短腸症候群、消化管閉塞などが絶対的適応に当たる。そのほかは、相対的適応となる。

(36) 5

TPNにてブドウ糖を大量に投与する場合、ビタミンB_1を併せて投与しなければ、ビタミンB_1が欠乏し、代謝系が停滞し、ピルビン酸や乳酸が蓄積して乳酸アシドーシスを起こす。

(37) 1

1 生理食塩液……………… 154 mEq/L
2 開始液（1号液）……… 約90 mEq/L
3 脱水補給液（2号液）… 約80 mEq/L
4 維持液（3号液）……… 約40 mEq/L
5 術後回復液（4号液）… 約30 mEq/L

□(38) 循環血液量の減少時における細胞外液の補給に用いる輸液として、適切でないのはどれか。1つ選べ。**107-84**

1　生理食塩水　　2　5％ブドウ糖液　　3　乳酸リンゲル液
4　酢酸リンゲル液　　5　5％ブドウ糖加乳酸リンゲル液

□(39) 注射用バンコマイシン塩酸塩の添付文書に、使用上の注意として「60分以上かけて点滴静注すること」と記載がある。これによって予防できる副作用はどれか。1つ選べ。**99-88**

1　回転性のめまい　　2　水様便を伴う下痢　　3　下肢の浮腫
4　顔や頸部の発赤　　5　眼球結膜の黄変

□(40) 散剤を調剤する場合、賦形剤として乳糖水和物が適さないのはどれか。1つ選べ。**99-82**

1　ジゴキシン　　2　アミノフィリン水和物　　3　ヨウ化カリウム
4　プレドニゾロン　　5　フェノバルビタール

□(41) 抗がん剤の無菌調製に関する記述のうち、適切なのはどれか。1つ選べ。**107-85**

1　調製者は、手袋を二重に装着する。
2　調製作業は、クリーンベンチ内で行う。
3　調製に使用するシリンジの先端部は、ルアースリップ式を用いる。
4　バイアルから薬液を吸引する場合は、バイアル内を陽圧にする。
5　作業台が汚染した場合は、ペーパータオルで中心から外側に向かって拭き取る。

□(42) 次の抗がん薬のうち、調製者の曝露防止のため、閉鎖式の薬物混合器具を使用して調製する必要性が最も低いのはどれか。1つ選べ。**103-90**

1　シスプラチン　　2　シクロホスファミド　　3　ベンダムスチン
4　イホスファミド　　5　リツキシマブ

□(43) 入院患者に麻薬を処方する場合、麻薬を含む院内処方箋に必ず記載しなければならないのはどれか。1つ選べ。**98-86**

1　患者の住所　　2　病院の所在地　　3　病院の名称
4　麻薬施用者の免許証番号　　5　処方箋の使用期間

(38) 2

血漿は細胞外液に分類されるので、循環血液量が減少した場合には細胞外液補充液を投与する。細胞外液補充液には、生理食塩液、乳酸リンゲル液、酢酸リンゲル液および乳酸リンゲル液や酢酸リンゲル液に糖質（ブドウ糖、D−ソルビトールなど）を配合した輸液製剤がある。一方、血漿と等張な5%ブドウ糖液は、主成分のブドウ糖が投与後速やかに細胞内で利用されて水と炭酸ガスになることから、細胞外液補充液ではなく体液全体を満たす（脱水時に水を補給する）輸液に分類される。

(39) 4

急速なワンショット静注または短時間での点滴静注を行うとヒスタミンが遊離されて red neck（red man）症候群（顔、頸、躯幹の紅斑性充血、そう痒等）、血圧低下等の副作用が発現することがあるので、60分以上かけて点滴静注する。

(40) 2

フェノバリン、アミノフィリンは乳糖と混合すると黄色から褐色に着色し、固化するので、賦形剤としてトウモロコシでんぷんを用いる。

(41) 1

抗がん剤の調製には、安全キャビネットを使用し、安全キャビネットの作業台が抗がん剤で汚染された場合は、汚染箇所をペーパータオルなどで外側から中心に向かい拭き取る。抗がん剤の調製者は、ディスポーザブルの手袋、ガウン、マスクなどを装着するが、手袋は破損によるばく露防止の観点から二重に装着する。抗がん薬の薬液をシリンジで採取する際は、注射針が外れて薬液が漏れる事故を防ぐため、先端がルアーロック式のシリンジを使用する。同様に抗がん薬のバイアル製剤から薬液を採取する場合は、バイアル内を陰圧に保つように作業する。

(42) 5

閉鎖式薬物混合器具とは、「薬剤を移し替える際に、外部の汚染物質がシステム内に混入することを防ぐと同時に、危険性医薬品がシステム外に漏れ出すこと、あるいは濃縮蒸気がシステム外に漏れ出すことを防ぐ機械構造を有する器具」と定義されている。安全キャビネットの代用とはならないため、安全キャビネット内での使用を前提とする。揮発性および細胞毒性を考慮すると、選択肢の中で必要性が最も低いのはリツキシマブである。

(43) 4

麻薬処方箋には麻薬施用者自身が、①患者の氏名、年齢（または生年月日）、②患者の住所、③麻薬の品名、分量、用法、用量（投薬日数を含む）、④処方箋の使用期間（有効期間）、⑤処方箋発行年月日、⑥麻薬施用者の記名押印または署名、免許番号、⑦麻薬診療施設の名称、所在地、を記載する必要があるが、院内処方箋の場合、②、④、⑦の記載を省略できる。

☐ (44) 廃棄時に麻薬取締員又は保健所職員の立会いが必要なのはどれか。1つ選べ。 **104-88**

1　有効期限切れとなった在庫麻薬
2　調剤済みで返却された麻薬
3　手術室で施用後に残った麻薬
4　患者が床に落下させた麻薬
5　入院時に持参して不用になった麻薬

《服薬指導》

☐ (45) 眠気が起こることがあるので、自動車運転等、危険作業を行う際に注意するよう指導する必要性が最も低い薬物はどれか。1つ選べ。 **103-89**

1　ブロチゾラム　　2　プレガバリン　　3　アモキサピン
4　*d*−クロルフェニラミンマレイン酸塩
5　安息香酸ナトリウムカフェイン

☐ (46) 服薬指導や患者への対応・態度として、最も適切なものはどれか。1つ選べ。

1　症状以外のことは聞かないようにした。
2　他の患者にも聞こえる大きな声で服薬指導した。
3　添付文書の情報をそのまま伝えた。
4　妊婦に対しては、危険性について具体的に説明した。
5　薬についての質問は、薬剤師にのみ行うように伝えた。

☐ (47) 一般用医薬品に配合される成分のうち、透析療法を受けている人が使用を避ける必要があるのはどれか。1つ選べ。 **108-87**

1　ヒマシ油　　2　アミノ安息香酸エチル　　3　アルジオキサ
4　オキセサゼイン　　5　テプレノン

☐ (48) 薬剤師法において、薬剤師が、販売又は授与の目的で調剤したときに、患者又は現にその看護に当たっている者に対して、情報の提供とともに行わなければならないとされているのはどれか。1つ選べ。 **101-73**

1　療養の方法の指導　　2　薬学的知見に基づく指導
3　療養上の世話　　4　処方箋の写しの交付
5　疑義照会の有無の告知

☐ (49) 糖尿病患者の生活面において指導する内容として適切なのはどれか。1つ選べ。

1　高ビタミン食を心がける　　2　急激な温度変化を避ける
3　皮膚を清潔に保つ　　4　水分摂取を制限する
5　日光を避ける

(44) 1

有効期限切れとなった麻薬など、処方箋により調剤された麻薬以外の麻薬を廃棄する場合は、廃棄前に都道府県知事に届け出て、当該職員（麻薬取締員等）の立会いの下に廃棄する。入院時に持参して不要になった麻薬を廃棄する場合は、調剤済麻薬の廃棄の手順に従う。

(45) 5

1 × 不眠症や麻酔前投与が適応である。

2 × 神経障害性疼痛、線維筋痛症に伴う疼痛が適応である。

3 × うつ病およびうつ状態が適応である。

4 × 抗ヒスタミン剤である。

5 ○ 中枢興奮・鎮痛剤であり、眠気、倦怠感に効果がある。

(46) 4

1 × 患者の症状の他、性格、生活環境、立場、嗜好、心理状況、社会背景などを理解したうえで服薬指導を行う必要がある。

2 × 周りの人にも聞こえてしまう可能性があるので、避ける必要がある。

3 × 患者・家族の理解度に合わせてわかりやすく説明する必要がある。

4 ○ 服薬による先天性異常の発現率は医薬品によって異なるため、正確なデータが得られている場合には、具体的に説明することが望ましい。

5 × 患者は医師や看護師にも薬に関する質問を行うことができる。

(47) 3

血液透析や腹膜透析などの透析療法では、透析膜（半透膜）により余分な水分や低分子物質（電解質、尿毒素など）が除去される。アルミニウム（Al）を含む低分子物質も、通常の摂取量であれば除去されるが、Alを含む薬剤を長期間服用すると血液中のAl濃度が高値となり、Al脳症や骨症を合併するおそれがある。Alを含むアルジオキサ、スクラルファート水和物、天然ケイ酸アルミニウムなどが透析療法を受けている患者に禁忌となっている。

(48) 2

1 × 医師の職責である。

2 ○ 薬剤師法第25条の2に規定され、「情報提供」のみならず、薬剤師が薬物治療における結果として責任を求められることとなった。

3 × 看護師の業務である。

4、5 × 薬剤師法その他に規定される法的義務ではない。

(49) 3

感染症や皮膚障害などを生じやすくなるため、体を清潔に保ち、特に足の指先やかかとなどの状態に注意を払うよう指導する。

☐ (50) 糖尿病患者が投薬治療中に発熱、下痢、嘔吐をきたし、食欲不振のために食事ができない状態を表すのはどれか。1つ選べ。

1　インシデント　　2　コンサルテーション
3　ポリファーマシー　　4　インフォームド・コンセント
5　シックデイ

☐ (51) 動脈硬化をきたしている脂質異常症患者において、実施すべきでない食事・生活習慣はどれか。1つ選べ。**106-89**

1　禁煙　　2　n-3系多価不飽和脂肪酸の摂取制限
3　コレステロールの摂取制限　　4　塩分の摂取制限　　5　飲酒制限

☐ (52) ドライパウダー吸入器の使用法に関する説明として適切なのはどれか。1つ選べ。**106-88**

1　吸入前に容器をよく振ってください。
2　吸入前に息を吐かないでください。
3　吸入時は勢いよく深く息を吸い込んでください。
4　吸入してから息を止めないでください。
5　吸入口を下に向けて吸い込んでください。

☐ (53) 乳児への散剤の飲ませ方として、誤っているのはどれか。1つ選べ。

1　散剤を数滴の湯冷ましで練り、上あごに塗りつける。
2　シロップ剤はスポイトに吸い取り奥歯周りに流し込む。
3　散剤を溶かし、哺乳瓶の乳首に入れて吸わせる。
4　散剤をミルクに溶かして飲ませる。
5　甘味を付ける場合、1歳以下に蜂蜜は用いない。

☐ (54) 高齢者の服薬指導の注意点として、不適切なのはどれか。1つ選べ。

1　他の病院等で服用している薬がないか再度確認する。
2　本人にしっかり説明を行い、付き添いには行わない。
3　薬袋の文字を大きく記載し、わかりやすいように工夫する。
4　はっきりと聞き取りやすい声で指導を行う。
5　患者がきちんと理解するまで、飲み方等を繰り返し指導する。

☐ (55) 薬学的管理の経過をSOAP形式で記録する場合、「O」の項目に記載する内容として、適切なのはどれか。1つ選べ。**107-83**

1　医師への処方提案内容　　2　患者の自覚症状
3　投与方法の妥当性の評価　　4　薬に対する患者の訴え
5　血中薬物濃度の測定値

《医薬品の供給と管理》

☐ (56) 麻薬を納入する際に行うべき行為に該当しないのはどれか。1つ選べ。

1　譲渡証・譲受証の交換　　2　製造番号の確認
3　封かん紙の未開封の確認　　4　破損状況の確認
5　麻薬在庫量の報告

(50) 5

シックデイの際には、高血糖、ケトアシドーシス等を回避するため特別な対応が必要となる。

(51) 2

イワシやサバなどの青魚に多く含まれる n-3系多価不飽和脂肪酸（エイコサペンタエン酸、ドコサヘキサエン酸など）の摂取量を増やすと、肝臓でのトリグリセリドの合成が抑制され、血中トリグリセリド値が低下する。したがって、動脈硬化をきたしている脂質異常症患者では、n-3系多価不飽和脂肪酸の摂取により、心筋梗塞や脳梗塞の予防効果が期待される。

(52) 3

ドライパウダー吸入器による吸入剤（吸入粉末剤）の使用では、吸入前に容器を振る必要はない。吸入粉末剤の吸入では、吸入前に息を吐いておいて、吸入時に勢いよく深く吸い込む必要がある。また、吸入粉末剤の吸入では、上体を起こした姿勢で吸入器の吸入口を口とまっすぐになるように向けて吸い込むようにし、吸入後は軽く息を止める。

(53) 4

散剤を直接ミルクに溶かして飲ませると、ミルクの味が変化し、ミルク嫌いになることがあるので避ける。

(54) 2

高齢者の場合、その場では理解しても、帰宅後わからなくなってしまうことがあるので、付き添いの人がいる場合は、一緒に説明を聞いてもらうほうがよい。

(55) 5

SOAP形式は、診療記録において医療上の問題点に対する経過記録を叙述的に記録する方法であり、薬学的管理の記録作成にも利用される。SOAP形式では、情報を主観的情報「S」、客観的情報「O」、評価「A」および計画「P」に分類して記録する。血中濃度の測定値などは、客観的情報であり「O」の項目として記録する。また、患者の自覚症状や訴えなどの主観的情報は「S」の項目、投与方法の妥当性に関する評価は「A」の項目、処方提案の内容は「P」の項目に記録する。

(56) 5

麻薬在庫の管理は薬局内で行うため、納入時報告は必要ない。

☐ (57) 湿気や熱に影響を受けるため､保存上注意が必要なのはどれか｡1つ選べ｡

1 バルサルタン　　2 ガバペンチンエナカルビル
3 レボチロキシンナトリウム　　4 レボセチリジン塩酸塩
5 カルボシステイン

☐ (58) 薬局が適正在庫を保てない場合に生じると考えられる影響はどれか。1つ選べ。

1 医薬品の不足　　2 調剤過誤　　3 患者負担額の増加
4 薬効の低下　　5 疑義照会件数の増加

☐ (59) 医薬品管理について、正しいのはどれか。1つ選べ。

1 在庫の適正管理は、薬局等の経営に大きな影響を与える。
2 在庫の品目や量を制限しないことは業務効率を向上させる。
3 保管方法に法的規制はない。
4 発注点方式とは、在庫量に関係なく発注時期を一定にする方法である。
5 医薬品の供給は、包装が汚れているものから行う。

☐ (60) 常温でも､保管温度が低下すると結晶が析出するのはどれか｡1つ選べ｡

1 ビタミン B_{12} 注射剤　　2 ビタミンC注射剤　　3 インスリン注射液
4 10%マルトース注射液　　5 20% D-マンニトール注射液

☐ (61) 医薬品の保存条件や使用期限に関して、<u>誤っている</u>のはどれか。1つ選べ。 **97-89**

1 冷所は、特に規定がなければ1～15℃を示す。
2 常温は、15～30℃を示す。
3 室温は、1～30℃を示す。
4 使用期限は、適切な保存条件下で未開封での期限を示す。
5 医薬品の保存にふさわしい相対湿度は、45～55%程度とされている。

☐ (62) 日本薬局方で規定されている温度の範囲として正しいのはどれか。1つ選べ。 **105-84**

1 常温とは10～30℃である。
2 室温とは1～30℃である。
3 微温とは20～30℃である。
4 冷水とは20℃以下の水である。
5 温湯とは40～50℃の水である。

☐ (63) 納入医薬品の検収時に注意することとして、必要<u>でない</u>のはどれか。1つ選べ。

1 医薬品の剤形・規格・包装単位　　2 医薬品の搬送費用の確認
3 医薬品包装の損傷の程度
4 温度管理品目の搬送時温度の経時変化　　5 製造番号

(57) 2

ガバペンチンエナカルビルは、熱・湿気の影響を受けるので、高温での保存を避け、涼しい場所で保存する。また、内袋開封後は乾燥剤が封入された専用の保管袋に入れ、高温・湿気を避け、涼しい場所で保存すること。

(58) 1

在庫が過少の場合には、患者に交付する医薬品に不足が生じ患者に迷惑がかかることが想定できる。

(59) 1

2 × 必要最小限の範囲で運用できるように管理するべきである。
3 × 医薬品医療機器等法や麻薬及び向精神薬取締法などにより保管方法が規制されている。
4 × 在庫量が一定数量を下回ると一定数量発注する方法である。
5 × 包装の汚れではなく、使用期限の短いものから供給する。

(60) 5

1 × 光に弱いため、遮光紙が使用されている。
2 × 酸化されやすいため、酸化防止剤が添加される。
3 × 保存剤が加えられており、分割使用することができる。
4 × 寒冷期には、体温程度に温めて使用する。
5 ○ 析出した場合、加温・振とうし、溶解してから体温まで冷まして使用する。

(61) 2

日本薬局方では、標準温度は20℃、常温は15 ~ 25℃、室温は1 ~ 30℃と定義している。

また、「冷所」は、別に規定するもののほか、1 ~ 15℃ の場所をいう。

(62) 2

日本薬局方において、室温は1 ~ 30℃である。その他、常温は15 ~ 25℃、微温は30 ~ 40℃、冷水は10℃以下の水、温湯は60 ~ 70℃の水である。

(63) 2

通常、医薬品の納入時の搬送費用は卸が負担している。

(64) 院内の注射薬在庫を最も適正管理できる請求方法はどれか。1つ選べ。
1 病棟の箱単位による請求
2 病棟の定数配置の使用分への補充
3 病棟のセット薬交換制による補充
4 病棟のセット薬の使用分への補充
5 患者ごとの注射処方箋による請求

(65) 薬局間で譲渡を行う際、譲受・譲渡の記録が法律上必要なのはどれか。1つ選べ。 **105-86**
1 化粧品　2 医薬部外品　3 第二類医薬品
4 指定第二類医薬品　5 第二種向精神薬

(66) 薬局における劇薬の取扱いについて、正しいのはどれか。1つ選べ。
1 16歳の者には販売交付してはならない。
2 処方箋の提出を受けずに、一般人に販売してはならない。
3 処方箋に劇薬が記載されていても、小学生に調剤薬を交付してよい。
4 いかなる場合も、分割販売は認められない。
5 近傍の薬局開設者でも、譲受文書を受けずに譲渡してはならない。

(67) 第一種、第二種向精神薬を廃棄する場合、品名、数量などの記録を何年間保存しなければならないか。1つ選べ。
1 1年間　2 2年間　3 3年間　4 4年間　5 5年間

(68) 貯蔵又は陳列する場合に、医薬品医療機器等法により常時施錠が義務付けられている医薬品はどれか。1つ選べ。 **98-84** 改
1 ジスチグミン臭化物錠　2 ゾピクロン錠
3 フルニトラゼパム錠
4 インターフェロンベーター1b（遺伝子組換え）注射用

(69) 病棟で保管する以下の薬物を含む注射液のうち、夜間や休日等で必要な注意をする医療従事者がいない場合、保管するロッカーや引き出し等に施錠しなければならないのはどれか。1つ選べ。 **103-85**
1 ゲンタマイシン硫酸塩　2 コンドロイチン硫酸エステルナトリウム
3 サリチル酸ナトリウム　4 フルルビプロフェン アキセチル
5 ペンタゾシン

(70) 麻薬処方箋により調剤された麻薬の廃棄方法はどれか。1つ選べ。
1 廃棄前に麻薬廃棄届を出す。
2 廃棄後に調剤済み麻薬廃棄届を出す。
3 麻薬事故届を出す。
4 届け出の必要はないが、麻薬帳簿に記録する。
5 特別な配慮を必要としない。

(64) 5

患者ごとの注射処方箋による請求により、適正管理が可能といわれている。また、緊急用医薬品の常備も必要であるため、その点も考慮し、在庫管理を行う必要がある。

(65) 5

向精神薬は、薬局間での譲渡・譲受が可能である。また、第一種向精神薬及び第二種向精神薬については、譲受・譲受を行った場合、向精神薬の品名・数量等の記録を行い、記録の日から2年間保存が必要である。

(66) 3

1 × 劇薬の交付制限：① 14歳未満、②安全な取扱いについて不安がある者。
2 × 劇薬＝処方箋医薬品とはかぎらない。
3 ○ 医薬品は調剤によって定義上の医薬品でなくなる＝劇薬も劇薬でなくなるので小学生にも交付できる。
4 × 薬剤師の取扱い介在によって、開封販売、分割販売は可能になる。
5 × 譲受文書が必要なのは一般人が購入するときであり、医師、薬剤師、薬局開設者等は、身分証明があれば文書は不要である。さらに常時取引関係があれば、身分証明も不要である。

(67) 2

2年間保存する。

(68) 1

毒薬には施錠義務がある。

1 ○ 毒薬：重症筋無力症・排尿障害治療薬（コリンエステラーゼ阻害薬）
2 × 向精神薬：不眠症、麻酔前投薬
3 × 向精神薬：不眠症、麻酔前投薬
4 × 劇薬：多発性硬化症の再発予防、進行抑制

(69) 5

夜間や休日等で必要な注意をする医療従事者がいない場合、保管するロッカーや引き出し等に施錠しなければならないのは向精神薬である。

1 × 劇薬、処方箋医薬品
2 × 処方箋医薬品
3 × 処方箋医薬品
4 × 劇薬、処方箋医薬品
5 ○ 劇薬、第二種向精神薬、習慣性医薬品、処方箋医薬品

(70) 2

麻薬処方箋により調剤された麻薬は、廃棄後30日以内に都道府県知事に「調剤済み麻薬廃棄届」を提出する。

□(71) 覚醒剤原料の管理と取扱いについて、正しいのはどれか。1つ選べ。
1 エフェドリン塩酸塩散10%は、覚醒剤原料として規制される。
2 診療施設や薬局では、指定を受けないと覚醒剤原料を取り扱えない。
3 覚醒剤原料を購入する際には、譲受証と譲渡証の交換が必要である。
4 麻薬と同じ金庫に保管できる。
5 廃棄する場合は、届け出る必要はない。

□(72) 麻薬を病院に卸売する場合、必要なのはどれか。1つ選べ。
1 麻薬製造業者の免許 2 麻薬卸売業者の免許
3 麻薬小売業者の免許 4 麻薬元卸売業者の免許
5 麻薬施用者の免許

□(73) 劇薬の保管方法について、正しいのはどれか。1つ選べ。
1 普通薬と一緒に保管する。 2 毒薬と一緒に保管する。
3 麻薬と一緒に保管する。 4 他の医薬品と区別して保管する。
5 鍵のかかる引出しに保管する。

□(74) 特定生物由来製品に該当しない生物由来製品はどれか。1つ選べ。
102-88
1 人免疫グロブリン製剤 2 血小板製剤 3 生ワクチン
4 人血清アルブミン製剤 5 血液凝固因子製剤

□(75) 病院において使用記録を20年間保存しなければならないのはどれか。
1つ選べ。97-88
1 麻薬 2 腫瘍用薬 3 放射性医薬品
4 血液製剤類 5 ワクチン類

□(76) 血漿分画製剤に分類されるのはどれか。1つ選べ。100-83
1 人全血液 2 新鮮凍結人血漿 3 加熱人血漿たん白
4 人赤血球濃厚液 5 人血小板濃厚液

□(77) 20〜24℃で水平振とう保存し、採血後4日以内に使用しなければならない血液製剤はどれか。1つ選べ。
1 ヒト全血液 2 ヒト赤血球濃厚液 3 新鮮凍結ヒト血漿
4 ヒト血小板濃厚液 5 ヒト血清アルブミン

(71) 3

1 × 10%以下のものは除かれる。

2 × 指定を受ける必要はない。

4 × 麻薬と同じ金庫には保管できない（覚醒剤は保管できる）。

5 × 廃棄する場合は、届け出が必要で、盗み取られたり所在不明の場合は事故届が必要である。

(72) 2

卸売販売業の許可だけでなく、麻薬卸売業者の免許が必要である。

(73) 4

医薬品医療機器等法において、劇薬の保管方法に関して「他の物と区別して貯蔵し、又は陳列しなければならない」と定められている。

(74) 3

特定生物由来製品とは、生物由来製品のうち、販売し、賃貸し、または授与した後において当該生物由来製品による保健衛生上の危害の発生又は拡大を防止するための措置を講ずることが必要なものであって、厚生労働大臣が薬事・食品衛生審議会の意見を聴いて指定するものをいう。輸血用血液製剤、血液凝固因子、人血清アルブミン、人免疫グロブリンなどの血液製剤、人胎盤抽出物がこれに該当する。

(75) 4

特定生物由来製品に指定されているものには、血液製剤類等がある。これらは、遅発性の疾病発生時に追跡調査を可能にするため、各取扱者に情報収集の徹底と長期間の記録保存義務を課している。

(76) 3

血液製剤は「輸血用血液製剤」と、血漿から治療に必要な血漿タンパク質を分画した「血漿分画製剤」に大別される。血漿分画製剤は、アルブミン製剤（血漿アルブミン、加熱人血漿たん白）、免疫グロブリン製剤（人免疫グロブリン）、凝固因子製剤（トロンビン、アンチトロンビンⅢ、ハプトグロビン）などに分類される。

(77) 4

1 × 2～6℃保存、採血後21日間有効。

2 × 2～6℃保存、採血後21日間有効。

3 × －20℃以下保存、採血後1年間有効。

5 × 凍結を避け、室温保存、2～3年間有効。製品により異なる。

☐ (78) 医療機関や薬局において血液凝固因子製剤を取扱う際の留意点として、関連法規に記載のないのはどれか。1つ選べ。**102-82**

1 他のものと区別し、鍵のかかる金庫に保管する。
2 使用に関する適切な説明を行い、患者の理解を得るように努める。
3 患者ごとに使用記録を作成する。
4 作成した使用記録を20年間保管する。
5 本剤に由来すると疑われる感染症に関する情報を厚生労働省に報告する。

☐ (79) 血液凝固因子製剤を患者に使用した場合、血液製剤管理薄を作成する意義として最も適切なのはどれか。1つ選べ。**101-85**

1 在庫切れの防止　2 使用頻度の把握　3 購入価格の把握
4 有効期限切れの防止　5 保健衛生上の危害の発生又は拡大の防止

☐ (80) 放射性医薬品の調製と保管における注意事項として、誤っているのはどれか。1つ選べ。**108-85**

1 調製作業はクリーンベンチ内で行う。
2 飛散防止のためバイアル内を陰圧に保つ。
3 汚染に備え手袋等の防護具を着用する。
4 調製作業は放射線管理区域内で行う。
5 放射線を安全に遮へいできる貯蔵箱に保管する

☐ (81) 院内製剤の目的と一般的な定義について、正しいのはどれか。1つ選べ。

1 院内感染を防止するために備蓄されている製剤
2 病院の薬剤師が製造し、直接患者に販売する製剤
3 薬剤師により病院内で調製され、その施設の患者にのみ用いられる製剤
4 関連する系列病院で、共通して使用されている製剤
5 ナースステーションに保管してある製剤

☐ (82) 熱に不安定な薬物の水溶液を滅菌するのに最も適した方法はどれか。1つ選べ。**101-86**

1 高圧蒸気滅菌　2 乾熱滅菌　3 ろ過滅菌
4 高周波滅菌　5 ガス滅菌

☐ (83) 糖尿病性末梢神経障害による自発痛の改善および帯状疱疹後神経痛を適応とする院内製剤はどれか。1つ選べ。

1 アクリノール・ハニー　2 0.025％カプサイシン軟膏
3 2％テストステロン軟膏　4 20％塩化アルミニウム液
5 20％滅菌硝酸銀液

(78) 1

血液凝固因子製剤は生物由来製品のうち特定生物由来製品に該当し、医療機関・薬局においては厳正な管理が求められる。すなわち、①患者への適切な説明、②使用記録の作成、③使用記録の保管（医療機関では少なくとも20年間保管）、④感染症等情報の報告、が必要となる。保管については、他のものと区別し、鍵のかかる金庫に保管する必要はない。

(79) 5

血液製剤は、保健衛生上の危害の発生または拡大の防止のため、血液製剤管理簿を作成しロット管理を行い、これを医療機関では20年間保存する。

(80) 1

放射性医薬品の調製作業は、微生物等の汚染及び放射性物質による被ばく防止のため安全キャビネット内で行う。調製後の放射性医薬品が分注されたシリンジは、鉛容器等の放射線を安全に遮蔽できる貯蔵箱等で保管し、放射線診療従事者への被ばく防止に努める。

(81) 3

厚生労働省の通達や公的解釈により、院内製剤は、「患者の病態やニーズに対応するために、医師の求めに応じて薬剤師により医療機関内で調製され、その施設の患者にのみ用いられる製剤」と定義される。具体例として、約束処方の予製、消毒薬の調製、特殊な使い方をする医薬品の調製などがある。

(82) 3

1 × 飽和水蒸気中で加熱滅菌する方法。
2 × 乾燥空気中で加熱滅菌する方法。
3 ○ メンブランフィルター（孔径0.22 μm もしくは0.45 μm）を用いてろ過する方法。
4 × 2450 ± 50 MHzの高周波の照射により発生する熱を利用して微生物殺滅する方法。
5 × 酸化エチレン、ホルムアルデヒド、過酸化水素、二酸化塩素によって滅菌する方法。

(83) 2

1 × 口角炎、口角びらん
3 × 外陰硬化性苔癬
4 × 多汗症
5 × 粘膜の殺菌・収れん

《安全管理》

☐ (84) 15%塩化カリウム注射液の投与方法について、正しいのはどれか。1つ選べ。

1　希釈しないで急速静注する。
2　希釈しないで5～10分かけて緩徐に静注する。
3　Kとしての投与量は1日120 mEqを超えないようにする。
4　Kとして60 mEq/L以下の濃度に希釈して使用する。
5　Kとして20 mEq/hrを超えない速度で投与する。

☐ (85) 薬剤管理指導業務において、特に安全管理が必要な医薬品として、その対象でない医薬品はどれか。1つ選べ。

1　インフリキシマブ注　　2　ジゴキシン錠
3　ワルファリンカリウム錠　　4　テオフィリン注
5　バラシクロビル塩酸塩錠

☐ (86) ラモトリギンに対して発出された安全性速報（ブルーレター）を契機に添付文書の「警告」に記載された重篤な副作用はどれか。1つ選べ。
106-86

1　低カルシウム血症　　2　高ビリルビン血症　　3　間質性肺疾患
4　腎機能障害　　5　皮膚障害

☐ (87) 以下の薬物を主薬とする注射剤のうち、一般病棟での病棟在庫の医薬品として適切でないのはどれか。1つ選べ。**104-83**

1　ヒドロコルチゾンコハク酸エステルナトリウム
2　インスリン ヒト（遺伝子組換え）
3　クロルフェニラミンマレイン酸塩
4　塩化カリウム
5　アトロピン硫酸塩水和物

☐ (88) ［　　　］に入る適切な語句はどれか。1つ選べ。**100-84**

平成18年に良質な医療を提供する体制の確立を図るために医療法等が改正され、平成19年4月から、医療の安全確保の一環として「医薬品の安全使用のための［　　　］」の作成が義務付けられた。

1　お薬手帳　　2　業務手順書　　3　在庫管理台帳
4　薬局構造設備基準　　5　ヒヤリ・ハット事例報告書

☐ (89) 調剤過誤防止の方策について、正しいのはどれか。1つ選べ。

1　装置瓶への散剤の充てんは、経験年数最長の薬剤師が単独で行う。
2　外観の類似した錠剤やカプセル剤は、1カ所にまとめて配置する。
3　散剤の計量調剤ミスを防ぐため、複数の希釈倍率のものを予製しておく。
4　処方中の複数散剤を秤量する場合、五十音順に秤量する。
5　類似名称や複数規格があるものは、マーク表示などで注意を喚起する。

(84) 5

塩化カリウム注射液を希釈せずに静脈注射した結果、患者が心室細動で死亡した事例がある。カリウムとして 40 mEq/L 以下、投与速度(20 mEq/hr 以下)を守って投与する。1 日投与量はカリウムとして 100 mEq を超えないこと。

(85) 5

特に安全管理が必要な医薬品とは、抗悪性腫瘍剤、免疫抑制剤、不整脈用剤、抗てんかん剤、血液凝固阻止剤、ジギタリス製剤、テオフィリン製剤、カリウム製剤（注射薬に限る)、精神神経用剤、糖尿病用剤、膵臓ホルモン剤及び抗 HIV 薬をいう。

(86) 5

ラモトリギンによる重篤な皮膚障害は、平成 20 年の販売開始時より「警告」等において注意喚起されていたが、平成 26 年から皮膚障害による死亡事例が集中したことから、平成 27 年に「警告」欄に必要な注意事項を追記するとともに重篤な皮膚障害に関する安全性速報(ブルーレター)が配布された。

(87) 4

クロルフェニラミンマレイン酸塩注射剤以外は、投与時に特に注意が必要なハイリスク薬である。特にヒドロコルチゾンコハク酸エステルナトリウム、インスリン ヒト(遺伝子組換え)、アトロピン硫酸塩各注射剤は、緊急時の処置薬として病棟に保管・管理される場合がある。一方、主に低カリウム血症の補正に使用される塩化カリウム注射液は、緊急処置に使用されることは稀であり、急速静注により心停止を起こすことがあるために一般病棟には保管しない。

(88) 2

病院の管理者は、医薬品に関わる安全管理体制を確保するために、医薬品安全管理者の配置、職員に対する医薬品の安全使用のための研修、医薬品の安全使用のための業務に関する手順書(医薬品業務手順書)の作成および当該手順書に基づく業務の実施の措置を行わなければならない。

(89) 5

1 × 複数の薬剤師が確認しながら行う。
2 × 外観が似ているために取り違いが多くなる。
3 × 複数の規格があるために、希釈倍率を間違うおそれがある。
4 × 秤量し忘れるおそれがある。原則として処方の順番に秤量する。

□ (90)「1件の重大事故の背後には29件の小さな事故があり、その背景には300件の事故に至らない事例がある」という経験則はどれか。1つ選べ。 101-88

1　ドミノの法則　　2　ハインリッヒの法則　　3　マーフィーの法則
4　ムーアの法則　　5　メラビアンの法則

□ (91) 誤りや失敗が起きても安全が確保される仕組みのことを表す言葉はどれか。1つ選べ。

1　インシデント　　2　アクシデント　　3　ヒヤリ・ハット
4　フェイルセーフ　　5　ニアミス

□ (92) プレアボイドは、薬剤師の薬物療法におけるリスクマネージャーとしての成果を示す事例報告である。これを収集・集積している組織はどれか。1つ選べ。

1　厚生労働省　　2　保健所　　3　日本薬剤師会
4　日本病院薬剤師会　　5　日本薬学会

□ (93) 主な感染経路が飛沫感染である疾患はどれか。1つ選べ。 108-86

1　角化型疥癬
2　クロストリディオイデス･ディフィシル(クロストリジウム･ディフィシル)感染症
3　流行性角結膜炎
4　マイコプラズマ肺炎
5　腸管出血性大腸菌感染症

□ (94) 風しんの流行の原因となる主要な感染経路はどれか。1つ選べ。 107-86

1　食品媒介感染
2　昆虫媒介感染
3　飛沫感染
4　空気感染害
5　垂直感染

□ (95) スクラブ剤のみで消毒し、滅菌ペーパータオルで水分をふき取り完全に乾燥させた後、アルコールをベースとした手指消毒液を用いて消毒する方法はどれか。1つ選べ。

1　スクラブ法　　2　もみ洗い法　　3　ツーステージ法
4　ラビング法　　5　ウォーターレス法

□ (96) 標準予防策が適用となる患者はどれか。1つ選べ。

1　感染の疑いのある患者　　2　感染が確定している患者
3　すべての患者　　4　感染の確定している患者の家族
5　感染の疑いのある患者の家族

(90) 2

ハインリッヒの法則は、1930年代に米国の技師ハインリッヒが発表した労働災害における経験則の1つで、労働災害5000件余から統計学的に「1：29：300」という数字を導き出した。これは重大事故が1件あったら、その背後には29件の軽微な事故があり、その裏には300件もの「ヒヤリ・ハット」した出来事、すなわちインシデントが起きているというものである。

(91) 4

1 × 誤った医療行為が結果として患者に影響を及ぼさなかったもの。
2 × 重大な事故に至る事態が発生し、実際に事故につながった事例。
3 × 誤った医療行為が結果として患者に影響を及ぼさなかったもの。
5 × 危機一髪、失敗（ミス）の一歩手前のこと。

(92) 4

プレアボイドとは、日本病院薬剤師会が提唱し収集している薬学的ケアの実践に基づく成果報告の呼称である。薬剤師がその専門性を実践した結果、既知の副作用回避や早期発見により大事に至らなかったなど、薬物療法の安全を守ることができた事例や、経済的貢献の事例を集積している。

(93) 4

飛沫感染の原因となる病原体には、インフルエンザウイルス、風疹ウイルス、マイコプラズマや新型コロナウイルスなどがあり、マイコプラズマは飛沫感染により肺炎などの呼吸器感染症を引き起こす。

(94) 3

病原体の主な感染経路には、接触感染、飛沫感染および空気感染（飛沫核感染を含む）がある。風しんの感染経路は、風しんウイルスの飛沫感染である。風しん以外に飛沫感染する病原体には、インフルエンザウイルス、マイコプラズマなどがある。また、接触感染する主な病原体にはMRSAや緑膿菌など、空気感染する病原体には結核菌や麻しんウイルスなどがある。

(95) 3

1 × ブラシとスクラブ剤を用いて、手と前腕をブラッシングして消毒する方法。
2 × ブラシを使わず、スクラブ剤のみで消毒する方法。
4 × 石ケンと流水により汚れを洗い落とし、未滅菌のペーパータオルで水分をふき取り、完全に乾燥させた後、アルコールをベースとした手指消毒液を用いて消毒する方法。
5 × 解説は上記参照。ラビング法又はウォーターレス法ともいう。

(96) 3

感染の有無に関わらず、すべての患者に対して医療施設等において実施する感染予防の基本である。

☐ (97)「消毒用エタノール」のエタノール濃度の範囲は日本薬局方に規定されている。その規定内のエタノール濃度（vol%）はどれか。1つ選べ。 105-85

1 20　　2 30　　3 50　　4 80　　5 99

☐ (98) 消毒薬の取り扱いについて、正しいのはどれか。1つ選べ。

1 細菌汚染に注意する必要はない。　　2 用時調製する。
3 使用期限はない。　　4 継ぎ足して使用できる。
5 他の医薬品と同じ棚に保管できる。

☐ (99) 内視鏡の消毒に使用されるのはどれか。1つ選べ。 103-88

1 グルタラール　　2 消毒用エタノール　　3 次亜塩素酸ナトリウム
4 ベンザルコニウム塩化物　　5 ポビドンヨード

☐ (100) 大雨の翌日、床上浸水の被害にあった男性が、汚水に浸かった室内を消毒する目的で薬局を訪れた。この男性に提案する消毒剤として最も適切なのはどれか。1つ選べ。 101-90

1 グルタラール液　　2 ベンザルコニウム塩化物液
3 ポビドンヨード液　　4 アクリノール液　　5 オキシドール

☐ (101) 粘膜に使用される消毒薬はどれか。1つ選べ。 99-89

1 グルタラール　　2 過酢酸　　3 消毒用エタノール
4 ベンザルコニウム塩化物　　5 フェノール

☐ (102) ノロウイルスに汚染されたリネン類に使用する消毒薬として、最も適切なのはどれか。1つ選べ。 108-88

1 グルタラール　　2 次亜塩素酸ナトリウム　　3 ポビドンヨード
4 エタノール　　5 ベンザルコニウム塩化物

☐ (103) B型肝炎患者の血液で床が汚染された場合に適用される消毒薬はどれか。1つ選べ。 102-86

1 ポビドンヨード　　2 次亜塩素酸ナトリウム
3 エタノール　　4 クロルヘキシジングルコン酸塩
5 ベンザルコニウム塩化物

(97) 4

日本薬局方に、消毒用エタノールに含有されるエタノール濃度は76.9～81.4 vol%（15℃）と規定されている。

(98) 2

消毒薬には使用期限があり、使用回数が決められているものもある。保管に関しては、誤使用を防ぐため他の医薬品と区別する。また細菌汚染を避けるため、原則として使用の都度調製することが望まれる。

(99) 1

2 × アンプル・バイアルや指先・皮膚等に使用。
3 × 哺乳瓶、投薬容器、リネン、床上のウイルス汚染等、使用濃度により使い分ける。
4 × 手指、医療機器や手術部位の粘膜に使用。
5 × 手術部位の皮膚・粘膜などに使用。

(100) 2

1 × 毒性が強いため、人には用いない。
3 × 損傷部位、粘膜および手術野などの消毒に用いられる。
4 × 創傷面の消毒に用いられる。
5 × 創傷・潰瘍の消毒、口腔粘膜の消毒に用いられる。

(101) 4

粘膜に使用するのは、ベンザルコニウム塩化物、ベンゼトニウム塩化物、ポビドンヨードである。

(102) 2

ノロウイルスは、非細菌性急性胃腸炎を起こす小型球形ウイルスで、食品や水を介した感染の他、接触や飛沫感染も起こす感染力の強い病原微生物である。ノロウイルスは、アルコール消毒に抵抗力が高いため、汚染された食器、環境、ふん便や吐物の消毒には、次亜塩素酸ナトリウムを使用するが、金属腐食性があるので注意する。

(103) 2

1 × 低毒性の人体用消毒薬。創傷部位、粘膜、及び術野などに用いられる。
3 × 注射部位、アンプル・バイアル、体温計、ドアノブ、及び洋式トイレの便座などの消毒に適している。
4 × 人体や環境の消毒に幅広く用いられる。しかし殺菌力は弱く、ウイルスには効果がない。
5 × クロルヘキシジングルコン酸塩と同様。

☐ (104) 次亜塩素酸ナトリウムを含む洗剤と混ぜた時に有毒ガスが発生するのはどれか。1つ選べ。 **104-84**

1 アルカノイルオキシベンゼンスルホン酸ナトリウムを含むアルカリ性洗剤
2 過酸化水素を含む酸性洗剤
3 塩酸を含む酸性洗剤
4 アルキルスルホン酸ナトリウムを含む酸性洗剤
5 イソチアゾリン系抗菌剤を含む中性洗剤

☐ (105) 次の感染症の病原体のうち、予防策として患者を個室に収容し病室を陰圧に制御することが望ましいはどれか。1つ選べ。

1 緑膿菌　2 ロタウイルス　3 風しんウイルス　4 MRSA
5 結核菌

☐ (106) 院内感染に関する記述について、正しいのはどれか。1つ選べ。

1 インフルエンザウイルスは主に接触により感染する。
2 飛沫感染は5μm以下の粒子が拡散することにより起こる。
3 MRSAは主に直接的または間接的な接触により感染する。
4 飛沫感染の防止に擦式消毒エタノールの使用が有効である。
5 接触感染を防ぐにはNタイプ95微粒子用マスクを着用する。

（104）3

次亜塩素酸ナトリウム（NaClO）は、水酸化ナトリウム水溶液に塩素ガスを吸収させて作られる。その希釈水溶液はアルカリ性を示すため、酸性の液体と混ぜると化学変化を起こす可能性がある。過酸化水素（酸性洗剤）と混ぜるとNaClOは分解される（$NaClO + H_2O_2 \rightarrow NaCl + H_2O + O_2$）。アルキルスルホン酸ナトリウム（界面活性剤）は、次亜塩素酸ナトリウムと混合して漂白剤に使用されている。塩酸を混ぜるとNaClOは分解し、有毒な塩素ガスが発生する（$NaClO + 2HCl \rightarrow NaCl + H_2O + Cl_2$）。

（105）5

病室を陰圧に制御することが望ましいのは、空気感染する感染症である。

（106）3

1　×　インフルエンザウイルスは主に飛沫により感染する。
2　×　飛沫感染は5μm以上の粒子が拡散することにより起こる。
4　×　擦式消毒エタノールの使用は接触感染の防止に有効である。
5　×　タイプN95微粒子用マスクの着用は空気感染の防止に有効である。

Ⓑ薬物療法の実践

《患者情報の把握》

□ (1) 患者が複数の医療機関を利用する場合であっても、かかりつけ薬剤師が患者の服薬情報を一元的・継続的に把握するために活用できるものとして最も適切なのはどれか。1つ選べ。 **106-90**

1　トレーシングレポート　　2　調剤明細書　　3　お薬手帳
4　診療情報提供書　　5　診療計画書(クリティカルパス)

□ (2) 75歳男性。体調悪化のため昨夜から入院している。本日、薬剤師が調剤した薬剤を持って初めてこの男性と面談することになった。薬剤師の最初の質問として最も優先すべきなのはどれか。1つ選べ。 **99-79**

1「この錠剤は服用できますか。」
2「お名前を教えていただけますか。」
3「病院に持参されたお薬はありますか。」
4「いつから体調が悪くなったのですか。」
5「お薬のことで、何か心配なことはありますか。」

□ (3) 薬局に処方箋を持参した成人患者が、半年前から継続処方されている薬について、「この薬は、あまり飲みたくないのです」と訴えた。この訴えの次に薬剤師が患者にかける言葉として適切なのはどれか。1つ選べ。
102-80

1「それでは中止しましょうか。よい薬が処方されているのに残念です。」
2「すでに処方されているので、変更することはできません。」
3「それは医師に言っていただかないと困ります。」
4「副作用が少ないですから、安心して飲んでください。」
5「飲みたくないことについて、少し話を聞かせていただけますか。」

□ (4) 薬剤師がフィジカルアセスメントを行う目的として、<u>不適切な</u>のはどれか。1つ選べ。

1　副作用の早期発見　　2　在宅医療の充実　　3　薬物療法の効果確認
4　患者指導の充実　　5　チーム医療での地位向上

□ (5) 頻脈の判断として正しい値はどれか。1つ選べ。

1　60回/分以上　　2　70回/分以上　　3　80回/分以上
4　90回/分以上　　5　100回/分以上

□ (6) 薬剤師が糖尿病患者を訪問薬剤管理指導のために訪れた際、猛暑の中でぐったりしていたため脱水を疑いアセスメントをした。その項目として、<u>適切でない</u>のはどれか。1つ選べ。 **107-87**

1　口渇の有無　　2　脇の下の乾燥　　3　HbA1c値
4　爪圧迫時の色調変化　　5　脈拍

(1) 3

代表的な患者情報源である「お薬手帳」は、患者が使っているすべての薬を記録するための手帳である［一元的管理］。薬剤師が、患者が処方されている医薬品の名前や服用方法を記入し（診療報酬の対象となっている）、患者自身も服用後の体調変化や自分で購入した薬などを記入する。医師や薬剤師は、お薬手帳から薬物治療とその後の経過を把握でき、副作用や飲み合わせなどをチェックすることができる［継続的管理］。

(2) 2

医療者と患者のファーストコンタクトにおいて重要なことが列挙されているなかで最も優先度の高いことは、① 互いに個人としてしっかり認識しあうこと（個人の尊重の倫理原則）、さらにこの事例のようになんらかの医療措置を伴う場合には、② 過誤の可能性を可及的に小さくする心構え（生命の尊厳の倫理原則）であり、その両方を満足する解答は名前を名乗りあうことである。

(3) 5

1 × 薬剤師が単独で服用中止を決定してはならない。
2 × 処方医の同意があれば処方変更は可能である。
3 × 薬剤師には患者の真意を拾い上げ、医師らと処方内容について協議する義務がある。薬剤師法第 24 条に規定される疑義の確認がそれにあたる。
4 × 患者の真意を無視し、服用を強要するのはアドヒアランス低下を招く行為である。

(4) 5

厚生労働省のチーム医療の推進において、薬剤師の積極的関与を求める通達により、薬剤師によるフィジカルアセスメント教育が実施されている。薬剤師によるフィジカルアセスメントの実施により、多くの患者情報を得ることができ、またチーム医療において、共有情報が増え、より一層のサポートが可能となる。地位向上が目的ではない。

(5) 5

60 回 / 分未満を徐脈、100 回 / 分以上を頻脈という。

(6) 3

患者の状態から、糖尿病と熱中症の合併が疑われる。熱中症による脱水では、体温上昇に伴い発汗が促進されるが、汗に含まれる塩分量はおおよそ0.3%であることから、体液は高張に傾く。熱中症による脱水の評価項目には、口腔内や皮膚の乾燥、皮膚の張りの低下、脈拍数の増加、爪圧迫時の色調変化（爪圧迫時の白色がピンク色に戻るまでに 3 秒以上かかる）などがある。また、脱水時には、血糖値は高くなるが、HbA1c 値は赤血球中のヘモグロビンに対する糖化ヘモグロビンの割合のため、脱水の影響は受けにくい。

《医薬品情報の収集と活用》

☐ (7) 患者が求める情報として、適切でないのはどれか。1つ選べ。
1 効能・効果　2 禁忌　3 医薬品名
4 保管方法　5 相互作用

☐ (8) 病院薬剤部が収集・加工して、院内に配布する情報でないのはどれか。1つ選べ。
1 医薬品の包装・外観変更情報　2 医薬品添付文書改訂情報
3 医薬品製造中止情報　4 医療用日本医薬品集改訂情報
5 新薬情報

☐ (9) 病院の薬剤部門を構成する各セクション（室）の中で、薬剤管理指導料の施設基準として、必要なのはどれか。1つ選べ。**97-87**
1 調剤室　2 製剤室　3 医薬品情報管理室
4 薬務室　5 試験室

☐ (10) 医薬品情報の受動的な提供についての説明として、正しいのはどれか。1つ選べ。
1 医薬品または薬物療法に関する情報を積極的に提供する。
2 情報提供する相手は、不特定多数の医療スタッフや患者である。
3 医療スタッフ等の問い合わせに対し、個別に情報提供する。
4 医薬品添付文書改訂情報を加工して情報提供する。
5 院内医薬品情報誌を作成し、医療スタッフに提供する。

☐ (11) 患者への情報提供について、誤っているのはどれか。1つ選べ。
1 外来患者には、薬剤情報提供文書を用いて行われる。
2 外来患者では、お薬相談室で個別に対応することもある。
3 外来患者への情報提供は、薬剤管理指導料を算定できる。
4 入院患者では、個々の状況に応じたきめ細かい情報提供が可能である。
5 入院患者では、診療録、看護記録、患者面談などから情報収集が行われる。

☐ (12) 薬剤師法第25条の2で提供すべき医薬品情報に該当しないのはどれか。1つ選べ。
1 重篤な副作用　2 薬物名　3 効能・効果
4 用法・用量　5 識別コード

☐ (13) 厚生労働省が発行する医薬品情報源はどれか。1つ選べ。
1 医薬品添付文書　2 医薬品・医療機器等安全性情報
3 医薬品安全対策情報　4 緊急安全性情報　5 医薬品製品情報概要

薬理
薬剤
病態・薬治
法・制・倫
実務

(7) 2

禁忌は患者の症状、原疾患、既往歴、体質などからその医薬品を投与すると重大な問題を生じる可能性があるために、投与してはいけない患者を示す情報であり、医師や薬剤師が必要とする情報である。

(8) 4

医療用日本医薬品集は、医薬品の名称、組成、性状、適応症、用法・用量、薬効・薬理、薬物動態、副作用、相互作用、適用上の注意などの要約情報からなり、医薬品の基本的な情報を調べる際に最も用いられる情報源であり、改訂情報は発行されない。

(9) 3

薬剤管理指導を行うにあたり、必要な医薬品情報の収集及び伝達を行うための専用施設を有していることとされ、特に医薬品情報管理室を有し、常勤の薬剤師を2人以上配置していること等が求められている。

(10) 3

医療スタッフや患者からの医薬品または薬物療法に関する問い合わせに対して、個別に情報提供することである。

(11) 3

薬剤管理指導業務は入院患者に対して行うことで、薬剤管理指導料を算定することができる。

(12) 5

選択肢1～4は情報提供として指摘されているが、5の識別コードまでは求めていない。ただし、患者が判別するうえで、写真とともに記載されていると有用である。

(13) 2

医薬品・医療機器等安全性情報は、厚生労働省において収集された副作用情報をもとに、医薬品・医療機器等のより安全な使用に役立てるために、医療関係者に提供される資料である。

☐ (14) 添付文書の「警告」や「禁忌」に追加する情報を迅速に伝達するために、厚生労働省の指示のもとに製造販売業者が作成する文書はどれか。1つ選べ。**103-82**

1　医療用医薬品製品情報概要　　2　イエローレター
3　医薬品安全対策情報　　4　医薬品・医療機器等安全性情報
5　医薬品インタビューフォーム

☐ (15) 注射剤を混合する時に、配合変化の有無を調べる情報源として、最も適切なのはどれか。1つ選べ。**100-89**

1　日本薬局方　　2　医療用医薬品添付文書
3　医療用医薬品品質情報集　　4　医薬品インタビューフォーム
5　保険薬事典

☐ (16) 医薬品の回収情報について、正しいのはどれか。1つ選べ。

1　使用期限が切れた医薬品を知らせるための情報である。
2　厚生労働省から直接医療機関に文書で伝達される。
3　医療用医薬品と一般用医薬品でクラス分類されている。
4　医療機関では入手した際にその内容を確認するだけでよい。
5　医療機関では入手したら、在庫がある場合は直ちに回収する。

《処方設計と薬物療法の実践（処方設計と提案）》

☐ (17) 治療によって潰瘍性大腸炎の症状が好転し、6ヶ月間安定している。この状態を表す医学用語はどれか。1つ選べ。**98-88**

1　完治　　2　寛解　　3　再発　　4　再燃　　5　増悪

☐ (18) 壊死組織を除去して創部を清浄化する行為はどれか。1つ選べ。**105-89**

1　ドレナージ　　2　スクラビング　　3　トリアージ
4　デ・エスカレーション　　5　デブリードマン

☐ (19) 診断名と薬物治療の組合せのうち、<u>誤っている</u>のはどれか。1つ選べ。

1　2型糖尿病 ……… インスリン分泌促進薬
2　気管支喘息 ……… 副腎皮質ステロイド薬の吸入
3　緑内障 …………… コリン作動薬の点眼
4　白内障 …………… ピレノキシンの点眼
5　狭心症 …………… ニトログリセリン錠の内服

☐ (20) 膀胱炎に対して、レボフロキサシン水和物の用法及び用量を検討する上で、最も必要な患者情報はどれか。1つ選べ。**108-90**

1　クレアチニンクリアランス　　2　クレアチンキナーゼ値
3　CRP値　　4　白血球数　　5　尿酸値

(14) 2

緊急安全性情報のことで、緊急に安全対策上の措置をとる必要があると判断された場合、厚生労働省からの配布指示に基づき、製造販売業者が作成する。

(15) 4

医薬品インタビューフォームは、発売中の医療用医薬品に対し、日本病院薬剤師会が作成と配布を製薬企業に依頼しているもので、添付文書では不十分な情報を補ったり、医薬品を薬剤師が評価するために提供される総合的な医薬品解説書の1つである。製品の薬学的特徴、製剤の安定性、注射剤の溶解後の安定性、使用上の注意の設定理由、毒性などといった薬剤師が必要とする医薬品情報のうち、添付文書では十分に得られない情報を収載している。

(16) 5

医療機関では製造販売企業や卸会社から医薬品名、回収理由、回収該当ロット番号などの回収情報を入手した際には、院内での在庫の有無を確認し、在庫がある場合には直ちに回収する。自主回収のクラス分類は、その製品によりもたらされる健康への危険度の程度によりなされる。

(17) 2

1 × 病気やけがなどが完全に治ること。
2 ○ 病勢が静止した、あるいは一時的に回復した状態。
3 × 治まっていた病気がもう一度起こること。
4 × 治まっていた病状や症状が再び悪化すること。
5 × 病状などがさらに悪化すること。

(18) 5

ドレナージは、胸膜・腹膜腔などの体腔から排液するためにチューブ・ドレーンを置く操作である。スクラビングは、スクラブ剤を用いた手指消毒のことである。トリアージは、医療資源が制約される状況で、一人でも多くの傷病者に対して最善の治療を行うため、傷病者の緊急度に応じて、搬送や治療の優先順位を決めることである。デ・エスカレーションは、最初に広域スペクトラムを有する抗菌薬を投与し、培養結果と臨床的効果をみて、不要な抗菌薬を中止したり、より狭いスペクトルの抗菌薬に変更する治療法である。

(19) 5

ニトログリセリン錠の内服では薬効が発現しない。ニトログリセリン錠は舌下投与する。

(20) 1

レボフロキサシンは、ニューキノロン系の抗菌薬で抗菌スペクトルが広く、グラム陰性・陽性菌、マイコプラズマ、クラミジアに有効であり、呼吸器、尿路、消化管、性器感染症などに適応がある。また、レボフロキサシンは、ほとんど代謝を受けずに尿中に排泄されるため、腎機能低下患者では、クレアチニンクリアランスを指標に用法・用量を調節する必要がある。

☐ (21) 小児が服用する場合、身体運動機能が未発達なため使用が困難になる可能性が高い製剤はどれか。1つ選べ。

1 バッカル錠　2 散剤　3 坐薬　4 カプセル剤
5 シロップ剤

☐ (22) ガイドラインにおいて、女性下部尿路症状の正確な評価のために必要と推奨されている排尿日誌の記録期間に該当するのはどれか。1つ選べ。

1 1日　2 7日　3 10日　4 14日　5 30日

☐ (23)「患者が積極的に治療方針の決定に参加し、その決定に従って治療を受けること」を意味するのはどれか。1つ選べ。**102-81**

1 アドヒアランス　2 インフォームド・コンセント
3 カウンセリング　4 クリニカルパス　5 コンプライアンス

☐ (24) 経済面の影響によりアドヒアランスが向上しない患者の対処法として<u>不適切な</u>のはどれか。1つ選べ。

1 後発医薬品を積極的に使用する
2 合剤の医薬品があれば変更する
3 先発医薬品を積極的に使用する
4 できるだけ処方薬をシンプルにする
5 治療効果が上がれば使用薬剤が減る可能性があることを理解させる

☐ (25) アドヒアランスの向上のために必要な提案として最も適しているのはどれか。1つ選べ。

1 すべての薬剤を粉砕する
2 服用回数を多くする
3 剤型の大きいものを提案する
4 一包化する
5 矯味剤を添加する

☐ (26) 入院患者の持参薬にセレコキシブ錠及びファモチジン錠があった。入院中に処方された処方薬のうちで疑義照会の対象となりうる薬剤はどれか。1つ選べ。

1 アスピリン腸溶錠　2 ランソプラゾール錠
3 ビソプロロール錠　4 モサプリドクエン酸塩錠
5 エドキサバン錠

《処方設計と薬物療法の実践（薬物療法における効果と副作用の評価）》

☐ (27) 投与中に、血清ナトリウム値に注意が必要な薬物はどれか。1つ選べ。
106-85

1 トルバプタン　2 カナグリフロジン　3 スボレキサント
4 リナグリプチン　5 プレガバリン

(21) 4

カプセル剤や錠剤の場合、身体運動機能が未発達なため、飲み込むために剤形変更等考慮が必要である。散剤、シロップ剤等経口投与を行う製剤は、苦味等の問題で工夫が必要なものもある。

(22) 2

女性下部尿路症状診療ガイドライン(第2版)において、排尿記録は推奨されている。調査期間は長すぎると信頼性が低下することが危惧されるので、3日間から1週間程度が望ましい。

(23) 1

2 × 「正しい情報を得た（伝えられた）上での合意」を意味する概念。説明と同意のこと。

3 × 依頼者の抱える問題・悩みなどに対し、専門的な知識や技術を用いて行われる相談援助のこと。

4 × 疾病の治療や検査など標準的な入院中の予定をスケジュールをまとめた入院診療計画書。

5 × 患者が医療者の指示通りに処方された薬を服用すること。服薬遵守。

(24) 3

経済面の影響がある場合、処方薬を見直し、できるだけ処方薬をシンプルにし、後発医薬品を積極的に使用する。また、近年合剤が多く発売されており、多くの医薬品で2剤服用するよりも安価になっている。治療効果によっては使用薬剤を減らせる場合には、明確な経済効果を示すことができ、よりモチベーションを上げることにもつながる。

(25) 4

アドヒアランスの向上に必要なのは、毎日きちんと服用することであり、患者が服用をストレスに感じることなく簡便に服用できるよう服用回数を減らすこと、剤型を飲みやすいものにする、服用数を減らすなどが必要である。矯味剤の添加や粉砕については、患者の嚥下や味覚の問題などもあるため、必ずしも最適とはいえない。

(26) 2

ファモチジンとプロトンポンプ阻害薬であるランソプラゾールは薬効的に重複するため、処方を検討すべきである。

(27) 1

トルバプタンは投与により急激な水利尿から脱水症状や高ナトリウム血症を来す可能性があるため、入院下で投与を開始又は再開するとともに、特に投与開始日又は再開日には血清ナトリウム濃度を頻回に測定する必要がある。

☐ (28) ジゴキシンが投与されている患者について、安全性確保の点からモニタリングが推奨される項目はどれか。1つ選べ。**106-87**

1 ヘマトクリット値　2 PT-INR 値　3 薬物血中濃度
4 尿中C-ペプチド値　5 血清尿酸値

☐ (29) 副作用として特にCK（クレアチンキナーゼ）上昇に注意するのはどれか。1つ選べ。**104-90**

1 アセトアミノフェン　2 ゲフィチニブ
3 プラバスタチンナトリウム　4 チクロピジン塩酸塩
5 ジゴキシン

☐ (30) 肝障害がある者には血中濃度測定を行い、その結果で減薬が必要なのはどれか。1つ選べ。

1 テオフィリン　2 アシクロビル　3 スクラルファート水和物
4 ベザフィブラート　5 アムホテリシンB

☐ (31) 悪性症候群の検査所見として、正しいのはどれか。1つ選べ。

1 CK 値の低下　2 赤血球の増多
3 尿中ミオグロビン値の上昇　4 血清IgEの増加　5 LDHの低下

☐ (32) 腎機能の指標として用いられるのはどれか。1つ選べ。

1 QOL　2 AST　3 ALT　4 CRP
5 クレアチニンクリアランス

☐ (33) 100 mmの水平な直線上の左端を「痛みなし」、右端を「最悪の痛み」として、患者自身に現在の痛みがどの程度かを指し示してもらい、左端からの長さをもって痛みの程度を数値化した。この方法はどれか。1つ選べ。
102-90

1 VAS（Visual Analogue Scale）
2 FPS（Faces Pain Scale）
3 NRS（Numerical Rating Scale）
4 VRS（Verbal Rating Scale）
5 MMSE（Mini-Mental State Examination）

☐ (34) 薬物アレルギーが疑われた場合の対応について、誤っているのはどれか。1つ選べ。

1 DLST　2 副腎皮質ステロイド投与　3 休薬
4 TDM　5 薬歴の調査

(28) 3

ジゴキシンの薬学的管理において最も注意が必要なのは、ジギタリス中毒である。ジゴキシンは、血中濃度の治療域が狭く、薬物血中濃度の管理が重要な薬物である。ジゴキシンの血中濃度が治療域を超えるとジギタリス中毒の初期症状(悪心・嘔吐、不整脈等)が現れ、高度の徐脈やさらに重篤な房室ブロック、心室細動等に移行することがある。

(29) 3

CK は骨格筋、心筋に存在する酵素で、細胞の損傷によって血液中に遊出する。CK 上昇を特徴とする重大な副作用には、横紋筋融解症、悪性高熱症、悪性症候群などがある。

(30) 1

アシクロビル、ベザフィブラート、アムホテリシン B は主に腎排出。スクラルファートに含有されるアルミニウムのうち、少量は体内に吸収され、腎臓より尿中に排泄される。そのため、腎障害者には長期投与でアルミニウム脳症やアルミニウム骨症が助長される。

(31) 3

悪性症候群の検査所見として CK 値、LDH、AST、ALT、尿中ミオグロビン値の上昇、白血球増多などがあげられる。症状としては、発熱・意識障害・錐体外路症状・呼吸不全・腎不全などがあり、発症後の致死率は比較的高い。

(32) 5

糸球体ろ過値(GFR)を評価するために、最も一般的に用いられている腎機能検査値がクレアチニンクリアランスである。

(33) 1

2 × 現在の痛みに一番合う顔を選んでもらうことで痛みを評価するものであり、3 歳以上の小児の痛みの自己評価に有用性が報告されている。

3 × 痛みを 0 から 10 の 11 段階に分け、痛みが全くないのを 0、考えられるなかで最悪の痛みを 10 として、痛みの点数を問うものである。

4 × 3 段階から 5 段階の痛みの強さを表す言葉を強さの順に並べ(例：痛みなし、耐えられないくらい痛い)、痛みを評価するもの。

5 × 認知症の診断用に開発された評価方法。30 点満点の 11 の質問からなり、見当識、記憶力、計算力、言語的能力、図形的能力などをカバーしている。

(34) 4

薬物アレルギー発現においては薬物血中濃度に依存しない場合が多い。

DLST は drug-induced lymphocyte stimulation test の略で、薬剤誘発性リンパ球刺激試験で薬剤アレルギーの診断に用いる。

□（35）Common Terminology Criteria for Adverse Events（CTCAE）は、米国 National Cancer Institute（NCI）が主導し世界共通で使用されることを意図して作成された［　A　］に関しての共通用語規準である。A に入る語句として正しいのはどれか。1つ選べ。**104-86**

1　効果発現　　2　有害事象　　3　予後予測　　4　製品回収
5　品質管理

□（36）医薬品・医療機器等安全性情報報告について、正しいのはどれか。1つ選べ。

1　報告期限が定められている。
2　薬局は報告対象ではない。
3　医薬品との因果関係がはっきりしてから報告する。
4　患者情報もできる範囲で記入する。
5　医療用医薬品のみ報告が必要である。

(35) 2

Common Terminology Criteria for Adverse Events（CTCAE）は、アメリカ National Cancer Institute（NCI）の Cancer Therapy Evaluation Program（CTEP）が公表した有害事象共通用語規準であり、有害事象（AE）の評価や報告に用いることができる記述的用語集である。また、CTCAE では各 AE について重症度のスケール（Grade）を示している。

(36) 4

1 ×　報告の必要性を認めた場合適宜速やかに報告する。
2 ×　すべての医療機関及び薬局は対象である。
3 ×　因果関係が必ずしも明確になっていなくても報告する。
5 ×　医療用のみならず、要指導医薬品、一般用医薬品、医療機器も対象である。

©チーム医療への参画

《多職種連携協働とチーム医療》

☐(1) 患者中心のチーム医療において、医療スタッフ共通の診療スケジュール表とも呼ばれるのはどれか。1つ選べ。 **100-90**
1 チャート　2 ムンテラ　3 バリアンス
4 アサーション　5 クリニカルパス

☐(2) チーム医療における医療者同士の関係性として適切なのはどれか。1つ選べ。 **106-81**
1 独立　2 依存　3 協働　4 主従　5 競合

☐(3) 多職種連携でのチーム医療を妨げる要因となり得るのはどれか。1つ選べ。 **108-81**
1 各職種と情報を共有する。
2 連携・協働のための高いコミュニケーション能力をつける。
3 各職種の専門性に基づく技術を確立する。
4 各職種の役割を理解する。
5 各職種独自の略語を使用する。

☐(4) 看護師の役割に該当するのはどれか。1つ選べ。
1 患者の抱える経済的問題の解決
2 生化学的検査を行う
3 生命維持管理装置の操作
4 診療の補助
5 新生児の保健指導

☐(5) 厚生労働大臣の免許を受けて、医師の指示のもと、生命維持管理装置の操作・保守点検を行う者はどれか。1つ選べ。
1 看護師　2 臨床検査技師　3 理学療法士　4 作業療法士
5 臨床工学技士

☐(6) チーム医療における薬剤師の役割として不適切なのはどれか。1つ選べ。
1 服薬計画の医師への提案　2 静脈注射の実施
3 入院患者の持参薬管理　4 副作用の発現状況の確認
5 抗がん剤の無菌調製

《医療機関におけるチーム医療》

☐(7) 院内感染対策チームにおける薬剤師の役割はどれか。1つ選べ。
1 消毒剤の適正使用の推進　2 感染菌の同定
3 抗菌薬の選択　4 病室の消毒　5 患者のケア

薬理

薬剤

病態・薬治

法・制・倫

実務

(1) 5

クリニカルパスとは、疾患ごとに治療・検査・ケア・処置・指導などの内容やタイミング、患者の状態などを時間軸に沿ってまとめたもので、疾患ごとの診療基準となるスケジュール表のことである。

(2) 3

チーム医療とは、医療者が患者と共に、各専門性に基づき能力を発揮し、医療の目的と情報を共有して、連携・補完し合い、患者がその人らしい生活を実現するための医療と考えられる。したがって、チーム医療における医療者の関係性に相応しいのは「協働」であり、「独立」、「依存」、「主従」、「競合」は適切でない。

(3) 5

チーム医療は、参加する各職種が専門性に基づく知識と技能を有していることを前提とする。チーム医療が機能するためには、各職種が情報を共有し連携・協働する態度を有していることが重要であり、各職種には高いコミュニケーション能力も求められる。一方、各職種独自の略語は、チーム医療の情報共有やコミュニケーションにおいて、障害となる可能性がある。

(4) 4

1 × ソーシャルワーカーの役割である。
2 × 臨床検査技師の役割である。
3 × 臨床工学技士の役割である。
4 ○ 他に、傷病者若しくはじょく婦に対する療養上の世話も役割として担っている。
5 × 助産師の役割である。

(5) 5

臨床工学技士は、チーム医療を構成する専門職種の1つである。

(6) 2

注射剤の調製などは行うが、実際の注射の実施は医師や看護師が行う。

(7) 1

2 × 薬剤師自身は同定しない。
3 × 医師が選択するが、薬剤師はその補助をする。
4 × 通常、薬剤師がすることはない。
5 × むしろ、看護師の重要な役割である。

☐ (8) 感染制御チームにおける薬剤師の役割として<u>適切でない</u>のはどれか。1つ選べ。 **100-85**

1 病棟ラウンドへの参画　　2 注射薬の無菌調製の推進
3 使用済針のリキャップの推進
4 耐性菌などの感染関連情報の収集・提供
5 TDMによる抗菌薬の投与設計

☐ (9) 病院内で職種横断的に活動する医療チームの1つにNSTがある。NSTが行う主な業務として正しいのはどれか。1つ選べ。 **99-85**

1 患者の栄養管理支援　　2 患者の緩和ケア
3 患者のメンタルケア　　4 病院内の感染対策
5 病院内の医療安全管理

☐ (10) 文中の［　　　］に入る適切な語句はどれか。1つ選べ。

チーム医療とは「多種多様な医療スタッフが、［　　　］を前提に、目的と情報を共有し、業務を分担しつつも互いに連携・補完し合い、患者の状況に的確に対応した医療を提供すること」と一般的に理解されている。 **97-82**

1 業務負担の軽減　　2 医師への依存　　3 人件費の削減
4 各々の高い専門性　　5 医行為の規制緩和

☐ (11) 急性期病院から回復期病院を経て早期に自宅に帰れるような診療計画を作成し、治療を受けるすべての医療機関で共有して用いるものを表すのはどれか。1つ選べ。

1 地域連携クリニカルパス　　2 地域包括ケアシステム
3 ファーマシューティカルケア　　4 トリアージ
5 プロトコル

☐ (12) 病院内の医療チームにおける情報の共有化に用いられるツールはどれか。1つ選べ。

1 お薬手帳　　2 POMR　　3 処方オーダリングシステム
4 調剤鑑査システム　　5 ヒヤリ・ハット事例

☐ (13) 医療現場におけるチームワークの意義として<u>不適切</u>なのはどれか。1つ選べ。

1 チームでの情報共有により、患者に対して一貫性のある対応ができる。
2 チームを組むことで、患者の代わりに治療方針を決めることができる。
3 多職種間で連携することにより職種の専門性が尊重しあえる。
4 医療者自身の抱え込みや燃えつきを予防できる。
5 早期発見やフォローアップにつながる。

（8）3

感染制御チームの薬剤師の役割としては、病棟ラウンドへの参画、注射薬の無菌調製、耐性菌などの感染関連情報の収集・提供、TDMによる抗菌薬の投与設計のほか、消毒薬の使用状況の確認と適正使用の指導などがある。使用済針のリキャップは、針刺し事故につながるので行わないようにする。

（9）1

NST（Nutrition Support Team）とは、医師、看護師、薬剤師、管理栄養士、臨床検査技師、リハビリテーションスタッフなどの専門職や事務職が、それぞれの知識や技術を出し合い、個々の患者に最適の栄養サポートを行う医療チームのことである。

（10）4

チーム医療は、医師と看護師、薬剤師、管理栄養士、理学療法士などの他の医療スタッフが互いの専門性を尊重し、最大限の能力を引き出し合うことによって最善の治療を行う医療現場の取り組みである。

（11）1

1　○　施設ごとの診療内容と治療経過、最終ゴール等を診療計画として作成する。

2　×　団塊の世代が75歳以上となる2025年を目途に、重度な要介護状態となっても住み慣れた地域で自分らしい暮らしを人生の最後まで続けることができるよう、住まい・医療・介護・予防・生活支援が一体的に提供されるシステムのこと。

3　×　薬剤師業務を患者の視点から見直し、薬剤師の行動哲学として体系づけようとする考え方のこと。

4　×　医療資源が限られる中で、一人でも多くの傷病者に対して最善の治療を行うため、傷病者の緊急度に応じて、搬送や治療の優先順位を決めること。

5　×　治療の目的、方法、期間、組織等を記載した計画書のこと。治験の計画書もプロトコルと呼ばれる。

（12）2

POS（problem oriented system）に基づく診療記録をPOMR（problem oriented medical record）といい、院内の情報共有化ツールとして最もよく利用される。このPOMRは各職種別にそれぞれの専門分野における患者の問題点を列挙し、解決策の立案や問題点の原因を記録したものである。

（13）2

患者もチームの一員として、患者の意思を尊重しながら連携を取っていくことが重要である。

《地域におけるチーム医療》

☐ (14) 以下の説明文に該当するのはどれか。1つ選べ。**107-82**

厚生労働省において、2025年を目途に、高齢者の尊厳の保持と自立生活の支援の目的のもとで、可能な限り住み慣れた地域で、自分らしい暮らしを人生の最期まで続けることができるような仕組みを構築することを推進している。

1 地域包括ケアシステム　　2 地域医療情報システム
3 地域連携クリニカルパス　　4 健康サポート薬局
5 かかりつけ薬局

☐ (15) 地域包括ケアシステムに関する以下の文の ☐ に当てはまるのはどれか。1つ選べ。**103-87**

団塊の世代が75歳以上となる2025年を目途に、重度な要介護状態となっても住み慣れた地域で自分らしい暮らしを人生の最後まで続けることができるよう、住まい・医療・介護・☐・生活支援が一体的に提供される地域包括ケアシステムの構築を実現していきます。

1 教育　2 出産　3 生業　4 予防　5 葬祭

☐ (16) かかりつけ薬局および薬剤師に求められているもののうち、適切<u>でない</u>のはどれか。1つ選べ。

1 休日・夜間の対応　　2 清潔で整理整頓されている店内の整備
3 地域住民への啓発活動　　4 門前の医療機関への紹介
5 専用の相談スペースや相談室の設置

☐ (17) 文中の［　　　］に入る最も適切な語句はどれか。1つ選べ。

「かかりつけ薬局・薬剤師の基本的機能には、地域住民からの一般用医薬品等の使用に関する相談や健康に関する相談に適切に対応し、必要に応じ医療機関への［　　　］を行うことが含まれる。」

1 啓発活動　2 連携強化　3 処方提案　4 疑義照会
5 受診勧奨

☐ (18) 健康サポート薬局の活動・業務内容として適切<u>でない</u>のはどれか。1つ選べ。**105-87**

1 アドヒアランスの悪い患者に対して、残薬を入れる袋を渡した上で来局してもらい、服薬状況を確認した。
2 健康相談で来局した地域住民の家庭血圧が高いことを確認したため、降圧剤を調剤した。
3 市販の医薬品を使用しても体調の改善が見られなかった地域住民に対して受診勧奨した。
4 地域住民に対して、医薬品の適正使用に関する講演を行った。
5 地域住民から介護サービスに関する相談があったため、地域包括支援センターを紹介した。

(14) 1

設問中の説明文は、厚生労働省が地域包括ケアシステムの目的として提示しているものである。地域包括ケアシステムとは、介護や医療などのサービスを地域で包括的に提供する仕組みであり、患者が要介護の状態となっても、住み慣れた地域で自分らしい生活を最期まで続けることができるように地域内で助け合う体制のことである。

(15) 4

高齢者の尊厳の保持と自立生活の支援の目的のもと、可能な限り住み慣れた地域で自分らしい暮らしを人生の最期まで続けることができるような、地域の包括的な支援・サービス提供体制の構築を目指すのが「地域包括ケアシステム」であり、「住まい・医療・介護・予防・生活支援」という５つの構成要素から成っている。

(16) 4

1 ○ 地域住民や患者の需要に応じ、薬局閉店時の休日・夜間の対応が必要である。
2 ○ 薬局の店内は、清潔で整理整頓されていることが必要である。
3 ○ 地域住民や患者に、医薬品の適正使用に関する啓発活動を続けていることが大切である。
4 × 門前の医療機関に患者を紹介することは求められていない。
5 ○ 患者のプライバシー保護の観点から、専用の相談スペースや相談室などを設けることが必要である。

(17) 5

健康サポート薬局におけるかかりつけ薬局・薬剤師の基本的機能には、「地域住民からの一般用医薬品等の使用に関する相談や健康に関する相談に適切に対応し、必要に応じ医療機関への受診勧奨を行うこと」が含まれる。

(18) 2

健康サポート薬局は、薬に関するあらゆる相談や薬以外の健康に関する相談にも応じ、健康相談に関するイベントも開催する。健康サポート薬局であっても、薬剤師が医師の発行した処方箋なしで調剤をすることはない。

Ⓓ地域の保健・医療・福祉への参画

《在宅（訪問）医療・介護への参画》

(1) 病院を退院した患者が在宅療養となった。かかりつけ薬剤師がその患者に居宅療養管理指導を行うために、居宅サービス計画書の作成を依頼する職種はどれか。1つ選べ。**107-88**

1　医師　2　介護支援専門員　3　作業療法士　4　訪問看護師
5　訪問介護員

(2) 保険薬局で在宅患者訪問薬剤管理指導業務を行う場合、あらかじめ届け出なければならないのはどこか。1つ選べ。

1　都道府県知事　2　地方厚生局長
3　社会保険医療協議会　4　区長および市町村長
5　医薬品医療機器総合機構

(3) 介護保険のしくみについて、正しいのはどれか。1つ選べ。

1　介護の認定は、3段階に分かれている。
2　要介護者は、地域包括支援センターがケアマネジメントを行う。
3　医療保険と介護保険の自己負担の合算が高額の場合、合算療養費が認められている。
4　介護予防サービスの中に、居宅療養管理指導は含まれない。
5　都道府県は、地域密着型サービスにかかわる施設等の監督義務を負う。

(4) 地域チーム医療の一員として、保険薬局の薬剤師に期待されている業務はどれか。1つ選べ。

1　ケアマネージャー業務　2　在宅医療への参加　3　医師との共同経営
4　介護士補助業務　5　院内感染委員会への参加

(5) 在宅医療を受けている患者の居宅で薬剤師が行うことができない業務はどれか。1つ選べ。

1　処方箋の受取　2　処方医への疑義照会　3　必要な情報提供
4　薬剤の交付　5　錠剤の粉砕

(6) 在宅訪問し、薬剤管理指導を実施するにあたり、医師から入手した診療情報提供書の内容を踏まえて、薬剤師が策定し、必要に応じて見直しをしていくのはどれか。1つ選べ。**105-88**

1　サービス提供に係わる重要事項説明書　2　居宅療養管理指導契約書
3　薬学的管理指導計画書　4　訪問薬剤管理指導報告書
5　訪問薬剤管理指導記録簿

(7) ターミナルケア（終末期医療）に関連しない用語はどれか。1つ選べ。

1　EBM（根拠に基づく医療）　2　緩和ケア　3　ホスピス
4　良好なQOLの実現　5　心理的ケア

(1) 2

居宅サービス計画書はケアプランと呼ばれ、介護保険の被保険者が要介護認定を受けたのち、選定された居宅介護支援事業所の介護支援専門員（ケアマネジャー）が、利用者の状況・要望に基づいて作成する。居宅サービスには、訪問介護・看護、訪問リハビリテーションや医師、薬剤師等による居宅療養管理指導などが含まれる。

(2) 2

あらかじめ在宅患者訪問薬剤管理指導を行う旨を地方厚生局長等に届け出た保険薬局が行える。

(3) 3

1 × 要介護は1～5の5段階。要支援は1～2の2段階。
2 × 地域包括支援センターは要支援者のケアマネジメントを行う。
4 × 含まれる。
5 × 「地域密着型サービス」にかかわる施設等の監督義務は市区町村が負う。

(4) 2

薬局薬剤師の業務は、今後、在宅医療、精神疾患の在宅患者指導など高度化が進行すると考えられる。

(5) 5

粉砕、混合及び計量等の調製行為は患者の居宅では行えない。

(6) 3

在宅患者訪問薬剤管理指導を実施するにあたって、薬剤師は医師の指示に基づき薬学的管理指導計画書を策定する。薬学的管理指導計画書には、処方医からの情報、処方薬・併用薬に関する情報、指導の内容、患家への訪問回数、訪問間隔などを記載する。また、薬学的管理指導計画書は、少なくとも月1回見直すとともに、処方が変更となった場合にもそのつど見直しを行う。

(7) 1

EBMは、「患者を対象とした質の高い臨床研究において有効性や安全性が科学的に証明された医療を、優先的に選択する」という医療の姿勢のことである。

《地域保健への参画》

☐(8) 学校薬剤師の職務について、正しいのはどれか。1つ選べ。
1 校舎施設・遊具・机などの安全点検　2 薬物乱用防止の啓発
3 医薬品・化学薬品の管理　4 学校医の処方箋による調剤
5 学校内での医薬品の販売

☐(9) 学校薬剤師を配置しなくてもよい学校はどれか。1つ選べ。 98-90
1 幼稚園　2 小学校　3 中学校　4 高等学校　5 大学

☐(10) 学校薬剤師の業務として教室内の空気検査がある。シックハウス症候群の原因物質の1つで、室内空気中濃度に関する基準値が設定されているのはどれか。1つ選べ。 105-90
1 二酸化炭素　2 ベンゼン　3 ホルムアルデヒド
4 窒素酸化物　5 硫黄酸化物

☐(11) 直近10年間の世界アンチドーピング規程において、禁止物質として指定されていない薬物はどれか。1つ選べ。 107-90
1 アセタゾラミド　2 エリスロポエチン　3 メチルテストステロン
4 カフェイン　5 メチルフェニデート

☐(12) ドーピング規程で競技会時に使用が禁止されるのはどれか。1つ選べ。
1 ベタメタゾンリン酸エステルナトリウム点眼液
2 モメタゾンフランカルボン酸エステル水和物点鼻液
3 大腸菌死菌浮遊液・ヒドロコルチゾン軟膏
4 ベタメタゾンリン酸エステルナトリウム注腸剤
5 デキサメタゾンメタスルホ安息香酸エステルナトリウム点眼液

☐(13) 24カ月以内の乳幼児の衣類で、法的に含有量が規制されている物質は次のうちどれか。1つ選べ。
1 ホルムアルデヒド　2 テトラクロロエチレン　3 硫酸
4 水酸化ナトリウム　5 ディルドリン

《プライマリケア・セルフメディケーション》

☐(14) 受診勧告をする前に一般用医薬品で対処できるケースはどれか。1つ選べ。
1 熱が40度近くあり、体力の消耗が激しい。
2 解熱鎮痛坐薬を使用したら体中に発疹が現れた。
3 咳止めシロップを1週間に一度の割合で買いに来る。
4 幼児が風邪薬シロップを一度に半分以上飲んでしまった。
5 便秘で腹痛を起こしている。

(8) 2
1 × 安全点検の指導をする。
3 × 管理や処理の指導をする。
4 × 学校医の処方箋による調剤を行うことはない。
5 × 学校内で販売をすることはない。

(9) 5
学校薬剤師は学校保健安全法の定めるところにより、幼稚園・小学校・中学校・高等学校・高等専門学校・盲学校・聾学校・養護学校に至るまで、大学を除く国立・公立・私立の学校すべてに、委任委嘱される。

(10) 3
学校保健安全法の学校環境衛生基準において、教室の換気及び保温等に検査項目がある物質は、一酸化炭素、二酸化窒素、浮遊粉じん、揮発性有機化合物（VOC）、ダニ又はダニアレルゲンである。VOCには、ホルムアルデヒド、トルエン、キシレン、パラジクロロベンゼン、エチルベンゼン、スチレンが含まれる。このうち、ホルムアルデヒドの基準は、「100 $\mu g/m^3$（0.08 ppm）以下であること」である。

(11) 4
世界アンチドーピング機構（WADA）は、世界アンチドーピング規程において、常に禁止される物質と競技時に禁止される物質を定めている。前者には、メチルテストステロンなどの蛋白同化薬、エリスロポエチンなどのペプチドホルモンやアセタゾラミドなどの利尿薬がある。また、後者には、メチルフェニデートなどの特定物質である興奮薬や麻薬などがある。なお、興奮薬に分類されるカフェインは、禁止物質には指定されていないが、スポーツにおける濫用を把握するために監視することが望まれる物質として、世界アンチドーピング規程に掲載されている。

(12) 4
糖質コルチコイドの経口・静脈内・筋肉内または経直腸使用は、ドーピング規程において競技会時に使用が禁止されている物質である。

(13) 1
ホルムアルデヒドはアレルギー感作を引き起こしやすいので、皮膚の弱い乳幼児用衣類については、「有害物質を含有する家庭用品の規制に関する法律」によって規定されている。それによると、24カ月以内の乳幼児の衣類にはホルムアルデヒドが吸光度差0.05以下又は16 ppm以下、その他の子供・大人では、75 ppm以下と規制されている。

(14) 5
腹痛の原因が便秘である場合は、一般用医薬品の便秘薬を勧める。一般用医薬品の便秘薬では改善しない場合、あるいは何らかの疾患により便秘が発症していることが疑われる場合には受診を勧める。

(15) 治療のみならず、病気の予防や未病の状態の人のケア、相談及び病後のケア等、幅広く行う医療を示すのはどれか。1つ選べ。

1　アドヒアランス　　2　プライマリケア
3　インフォームド・コンセント　　4　セルフメディケーション
5　ファーマシューティカルケア

(16) ダイレクトOTC薬に用いられている成分はどれか。1つ選べ。

1　イブプロフェン　　2　クロモグリク酸ナトリウム
3　シメチジン　　4　ニコチン　　5　ミノキシジル

(17) 生活改善薬について、正しいのはどれか。1つ選べ。

1　一般用医薬品のみである。　　2　経口避妊薬が含まれる。
3　糖尿病薬が含まれる。　　4　保険適用の対象となっていない。
5　処方箋なしで購入できる。

(18) 特定保健用食品の保健機能成分のうち、血圧が高めの人に適するとされるのはどれか。1つ選べ。

1　難消化性デキストリン　　2　キトサン　　3　カゼインドデカペプチド
4　大豆イソフラボン　　5　フラクトオリゴ糖

(19) 一般消費者に対する要指導医薬品の日常の販売について、正しいのはどれか。1つ選べ。 **108-89**

1　インターネットで販売できる。
2　配置による方法で販売できる。
3　使用する者の年齢を確認しなければならない。
4　使用する者が同居家族の場合も販売できる。
5　情報提供は薬剤師又は登録販売者が行う。

(20) 一般用医薬品の第1類医薬品の取扱いとして、誤っているのはどれか。1つ選べ。 **97-90**

1　第2類医薬品と区別して陳列した。
2　医薬品を購入しようとする人の手が直接触れられない場所に陳列した。
3　医薬品を購入しようとする人からの相談に薬剤師が対応した。
4　医薬品を購入しようとする人に、その医薬品の情報を記載した書面を用いずに説明した。
5　現在使用している医療用医薬品との重複がないか確認した。

(15) 2

薬剤師には様々な活躍が期待されているが、その1つが、プライマリケアである。プライマリケアを支えるためには、専門的かつ高いレベルでの知識、経験、スキルが必要になってくる。

(16) 5

ミノキシジルのみダイレクトOTC、その他はすべてスイッチOTCである。

(17) 2

1 × 医療用医薬品、一般用医薬品の両者にある。
2 ○ 経口避妊薬以外に、食欲抑制薬、禁煙補助薬、発毛促進剤、勃起不全治療薬などがある。
3 × 糖尿病薬は病気を治療するためのもので、生活改善薬とはいわない。
4 × 禁煙補助剤バレニクリンなど一部保険適用の対象となっている。
5 × フィナステリド(育毛剤)、シルデナフィル(勃起不全治療薬)は処方箋が必要である。

(18) 3

1 × おなかの調子を整える又は血糖値関係
2 × コレステロールが高めの人に適する
3 ○ 血圧が高めの人に適する
4 × 骨の健康維持に役立つ
5 × カルシウム等の吸収を高める又はおなかの調子を整える

(19) 3

医薬品は、薬局医薬品、要指導医薬品及び一般用医薬品に分類される。このうち、要指導医薬品は、薬局や店舗販売業で一般消費者が購入できるが、薬剤師による対面販売が義務付けられ、インターネット等での販売（特定販売）が禁止されている。また、要指導薬品を販売する際には、年齢、当該医薬品の購入や使用状況、他の医薬品の使用状況、女性の場合は妊娠・授乳の有無などを確認する必要がある。

(20) 4

第1類医薬品を販売・授与する場合には、医薬品の販売・授与に従事する薬剤師に書面を用いて、適正使用のために必要な情報を提供させなければならない。

□(21) 医療用医薬品の有効成分が転用された一般用医薬品を何というか。1つ選べ。 **99-83**

1　ダイレクト OTC　　2　スイッチ OTC　　3　オーファンドラッグ
4　後発医薬品　　5　処方箋医薬品

□(22) 医療用医薬品としてすでに使われている有効成分が転用された要指導医薬品及び一般用医薬品を何というか。1つ選べ。 **102-85**

1　指定薬物　　2　ジェネリック医薬品　　3　オーファンドラッグ
4　スイッチ OTC　　5　ダイレクト OTC

□(23) 薬局において薬剤師でなければ取り扱うことができない医薬品等はどれか。1つ選べ。

1　第1類医薬品　　2　第2類医薬品　　3　第3類医薬品
4　医薬部外品　　5　保健機能食品

□(24) 以前に医師から診断・治療を受けた者に限定し、再発治療薬として販売されている OTC はどれか。1つ選べ。

1　ロキソプロフェンナトリウム　　2　オキシコナゾール
3　ファモチジン　　4　フェキソフェナジン
5　ミノキシジル

□(25) 薬局薬剤師の役割として正しいのはどれか。1つ選べ。 **105-81**

1　入院患者の薬物療法を決定する。
2　国民の主体的な健康管理を支援する。
3　医師の指示に基づき、在宅患者に治療行為をする。
4　親交のある患者に対し、供給不足の医薬品を優先的に配分する。
5　来局者の健康診断の結果から糖尿病の早期診断をする。

□(26) 疾病の一次予防に該当するのはどれか。1つ選べ。 **107-89**

1　がん検診
2　がん患者への緩和ケア
3　うつ病患者に対する社会復帰支援
4　歩行機能低下患者に対する機能訓練
5　地域住民を対象とした健康教室

□(27) 生活習慣病を予防するためのアドバイスとして、適切でないのはどれか。1つ選べ。

1　夜の食事は軽めにする。
2　塩分量を控える。
3　食事よりサプリメントを優先させる。
4　ストレスをためない。
5　体重コントロールをする。

(21) 2

1　×　医療用医薬品の実績なく、直接に一般用医薬品として承認されたもの。

2　○　医療用として使用後、OTC 薬としての使用が承認されたもの。

3　×　患者数が少なく、難病など希少疾病に対する医薬品のこと。

4　×　有効成分の含量は先発医薬品と同じであり、先発医薬品の特許期間が満了するか再審査期間が過ぎてから市場に出る医薬品のこと。

5　×　処方箋の交付を受けた者のみに対して販売等できる医薬品として、厚生労働大臣が指定したもの。

(22) 4

1の指定薬物とは、中枢神経系の興奮若しくは抑制又は幻覚の作用を有する蓋然性が高く、かつ人の身体に使用された場合に保健衛生上の危害が発生するおそれがあるものとして、厚生労働大臣が薬事・食品衛生審議会の意見を聴いて指定するものをいう。選択肢2～5については前問の解説を参照。

(23) 1

第1類医薬品の販売は「薬剤師」と定められており、第2類～第3類医薬品に関しては「登録販売者」が対応しても問題ない。また、医薬部外品、保健機能食品に関しては対応者に関する定めはない。

(24) 2

過去に医師から膣カンジダ症と診断され、治療を受けたことがある患者の再発に限り、OTC の治療薬が購入可能である。

(25) 2

国民の主体的な健康管理を支援することは、薬剤師の役割である。

一方、治療は医師が患者の症状に対して行う行為のことであり、診断は医師が患者を診察し病状を判断することである。また、通常、薬局薬剤師が入院患者の薬物療法を決定することはなく、薬剤師が親交を理由に医薬品を優先的に配分することもない。

(26) 5

疾病の予防は、一次、二次および三次に分類され、それぞれの段階において疾病、症状改善のための効果的な手段が示されている。一次予防は健康な段階、二次予防は疾病が不顕性の段階、三次予防は疾病が顕在化した段階で行う予防である。一次予防には、健康維持を目的とする活動や予防接種など、二次予防には、がん検診や特定健康診査など、三次予防には、機能回復訓練などの手段がある。

(27) 3

バランスのよい食生活は健康管理において重要である。食事を見直しても不足するものをサプリメントで補うことなどはアドバイスが必要であるが、あくまでも食生活の見直しが優先である。

《災害時医療と薬剤師》

☐ (28) 薬剤師の「災害時の対応」として、正しいのはどれか。1つ選べ。

1 一切の手続きなしに仮設の場所で調剤できる。
2 処方箋の疑義は、処方医以外の医師に確認してもよい。
3 薬剤師の判断で処方箋記載の医薬品を変更できる。
4 処方箋なしでも調剤・交付してよい。
5 調剤済みであれば処方箋を患者に手渡してよい。

☐ (29) 災害時における薬剤師の役割として誤っているのはどれか。1つ選べ。

1 医師不在の場合の診断・治療　2 医師に対して代替医薬品等の助言
3 避難所の衛生環境管理　4 被災者のメンタルケア
5 医薬品の仕分け・管理

☐ (30) 災害時の薬局の役割として最も適切なのはどれか。1つ選べ。

1 負傷者の搬送　2 避難所としての場所提供　3 避難者の診断
4 処方箋の発行　5 速やかな調剤業務再開

☐ (31) 大地震及び航空機・列車事故といった災害時に被災地に迅速に駆けつけ、救急治療を行うための専門的な訓練を受けた医療チームを示すのはどれか。1つ選べ。

1 DMAT　2 NICU　3 ICT　4 PMDA　5 CRC

(28) 1

2　×　必ず処方医に確認しなければならない。

3　×　処方医の同意を得なければ、変更して調剤してはならない。

4　×　処方箋なしの調剤は禁止されている。

5　×　3年間の保存が必要である。

(29) 1

大規模災害時等において、医師等の受診が困難な場合等は、必要な処方箋医薬品の販売が可能と厚生労働省より通知があるが、医師と連絡を取ったり、お薬手帳等を利用し、調剤に当たる必要がある。薬剤師が診断および治療を行うわけではない。

(30) 5

平時、薬局の役割である調剤、一般用医薬品の販売、医療機器・衛生材料等の販売、食品・雑貨等の販売等を災害時にもできるだけ継続すること、早期再開、地域と連携した災害医療活動が求められている。

(31) 1

DMAT (Disaster Medical Assistance Team) は、医師、看護師、業務調整員（医師・看護師以外の医療職及び事務職員）で構成され、大規模災害や多傷病者が発生した事故などの現場に、急性期（おおむね48時間以内）から活動できる機動性を持った、専門的な訓練を受けた災害医療チームである。

薬剤師国家試験対策
必須問題集 II 2025

2024年 4月 1日 初 版 第1刷発行

編著者 薬学教育センター
発行者 安田喜根
発行所 株式会社 評言社
東京都千代田区神田小川町 2-3-13（〒101-0052）
電 話 03-5280-2550
https://www.hyogensha.co.jp
印 刷 株式会社 シナノ パブリッシング プレス

ISBN 978-4-8282-0451-2 C3047